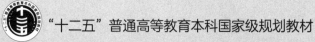

"十二五"普通高等教育本科国家级规划教材

"十四五"普通高等教育本科规划教材

供基础、临床、护理、预防、口腔、中医、药学、医学技术类等专业用

医学细胞生物学

Medical Cell Biology

第 5 版

U0197205

主　　编　　王宇童　　赵俊霞

副主编　　赵文然　　聂晨霞　　易　岚　　许兴智　　王　玉

编　　委　（按姓名汉语拼音排序）

董凌月（首都医科大学基础医学院）

柯　琼（中山大学中山医学院）

李继红（河北北方学院基础医学院）

聂晨霞（长治医学院基础医学部）

潘衍有（济宁医学院生物科学学院）

王宇童（首都医科大学基础医学院）

王　玉（齐齐哈尔医学院基础医学院）

文　平（邵阳学院普爱医学院）

吴　涤（包头医学院基础医学与法医学院）

许兴智（深圳大学基础医学院）

杨宏新（内蒙古医科大学基础医学院）

易　岚（南华大学基础医学院）

赵俊霞（河北医科大学基础医学院）

赵文然（哈尔滨医科大学基础医学院）

北京大学医学出版社

YIXUE XIBAO SHENGWUXUE

图书在版编目（CIP）数据

医学细胞生物学 / 王宇童，赵俊霞主编 . —5 版 . —北京：
北京大学医学出版社，2024.1（2024.8 重印）
  ISBN 978-7-5659-3031-7

  Ⅰ.①医…　Ⅱ.①王…②赵…　Ⅲ.①医学 – 细胞生物学 –
高等学校 – 教材　Ⅳ.① R329.2

  中国国家版本馆 CIP 数据核字（2023）第 214356 号

医学细胞生物学（第 5 版）

主　　编：王宇童　赵俊霞
出版发行：北京大学医学出版社
地　　址：（100191）北京市海淀区学院路 38 号　北京大学医学部院内
电　　话：发行部 010-82802230；图书邮购 010-82802495
网　　址：http：//www.pumpress.com.cn
E - m a i l：booksale@bjmu.edu.cn
印　　刷：北京瑞达方舟印务有限公司
经　　销：新华书店
责任编辑：杨　杰　　责任校对：靳新强　　责任印制：李　啸
开　　本：850 mm × 1168 mm　1/16　印张：22.25　字数：640 千字
版　　次：2003 年 7 月第 1 版　2024 年 1 月第 5 版　2024 年 8 月第 2 次印刷
书　　号：ISBN 978-7-5659-3031-7
定　　价：65.00 元

第 5 轮修订说明

国务院办公厅印发的《关于加快医学教育创新发展的指导意见》提出以新理念谋划医学发展、以新定位推进医学教育发展、以新内涵强化医学生培养、以新医科统领医学教育创新，要求全力提升院校医学人才培养质量，培养仁心仁术的医学人才，发挥课程思政作用，着力培养医学生救死扶伤精神。《教育部关于深化本科教育教学改革全面提高人才培养质量的意见》要求严格教学管理，把思想政治教育贯穿人才培养全过程，全面提高课程建设质量，推动高水平教材编写使用，推动教材体系向教学体系转化。《普通高等学校教材管理办法》要求全面加强党的领导，落实国家事权，加强普通高等学校教材管理，打造精品教材。以上这些重要文件都对医学人才培养及教材建设提出了更高的要求，因此新时代本科临床医学教材建设面临更大的挑战。

北京大学医学出版社出版的本科临床医学专业教材，从 2001 年第 1 轮建设起始，历经多轮修订，高比例入选了教育部"十五""十一五""十二五"普通高等教育国家级规划教材。本套教材因骨干建设院校覆盖广，编委队伍水平高，教材体系种类完备，教材内容实用、衔接合理，编写体例符合人才培养需求，实现了由纸质教材向"纸质＋数字"的新形态教材转变，得到了广大院校师生的好评，为我国高等医学教育人才培养做出了积极贡献。

为深入贯彻党的二十大精神，落实立德树人根本任务，更好地支持新时代高等医学教育事业发展，服务于我国本科临床医学专业人才培养，北京大学医学出版社有选择性地组织各地院校申报，通过广泛调研、综合论证，启动了第 5 轮教材建设，共计53 种教材。

第 5 轮教材建设延续研究型与教学型院校相结合的特点，注重不同地区的院校代表性，调整优化编写队伍，遴选教学经验丰富的学院教师与临床教师参编，为教材的实用性、权威性、院校普适性奠定了基础。第 5 轮教材主要做了如下修订：

1. 更新知识体系

继续以"符合人才培养需求、体现教育改革成果、教材形式新颖创新"为指导思想，坚持"三基、五性、三特定"原则，对照教育部本科临床医学类专业教学质量国家标准，密切结合国家执业医师资格考试、全国硕士研究生入学考试大纲，结合各地院校教学实际更新教材知识体系，更新已有定论的理论及临床实践知识，力求使教材既符合多数院校教学现状，又适度引领教学改革。

2. 创新编写特色

以深化岗位胜任力培养为导向，坚持引入案例，使教材贴近情境式学习、基于案例的学习、问题导向学习，促进学生的临床评判性思维能力培养；部分医学基础课教材设置"临床联系"模块，临床专业课教材设置"基础回顾"模块，探索知识整合，体现学科交叉；启发创新思维，促进"新医科"人才培养；适当加入"知识拓展"模块，引导学生自学，探索学习目标设计。

3. 融入课程思政

将思政元素、党的二十大精神潜移默化地融入教材中，着力培养学生"敬佑生命、救死扶伤、甘于奉献、大爱无疆"的医者精神，引导学生始终把人民群众生命安全和身体健康放在首位。

4. 优化数字内容

在第 4 轮教材与二维码技术结合，实现融媒体新形态教材建设的基础上，改进二维码技术，优化激活及使用形式，按章（或节）设置一个数字资源二维码，融知识拓展、案例解析、微课、视频等于一体。

为便于教师教学、学生自学，编写了与教材配套的 PPT 课件。PPT 课件统一制作成压缩包，用微信"扫一扫"扫描教材封底激活码，即可激活教材正文二维码，导出 PPT 课件。

第 5 轮教材主要供本科临床医学类专业使用，也可供基础、护理、预防、口腔、中医、药学、医学技术类等开设相同课程的专业使用，临床专业课教材同时可作为住院医师规范化培训辅导教材使用。希望广大师生多提宝贵意见，反馈使用信息，以便我们逐步完善教材内容，提高教材质量。

序

医学关乎人类生命的存在与繁衍，医学卫生事业的发展涉及国家安全、经济发展、社会文明和人民福祉。医者德为先，能为重，技为精。医学教育应既科学、严谨、规范，又充满温情与关怀。"健康中国"的美好愿景与目标，激励着医务工作者为之奋斗。医学教育要坚守为国育才、立德树人的根本任务，落实《关于深化新时代学校思想政治理论课改革创新的若干意见》《高等学校课程思政建设指导纲要》《教育部关于深化本科教育教学改革全面提高人才培养质量的意见》《关于深化医教协同进一步推进医学教育改革与发展的意见》《关于加快医学教育创新发展的指导意见》等文件精神，以适应我国"大医学、大卫生、大健康"的发展需求，为"健康中国"筑牢人才基础。

近年来，高等院校探索新医科建设，推进现代医学教育教学新模式，坚持以人和健康为中心，建立健全覆盖生命全周期和健康全过程、"促防诊控治康"一体化的人才培养体系，高度重视身心、社会、环境等要素，融通医工理文学科，提升新时代医学生的整体素养；运用现代数字信息技术，增强情境化教学，加强临床实践教学，有效地提高了学生专业胜任力。同时，高等院校深化落实党和国家关于加强大学生思想政治教育的指示精神，将思想政治教育贯穿于人才培养体系和课程教学，使习近平新时代中国特色社会主义思想进课堂、入头脑，培养人民群众满意的、医术精湛的社会主义卫生健康事业接班人。

北京大学是经历过百年洗礼的老校，为我国建设和发展做出了杰出贡献，与全国医学教育界的同道们共同努力，在医学教育教学研究、教师培养、教材建设、实践教学规范等多方面不断改革创新。北京大学医学出版社秉承医学教育宗旨，落实党和国家对教材建设的要求和任务，立足北大医学，服务全国高等医学教育，与各院校教师一起不懈努力，打造精品教材，以高质量完成课程教学活动的"最后一公里"。本套本科临床医学专业教材是在教育及卫生健康部门领导的关心指导下，由医学教育专家顶层设计，北京大学医学部携手全国各兄弟院校群策群力、共同建设的成果。本套教材多年来与高等医学教育改革相伴而行，与时俱进，历经多轮修订，体系日趋完善，符合专业要求，编写队伍与院校构成合理，编写体例不断优化创新，实现了纸质教材与数字教学资源结合的精品新形态教材建设。实践证明，这套教材满足本科医学教育的专业标准要求，在适应多数院校的教学能力与资源的情况下，能很好地引导、深化专业教学，已成为本科医学人才培养的精品教材，为我国高等医学教育事业发展做出了突出贡献。

第5轮教材建设坚持以习近平新时代中国特色社会主义思想为指引，积极探索思政元素融入教材，落实立德树人根本任务，坚持现代医学教育理念，体现生命全周期、健康全覆盖的整体要求，与相关学科恰当融合，全面更新了医学知识和能力体系，体现了"中国本科医学教育标准—临床医学专业（2022）"的要求，配合教学模式与方法的改革，吸收"金课程"建设经验，优化教材体例，融入医学文化，重视中华医学文明，强调适用、实用，行稳致远，开创新局，锤炼精品。

在第 5 轮教材出版之际，欣为之序。相信第 5 轮教材的高质量建设一定会为我国新时代高等医学教育人才培养和健康中国事业发展做出更大贡献。

前　言

　　《医学细胞生物学》（第5版）为"十二五"普通高等教育本科国家级规划教材。本教材第1~4版均由首都医科大学安威教授担任主编。安威教授在前四版教材编写过程中无私奉献，做了大量的工作，为本教材奠定了扎实的基础。我们怀着忐忑的心情从安威教授手中接过"接力棒"，与来自13所医学院校长期从事医学细胞生物学教学和研究的一线专家教授共同完成了第5版教材的修订工作。

　　本轮教材继承了第4版教材的传统，包括在各章末设置一节介绍本章内容与医学的联系，旨在使学生在学习过程中更深入地体会到细胞生物学在医学中的重要性。同时，根据《普通高等学校本科专业类教学质量国家标准》的基本要求和上一版教材在各院校使用后的师生反馈意见，本次修订在维持原有基本结构体系的基础上，对每章的内容进行了精简。考虑到细胞生物学是前沿学科，研究进展日新月异，在教材中及时补充了近年的研究成果，如细胞的铁死亡等。与此同时，基于课堂教学和临床知识拓展学习的目的，增加了案例、临床应用和知识拓展，为了使学生开拓思维并巩固所学知识，在每章末增加了思考题。此外，每章还通过二维码等形式，增加了学习目标、案例解析、思考题答题要点、教学课件等数字资源，使教材内容更加丰富。

　　在本版教材付梓之际，我们由衷地感谢安威教授多年来的关怀和帮助。感谢所有参与编写本教材第1~5版编委的辛勤付出。

　　由于专业知识和写作水平有限，书中难免存在不足之处，真诚希望广大师生在使用过程中提出宝贵意见，使本书日趋完善，成为师生心目中的精品教材。

王宇童　赵俊霞

目　录

第一章

细胞概论

第一节 细胞与细胞生物学的概念

细胞（cell）是生命活动的基本结构和功能单位。某些生物体仅由单个或数个细胞组成，这些生物体称为单细胞生物（unicellular organism），如细菌；而绝大多数生物体则由群体细胞组成，称为多细胞生物（multicellular organism），如动物和植物。人体约有 10^{14} 个细胞，即 100 万亿个细胞。人是细胞总数最多，也是细胞类型最为复杂的生物体。

细胞生物学（cell biology）是研究细胞生命活动规律的学科，其研究对象是细胞。起初，细胞生物学研究主要依靠显微镜观察、借助细胞示踪和细胞培养技术，注重研究细胞的结构组成以及亚细胞器定位，属于细胞学（cytology）的范畴。随着生命科学技术的不断发展，细胞生物学与分子生物学、遗传学和系统生物学等学科相互交融，其研究领域不断扩展，更加注重探究细胞与分子之间、细胞器之间、细胞与细胞之间，以及细胞与细胞外相互作用的规律，因此有人将细胞生物学与分子生物学合称为分子细胞生物学（molecular cell biology）。到 21 世纪初，细胞生物学与医学紧密结合，格外关注健康与疾病过程中的细胞与分子机制，特别强调细胞增殖、分裂、再生和死亡等与疾病发生、发展和转归的内在联系。可以预言，未来的细胞生物学可能成为生物医学（biomedicine）的重要基础。当今社会有诸多热门话题，例如：人类的祖先从何而来？人体如何从单一受精卵发育成为完整的个体？双胎孪生体的基因为何各有不同？人体为何有"生老病死"的过程？衰老基因如何开启？这些问题只有寄希望于医学细胞生物学的不断发展，才能找到答案。医学细胞生物学（medical cell biology）是运用现代物理、化学技术和实验生物学方法，从细胞整体、显微、亚显微和分子等各级水平研究细胞的形态结构、功能及其生命活动规律以及细胞与疾病发生、发展的关系的学科。医学细胞生物学是生命科学的基础医学学科，同时还是联系医学各学科的纽带和桥梁，是一门从微观水平研究生命的综合性学科。

第二节 细胞生物学发展简史

一、细胞的发现

从研究内容来看，可以将细胞生物学分为三个层次，即显微水平、亚显微水平和分子水平。从时间纵轴来看，又可将细胞生物学的发展划分为四个阶段。

从 16 世纪后期到 19 世纪 30 年代可谓是细胞生物学发展的第一阶段，也是发现细胞和积累细胞知识的阶段。通过对大量动、植物的观察，人们逐渐意识到，不同的生物都是由形形色色的细胞所构成的。其中，最具代表性的是英国科学家罗伯特·胡克（Robert Hooke），他多才多艺，尤其是在物理学、机械制造、光学以及化学方面的造诣颇深，在生物学方面也有重大贡献。有一次，他把一块橡木切成薄片，然后用自己设计的显微镜进行观察，结果发现，橡木切片边界清晰、排列规则，细胞的形状犹如一个个小盒子，类似教士们所住的一个个小房间。因此，他把这一结构命名为 cellula（拉丁语，意为细胞）。这是人类历史上第一次成功观察到细胞。实际上，这些所谓的"小房间"不过是死亡植物细胞留下的"残垣断壁"（图 1-1）。虽然未能发现活细胞，但胡克首次提出了细胞的概念，他也因此被称为细胞发现之父。

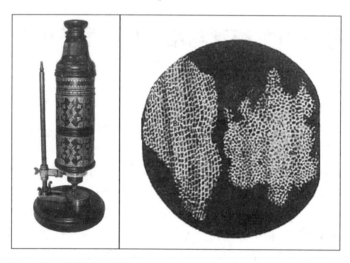

图 1-1　罗伯特·胡克发明的显微镜（1665 年）及其所观察到的细胞壁结构（橡木切片）

对细胞发现同样做出重要贡献的是荷兰人安东尼·范·列文虎克（Antonie Van Leeuwenhoek）。他一生中设计并制作了 500 多台显微镜，至今尚有 10 台保存在世界各国的博物馆中。40 余年间，他利用显微镜从多种标本中观察到了细菌、原生动物、轮虫和哺乳动物（包括人）的精子，并发现了精细胞。1674 年，他还描述了鲑鱼红细胞的细胞核结构。

继细胞发现之后，人们利用显微技术对细胞的形态进行了大量研究，其间有不少科学家对细胞的起源提出过不同的解释。例如：法国科学家拉马克（J. B. Lamarck）于 1801 年发表了专著，对无脊椎动物进行了详细的分类，并认为外界环境变化是生物体不断进化的主要原因，而且没有细胞与组织，就不可能有活的生物体；法国植物学家米贝尔（C. B. Mirbel）认为，组成植物的基本单位是细胞，这是当时对细胞最准确的描述。法国生理学家杜特罗舍（H. Dutrochet）于 1824 年进一步描述了细胞的原理。他认为，"所有组织都是由细胞组成的，这些细胞向外生长，彼此间靠微小的黏附力相互依托，而动物器官就是由不同组织组合而成的"。

在这些研究成果的基础上，19 世纪 30 年代，德国植物学家施莱登（M. J. Schleiden）和动物学家施万（T. Schwann）提出了著名的细胞学说（cell theory），认为一切植物、动物都是由细胞组成的，细胞是生物体的基本结构单位。但是，当时的细胞学说还不完善，关于细胞来源的问题依然不得其解。施莱登甚至认为，细胞是由非细胞物质通过某种类似结晶（crystallization）的方式自发形成的。这个观点随后被修正，1858 年，被称为"病理学之父"的德国病理学家魏尔肖（R.Virchow）提出"一切细胞均来源于细胞"，即细胞只能来源于已存在的细胞，细胞不可能自发形成。他还指出，机体的一切病理现象都基于细胞的损伤。这些观点使细胞学说得以进一步完善。细胞学说的重要意义在于明确了细胞作为生命体的基本组成单位这一事实。细胞学说是人类科学研究历史上的重要突破，被恩格斯誉为19世纪的三大发现之一。

二、细胞器的发现

从19世纪30年代到20世纪初期可谓是细胞生物学发展的第二阶段。经过200多年的发展，显微镜技术的应用已经相当广泛，利用固定和染色技术，在光学显微镜下研究细胞的结构与功能是这一时期的主要特点。1831年，英国植物学家布朗（R. Brown）发现植物细胞中存在一种椭圆形物质，并首次将其命名为细胞核。

1846年，德国植物学家雨果·冯·莫尔（Hugo von Mohl）首次将植物细胞内分布均匀、有弹性的胶状物质称为原生质（protoplasm）。原生质意为细胞内的所有物质，包括细胞质和细胞核。此外，莫尔还观察到原生质在细胞分裂时的特征性改变、植物细胞的细胞壁结构及细胞中的管腔和纤维结构，这些结构之后被证实为细胞骨架。

随着显微镜分辨率的提高，加之石蜡切片法及其他重要染色方法的发明，一些重要的细胞器相继被发现。例如，贝内登（V. Beneden）和博韦里（T. Boveri）发现了中心体（1883年）；阿尔特曼（R. Altmann）发现了线粒体（1894年）；高尔基（C. Golgi）发现了高尔基器（1898年）。

雷马克（R. Remak）于1841年观察到了鸡胚血细胞的直接分裂现象。随后，德国科学家弗莱明（W. Flemming）于1879年观察到了蝾螈细胞的有丝分裂现象，并于1882年将这种间接分裂方式命名为有丝分裂（mitosis），将直接分裂方式命名为无丝分裂（amitosis）。1888年，弗莱明又提出染色体（chromosome）这一概念。之后，德国植物学家施特拉斯布格（E. Strasburger）也在植物细胞中观察到了有丝分裂现象。他认为，有丝分裂的实质是核内丝状物（染色体）的形成及其向两个子细胞的平均分配。19世纪80年代，博韦里和施特拉斯布格分别在动物和植物细胞中观察到，在配子形成过程中，染色体数目减少一半。1905年，法默（J. B. Farmer）将这种分裂方式命名为减数分裂（meiosis）。

这些重要的发现不仅丰富了人们对细胞结构的认识，还引发了更深入的探索，如通过多种实验手段对细胞的代谢及功能进行研究，使细胞学与相邻学科相互渗透，逐渐形成分支学科。博韦里和萨顿（W. Sutton）将染色体行为与孟德尔（G. Mendel）提出的遗传因子联系起来，于1902年提出了染色体遗传理论。1909年，遗传学家约翰逊（W. Johannsen）将遗传因子命名为基因（gene）。1910年，美国遗传学家摩尔根（T. H. Morgan）以果蝇为研究对象，证实了基因是遗传信息的基本单位，而且呈直线排列在染色体上。由此，细胞学与遗传学相结合，奠定了细胞遗传学的基础。

三、电子显微镜的发现

20世纪20—70年代，借助电子显微镜技术，细胞生物学研究进入第三个发展阶段。德国物理学家恩斯特·鲁斯卡（Ernst A. F. Ruska）使用比光的波长短1000倍的电子作为光源，将数个磁线圈串联起来作为电子镜片，成功地制造出了世界上第一台电子显微镜（简称电镜）。之后的40年间，人们利用电镜不仅发现了细胞的各类超微结构，而且对细胞膜、核膜、核仁、染色质与染色体等重要的细胞结构有了更多的了解，并采用多种实验方法逐渐认识了这些结构的组成、功能及其相互作用，使细胞学逐渐发展为细胞生物学。1924 年，德·罗贝蒂斯（De Robertis）所著的经典教材《普通细胞学》（General Cytology）第 1 版问世，而到 1965 年第 4 版出版时，该书已经更名为《细胞生物学》（Cell Biology），这是最早的细胞生物学教材之一。

四、分子生物学时代

细胞生物学发展的第四阶段始于 20 世纪 70 年代。随着分子生物学技术的迅猛发展，细胞生物学研究不断向分子与基因水平深入。值得注意的是，人类基因组计划（human genome project，HGP）的顺利完成为细胞生物学、发育生物学和遗传学等学科的发展起到了有力的推动作用。人类基因组计划主要是确定构成人类基因组的碱基对序列并对其进行结构分析，尚未涉及其功能研究，而蛋白质是细胞行使各种功能的主要分子，所以后基因组计划（包括蛋白质组计划）应运而生。蛋白质组计划更加注重研究细胞中基因编码的蛋白质的组成、结构、修饰及其功能，因此受到学界的广泛关注。与此同时，细胞生物学与分子生物学的结合也日趋紧密，揭示细胞分子组成与其结构的关系已成为生命科学领域的主要任务和研究热点，包括基因调控、信号转导、肿瘤生物学、细胞分化和细胞凋亡等。

第三节　细胞的基本知识

一、细胞的组成

（一）细胞的化学组成

虽然细胞的类型千差万别，但是组成细胞的化学元素基本相同，如碳（C）、氢（H）、氧（O）、氮（N）、磷（P）、硫（S）、钙（Ca）、钾（K）、铁（Fe）、钠（Na）、氯（Cl）及镁（Mg）等。其中，C、H、O 和 N 四种元素约占细胞化学组成的 90%。这些元素相互结合，以有机物和无机物的形式存在于细胞内（表 1-1）。根据分子量大小，可将有机物分为小分子和大分子物质两类。有机小分子的分子量为 100 ~ 1000 kDa，碳原子数目少于 30，主要包括单糖（monosaccharide）、脂肪酸（fatty acid）、氨基酸（amino acid）和核苷酸（nucleotide）四类。除核苷酸外，其他三类生物小分子常为游离分子，主要存在于胞质溶胶（cytosol）中。这四类小分子物质各自聚合在一起，构成分子量更大的多糖（polysaccharide）及糖原（glycogen）、脂质（lipid）、蛋白质（protein）和核酸（nucleic acid），即生物大分子。与有机小分子相比，细胞内生物大分子的含量更为丰富（图 1-2）。生物大分子常以单体、多聚体或者相互结合的形式存在于细胞内，构成细胞的分子基础和结构体系，如膜蛋白、核蛋白、脂蛋白、糖蛋白与糖脂等。

表 1-1　典型哺乳动物细胞的各种化学成分所占比例

成分		所占比例（%）
	水	70
无机物	（钠、钾、钙、镁、氯等）	1
有机物	小分子物质	3
	大分子物质	
	蛋白质	18
	核酸	2
	脂质	4
	糖	2

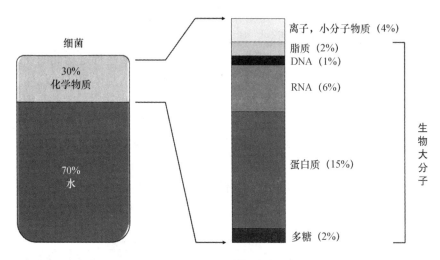

图 1-2　细菌细胞内各种成分所占比例

　　生物大分子主要参与组成三种不同形态的细胞内结构（表 1-2）。①膜状结构：包括细胞膜、内膜和核膜等。这些膜主要由蛋白质和脂质构成。细胞质膜通常称为细胞膜，是细胞的界膜。细胞通过细胞膜与外界进行物质交换。细胞内的膜结构可以把细胞质分隔成不同的区域，以保证细胞内各种不同的物质代谢过程互不干扰，有序地进行。②线（纤维）状结构：有的线状结构由蛋白质组成，如微管（由微管蛋白聚合形成）、微丝（由肌动蛋白组成）和中间丝（由中间丝蛋白单体组成），参与细胞运动并维持细胞形态；有的线状结构由核酸组成，如信使 RNA（mRNA）和核仁中的核糖体 RNA（rRNA）；此外，还有一些线状结构由 DNA 和蛋白质构成，如染色质，在遗传信息的复制和转录过程中呈现高度复杂的动态变化。③颗粒结构：线粒体内膜上和叶绿体类囊体膜上的基粒以及核糖体（ribosome）都属于颗粒结构。前两者由蛋白质构成，可进行氧化磷酸化和光合磷酸化，后者则由 RNA 和蛋白质组成，是合成蛋白质的场所。

表 1-2　细胞的基本结构及其化学成分与功能

基本结构类型	结构特点	亚显微结构部位	主要化学成分	主要功能
膜状结构	无孔	细胞膜、内膜系统、线粒体膜等	脂蛋白	参与物质转运和信号转导，维持物质代谢过程的区域化与秩序化
	有孔	核膜		

续表

基本结构类型	结构特点	亚显微结构部位	主要化学成分	主要功能
线状结构	可高度凝集（通过螺旋化或折曲）	染色质	脱氧核糖核蛋白	参与遗传信息的复制和转录
	不可高度凝集	微丝、微管、中间丝	蛋白质	主要起支撑作用，调节原生质运动和细胞分裂活动
颗粒结构	有柄	线粒体基粒	蛋白质	参与氧化磷酸化
	无柄	核糖体	核糖核蛋白	参与蛋白质合成

（二）细胞器

真核细胞的细胞质（cytoplasm）是指介于细胞核膜与细胞质膜之间的所有物质，包括胞质溶胶和细胞器。细胞质并不是均质的，其中包含许多有形结构。在光镜和电镜下能够分辨出的细胞质内具有一定形态特点、被单层或双层膜包绕、执行某些特定功能的亚细胞结构，称为细胞器（organelle），如线粒体、内质网、溶酶体和过氧化物酶体等。线粒体主要负责细胞能量合成与供应，被称为细胞的"动力工厂"。内质网为单层膜结构，主要负责蛋白质和脂质的合成、分拣与运输。高尔基复合体也是单层膜结构，主要参与蛋白质的修饰与分选。溶酶体和过氧化酶体是由单层膜结构包绕的细胞器，主要负责细胞内物质的消化、分解。常见细胞器在细胞内所占的比例见表1-3。除细胞器外，细胞质中还含有胞质溶胶，又称细胞基质（cytoplasmic matrix），呈胶体状，占细胞总体积的50%～60%，主要由水、生物大分子、酶、代谢产物以及可溶性前体物质构成。

表 1-3　典型肝细胞中某些组分所占的比例

细胞组分	所占的比例（%）	每个细胞所含有的数量
细胞质	56	1
线粒体	22	1700
高尔基体和内质网	15	1
细胞核	6	1
溶酶体	1	300

二、细胞大小

细胞的大小是细胞的重要特征。不同种类的细胞大小差异很大，如鸵鸟卵黄细胞直径可达5 cm，而最小的细胞（如支原体）直径仅有0.2 μm。但各类细胞的大小仍有一定的规律，即按照细胞的平均直径粗略计算，支原体细胞的直径比最小的病毒大10倍；细菌细胞的直径比支原体大10倍；而多数动、植物细胞的直径比细菌大10倍。

细胞大小的差异不仅存在于不同的个体之间，还存在于同一个体内。例如，不同组织来源的细胞大小可以相差数倍，产生这种差异的原因主要是细胞代谢活动及细胞的功能不同。例如，代谢活跃的骨骼肌细胞一般比较粗大，而代谢相对缓慢的平滑肌细胞则比较纤细。高等动物的体细胞直径一般为20～30 μm。表1-4中列出了几种不同细胞的大小。

表 1-4　几种不同细胞的直径　　　　　　　　　　　　　　单位：μm

细胞来源和类型	人卵细胞	变形虫体细胞	海胆卵细胞	肝细胞	红细胞	伤寒沙门菌	流感嗜血杆菌	肺炎支原体
直径	120	100	70	20	7	1.2	1.0	0.1～0.3

细胞的体积可因外界环境条件的影响而发生变化。经常参加体育锻炼的人肌肉发达，其原因是肌纤维增粗。但是对于高等动、植物，无论物种的差异如何，同一器官和组织的细胞大小通常都会维持在一个恒定的范围内。例如，大象与小鼠的体表面积相差悬殊，但是二者相应器官与组织内的细胞大小并无明显差异。即使是差别最大的神经细胞，二者的细胞大小也只相差 2 倍左右。因此，器官的大小主要取决于细胞的数量，而与细胞的大小无关，这就是所谓的细胞体积守恒定律。细胞体积守恒主要包括以下两方面内容。

1. 核质比　即细胞中细胞核与细胞质的体积之比。通常，细胞核体积约占细胞总体积的 10%，这是制约细胞最大体积的主要因素之一。

2. 表面积 - 体积比值（或称相对表面积）　即单位体积所占有的表面积，可用公式表示为：$I=S/V$，式中 I 为表面积 - 体积比值，S 和 V 分别代表细胞的表面积（surface area）和体积（volume）。表面积 - 体积比值的大小与细胞内外物质交换及细胞内物质的交流有一定的关系。假设细胞呈球形，则由 $S=4\pi r^2$，$V=4/3\ \pi r^3$，可得 $I=3/r$。由此可以看出，细胞的直径越小，其表面积 - 体积比值越大；反之，细胞的直径越大，其表面积 - 体积比值越小。例如，1 个直径为 0.1 μm 的支原体 $I=60$；1 个直径为 1.0 μm 的球菌 $I=6$。

细胞进行生命活动必须与周围环境不断地进行物质交换。同时，进入细胞内的物质也需要不断地扩散与传递。细胞越小，表面积 - 体积比值就越大，越有利于物质交换和转运。若细胞增大，则表面积 - 体积比值减小，细胞与外界的物质交换就会非常困难。为了克服这一困难，许多体积较大的细胞其质膜会向内陷入，从而使表面积 - 体积比值增大；有的细胞则在其表面形成许多突起（微绒毛和伪足），如小肠上皮细胞顶端有 1500～3000 根微绒毛，这样就使其相对表面积增大了近 20 倍，有利于吸收营养物质。

细胞体积的最小极限取决于其独立生活所需的最基本成分所占的体积。据推算，一个细胞体积的最小极限直径不可能小于 100 nm，而目前发现的支原体细胞的直径已接近这个极限，并且支原体具备了一个细胞生存与增殖的最基本结构装置与功能。因此，支原体细胞是迄今发现的体积最小、结构最简单的细胞。

三、细胞的基本共性

细胞是生命体结构和功能的基本单位，所有的细胞都具有以下共同特点。

1. 细胞拥有一套独特的遗传密码及使用方式　细胞的结构是简单还是复杂主要取决于其所含有的遗传信息量，即一套完整的遗传物质的总和，称为基因组（genome）。人类基因组所含的遗传信息量十分庞大。从已经完成的人类基因组计划测定结果来看，如果把基因组信息转换成碱基——ATCG，那么要写满数百万页纸。令人惊奇的是，这一浩瀚的信息（information）就贮存在一套微小的染色体上。与细菌细胞一样，人类基因组也以双链 DNA 作为遗传信息的载体，并以 RNA 作为转录物指导蛋白质的合成，而蛋白质合成的场所都是核糖体。几乎所有的细胞都使用相同的一套遗传密码。

2. 细胞能精确地进行自我复制　正如生物体能繁衍后代一样，所有的细胞都能进行自我复制，即以一分为二的方式进行细胞分裂（cell division），从而将一个母细胞核内的遗传物质均等、精确地分配给两个子细胞。

3. 细胞需要能量才能生存　细胞在保持其复杂结构以及维持这些结构正常运转的过程中，需要源源不断的能量供给。植物细胞可以利用细胞膜上的捕光色素捕获光能，再将光能转化为化学能，并以糖和淀粉等形式加以储存。动物细胞通过摄取葡萄糖而将其作为主要的能量来源。体内葡萄糖从肝细胞释放入血，供所有细胞摄取。葡萄糖进入细胞后，会以某种形式（如ATP）将其能量储存起来，待需要时使用。

4. 细胞是一个加工厂　以最简单的细胞——细菌为例，发生在细菌内的生化反应多达数百种。细胞内发生的所有生化反应都需要酶的催化，这些有序的生化反应统称为新陈代谢（metabolism），简称代谢。

5. 细胞活动生生不息　细胞内部时时刻刻都在发生着各种事件，如物质合成与转运、吞噬与分泌，以及能量代谢等。此外，肌细胞的收缩与舒张、腺细胞分泌、神经细胞的递质传递、免疫细胞的趋化作用等，都是细胞活动的具体体现。因此，细胞的活动可谓生生不息。这些活动的停止，即意味着生命将告结束。

6. 细胞具有应激反应　细胞表面或细胞内的受体（receptor）是引发细胞应对外界环境刺激的分子基础。受体是细胞表面或细胞内的一类特殊分子，它们负责与细胞外的特定化学物质结合并引发细胞特异反应。受体分为细胞表面受体和细胞内受体，其化学本质主要是蛋白质。习惯上将能与受体特异性结合的分子称为配体（ligand）。激素、生长因子、细胞因子、脂质分子、细胞外基质、离子，甚至某些气体分子等都可以作为配体与受体结合。受体与配体结合后，通过细胞内一系列分子的接续，可以使外界信号继续向细胞内传递，这一过程称为信号转导（signal transduction）。最终，细胞做出各类反应，如细胞内物质的合成与分解、细胞增殖与分裂、细胞黏附与运动、细胞死亡与凋亡等。

7. 细胞能进行自我调节　细胞具有自我调节功能，以适应外部环境的变化。随着外部环境的变化，细胞可通过自我调节获得或者丧失部分功能，主要是基因结构与功能的改变，遗传学上称为突变（mutation）。值得注意的是，有的突变并不影响突变细胞或突变个体的表型（phenotype），但更多的突变结果则是使突变体发生明显的表型改变，例如，细胞DNA复制与分裂过程中发生的基因突变（包括缺失突变、点突变、移码突变等）。这些突变若不能得到及时纠正，则会遗传给子代细胞，严重者还可造成子代细胞生长失控，形成恶性转化（malignant transformation），即癌变。

8. 细胞内物质存在相互作用　细胞内的蛋白质可以单独作用或通过蛋白质与蛋白质之间的相互作用，行使众多的生物学功能。每一个蛋白质分子都由特定基因所编码，并履行"规定"的职责，如同工厂的流水线，前后工序之间衔接得有条不紊。每一个程序决定一道工序，如蛋白质合成、激素分泌、肌肉收缩等都由不同的程序来决定。除了蛋白质外，还有脂质、多糖和某些小分子化合物也可以执行重要的生物学功能。例如，人类红细胞表面不同的侧链糖分子决定着抗原类型或ABO血型；不同的脂质或多糖成分也决定着肿瘤细胞表面抗原表位，依据这些表位而研发出的肿瘤靶向药物，已成为未来肿瘤免疫治疗和药物治疗的新方向。随着表观遗传学的发展，已知核酸也可以是遗传信息传递过程中的重要调节因素。例如，非编码RNA（包括微RNA和长链非编码RNA）可以通过简单配对原理与相应的mRNA结合，不仅在翻译水平上影响基因表达，有的长链非编码RNA入核后还可直接与结构基因上游启动子区特异性结合而影响基因转录，也可抑制RNA聚合酶II的活性，通过介导染色质重构以及组蛋白修饰，影响下游基因的表达。

第四节　细胞的基本类型

20世纪60年代，细胞生物学家瑞思（H. Ris）根据结构的不同，将细胞分为原核细胞（prokaryotic cell，prokaryocyte）和真核细胞（eukaryotic cell，eukaryocyte）。而近年研究发现，原核生物中有一类群，即古核生物，曾称古细菌（archaebacteria），其遗传信息表达系统与其他原核细胞不同，却与真核细胞更为接近，可能是细胞生存更为原始的类型。于是，乌斯（C. R. Woese）于1990年提出将生物界划分为三个域：古核生物、原核生物和真核生物（图1-3）。基于此，也有人将细胞分为三种类型，即古核细胞、原核细胞和真核细胞。

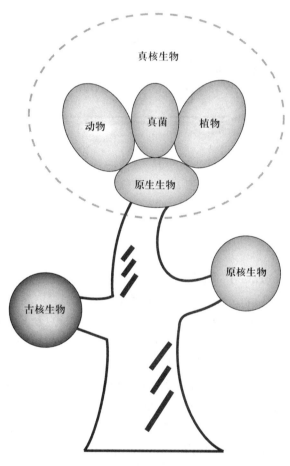

图1-3　生物界的基本类群

一、原核细胞

原核细胞出现在30亿~35亿年前，比真核细胞生物早约20亿年。原核细胞的体积一般很小，直径为0.5~5.0 μm，繁殖速度快。原核细胞的三个最基本特点是：①细胞内没有细胞核及核膜；②细胞内没有特定分化的复杂结构以及内膜系统；③细胞内所含的遗传信息量相对较小，染色质仅为简单的环状DNA分子。常见的原核细胞有支原体（mycoplasma）、细菌（bacteria）和蓝藻（cyanobacteria）。原核生物在地球上的分布广度及其对生态环境的适应性远远超过了真核生物。支原体是已知最小、最简单的细胞，直径为100~300 nm，没有细胞壁，细胞内含有核糖体和散在分布的环状 DNA 链，其 DNA 分子可以指导合成 400 余种蛋白质。支原体感染可引起肺炎、脑炎等多种疾病。细菌是原核细胞的典型代表之一，被微生物学界和医学界广泛关注，以下以细菌为代表介绍原核细胞的基本特征。

根据细胞的形状，可将细菌分为三类：呈球状或椭圆形的细菌称为球菌，呈杆状或圆柱状的细菌称为杆菌，呈螺旋状或弧形的细菌称为螺旋菌。绝大多数细菌的直径为 0.5 ~ 1.0 μm。细菌均没有典型的细胞核，取而代之的是类似核的区域，称为拟核（nucleoid）或类核，是环状 DNA 分子集中的区域，其周围是胞质。除了核糖体外，原核细胞不含有与真核细胞类似的细胞器。细菌的细胞膜是典型的生物膜结构，具有多功能性（图 1-4）。细菌以二分裂（binary fission）方式进行繁殖，即一个细菌细胞壁横向分裂，形成两个大小相近的子细胞。

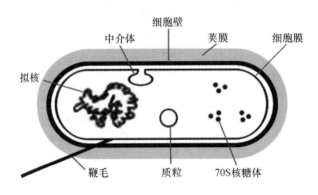

图 1-4　细菌模式图

（一）细菌的表面结构

1. 细胞膜（cell membrane）　细菌细胞膜是由磷脂双分子层与镶嵌蛋白质构成的富有弹性的半透性膜，膜厚 8 ~ 10 nm，外侧紧贴细胞壁。细菌细胞膜内含有丰富的酶系，可以行使许多重要的代谢功能。细菌细胞膜区别于其他细胞膜的重要特点是其多功能性，如细胞膜内侧含有参与电子传递与氧化磷酸化的酶系，可以执行真核细胞线粒体的部分功能；细胞膜内侧含有的某些酶与核糖体结合，可以执行部分内质网的功能。

2. 细胞壁（cell wall）　是存在于细菌细胞膜外的一层较厚、较坚韧且略有弹性的结构。所有细菌的细胞壁均含有的成分是肽聚糖（peptidoglycan）。肽聚糖是由乙酰葡糖胺、乙酰胞壁酸以及 4 ~ 5 个氨基酸短肽聚合而成的多层网状大分子结构。青霉素抑制细菌生长的作用主要是通过抑制肽聚糖的合成而干扰细胞壁的形成。革兰氏阳性菌因细胞壁内肽聚糖含量极高，故对青霉素非常敏感；而革兰氏阴性菌由于细胞壁内肽聚糖含量极少，故对青霉素不敏感。

3. 荚膜（capsule）　荚膜是某些细菌表面的特殊结构，是位于细胞壁外的一层黏液物质。荚膜的成分因细菌种类不同而异，主要是由葡萄糖与葡糖醛酸组成的聚合物，还有的含多肽与脂质。荚膜对细胞具有一定程度的保护作用，如保护细菌细胞免受干燥环境的影响，保护细菌免受细胞的吞噬。此外，荚膜自身还可作为细胞的营养物质，在营养缺乏时供细菌利用。

4. 鞭毛（flagella）和菌毛（pili）　鞭毛是某些细菌的运动器官。与真核细胞不同，细菌的鞭毛结构十分简单，其主要成分是鞭毛蛋白（flagellin）。菌毛是细菌表面的附属结构，与细菌间的遗传信息传递有关。

（二）细菌的拟核和遗传物质

细菌细胞没有核膜，因此没有典型的细胞核结构，但是绝大多数细菌有明显的核区，形态上不规则，称为拟核或类核。细菌的遗传物质 DNA 呈环状，可以在拟核蛋白的协助下进行包装。长度为 1200～1400 μm 的环状 DNA 分子可以折叠在不到 1 μm³ 的核区内。当细菌处于生长增殖状态时，由于 DNA 的复制次数与细菌分裂次数不同步，故一个细菌内可见数套 DNA 分子同时存在，仿佛有数个拟核。细菌的 DNA 复制、RNA 转录与蛋白质合成由于在空间上没有分隔，因此可以同时进行，这是原核细胞与真核细胞最显著的区别点之一。

细菌细胞内存在着染色体外 DNA，它们也是可进行自我复制的环状 DNA 分子，称为质粒（plasmid）。质粒是裸露的环状 DNA 分子，可携带 2～200 个基因。细菌可以在没有质粒 DNA 的情况下正常生存，其代谢活动不受影响。将某些特定真核细胞的基因整合到质粒 DNA 上，再导入大肠埃希菌内进行大量复制，可达到基因体外扩增的目的。因此，质粒常作为外源 DNA 的载体，在遗传工程研究中具有重要的作用。

（三）细菌核糖体

每个细菌细胞内含有 5000～50 000 个核糖体，大部分游离于细胞质中，少部分附着在细胞膜内侧，是细菌合成蛋白质的场所。细菌细胞核糖体的沉降系数为 70S，由 50S 大亚基和 30S 小亚基组成。大亚基含有 23S rRNA、5S rRNA 和 30 多种蛋白质；小亚基含有 16S rRNA 和 20 多种蛋白质。研究发现，30S 小亚基对四环素和链霉素很敏感，50S 大亚基对红霉素和氯霉素很敏感，这是抗生素干扰多肽链翻译而达到抑菌作用的关键机制。

二、古核细胞

古核生物（archaea）曾称古细菌（archaebacteria），是一类单细胞生物。由于没有典型的细胞核结构和膜性细胞器，所以过去把这一类生物归属为原核生物。现有的研究显示，古细菌具有与原核细胞和真核细胞不同的独特性质，因此将其划分为独立的类群。很多古细菌生存在极端的生态环境中，如嗜盐古细菌（halobacteria）生长在浓度很高的盐水中。另外，古细菌也参与组成人类微生物群，分布在大肠、口腔和皮肤等处。古细菌形态多样，直径为 0.1～15 μm，以分裂或出芽的方式进行繁殖。

虽然古细菌具有细胞壁的结构，但是细胞壁中没有肽聚糖和胞壁酸，因此，溶菌酶和青霉素不能抑制古细菌的生长。古细菌细胞膜中的脂肪酸常以醚键与甘油结合，不同于细菌中以酯键与甘油结合的脂肪酸。与细菌类似，古细菌的 DNA 呈环状，有多顺反子 mRNA；但是古细菌的某些特征又与真核细胞类似，如古细菌 DNA 可与组蛋白结合成类似核小体的结构；有的基因含有内含子，具有与真核细胞类似的基因转录和翻译的酶类。大部分古细菌核糖体的沉降系数也是 70S，但其含有 60 种以上蛋白质，其中，rRNA 与蛋白质的性质更接近真核细胞，而且针对细菌核糖体的抗生素不能抑制古细菌蛋白质的合成。古细菌可利用多种物质（如氨、有机物、金属离子、氢气和阳光等）提供能量。虽然某些古细菌具有固氮能力，但与藻类和植物不同，这些古细菌不能同时进行固氮和光合作用。

三、真核细胞

真核细胞（eukaryotic cell，eukaryocyte）一词来源于希腊语，*eu* 表示真正的，*karyon* 表示核。由此可以看出，具有细胞核是真核细胞与原核细胞最显著的区别。原始真核细胞在地球上出现的时间是 12 亿～16 亿年前。细胞核的出现是细胞进化历程中的一个巨大飞跃。在真核细胞中，核膜包绕细胞核，使真核细胞 99% 以上的遗传信息都集中在细胞核内。从功能来看，核膜是一个屏障，将细胞质与细胞核分隔开，使之形成两个相互独立的区域。真核细胞区别于原核细胞的另一个特点是生物膜系统的进一步特化，即存在多种由膜包裹的细胞器。此外，真核细胞还具有完善的细胞骨架体系（包括微管、微丝和中间丝），具有维持细胞形态，参与细胞黏附、细胞运动和分裂等功能（图 1-5）。这些基本结构体系，保证了真核细胞生命活动的高度有序性及高度自控性。

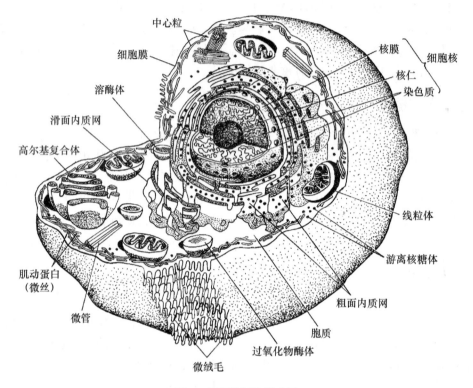

图 1-5　真核细胞模式图

（一）生物膜系统

　　真核细胞内部存在由膜包绕的多种细胞器，如内质网、高尔基复合体、溶酶体及线粒体等。细胞内膜系统与细胞质膜统称为生物膜（biomembrane）。生物膜具有共同的结构特征，膜的厚度为 8~10 nm。同时，这些膜性结构又含有各自的特征性蛋白质或酶类，使细胞器具有各自高度专一的功能。

　　细胞质膜（plasma membrane）即细胞膜（cell membrane），构成细胞边界，是细胞的天然屏障，使细胞具有一个相对稳定的内环境，以保障细胞活动有序进行。细胞膜的主要功能是进行选择性的物质交换，并参与能量转换、分子识别、黏附运动以及信号转导等。细胞内有一些执行特殊功能的亚细胞结构，称为细胞器（organelle）。这些结构往往被单层或双层生物膜包绕。为了与细胞膜区别，习惯上将包绕细胞器的膜结构称为细胞内膜，包括内质网、高尔基复合体、溶酶体以及核膜等膜结构。内质网不仅是细胞内蛋白质和脂质等生物大分子的合成场所，还是细胞内重要的钙库；高尔基复合体是蛋白质加工与分选的重要场所；溶酶体是细胞内重要的消化器官。许多重要的酶定位在生物膜上，所以很多重要的生化反应都在膜上进行。

（二）遗传信息的传递与表达系统

真核细胞的遗传物质以染色质或染色体的形式储存在细胞核内。染色质（chromatin）由DNA、蛋白质（主要是组蛋白和少量酸性蛋白质）及少量 RNA 构成。DNA 复制与 RNA 转录都是在染色质上进行的。真核细胞内遗传信息的传递遵循中心法则，即 DNA-RNA- 蛋白质。与原核细胞不同，真核细胞的转录过程主要在细胞核内进行，而翻译过程则在胞质溶胶中进行。核小体是真核细胞染色质和染色体的基本结构单位。在细胞分裂阶段，染色质经过螺旋化、折叠，进而组装成一种特殊的线状结构，即染色体（chromosome）。真核细胞的核糖体是由 rRNA 与数十种蛋白质构成的颗粒结构，是合成蛋白质的细胞器。其沉降系数为 80S，由60S 大亚基和 40S 小亚基组成。大亚基含有 28S rRNA、5.8S rRNA、5S rRNA 和 40 多种蛋白质。小亚基含有 18S rRNA 和 30 多种蛋白质。

（三）细胞骨架系统

细胞骨架（cytoskeleton）系统是由一系列特异的结构蛋白构成的网架系统，其主要功能是维持细胞形态，参与细胞运动、物质运输、细胞分裂及信号转导等生命活动。细胞骨架可以分为细胞质骨架与核骨架，实际上，它们是互相联系的。细胞质骨架，即通常说的细胞骨架，主要由微丝（microfilament）、微管（microtubule）与中间丝（intermediate filament，IF）构成。微丝是直径约为 7 nm 的纤维结构，其主要成分是肌动蛋白。微丝的主要功能是参与细胞运动（细胞收缩、胞质分裂、变形运动等）。微管的内、外径分别约为 15 nm 和 25 nm，其主要成分是微管蛋白。除了对细胞结构起支撑作用外，微管还能为细胞内物质运输提供完善的轨道系统。细胞内大分子物质、颗粒物质的囊泡运输正是基于这些轨道系统才得以实现的。中间丝又称中间纤维，因其直径（约为 10 nm）介于微管与微丝之间而得名。中间丝的组成比较复杂，具有组织特异性，可分为多种类型，其蛋白质成分的表达与细胞分化密切相关。

核骨架由核纤层与核基质组成。构成细胞核纤层的成分是核纤层蛋白（lamin），核基质的成分则颇为复杂。核骨架具有维持细胞核形态、调节基因表达、参与染色体构建和排布等功能。

原核细胞、古核细胞与真核细胞之间存在着较大的差异（表1-5）。这些差异不仅体现在形态结构上，也表现在基因组组成上。例如，真核细胞的基因组通常远远大于原核细胞。除了编码序列外，真核细胞基因中还含有大量的转录间隔序列和内含子。内含子的出现，可以使同一个 RNA 发生不同的剪接（可变剪接），从而翻译出多种不同的蛋白质，极大地增加了生物的复杂程度。同时，真核细胞内存在一套复杂、精密的细胞周期调控体系，使遗传物质可以精确、均等地分配到子细胞中。而原核细胞内不存在有丝分裂器，也没有明确的细胞周期。

表 1-5　原核细胞、古核细胞与真核细胞基本结构的比较

结构	原核细胞	古核细胞	真核细胞
细胞膜	有（多功能）	有（多功能）	有
核膜	无	无	有
染色体	由一个（少数是多个）环状 DNA 分子构成单个染色体，DNA 不与或很少与蛋白质结合	由环状 DNA 分子构成单个染色体，DNA 与组蛋白结合	有多个染色体，染色体由线状 DNA 与蛋白质组成
核仁	无	无	有
线粒体	无	无	有

续表

结构	原核细胞	古核细胞	真核细胞
内质网	无	无	有
高尔基复合体	无	无	有
溶酶体	无	无	有
核糖体	70S（50S 大亚基和 30S 小亚基），对氯霉素敏感	70S（50S 大亚基和 30S 小亚基），对氯霉素不敏感	80S（60S 大亚基和 40S 小亚基），对氯霉素不敏感
核外 DNA	细菌具有裸露的质粒 DNA	有质粒	包括线粒体 DNA、叶绿体 DNA
细胞壁	主要成分为肽聚糖	由蛋白质形成，不含肽聚糖	动物细胞无细胞壁，植物细胞壁的主要成分为纤维素和果胶
细胞骨架	无	无	有（微管、微丝、中间丝）
细胞增殖方式	二分裂	二分裂	以有丝分裂为主

四、病毒——细胞的寄生体

病毒（virus）是迄今发现的最小、最简单的有机体。由于病毒不能独立完成生命活动过程，必须在细胞内繁殖才能生存，因此病毒是一种生物大分子复合体，可以将其视为细胞的寄生体。

病毒很微小，绝大多数病毒的直径仅有 20～200 nm，必须借助电子显微镜才能进行观察。病毒一般是由核酸（DNA 或 RNA）与一种或多种蛋白质组成的复合体。以 DNA 为遗传物质的病毒称为 DNA 病毒，以 RNA 为遗传物质的病毒称为 RNA 病毒（图 1-6）。病毒可以通过不同的方式感染宿主细胞。例如，腺病毒、流感病毒、新型冠状病毒和人类免疫缺陷病毒（human immunodeficiency virus, HIV）可通过结合细胞膜受体，依赖主动的胞吞作用（受体介导的内吞作用）而感染细胞。进入细胞后，病毒利用宿主细胞全套的代谢系统，以病毒核酸为模板，进行病毒核酸的复制与转录，进而翻译出病毒蛋白质，最后装配成新一代的病毒颗粒。装配完成的病毒经细胞释放后，可以继续感染其他细胞，然后开始下一轮的增殖周期。病毒在细胞内的增殖过程是细胞与病毒相互作用的复杂过程。一旦脱离宿主细胞，病毒就会失去增殖扩增的能力。

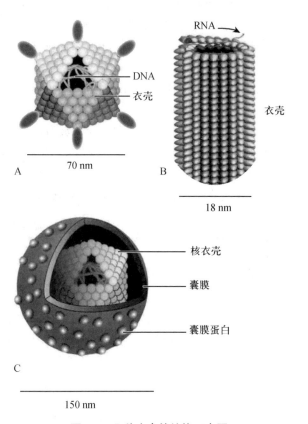

图 1-6　几种病毒的结构示意图

⊙ **临床应用**

成功治愈艾滋病的基因突变疗法

趋化因子受体 5（chemokine C receptor 5，CCR5）是 CCR5 是人类免疫缺陷病毒（HIV）侵入靶细胞时的重要受体之一。如果 *CCR5* 基因缺失或发生突变，HIV 就无法进入细胞，从而失去增殖能力。因此，可以通过使 *CCR5* 基因突变，达到治疗艾滋病的目的。1999 年，德国人布朗（T. R. Brown）被确诊患有艾滋病。2009 年，布朗由于患有危及生命的粒细胞白血病而入院治疗。医护人员在进行异体造血干细胞移植时，将配型移植干细胞 CD4 T 细胞内的 *CCR5* 基因剔除，使移植后患者体内新生成的淋巴细胞缺少 CCR5，从而使 HIV 失去了进入细胞的"门户"，无法识别和感染细胞。移植后，布朗的血液、骨髓和直肠组织标本中均未检出 HIV，这意味着他已经被完全治愈。

🎓 **知识拓展**

乙型肝炎病毒细胞结合受体的发现

早在 40 年前，科学家就发现了乙型肝炎病毒，但与其结合的细胞受体却一直是未解之谜。直至 2012 年，北京生命科学研究所李文辉研究员在长达 5 年的研究后，发现了乙型肝炎病毒打开细胞大门的钥匙，即通过与肝细胞膜上的胆酸转运蛋白钠离子 - 牛磺胆酸共转运多肽（sodium taurocholate co-transporting polypeptide，NTCP）结合而感染细胞。小鼠不会感染乙型肝炎病毒，但是如果将人 *NTCP* 基因导入到小鼠体内，就会导致其感染乙型肝炎病毒，这进一步说明了 NTCP 对于乙型肝炎病毒感染细胞的特异性作用。NTCP 的发现，被誉为乙型肝炎病毒研究领域里程碑式的突破，对于深入了解病毒的感染机制以及研制新药具有十分重要的意义。李文辉也因此获得了 2021 年巴鲁克·布隆伯格奖和 2022 年未来科学大奖。

第五节 细胞生物学与医学

一、疾病的原因是机体细胞分子水平发生了紊乱

医学与细胞生物学的关系十分紧密。医学是以人体为对象，研究疾病的发生、发展、诊断、治疗、预防及转归机制的一门学科。而细胞生物学是以细胞为对象，在细胞、亚细胞和分子水平研究生命规律的科学。现代医学研究中经常要借助细胞生物学、分子生物学和遗传学等手段与方法，从细胞与分子水平探索疾病的发病机制以及诊断和治疗的新手段。细胞生物学的每一次重大发现都会推动医学取得革命性的进步，如人类基因组计划、基因诊断与基因治疗、基因工程药物，以及细胞与组织工程等。目前，基础医学中的多数学科（如解剖学与组织胚胎学、病理学与病理生理学、免疫学与微生物学，以及病原生物学等）都会采用细胞生物学方法与技术，研究各类热点问题，而临床医学中涉及细胞生物学的内容就更为广泛。随着人类对病

疾发生机制认识的不断深入，已经找到攻克某些过去难以诊断和治疗的疾病的新方法。100多年前，德国病理学家魏尔肖（R. Virchow）的著名观点"所有疾病的病因均可从分子细胞生物学中找到答案"已被现代医学广泛认同。例如，透明膜病（hyaline membrane disease）又称新生儿特发性呼吸窘迫综合征（neo-natal idiopathic respiratory distress syndrome），多见于早产儿，临床上以进行性呼吸困难为主要表现，病理以出现嗜伊红透明膜和肺不张为特征。患儿肺泡膜鞘磷脂和卵磷脂成分发生紊乱，两者的比值超过正常范围，使肺泡产生凹陷和破裂，严重地影响了肺泡气体交换和正常通气。

同样，细胞器的结构与功能改变也是导致疾病发生的重要诱因。例如，缺氧可导致线粒体肿大、破裂，引发的疾病往往累及体内所有细胞，但主要表现在骨骼肌、心肌和大脑，分别被称为线粒体肌病、线粒体心肌病和线粒体脑病。研究表明，染色体的功能与细胞衰老关系密切。染色体末端有一种结构，称为端粒（telomere），它由DNA重复序列组成。这种结构与细胞的寿命息息相关。世界上首例克隆羊"多莉"在出生后不久即呈现出早老状态，其原因可能与体内端粒结构受损有关。内质网病变通常会影响蛋白质的合成和转运。在某些肝病患者的病理切片中，经常可以见到细胞镜下观呈气球样变，这是由于肝炎病毒、酒精、CCl_4等有害物质侵袭肝细胞后，造成内质网肿胀，形成典型的气球样变。溶酶体与细胞吞噬物的分解代谢有关，常被称为"清道夫"。进入细胞内的有害物质如果不能被溶酶体及时清除，则可造成严重后果。例如，采矿工人在作业过程中吸入的尘粒常含有大量二氧化硅（SiO_2）。SiO_2在肺泡内可形成矽酸分子。矽酸可破坏溶酶体膜，使大量水解酶外漏，进而导致细胞自溶死亡。死亡细胞残留的空洞可被纤维组织填充，久而久之便导致肺部广泛纤维化，使肺组织弹性降低，造成肺通气和换气功能严重障碍，称为硅沉着病，俗称矽肺。对患者应用克矽平，药物中的聚乙烯吡啶氧化物可有效结合矽酸，稳定溶酶体，从而达到治疗矽肺的目的。

细胞生物学领域的研究进展同样可以促进医学的进步。20世纪70年代末，美国科学家佛契哥特（R. Furchgott）在研究神经递质乙酰胆碱（acetylcholine, Ach）的作用机制时发现了一个矛盾的实验现象：给动物静脉注射Ach可引起其血压降低、血管扩张；如果在体外将Ach直接作用于血管平滑肌，则血管收缩。佛契哥特发现，血管的反应依赖于血管的最内层细胞——内皮细胞层。如果有内皮细胞，则Ach可使血管扩张；但是若除去内皮细胞，则Ach可使血管收缩。这提示，Ach可能会引发内皮细胞释放某种扩散性因子。佛契哥特将这种物质命名为内皮（源性）舒血管因子（endothelium-derived relaxing factor, EDRF）。与此同时，另一位美国科学家穆拉德（F. Murad）通过研究发现，某些含硝基的药物发挥扩张血管作用同样需要依赖内皮细胞的存在，并且这些含硝基的药物可能是通过一氧化氮（nitric oxide, NO）增加血管平滑肌细胞内环磷酸鸟苷（cyclic guanosine monophosphate, cGMP）的含量。很快人们发现，EDRF也可提高血管平滑肌内cGMP的含量。两项研究最终聚焦于同一分子，即NO。1987年，佛契哥特和伊格纳洛（L. J. Ignarro）最终证明，EDRF和NO实际上是同一种物质，可通过上调cGMP水平达到扩张血管的作用。NO这种气体分子，对公众来说主要是汽车尾气中的污染物。但是20世纪90年代证实，NO也是细胞内重要的信号分子，可调节血管张力，促使血管扩张，还被Science杂志选为1992年度的"明星分子"。NO在心血管系统中作为气体信号分子的相关研究，阐明了硝酸甘油治疗心绞痛的机制。佛契哥特、伊格纳洛和穆拉德因此共同获得1998年诺贝尔生理学或医学奖。

二、现代医学的几个热点问题及其与细胞生物学的关系

（一）再生医学与干细胞

在机体遭受严重损伤后的康复过程中，受损组织和器官的功能能否重建仍然是生物学和临床医学面临的重大难题。据报道，全世界每年有上千万人遭受各种形式的创伤，有数百万人因疾病康复过程中重要器官发生纤维化而导致功能丧失，有数十万人迫切希望进行各种器官移植。但令人遗憾的是，目前的组织器官修复无论是体表还是脏器，仍然停留在纤维化修复（即瘢痕愈合）的解剖修复层面上，距离生理性修复，即"再生出一个完整的受损器官"的理想状态还相差甚远。作为一种替代治疗方法，器官移植尽管有显著的治疗作用，但仍然是一种有创和有代价的治疗方法。同时，由于受到供体器官短缺、伦理道德限制以及严重的免疫排斥等诸多方面的限制，所以器官移植也很难满足临床救治的需要。因此，如何借助现代科学技术的手段和方法使受损的组织、器官获得完全再生，或在体外复制出所需的组织或器官进行替代治疗便成为生物学、基础医学和临床医学关注的焦点，这不仅具有重要的科学价值，而且有广阔的应用前景。在这种背景下，迫切需要一门新的学科作为支撑，以解决上述问题，再生医学（regenerative medicine）便应运而生。再生医学是通过研究机体的正常组织特征与功能、创伤修复与再生机制及干细胞分化机制，寻找有效的生物治疗方法，促进机体自我修复与组织再生，或构建新的组织与器官，以改善或恢复受损组织和器官功能的学科。

众所周知，通过骨髓移植可以治疗多种血液疾病。骨髓组织中含有造血干细胞（hematopoietic stem cell，HSC），输入患者体内后能够再生，从而替代失代偿的血液组织功能。因此，人们将再生医学与细胞分化和干细胞联系起来。干细胞（stem cell）是指一类未分化的细胞，具有自我更新能力和多向分化潜能。在人体多种器官中，干细胞通常扮演"维修工"的角色。只要生命在延续，干细胞就可以不断地分化，以替代衰老和死亡的成体细胞。研究表明，某些体细胞即使分化成熟，经表观遗传重编程改造后，也能返回到分化初期的干细胞状态，成为所谓的诱导性多能干细胞（induced pluripotent stem cell，iPSC）。成体干细胞以及诱导性多能干细胞是目前生物学的研究热点之一。利用细胞导入技术将具有分化潜能的干细胞植入病变组织或器官，以达到治疗疾病的目的，称为细胞治疗（cell therapy），这是再生医学的核心内容。

急性心肌梗死（acute myocardial infarction，AMI）是致死率极高的心血管疾病之一。虽然及时进行药物治疗和血管成形术已经使 AMI 急性期患者死亡率明显降低，但大规模流行病学统计资料表明，无论是持续服药，还是使用植入型心律转复除颤器，1 年内死亡的病例仍高达 13%。因此，恢复期内如何改善心肌功能仍然是提高心肌梗死患者生存率的一项重要任务。近来发现，心脏组织内存在一类心肌干细胞，此类干细胞可以向成熟心肌细胞分化，采用这些细胞有望修补坏死心肌。但是，目前的难题之一是如何获得大量纯化的心肌干细胞。首例采用这种干细胞治疗急性心肌梗死的临床方案已于 2008 年获得批准，受治者是一位冠状动脉旁路移植术后仍反复出现左心功能衰竭的重症患者，其治疗结果还有待进一步的科学评价。

（二）人类基因组计划与蛋白质组计划

研究表明，不仅遗传性疾病的发生与基因突变或缺失有关，而且许多非遗传性疾病（如肿瘤、高血压和糖尿病等）的发生也与基因结构和功能异常有关。因此，科学家们迫切需要了解人类基因组全序列，以破译人类的遗传信息。人类基因组计划由美国科学家于 1985 年提出，于 1990 年正式启动，由美国、英国、法国、德国、日本和中国等多国科学家共同参与。这一

计划旨在对人体 23 对染色体全部 DNA 的碱基对（3×10^9）构成的人类基因组进行精确测序，从而绘制人类基因组图谱，以辨识其载有的基因及其序列，达到破译人类遗传信息的最终目的。该计划于 2005 年绘制出的人类基因图谱解开了人体内约 10 万个基因的密码。迄今，由人类基因组计划发现和定位的功能基因多达 26 000 条（尚无精确数字），其中约有 42% 的基因功能尚未明确，发现并了解这些功能基因的作用对于基因功能和新药的研发与筛选都具有重要的意义。人类基因组计划的重要贡献主要包括以下几方面。

1. 疾病基因的定位克隆　人类基因组计划的直接动因是要解决包括肿瘤在内的人类疾病的分子遗传学问题。6000 多个单基因遗传病和多种危害人类健康的多基因遗传病的致病基因及相关基因是人类基因中结构和功能完整性至关重要的组成部分。因此，疾病基因的克隆在 HGP 中占据着非常重要的位置，也是该计划实施以来成果最显著的部分。

在遗传和物理作图工作的推动下，疾病基因的定位、克隆和鉴定研究已形成了从表位→蛋白质→基因的传统途径向反求遗传学或定位克隆转变的全新思路。随着人类基因组图谱的绘制，3000 多个人类基因已被精确地定位于染色体的各个区域。今后，一旦某个疾病位点被定位，就可以从局部基因图中遴选出相关基因进行分析，这种策略称为定位候选克隆，将显著提高疾病基因的检出率。

2. 多基因遗传病的分子研究　目前，多基因遗传病是人类疾病的基因组学研究中的一个难点。其基本遗传规律遵循孟德尔遗传定律，但还受环境因素的影响，因此难以通过一般的家系遗传连锁分析取得突破。该领域的研究需要在人群和遗传标记的选择、数学模型的建立以及统计方法的改进等方面进一步努力。

对于单基因遗传病，采用连锁分析和基因定位方法已经取得了一定的进展。但对于复杂性疾病，采用连锁分析有很大的局限性。复杂性疾病是由多基因和环境因素共同导致的疾病，而采用全基因组关联分析（genome-wide association study，GWAS）有望解决这一问题。全基因组关联分析的原理是应用人类基因组中数以百万计的单核苷酸多态性（single nucleotide polymorphism，SNP）为标记，在全基因组范围内筛选出与疾病相关的序列变异，比较发病者与对照组之间每个变异频率的差异。通过计算变异与疾病的关联强度，并筛选出最相关的变异进行验证，可以发现与复杂性疾病相关的遗传因素。近年来，随着人类基因组计划的实施以及基因芯片技术的发展，通过全基因组关联分析已发现并鉴定出大量与人类复杂性疾病关联的遗传变异，为进一步了解与复杂性疾病相关的遗传因素提供了重要的线索。

3. 功能缺失突变的研究　确定某一基因功能最有效的方法，就是观察该基因表达被阻断后在细胞和整体水平产生的表型（phenotype）变化。基因敲除（gene knock-out）又称基因剔除，是将细胞基因组中某基因去除或使基因失去活性的技术，用以观察生物或细胞的表型变化，是研究基因功能的重要手段。目前已经对酵母、线虫和果蝇展开了大规模功能基因组学研究，其中进展最快的是酵母。随着线虫和果蝇基因组测序的完成，某些突变株系和技术体系的构建不仅能够成为研究单基因功能的有效手段，而且为研究基因冗余和基因间的相互作用等问题奠定了基础。例如，正是由于从线虫体内发现了细胞死亡相关基因，才相继克隆出了人类凋亡基因，并将其应用于某些以细胞凋亡为主要特征的神经退行性变性疾病（如阿尔茨海默病）的研究，从而使研究水平不断深入。小鼠作为哺乳动物中的代表性模式生物（model organism），在功能基因组学研究中具有重要的作用。同源重组技术可以破坏小鼠的任何一个基因，但这种方法的缺点是费用高。利用点突变、缺失突变和插入突变造成的随机突变是另一种可能的途径。对于人体细胞而言，建立反义寡核苷酸（antisense oligonucleotide）和小分子RNA 干扰（RNA interference）技术阻断基因表达的体系可能更加合适。蛋白质水平的敲除技术也许是研究基因功能最有力的手段。利用组合化学方法有望生产出化学剔除试剂，用于激活或抑制各种蛋白质。

　　人类基因结构异常复杂，表达方式千变万化。要明确全部基因的功能，还需要更庞大的计划，即后基因组计划（post genome project），是指基因组全序列测定完成后，对基因组的结构、表达、修饰和功能等进行研究的计划，包括功能基因组、结构基因组和蛋白质组等研究。蛋白质组学的目标是研究细胞或生物体产生的全部蛋白质的组成、结构、修饰、功能及相互作用，这些信息的获得对于基因工程药物生产、大规模开发抗肿瘤药物，以及从蛋白质水平研究疾病发生和细胞代谢等过程具有划时代的意义。

思 考 题

1. 为什么支原体是最小、最简单的细胞？
2. 比较原核细胞、古核细胞和真核细胞基本结构特征的异同点。
3. 举例说明细胞生物学与医学的关系。

（王宇童）

第二章

细胞生物学研究方法与技术

案例 2-1

　　患者，女，12岁，出生6个月时被确诊为β重型地中海贫血，需要依靠定期输血维持生命。患者面色苍白、活动量较少、言语较少、肝脾大。由于患者不符合接受造血干细胞移植的条件，故对其实施 *HBB* 基因修复的重型地中海贫血基因治疗。大致治疗程序是：首先采集患者的造血干细胞，并在体外进行培养，然后利用病毒载体将正常的 *HBB* 基因转移到造血干细胞内，使造血干细胞能够生成正常的珠蛋白。最后，将恢复正常的造血干细胞回输到患者体内，从而达到治疗的目的。治疗后4个月，临床观察发现，经过基因修复的细胞逐渐恢复了稳定的造血功能，患者手、足部位皮肤逐渐红润，身体状况逐渐好转。

　　问题：

　　1. 患者治疗程序中的基因转移是什么技术？

　　2. 基因转移技术的方法有哪些？

　　细胞生物学的进展离不开实验技术的进步。由于研究对象非常微小，所以与生物学的其他分支学科相比，细胞生物学的发展更依赖于新的研究方法与技术。本章将简要介绍细胞生物学研究中常用的方法与技术及其应用。

第一节　显微镜技术

　　显微镜技术是推动细胞学和细胞生物学建立和发展的重要工具，可分为光学显微镜（light microscope）、电子显微镜（electron microscope）和扫描隧道显微镜（scanning tunneling microscope）三个层次的技术。光学显微镜（简称光镜）是最早用于研究细胞显微结构（microscopic structure）的技术；电子显微镜（简称电镜）将分辨率（即区分开两个质点间最小距离的能力）进一步提高，可研究细胞的亚显微结构（submicroscopic structure），即超微结构（ultrastructure）；扫描隧道显微镜则将分辨率更进一步提高到原子水平，即可以观察到原子级的图像，在生物学中可用于观察大分子和生物膜的分子结构（图 2-1）。本章主要介绍光学显微镜和电子显微镜技术。

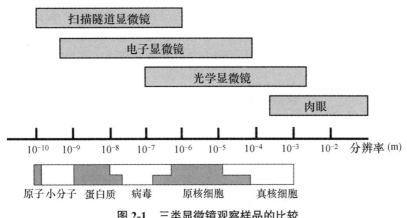

图 2-1　三类显微镜观察样品的比较

一、光学显微镜

光学显微镜技术是研究细胞结构最常用的工具，在细胞生物学领域中应用最为广泛。近年来，随着多种现代生物学技术与光镜技术的结合，光学显微镜已发展出多种类型，使光镜技术的应用范围进一步拓宽。

（一）普通光学显微镜

普通光学显微镜是最常使用的光学显微镜，主要由三部分组成，即聚光镜、物镜和目镜。普通光镜采用可见光作为光源，分辨率为 0.2 μm，放大倍数通常为 100～1000 倍。其他几种显微镜都是在此基础上发展起来的。

应用普通光镜能观察生物标本的结构，主要是因为光线通过染色标本时其颜色（光波的波长）和亮度（光波的振幅）发生变化，才能用人眼观察到。用于普通光镜观察的常规生物样品，须经过固定、脱水、包埋、切片和染色等步骤处理制成 1～10 μm 厚的切片，才能在光镜下进行观察。

（二）相差显微镜

相差显微镜（phase contrast microscope）是利用光的衍射和干涉现象将透过标本的光线光程差或相位差转换成肉眼可分辨的振幅差的显微镜。由于相差显微镜提高了密度不同物质图像的明暗区别，故可用于观察未经染色的细胞结构、单细胞或薄的细胞层，还可以用于观察活细胞中细胞核、线粒体和液泡的动态变化。

相差显微镜与普通光学显微镜的主要区别是在物镜后装有一块相差板，偏转的光线分别通过相差板的不同区域。由于相差板上部分区域有吸光物质，所以又使两组光线之间增加了新的光程差，从而对样品不同密度造成的相位差起"夸大"作用。最后，这两组光线经过透镜又汇聚成一束，发生互相叠加或抵消的干涉现象，从而表现出肉眼明显可见的明暗区别。

相差显微镜属于干涉显微镜的一种类型。其中，微分干涉相差显微镜（differential interference contrast microscope，DICM）是将入射光分解为两束正交线偏振光，当它们通过样品时，由于样品厚度及折射率不同，两束光的相位差发生变化。因此，样品的边缘由于在短距离内折射率变化显著，从而使形成的图像具有较强的立体感。

（三）荧光显微镜

荧光显微镜（fluorescence microscope）是以特定波长的光源激发生物标本中标记的荧光染

料后，用以观察能发射荧光标本的一种显微镜。荧光显微镜一般采用高压汞灯或弧光灯作为光源；在光源和反光镜之间放一组激发光滤色片，以产生特定波长的激发光；并在目镜和物镜之间放一组阻断滤片，只允许荧光染料产生的特定波长的荧光通过（图 2-2）。

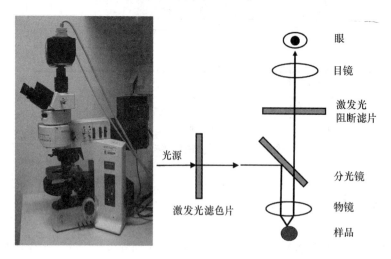

图 2-2   荧光显微镜基本原理示意图

利用荧光显微镜可以观察荧光物质在组织和细胞内的分布，以达到对细胞的特定成分进行定性、定位和定量研究的目的。常将荧光染料（如罗丹明、荧光素等）通过共价键连接在抗体上，然后利用荧光染料标记的抗体显示一种特异蛋白质在细胞内的定位，这种技术被称为免疫荧光技术（immunofluorescent technique）。荧光标记的蛋白质还可以用于进行活细胞内的动态研究。近年来，从水母体内提取得到的绿色荧光蛋白（green fluorescent protein，GFP）被广泛使用。通常利用 DNA 重组技术将所研究的蛋白质基因与 GFP 的编码序列相连接，然后通过转染的方式在细胞内表达这一嵌合型蛋白质。由于带有 GFP 的嵌合型蛋白质往往能参与细胞内的正常活动，因此可以在荧光显微镜下观察其定位及动态变化。此外，荧光染料还可用于观察DNA 和 RNA 分子的定位。综上所述，由于荧光显微镜技术具有染色简便、灵敏度高、特异性强、图像色彩鲜明、可多重染色等特点，所以是目前对特异蛋白质等生物大分子进行定性、定位观察的有力工具。

（四）激光扫描共聚焦显微镜

激光扫描共聚焦显微镜（laser scanning confocal microscope，LSCM）是在荧光显微镜的基础上，加装了激光光源和扫描装置。该项技术自 20 世纪 70 年代问世以来得到了快速发展，已成为分子细胞生物学的新一代研究工具。与普通荧光显微镜相比，激光扫描共聚焦显微镜具有明显的优势：其激光光源为单色平行光，成像聚焦后焦深小，纵向分辨率高；其光学系统物像共轭，扫描后可得到信噪比极高的光学横断面，不同焦平面的光学切片经三维重建后能得到样品的三维立体结构；具有灵敏度高、分辨率高和放大倍数高等特点，可以有效降低光淬灭的影响。

激光扫描共聚焦显微镜最常用的功能是荧光检测、三维重建和显微操作等。其中，荧光检测的应用范围极为广泛，通过多种荧光探针或荧光连接抗体，可对细胞内的离子、pH 值和多种蛋白质分子进行动态测定。另外，利用激光扫描技术还可以对细胞进行特殊操作，如利用光刀切割进行黏附细胞的分选，利用激光陷阱技术对目标细胞进行非接触式的捕获和固定。同时，激光作为光刀，还可以用来完成细胞膜瞬间打孔以及对细胞器进行切割等。

二、电子显微镜

电子显微镜（electron microscope），简称电镜，诞生于 1931 年，距今已有 90 余年历史。由于电子显微镜通常是以波长小于 0.1 nm 的电子束作为光源，因此与光学显微镜相比具有更高的分辨率。而光源的不同又决定了电子显微镜与光学显微镜不同的构造：使用电磁波透镜聚焦；镜筒中要求高真空状态；图像需用荧光屏或感光胶片来显示和记录。电子显微镜的最佳分辨率可达 0.1 ~ 0.2 nm，放大倍数达 150 万倍。电子显微镜样品的制备比光学显微镜的制片过程更精细和复杂。电子显微镜可分为透射电子显微镜和扫描电子显微镜两大类。

（一）透射电子显微镜

透射电子显微镜（transmission electron microscope，TEM）是由电子枪发射的高能电子束，经聚光镜聚焦到样品上，并穿透样品而产生散射电子，再经由物镜、中间镜和投影镜组成的成像系统在观察屏上或相机上成像和记录的一种电镜。它是发展最早、应用最广泛的电镜技术，主要用于观察组织、细胞内部的超微结构，蛋白质、核酸等生物大分子的形态结构，以及病毒的形态结构（图 2-3）。

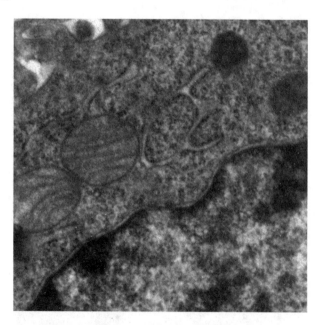

图 2-3　透射电子显微镜下观察到的人肝癌细胞（HepG2 细胞）

透射电子显微镜由照明系统、成像系统、观察记录系统和真空系统组成。①照明系统：由电子枪和聚光镜组成。以电子枪发射的电子束作为电镜的照明光源，聚光镜则使电子束通过线圈产生的磁场汇聚到样品上。②成像系统：由样品室、物镜、中间镜和投影镜组成，主要是改变各个线圈的电流，以调节磁场强度，进而使电子束聚焦成像。③观察记录系统：包括观察室和底片室。观察室内有荧光屏，电子束穿透样品后可聚焦在荧光屏上。通过轰击荧光屏的电子，可以激发屏幕表面的荧光晶体，形成肉眼可视的图像。图像的保留可通过荧光屏下底片室内的胶片感光，使图像被拍摄下来；也可将图像通过探头输送到计算机，然后用打印机打印出图片。④真空系统：电镜采用两级真空泵不断抽气，以保持电子枪、镜筒和观察记录系统内的高真空状态，有利于电子的运动。

20 世纪 80 年代，在透射电子显微镜的基础上应用超低温冷冻制样及传输技术，发展出冷冻电子显微术（cryo-electron microscopy，cryo-EM）。冷冻电子显微术实质上是利用电子散射机制，其基本原理就是对样品进行快速冷冻，防止形成大块冰晶而破坏其蛋白质结构。首先，将冷冻后的样品置于低温样品台上。然后，利用电子作为光源对分子样品进行测量。透过样品和附近的冰层，透镜系统可以把散射信号转换为放大的图像，并通过探测器记录下来。最后，进行信号处理，即可显示样品的三维结构。目前，冷冻电子显微术已成为研究生物大分子结构与功能的强有力的手段。该技术可以使分子量相对较小的蛋白质成像，在接近自然环境的条件下获得高分辨率图像，还能使蛋白质结构免受结晶过程的影响，从而解决了以往利用 X 线晶体衍射的传统方法进行结构生物学研究所面临的结晶困难的问题。

（二）扫描电子显微镜

扫描电子显微镜（scanning electron microscope，SEM）简称扫描电镜，是应用电子束在样品表面扫描，以激发二次电子成像的电子显微镜。相较于透射电子显微镜对细胞内部结构的观察，扫描电子显微镜则主要用于研究细胞表面的结构与成分，其图像具有三维立体感（图 2-4），也常用于观察细胞表面的各种生物学过程，以及细胞外物质与环境的相互作用。

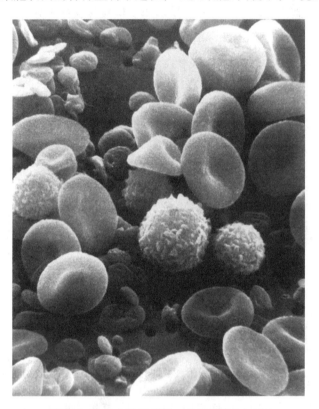

图 2-4　扫描电子显微镜下观察到的血细胞

扫描电镜的样品制备首先要经过乙醇脱水，然后通过临界点干燥，以便在保持标本性状和表面特性的前提下去除水分。待标本干燥后，在其表面覆盖一层重金属（通常为金或金钯合金）。电子被加速后即聚焦形成电子束，可作为探针在标本表面对其进行扫描。扫描电子束被标本表面反射生成二级电子后，检测器可通过检测阴极射线管中的反射电子束强度并对其加以放大、转换，最终在屏幕上形成图像，以反映标本表面的形貌与成分。

第二节　细胞化学技术

细胞化学技术（cytochemistry）是在保持细胞结构完整的前提下，通过细胞化学反应研究细胞内各种成分（主要是生物大分子）的分布情况以及这些成分在细胞活动过程中的动态变化的技术。这类技术包括光镜和电镜水平的酶细胞化学技术、免疫细胞化学技术和原位杂交技术等。

一、酶细胞化学技术

酶细胞化学技术（enzyme cytochemistry）是通过酶的特异性细胞化学反应来显示酶在细胞内的分布及酶活性强弱的一种技术。早期是利用光学显微镜对组织内的各种物质进行定性、定量分析，称为组织化学（histochemistry）。随着电镜技术的发展，人们开始用电镜观察酶的分布，称为电镜酶细胞化学技术（electron microscopic enzyme cytochemistry）。

酶细胞化学技术的原理是，在一定条件下，利用组织细胞内的酶与其底物相互作用，形成初级反应产物。然后，再用捕捉剂使酶反应产物形成在显微镜下可见的最终反应产物。这一最终反应产物在光镜下可呈现鲜明的颜色，在电镜下则呈现为高电子密度。

二、免疫细胞化学技术

免疫细胞化学（immunocytochemistry）技术是将免疫学原理与细胞化学相结合的技术，利用抗原与抗体特异性结合的原理，检测组织和细胞内特异大分子的存在和分布情况，包括光镜水平（简称免疫组化）和电镜水平（简称免疫电镜）的免疫细胞化学技术，可在原位检测细胞内的蛋白质、多肽、核酸、多糖和磷脂等多种大分子物质，并对其进行定位、定性及定量研究。

免疫细胞化学技术的原理是，将组织中的特异分子作为抗原，利用标记物标记特异抗体或抗原抗体复合物，使特异的免疫化学反应具有可见性，从而间接地显示该特异分子（抗原）在细胞或细胞器水平的定位。

细胞内的大分子物质（如蛋白质、多肽、核酸、多糖和磷脂等），只要其结构复杂到一定程度，就能作为抗原或半抗原，利用免疫细胞化学技术进行检测。用于免疫细胞化学技术的抗体分为单克隆抗体和多克隆抗体，可结合标记分子。常见的标记分子有荧光素、酶、胶体金、亲和物质及铁蛋白等。标记抗体与细胞内的抗原可通过直接法或间接法两种方式结合，间接法的灵敏度更高。

三、原位杂交技术

原位杂交（*in situ* hybridization，ISH）技术是将分子杂交与细胞化学技术相结合，以标记的核酸分子作为探针，在细胞原位检测特定核酸分子位置分布的技术。

原位杂交技术的原理是，使用标记后的含有特定序列的核酸单链作为探针，在适宜条件下与组织细胞中的互补核酸单链的靶序列发生杂交，再以放射自显影或免疫细胞化学方法对标记探针进行检测，从而在细胞原位显示特异的 DNA 或 RNA 分子的分布情况。

用于原位杂交的探针包括 DNA、RNA 以及寡核苷酸探针。探针可与细胞内的核酸杂交，形成 DNA-DNA、DNA-RNA 或 RNA-RNA 杂交体。标记探针的标记物可分为放射性同位素和非放射性物质两大类。其中，常用的非放射性物质包括荧光素、生物素、地高辛、5- 溴脱氧尿嘧啶及一些酶类。

第三节　细胞结构成分的离心分离技术

随着 20 世纪 40 年代超速离心机和细胞匀浆技术的发展，逐渐形成了细胞器的分离技术。采用这一技术进行细胞结构成分的离心分离，需要先破碎细胞并制成悬液，其中含有细胞核、线粒体、高尔基复合体、溶酶体和过氧化物酶体等多种由膜包围的囊泡。然后，根据它们各自特定的大小和密度，采用高速或超速离心的方法进行分离。

一、离心分离技术的原理与分类

（一）离心分离技术的原理

当静止不动时，在重力场的作用下，悬浮液中的颗粒可逐渐沉降下来。颗粒越重，其沉降速度就越快。颗粒在悬浮液中的沉降速度不仅与其质量相关，还取决于其密度、大小、形状以及介质溶液的黏度。悬浮液中颗粒或分子的沉降速度可用 Stokes 公式来表示：

$$V = \frac{2r^2 (\rho_1 - \rho_2) g}{9\eta}$$

式中，V 为颗粒沉降速度，r 为颗粒半径，ρ_1 为颗粒密度，ρ_2 为介质密度，η 为介质黏度，g 为作用于颗粒的离心力。由公式可知，颗粒在离心力场中的沉降速度与颗粒对介质的密度差（$\rho_1 - \rho_2$）密切相关。当 $\rho_1 > \rho_2$ 时，沉降速度为正数，颗粒向管底部沉降；当 $\rho_1 < \rho_2$ 时，沉降速度为负数，颗粒向管上方移动；当 $\rho_1 = \rho_2$ 时，沉降速度为零，颗粒悬浮在介质中不发生移动。这一基本原理是离心分离技术的主要依据。

根据 Stokes 公式，在相同的离心力场中，不同颗粒的沉降速度只取决于 r、ρ_1、ρ_2 和 η 这 4 个因素。在实际应用中，通常将沉降系数（sedimentation coefficient）作为反映颗粒沉降速率的参数，用 s 表示，即：

$$s = \frac{2r^2 (\rho_1 - \rho_2)}{9\eta}$$

沉降系数与颗粒半径、颗粒密度、介质密度和介质黏度有关。在介质密度和黏度恒定的条件下，沉降系数主要与颗粒的大小和密度有关。沉降系数常用斯韦德贝里单位（Svedberg unit）表示，用符号 "S" 表示，$1S = 10^{-13}$ s。通常，细胞结构成分的沉降系数为（1～200）× 10^{-13} s。

（二）离心分离技术的分类

细胞结构成分的离心分离方法主要有两类。一类是利用颗粒的大小不同进行离心分离，此类方法包括差速离心（differential centrifugation）和移动区带离心（moving-zone centrifugation）；另一类是利用颗粒的密度不同进行离心分离，称为等密度离心（isodensity centrifugation）。

1. 差速离心法　差速离心法是通过一系列速度递增的离心，将不同大小的颗粒进行分离。

首先，在低速离心条件下将大颗粒沉降到管底，然后将上清液以较高的速度离心，使其中较大的颗粒沉淀至管底。这样即可依次将不同大小的颗粒逐级分离。各种细胞器的初步离心分离通常采用这一方法。使用差速离心法难以获得纯化的特定细胞器，因此需要将获得的粗制品通过其他离心法进行进一步的纯化处理。

2. 移动区带离心法　移动区带离心法可用于分离大小差别较小的颗粒。具体方法是将待分离的样品放在介质溶液表面形成一个窄带，然后进行超速离心，使不同大小的颗粒以不同的速度向管底方向移动而形成一系列区带，在最大的颗粒尚未到达管底时停止离心，并从管底小孔中分次收集各种颗粒成分。在移动区带离心法中，介质的密度必须小于颗粒的密度。

3. 等密度离心法　根据 Stokes 公式，当颗粒密度等于介质密度时，离心时颗粒即悬浮于介质中不发生移动。等密度离心法就是根据这一原理对颗粒进行离心分离的。采用包括各种颗粒密度范围的梯度介质（如氯化铯、蔗糖或多聚蔗糖溶液），将待分离的样品置于密度梯度液表面或者混悬于梯度液中。通过离心，可以使密度不同的颗粒上浮或下沉，当到达与其各自密度相同的介质区带时，颗粒即不再移动，结果是相应密度的颗粒位于各自的密度区带。停止离心后，可由管中不同位置的各密度区带收集相应密度的颗粒。

二、离心分离技术实验方法

（一）实验条件的选择

1. 离心方法的选择　在进行细胞结构成分的离心分离时，需要根据所研究颗粒的大小和密度选择合适的离心方法。在样品中颗粒的大小或沉降系数差别很大的情况下，通常采用差速离心法；如果颗粒大小差别较小，则可用移动区带离心法；如果颗粒的大小差别不大而密度有差别，则应采用等密度离心法；如果两种颗粒的大小和密度都相近，则须先通过适当方法改变某种组分的性质，然后再进行离心分离。

2. 介质材料的选择　理想的介质材料应具备以下几个特性：其溶液密度范围大、黏度低，对细胞结构成分的损伤小，离心分离后容易去除，浓度容易测定等。常用的介质包括亲水有机分子溶液（如蔗糖溶液、甘油溶液等）和重金属盐（如氯化铯、硫酸铯等）溶液。蔗糖和甘油溶液的最大密度为 1.3×10^3 kg/m^3，可用于分离密度较低的膜性细胞器，如高尔基复合体、内质网、溶酶体和线粒体等。重金属盐溶液的最大密度可达 1.9×10^3 kg/m^3，可用于分离密度更高的分子和大分子复合体，如 DNA、RNA 和核糖体等。

（二）细胞器的分离

1. 破碎细胞　在分离细胞器之前，必须先破碎细胞、释放细胞器。细胞破碎方法有低渗、超声、研磨、匀浆、冻融等多种方法，其中最常用的方法是细胞匀浆，即采用机械方法破碎细胞，去除细胞碎片后制成细胞器悬液。

2. 细胞器的初步分离　用差速离心法分离各种细胞器时，应先用 500 ~ 1000 g 低速离心，此时，只有较大的细胞器（如细胞核）和未破碎的细胞会沉降到管底；然后将第一次离心的上清液用 10 000 ~ 20 000 g 离心，使中等大小的细胞器（如线粒体、溶酶体和过氧化物酶体等）沉降下来；最后，将第二次离心的上清液用更高的速度（约 100 000 g）离心，使较小的细胞器（如微粒体、内质网、高尔基复合体）和质膜沉淀，上清液中则剩下胞质溶胶的有关成分（表 2-1）。应用差速离心分离难以获得纯化的特定细胞器，需要对初步分离的细胞器进行进一步纯化。

表 2-1   离心分离各种细胞亚组分的比较

细胞亚组分	直径（μm）	相对离心力（g）	时间（min）
细胞核	4 ~ 12	500 ~ 1000	5 ~ 10
核膜		2000 ~ 30 000	30
线粒体	0.4 ~ 2.5	1000 ~ 10 000	10 ~ 15
溶酶体	0.4 ~ 0.8	6000 ~ 15 000	10 ~ 20
完整高尔基复合体	1.0 ~ 2.0	10 000 ~ 20 000	20 ~ 30
高尔基复合体小泡	0.05 ~ 0.5	50 000 ~ 100 000	20 ~ 40
粗面内质网小泡	0.05 ~ 0.35	30 000 ~ 100 000	30 ~ 60
滑面内质网小泡	0.05 ~ 0.3	30 000 ~ 100 000	30 ~ 60

3. 细胞器的纯化   对于初步分离的细胞器，可采用不同的方法进一步纯化。例如，线粒体、溶酶体和过氧化物酶体虽然大小相近，但密度不同，可用等密度离心法进一步分离；对于细胞核，则可用高密度蔗糖溶液通过差速离心法来纯化。对分离的细胞器纯度的鉴别主要有两种方法：一种是利用电镜进行形态鉴别；另一种则是用生物化学方法鉴定每一种细胞器中的特殊标志性分子。

第四节   细胞培养技术

　　细胞培养（cell culture）是指从生物体内取出组织或细胞，在体外模拟体内生理环境，在无菌、适宜的温度和酸碱度以及一定营养条件下，使细胞生长、增殖并保持一定的结构和功能，以便于观察研究的方法和技术。

　　细胞培养技术具有可获得大量活细胞，便于研究细胞的结构、功能和各种生命活动规律，使细胞可在培养过程中分化，所培养细胞可对药物、激素和生长因子等刺激产生应答等诸多优点。同时，细胞培养技术也存在着一定的局限性，主要是细胞离体以后即失去与体内环境的密切联系，失去神经 - 体液调节和不同细胞间的相互作用，从而使体内外细胞产生差异。这也是应用该技术从事科学研究时应当注意的问题。

一、细胞培养的基本知识

（一）培养细胞的类型特点

　　根据培养细胞在培养器皿中贴壁的情况，可将其分为贴壁细胞和悬浮细胞两大类。

　　1. 贴壁细胞   大多数细胞在培养过程中必须贴附在支持物表面生长，这些细胞贴附于支持物表面后，其形态上表现为单一化而失去体内原有的某些特征，多呈上皮细胞样或成纤维细胞样。正常贴壁细胞具有接触抑制的特性，即细胞相互接触后可抑制细胞的运动，因此细胞不会相互重叠而生长。肿瘤细胞的接触抑制往往会减弱或消失，因此细胞可向三维空间发展，导致细胞堆积。

　　2. 悬浮细胞   少数细胞在培养过程中以悬浮状态生长，包括某些取自血液、脾或骨髓的培养细胞，尤其是白细胞以及某些肿瘤细胞。这些细胞悬浮生长时可以呈单个细胞或细小的细胞团，胞体呈圆形。其优点是能在培养液中生长，生存空间大，便于大量繁殖。

（二）培养细胞的增殖过程

培养细胞在容器内，其空间和营养都是有限的。当细胞增殖达到一定密度后，分离出一部分细胞接种到其他容器并及时更新培养液，使其继续增殖的过程称为传代（passage）。从细胞接种到下一次传代再培养的一段时间称为一代。每一代细胞的增殖过程一般可分为缓慢生长的滞留期、快速增殖的指数生长期和生长停滞的平台期三个阶段。体外培养细胞的寿命是有一定界限的，一般情况下可传代 20 ~ 50 次，随后细胞增殖缓慢，进而衰老、死亡。而某些经过遗传修饰的培养细胞可以在体外培养过程中无限生长，这种类型的细胞称为细胞系（cell line）。人体的细胞系一般来自肿瘤细胞或经致癌病毒或化学试剂处理过的细胞。

二、细胞培养的基本技术

（一）细胞分离和原代培养

原代培养（primary culture）是指直接从生物体取得、分离细胞后进行的首次培养。当培养材料为血液、羊水等细胞悬液时，可采用低速离心法分离；当培养材料为组织块时，则应先将组织块剪切至尽量小，然后用胰蛋白酶或胶原酶消化，使组织进一步分散，获得细胞悬液后再在适当的容器中培养（图 2-5）。

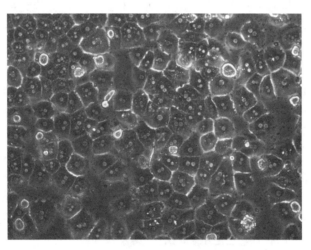

图 2-5 体外培养的小鼠原代肝细胞形态

（二）传代培养

传代培养（subculture）是指将培养的细胞按照一定比例转移至新鲜的培养基中进行培养的方法。对培养细胞进行传代培养，应根据不同的细胞采取不同的方法：贴壁细胞的传代多用混合有胰蛋白酶和乙二胺四乙酸（ethylenediaminetetraacetic acid，EDTA）的消化液消化，形成细胞悬液后再加入新鲜培养基；悬浮细胞的传代可直接添加新鲜培养液，或经离心收集后再更换新鲜培养液。

（三）细胞的冷冻保存和复苏

长期传代的细胞在暂时不用的情况下，需要对其进行冷冻保存（简称冻存）。在研究工作中，也要求将原有细胞的代数维持在一定的范围内。解决这些问题的方法就是将细胞冻存，待需要时再进行复苏。冻存前，需向培养基中加入甘油或二甲基亚砜（dimethyl sulfoxide，DMSO）等保护剂，以减少冰晶对细胞的损伤。将细胞冻存在液氮中，理论上其贮存时间是无限的。为保持细胞最高的存活率，一般在冻存与复苏的过程中都要遵循"慢冻快融"的原则，即细胞冻存时要逐步降低冷冻温度，复苏时应将其即刻放入 37 ℃水浴。

第五节　分析细胞学技术

分析细胞学（analytical cytology）是从定量的角度对细胞的各种形态学参数和生物学特征、细胞生化成分的组成和含量以及细胞的各种功能等进行研究的学科。分析细胞学技术的发展体现在两个主要领域，即固定式细胞分析和流动式细胞分析技术。

一、显微分光光度术

显微分光光度术（microspectrophotometry）是将显微镜技术和分光光度技术相结合，根据细胞内某些物质吸收特异光谱的原理，对细胞内的某些重要生物分子（如 DNA、RNA 和蛋白质等）的含量进行定量测定，是组织化学和细胞生物学中进行定量研究必不可少的技术。

显微分光光度计由主控计算机、多功能显微镜、透射和入射光源、单色仪、高精度扫描台和光电倍增管等构成。与通常应用的生化定量方法相比，显微分光光度术的主要优点是快捷、简便、所用材料少，可定位测定单个细胞或细胞器内的多种物质及细胞的代谢产物。

（一）显微吸收光度法

显微吸收光度法是一种光度测量的化学方法，它基于细胞内的蛋白质、多糖、核酸和脂质等在不同等电点下可电离出不同基团的原理，使用不同的荧光染料与这些基团特异性地结合，从而将不同的细胞组分染成不同的颜色，在显微镜下成为可见的结构。染料与组分的结合必须是特异性的，即染料、细胞组分结合物的光吸收遵循比尔 - 朗伯定律（Beer-Lambert law），而且染色深浅与被染细胞组分之间呈化学剂量学关系。

当光束通过固体、液体或气体介质时，常有部分光被吸收转换成其他形式的能量。介质吸收特性必须遵循比尔 - 朗伯定律，当单色平行光通过均质溶液时，溶液的吸光能力与溶液的光程及溶质浓度呈正比，可通过吸光度 A 来确定。其公式为：

$$A = -\lg T = \lg I_0/I = K \cdot C \cdot L$$

式中，T 为溶液透光率，I_0 和 I 分别为入射光强和透射光强，K 为吸收常数，C 为吸光溶质的浓度，L 为光程。

满足比尔 - 朗伯定律的条件是待测物质为均质，但生物学物质很少是均质的。经过光路系统各界面的多次折射、反射后，可导致测量中出现各种误差。校正系统常用双波长法、一波二区法和扫描法来消除误差。其中，扫描法是校正效果最佳的方法。测量时，先将待测物分成大量小区域，近似认为每个小区域内的物质为均质，然后采用顺序逐点扫描法测出各小区域的吸光度。经积分后换算出待测物的总吸光度，即可求得其相对含量。

（二）显微荧光光度法

显微荧光光度法是组织化学和细胞化学中的另一种重要技术，可通过测定固定在组织细胞内的荧光反应物来对生物标本进行定量分析。与显微吸收光度法相比，显微荧光光度法有许多显著的优势：通常，荧光光度法所用的染料浓度远比吸收光度法低，而灵敏度更高；荧光辐射的光子不受物体形状和分布的影响，所以无需进行扫描测量，从而可避免分布误差；样品可由计算机定位，便于进行快速测量，适用于大样本分析。显微荧光光度法的缺点是：荧光易衰减，有漂白作用，有时会淬灭，同时还须减去本底荧光值。因此，测量时要提高信噪比，就必须确定适当的激发时间和合适的荧光标准。

二、流式细胞术

流式细胞仪（flow cytometer，FCM）是将流体喷射技术、激光技术、空气技术、γ射线能谱分析及计算机等技术与显微荧光光度计密切结合的一种非常先进的检测仪器。流式细胞术通过测量细胞及其他生物颗粒的散射光和标记荧光强度，可以快速分析颗粒的物理或化学性质，并可以对细胞进行分类收集，可高速分析上万个细胞，并能同时从一个细胞中测得多个细胞特征参数，进行定性或定量分析，具有速度快、精度高以及准确性高等特点。

流式细胞仪的工作原理是将经荧光染色的单细胞悬液压入流动室内，并形成微小的液滴。大部分液滴不含细胞，但少数液滴中含有单个细胞。这些液滴通过激光束时，带有不同荧光的细胞所在的液滴可被充上正电荷、负电荷或不被充电。仪器对这些液滴充电后，液滴即以细胞束的状态由流动室喷射出。经过高压偏转板时，带有不同电荷的液滴会发生不同程度的偏转，细胞束可以按照所带电荷的不同而进入各自的收集管，不带电荷的液滴则进入正中的收集管，从而达到细胞分选的目的（图2-6）。目前，流式细胞术广泛应用于细胞含量测定、细胞功能分析、细胞凋亡研究、细胞免疫表型分析和细胞因子检测等方面，并且其应用范围还在不断地拓展。

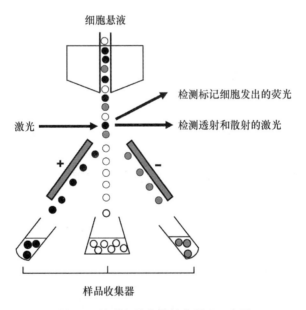

图 2-6　流式细胞仪的基本原理示意图

第六节　细胞工程技术

细胞工程（cell engineering）是应用现代细胞生物学、发育生物学、遗传学和分子生物学的理论与技术手段，对细胞在整体水平、细胞器水平和基因水平等不同结构层次进行改造，如进行细胞融合、细胞核移植、基因转移以及制备转基因和基因敲除动物等，以获得具有特定生物学特性的细胞。

一、细胞融合

（一）细胞融合的概念

细胞融合（cell fusion）是指在自然条件下或用人工方法（如物理学、化学或生物学方法），使相同或不同种类细胞相互融合的过程。细胞在自然生长过程中发生自发融合的概率很低。在实际工作中常采用各种人为手段诱导细胞融合，包括使用病毒类融合剂、化学融合剂〔如聚乙二醇（polyethylene glycol，PEG）〕以及电融合法等。

（二）单克隆抗体技术

细胞融合最典型的应用是单克隆抗体（monoclonal antibody）技术。细胞融合技术的发展和骨髓瘤细胞株的建立使 B 细胞杂交瘤技术和单克隆抗体技术获得成功。

制备单克隆抗体时，首先应将接受抗原免疫的小鼠脾内的 B 淋巴细胞和小鼠骨髓瘤细胞按照一定比例混合，在 PEG 的诱导下使两种细胞融合而产生杂交瘤细胞。然后再经过进一步筛选和克隆化，获得具有稳定生长和抗体分泌功能的单克隆杂交瘤细胞（株）（图 2-7）。该细胞分泌的单克隆抗体是高度特异性的针对单一抗原决定簇的均质抗体，在生物医学研究和临床应用中具有重要的意义。

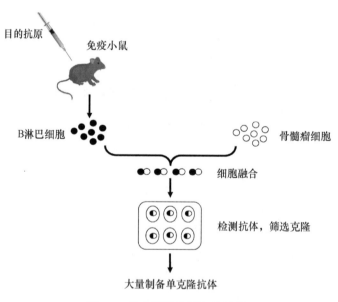

图 2-7　单克隆抗体制备流程图

二、细胞核移植

（一）细胞核移植的概念

细胞核移植（cell nuclear transfer）是指将来自胚胎细胞或体细胞的一个双倍体细胞核移植

到去核的成熟卵母细胞或受精卵中的技术。通过细胞核移植技术进行无性繁殖获得的动物称为克隆动物。

（二）克隆动物的产生

进行细胞核移植时，首先应选取合适的受体细胞（通常为成熟卵母细胞），采用物理学方法（如紫外线照射）或化学方法（如秋水仙碱）去除细胞核。然后将获得的供体细胞核通过显微注射技术转移到已经人工去核的受体细胞，再施加微电流脉冲，使核质融合，即形成一个重组卵。重组卵经过一定时间的体外培养，或置入中间受体动物输卵管内进行孵育培养，可形成桑葚胚或囊胚。然后将其植入受体子宫内，使其继续发育，直到动物降生。

1996 年，英国罗斯林研究所的伊恩·维尔穆特（Ian Wilmut）研究小组采用高度分化的成年母羊乳腺细胞为核供体，利用体细胞核移植技术成功克隆出小羊"多莉（Dolly）"（图 2-8）（详见第十二章细胞分化）。克隆羊"多莉"的诞生在理论上具有重要的意义，表明高度分化的成体动物细胞核仍具有发育全能性。同时，这意味着人类可以利用动物的一个体细胞，像复印文件一样大量产生携带相同遗传信息的生命体。目前，通过体细胞核移植获得的"克隆鼠""克隆猫""克隆牛""克隆猪"等均已面世。

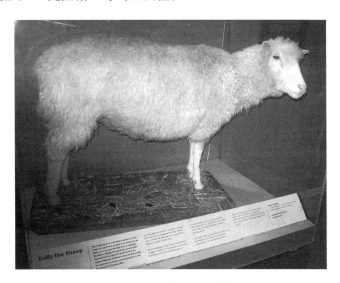

图 2-8　克隆羊"多莉"

三、基因转移

基因转移（gene transfer）是采用物理学、化学或生物学手段，将外源目的基因或 DNA 片段导入受体细胞内并使其表达的一种技术。基因转移技术已被广泛应用于基因工程、生物医学研究、基因治疗及生物品种改良等许多领域。

（一）物理学方法

基因转移的物理学方法包括电穿孔法、基因枪法和显微注射法等。

电穿孔法是利用脉冲电场提高细胞膜的通透性，在细胞膜上形成纳米级大小的微孔，使外源 DNA 能够瞬间透过细胞膜转移到细胞内，其中一部分 DNA 可以进入细胞核。该方法较为简单，广泛应用于培养细胞的基因转移。基因枪法是通过高压加速将带有 DNA 的球状金属（如金或钨）颗粒直接射入完整的细胞内，常应用于 DNA 疫苗和植物细胞的基因转移。显微注射法是通过显微注射将DNA溶液迅速注入受精卵中。该方法转入的基因随机整合在染色体DNA上，可用于制备转基因动物。

（二）化学方法

基因转移的化学方法包括二乙氨乙基葡聚糖（diethylaminoethyl dextran）法、磷酸钙沉淀法和脂质体（liposome）法等。这些方法是通过提高细胞膜的通透性、增强胞吞或胞饮、增强DNA与细胞的吸附等机制实现基因转移的。此类方法多用于培养细胞的基因转移。

二乙氨乙基葡聚糖法简称DEAE-葡聚糖法，是将外源DNA片段与DEAE-葡聚糖等高分子糖类相混合，形成含有DNA的大颗粒黏附于受体细胞表面，然后通过胞饮作用进入细胞内。该方法的基因转移效率较低。磷酸钙沉淀法是使待转移的DNA与磷酸钙沉淀形成大颗粒，进而通过胞饮作用进入细胞内。该方法的基因转移效率高于DEAE-葡聚糖法，但实验的重复性较差。脂质体法是使脂质体试剂与DNA作用，将DNA分子包入其囊状结构中，携带DNA的脂质体可与受体细胞膜发生融合，DNA片段随即进入细胞质和细胞核内。该方法的基因转移效率较高。

（三）生物学方法

基因转移的生物学方法主要是指病毒介导的基因转移。根据受体细胞类型的不同，可选择具有不同宿主范围和不同感染途径的病毒基因组作为转染载体。目前常用的病毒载体包括DNA病毒载体（如腺病毒载体、腺相关病毒载体）和RNA病毒载体（如逆转录病毒载体）等。病毒可通过感染宿主细胞而将其携带的外源DNA转入细胞内。病毒载体法是目前将外源基因导入细胞最有效的方法，其优点是转染谱广、转染率高、DNA与受体细胞基因组整合率高，且能长期有效地表达等；其缺点是病毒载体可诱导宿主体内产生一定程度的免疫反应、存在潜在的安全隐患、载体容量有限，且不适于大规模生产等。

四、转基因动物和基因敲除动物

为了研究某些特定基因的功能，目前常使用转基因技术或基因靶向技术制备转基因动物（transgenic animal）和基因敲除动物（gene knockout animal），通过增加或沉默这些特定基因在细胞、组织器官及动物整体水平的表达，可观察其对细胞信号转导、基因表达、结构功能等方面的影响。另外，转基因动物和基因敲除动物还提供了建立模拟人类疾病及遗传病的动物模型的机制。

（一）转基因动物

转基因动物是指将外源重组基因转染并整合到动物受体细胞基因组中，从而形成在体内表达外源基因的动物，即通过基因工程对DNA进行体外操作，添加一段特定DNA序列后导入生殖细胞、胚胎干细胞或早期胚胎中，产生遗传结构得以修饰的动物，并且这些改变的性状可以遗传给后代。

转基因动物的制备方法是将改建后的目的基因用显微注射等方法导入动物的受精卵（或着床前的胚胎细胞）内，然后将此受精卵（或着床前的胚胎细胞）植入受体动物的输卵管（或子宫）内，使其发育成携带有外源基因的转基因动物。1982年，美国科学家布林斯特（R. Brinster）和帕尔米特（R. Palmiter）等成功地将大鼠的生长激素基因导入小鼠的受精卵中，从而获得了体型远超过野生型小鼠的生长激素转基因小鼠。根据外源基因导入的方法和对象的不同，目前制备转基因动物的方法主要有显微注射法、逆转录病毒法、胚胎干细胞法、电脉冲法和精子载体导入法等。

（二）基因敲除动物

基因敲除动物是指应用基因敲除技术形成的在个体基因组特定位点上的目的基因缺失或失活的一类动物。基因敲除技术是 20 世纪 80 年代末期在基因同源重组技术以及胚胎干细胞技术的基础上发展起来的。目前被广泛使用的基因敲除动物是小鼠。大鼠的基因敲除技术更为困难，尚未普及。

传统的基因敲除小鼠制备方法是：首先制备带有突变基因片段及两侧同源重组臂的载体，然后将此载体通过电穿孔方法导入从早期胚胎分离出的内细胞团细胞（即胚胎干细胞）中。载体中的突变基因可通过同源重组替代染色体中的目的基因，从而使该基因失去功能。经过筛选后，将发生同源重组的阳性细胞导入鼠的囊胚中，再将此囊胚植入假孕母鼠体内继续发育成嵌合体小鼠。嵌合体小鼠与野生型小鼠杂交后，在后代中可筛选基因敲除的杂合子。最后，通过杂合子自交，即可获得基因敲除的纯合子。

近年来，规律性重复短回文序列簇（clustered regularly interspaced short palindromic repeats，CRISPR）及 CRISPR 相关蛋白 9（CRISPR associated protein 9，Cas9）系统已成为制备基因敲除动物的热门技术。CRISPR-Cas9 是细菌和古细菌中普遍存在的一种用于抵抗外来质粒或病毒 DNA 的适应性免疫系统，由 Cas9 核酸酶和一段预先设计的靶点特异性指导 RNA（guide RNA，gRNA）共同组成。其工作原理是：通过 gRNA 将 Cas9 核酸酶导入靶向目标 DNA 序列，进而在基因组 NGG（任意碱基加 2 个鸟嘌呤，也称 PAM）处切割目标 DNA 双链，造成 DNA 双链断裂。DNA 可通过精确的同源性定向修复引入特定突变，或在非同源末端连接修复时出错，从而实现基因敲除（图 2-9）。目前，该技术已被应用于基因敲除动物模型的构建。与传统方法相比，CRISPR-Cas9 技术具有简便、高效、快速等优点。

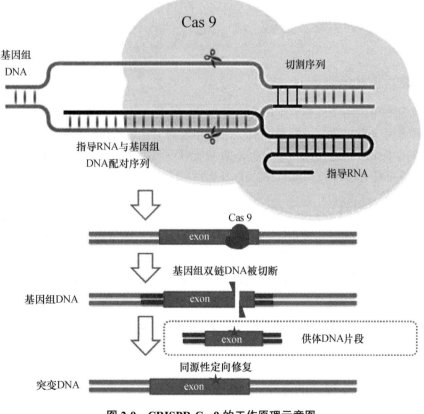

图 2-9　CRISPR-Cas9 的工作原理示意图

第七节　细胞生物学研究方法和技术与医学的关系

一、显微镜技术与临床病理诊断

（一）光学显微镜在临床病理诊断中的应用

　　临床病理诊断需要病理医师运用病理学理论和技术，通过肉眼及显微镜观察病变细胞及组织的结构，并结合患者的临床资料，对疾病做出直接判断。光学显微镜技术是临床病理诊断中最早采用和最经典的技术。在传统的形态观察的基础上，随着时代的发展，结合分子生物学和免疫组化技术，光学显微镜得到了更为广泛的应用。例如，在肿瘤的病理诊断中，根据不同组织肿瘤细胞的特征性免疫组化指标作为分型依据，在光学显微镜下进行观察，可以判断肿瘤细胞的来源，以便制订相应的有效治疗方法。

（二）电子显微镜在临床病理诊断中的应用

　　利用电子显微镜能够观察到更为细微的细胞结构，对于传统的光学显微镜获取的信息能够起到良好的补充和修正作用。例如，一般的肌肉疾病可通过肌肉组织化学染色进行诊断，基本可以满足各种神经肌肉疾病、遗传性肌病的诊断与鉴别诊断。但是，对于某些罕见的神经肌肉疾病，尤其是各种代谢性肌病、线粒体肌病和各种先天性肌病等，还需要进一步做肌肉超微结构或免疫电镜检查。电镜对这些罕见肌病的诊断有不可替代的作用。

二、流式细胞术与医学检验

（一）病毒抗原的检测

　　流式细胞术既可以用于检测细胞内的病毒抗原，也可以用于检测被感染细胞表面的病毒抗原。其检测样本可来自血液、组织灌洗液、尿液和经酶消化过的组织细胞。流式细胞仪可同时对单个细胞中的多个参数进行检测和分析，如果采用不同荧光染料标记不同的病毒抗体，则可以同时在同一样品中检测多种病毒抗原。

（二）免疫相关检测

　　应用流式细胞术可同时检测出多种淋巴细胞表面抗原，将不同的淋巴细胞亚群区分开来，并计算它们相互之间的比例，从而监控患者的免疫状态，有助于免疫缺陷病毒感染、自身免疫性疾病、器官移植排斥等的诊断，并有助于研究各种免疫相关疾病的发病机制。

三、荧光原位杂交技术与染色体遗传病检测

（一）荧光原位杂交技术的原理

荧光原位杂交（fluorescence *in situ* hybridization，FISH）是在放射性原位杂交技术的基础

上发展起来的一种非放射性分子细胞遗传学分析技术，是以荧光标记取代传统的放射性核素标记的一种非放射性原位杂交技术。先将标记探针与某种介导分子结合，杂交后再通过免疫细胞化学过程连接上荧光染料。FISH 的基本原理是将 DNA 或 RNA 探针用特殊的核苷酸分子标记，然后将探针直接杂交到染色体或 DNA 显微切片上，再用与荧光素分子偶联的单克隆抗体和探针分子特异性结合，从而对染色体或 DNA 显微切片上的 DNA 序列进行定性、定位、相对定量检测。FISH 具有安全、快速、灵敏度高、探针可长期保存、可同时显示多种颜色等优点。

（二）荧光原位杂交技术在染色体遗传病检测中的应用

FISH 在细胞遗传学中的应用是染色体涂染（chromosome painting），即利用多种荧光标记物使人类基因组中的 23 对染色体（22 对常染色体及 1 对性染色体 X 和 Y）在显微镜下呈现不同颜色的荧光。这一技术不仅便于筛查唐氏综合征（Down syndrome）等常见染色体遗传病，而且还可以检测出应用常规细胞遗传学显带技术难以发现的微小的环状染色体，在很大程度上提高了产前筛查染色体遗传病的准确率。

四、基因治疗

基因治疗（gene therapy）是指将外源正常基因导入靶细胞，以纠正或补偿由于基因缺陷和异常而引起的疾病，从而达到治疗目的的方法。基因治疗具有广阔的应用前景，但目前在临床上仍处于试验阶段。当前基因治疗主要采用病毒载体，但这一方法具有携带外源基因片段大小受限、易引起机体免疫反应以及制备、贮存和质量控制比较困难等缺点。一方面可以改进病毒载体，另一方面也可以开展对非病毒载体介导基因治疗的研究，如受体介导的基因治疗等。

思 考 题

1. 简述电子显微镜与光学显微镜的主要区别。
2. 简述单克隆抗体技术的基本原理和步骤。
3. 简述细胞生物学研究中细胞组分分析方法的主要种类及其应用。
4. 唐氏综合征是一种因第 21 号染色体多了一条（完全型三体、易位型三体或嵌合型三体）而引起的先天性疾病。患儿临床表现为明显智力障碍、特殊面容、发育迟缓、重要脏器畸形、皮肤纹理异常等多种症状。临床上多采用羊水细胞染色体检查、荧光原位杂交、产前筛查血清标志物等手段进行诊断。请回答：

（1）荧光原位杂交技术的基本原理是什么？
（2）唐氏综合征诊断过程中涉及的细胞生物学技术有哪些？

（潘衍有）

细胞膜与物质运输

细胞最外面都由一种膜性结构所包被，是细胞与细胞外环境之间的一层选择性通透屏障，称为细胞膜（cell membrane）或质膜（plasma membrane）。真核细胞内存在大量由膜围成的细胞器，这些膜结构称为内膜系统（endomembrane system）。内膜与细胞膜统称为生物膜（biomembrane）。生物膜的化学组成相似，基本结构大致相同，其主要功能是维持细胞或细胞器内环境的稳定，并在细胞的物质运输、代谢调控、细胞识别和能量转换等方面发挥重要作用。

案例 3-1

患者男性，27岁，因腹部胀痛伴发热1周而就诊。入院时体格检查：体温38.5℃，右下腹压痛明显，触诊可摸到腹部有一鸡蛋大小的包块。住院后CT检查发现右下腹回盲部有肿块，使患者出现肠梗阻。肿瘤标志物检查显示：癌胚抗原CEA为12.75 mg/L，是正常参考值的2倍多，经肠镜检查确诊为结肠癌。既往史：患者无肿瘤疾病家族史，平时喜食高脂、高热量食物，常久坐不动。

问题：

1. 什么是癌胚抗原CEA？
2. 与正常细胞相比，癌细胞的细胞膜组成和功能有什么不同？

第一节　细胞膜的化学组成与生物学特性

细胞膜是由脂质和蛋白质以非共价键结合形成的一种薄层膜结构。脂质双分子层构成了细胞膜的主体结构，形成一道疏水屏障，可防止水溶性物质随意进出细胞。蛋白质是细胞膜各种特异性功能的主要执行者。除了脂质和蛋白质外，细胞膜内还含有少量糖类。各类物质因其分子特性不同，对维持细胞结构的完整性和调节细胞功能具有不同的作用。

一、细胞膜的化学组成

细胞膜主要由脂质、蛋白质和糖类三种组分构成。一般而言，脂质约占膜成分的50%，蛋白质约占 40%，糖类约占 10%。实际上，生物膜的化学成分基本相同，只是各种化学成分的比例因膜种类的不同而有很大的差别。通常认为，膜成分中蛋白质含量越多，膜的功能越复杂。

（一）磷脂、胆固醇和糖脂是膜脂质的主要类型

作为细胞膜结构的重要组分之一，膜脂质包括磷脂、胆固醇和糖脂三种类型。它们都具有两亲性分子的特点，即分子中同时包含疏水和亲水的结构域。

1. 磷脂　磷脂（phospholipid）是一类含有磷酸的脂质，是构成生物膜的重要组分，占整个膜脂分子总量的一半以上。根据分子组成，可将磷脂分为甘油磷脂（glycerophosphatide）与鞘磷脂（sphingomyelin，SM）两大类，二者分别由甘油和鞘氨醇作为分子骨架。真核细胞的膜磷脂主要有 4 种：①磷脂酰胆碱（phosphatidylcholine，PC），又称卵磷脂；②磷脂酰乙醇胺（phosphatidylethanolamine，PE），属于缩醛磷脂；③磷脂酰丝氨酸（phosphatidylserine，PS）；④鞘磷脂，又称神经鞘磷脂。前三者均属于甘油磷脂。而鞘磷脂与甘油磷脂在结构上最重要的差别是以鞘氨醇替代甘油，其余骨架部分与甘油磷脂相同（图 3-1）。

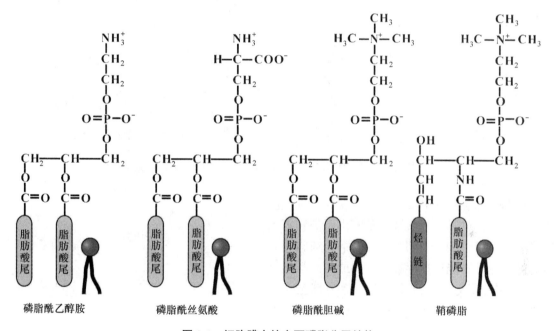

图 3-1　细胞膜中的主要磷脂分子结构

磷脂分子属于典型的两亲性分子，其极性区和非极性区分别以磷脂酰基和脂酰基为代表，两部分通过甘油或鞘氨醇基团结合。磷脂酰基部分较短，一般称为头部，包含磷酸基团，是亲水性（或极性）基团；脂肪酰基部分是两条较长的烃链，一般称为尾部，是疏水性（或非极性）基团。一旦接触水面，磷脂分子就会呈现一种特殊状态，即亲水头部朝向水面，而疏水尾部背向水面，二者聚拢成一层膜状结构（图 3-2）。

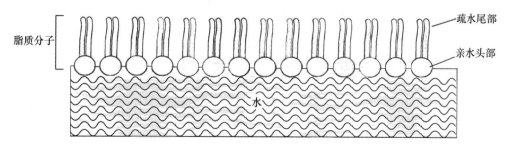

图 3-2　脂质分子在水面上的排列模型

不同物种间细胞膜磷脂的组成千差万别。例如，磷脂酰胆碱在鼠肝细胞膜内含量最多，在人类神经鞘膜中占第二位，而在大肠埃希菌细胞膜内则不含有磷脂酰胆碱。

2. 胆固醇 胆固醇（cholesterol）是细胞膜中的另一种重要脂质，其分子较小，也属于两亲性分子，主体由 4 个稠合在一起的甾环构成，极性部分是连接于甾环上的羟基，非极性部分是甾环以及连接在甾环另一端的一条由 8 个碳原子构成的短烃链（图 3-3）。由于胆固醇的亲水基团较小，疏水性过强，所以其自身不能单独形成脂质双分子层，而是散布在磷脂分子之间。胆固醇极性头部的羟基基团紧邻磷脂的头部极性区，疏水性平面甾环结构富有刚性，与磷脂分子靠近头部的烃链相互作用，从而降低了磷脂中脂肪酸链的运动能力，使细胞膜更加稳定。胆固醇可调节细胞膜的流动性，增加磷脂双分子层的厚度。动物细胞膜中的胆固醇含量占膜脂质的 30% ~ 50%。中国仓鼠卵巢细胞突变株（M19）细胞由于不能合成胆固醇，体外培养时必须在培养基中添加胆固醇，细胞才能存活，否则细胞很快就会解体。

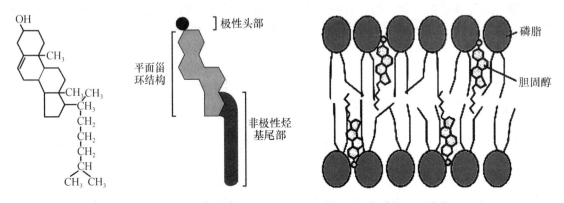

图 3-3　胆固醇分子的结构式及其在脂质双分子层中与磷脂分子的关系

3. 糖脂 糖脂（glycolipid）主要位于细胞膜的非胞质面，也属于两亲性分子，由脂类和寡糖构成，其含量占膜脂总量的 5% 以下。细胞膜表面的糖类分子不能单独存在，它们或与脂类结合（称为糖脂），或与蛋白质结合（称为糖蛋白）。动物细胞膜内的糖脂几乎都是鞘氨醇的衍生物，结构与鞘磷脂相似，称为鞘糖脂。糖脂的极性头部可由 1 ~ 15 个糖基（如葡萄糖或半乳糖等）组成，脂肪酸链和鞘氨醇的碳氢链则构成其疏水尾部（图 3-4）。最简单的糖脂是脑苷脂，由葡萄糖或半乳糖与鞘氨醇及含有 18 个碳原子的油酸组成。神经节苷脂（ganglioside）是神经细胞膜的特征性组分，是变化最多、结构组成最复杂的糖脂，其头部除含有葡萄糖和半乳糖外，还含有一个或多个带负电荷的唾液酸残基，即 *N*- 乙酰神经氨酸（*N*-acetylneuraminic acid，NANA）。神经节苷脂的部分糖基突出细胞表面，是某些大分子的受体。例如，破伤风毒素、霍乱毒素、5- 羟色胺等的受体就是细胞膜上不同的神经节苷脂。很多膜受体实际上是糖脂分子，因此，一般来讲，糖脂只存在于细胞膜外侧面。

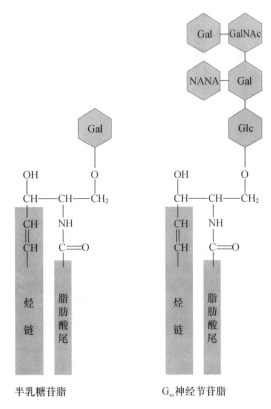

图 3-4　糖脂的化学结构

（二）膜蛋白通过三种方式与膜结合

对于细胞膜而言，双层脂质分子只是提供了一个结构基础，而细胞膜的功能主要是由膜蛋白决定的。有的膜蛋白是转运蛋白，负责转运特定物质（包括各种分子或离子等）进出细胞；有的膜蛋白是连接蛋白，负责连接相邻细胞或细胞与细胞外基质；有的膜蛋白是受体，负责接受周围环境中的各种化学信号，并将其转导至细胞内而引起相应的反应；有的膜蛋白是结合于细胞膜上的酶，负责催化相关的生化反应（图3-5）。

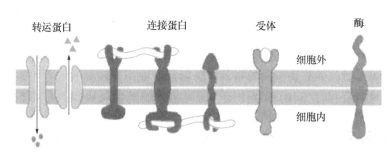

图3-5 膜蛋白功能示意图

对于不同生物而言，其细胞膜蛋白的含量及类型有很大的差异。根据膜蛋白与脂质双分子层结合方式的不同，可将其分为三种类型：跨膜蛋白、外周膜蛋白和脂锚定蛋白（图3-6）。

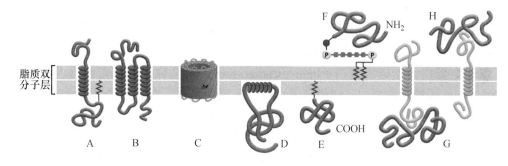

图3-6 膜蛋白与脂质双分子层的结合方式
A. 单次跨膜蛋白 B. 多次跨膜蛋白 C. β桶状跨膜蛋白 D. 外周膜蛋白 E、F. 脂锚定蛋白 G、H. 外周膜蛋白

1. 跨膜蛋白 跨膜蛋白（transmembrane protein）即穿膜蛋白，又称整合膜蛋白（integral membrane protein）、内在膜蛋白（intrinsic membrane protein）或镶嵌蛋白质（mosaic protein），占膜蛋白总量的70%以上。跨膜蛋白也属于两亲性分子，其亲水区域暴露于脂质双分子层两侧的水溶液中，主要由极性氨基酸组成；疏水区则位于脂质双分子层内部，并与脂质双分子层的疏水尾部相互作用，主要由非极性氨基酸组成。在脂质双分子层的疏水区段，肽键与肽键之间易于形成氢键，α螺旋结构恰好使这种氢键的合力达到最大。因此，绝大多数跨膜蛋白在脂质双分子层中都呈α螺旋结构。

利用分子生物学的研究技术与手段，人们知道了许多跨膜蛋白的氨基酸序列与结构，已经可以精确预测跨膜区肽链的氨基酸序列。如果实验测定，某一跨膜蛋白中连续有20～30个氨基酸具有高度疏水性，根据生物信息文库数据比对和计算，即可推测这个氨基酸序列有可能是α螺旋的跨膜结构（图3-6A，图3-6B）。若整个分子中仅有一段上述疏水区域，则可能为单次跨膜蛋白；若多次出现，则可能为多次跨膜蛋白。大多数跨膜蛋白的跨膜区域是α螺旋结构，也有的跨膜蛋白以β折叠形式存在，它们在脂质双分子层中围成的桶状结构称为β桶（β-barrel）（图3-6C）。

跨膜蛋白与膜脂双分子层的结合非常牢固，二者不易分离，只有用去垢剂或有机溶剂使细胞膜崩解，才能将其分离。跨膜蛋白的生物学功能极为复杂，它们不仅是组成生物膜的重要物质，对维持细胞膜的完整性具有重要作用，还与物质运输、能量转化、信息传递、神经传导以及免疫反应等功能有着密切的关系。

2. 外周膜蛋白 外周膜蛋白（peripheral membrane protein）又称外在膜蛋白（extrinsic membrane protein），占膜蛋白总量的 20% 以上，主要分布于脂质双分子层的内外两侧（胞质侧或胞外侧）。外周膜蛋白不嵌入脂质双分子层，因此它们与细胞膜的结合比较松散。外周膜蛋白主要通过静电引力、离子键或氢键等方式与膜脂质分子的极性头部区域相结合，也可以与跨膜蛋白的亲水区域间接结合（图 3-6G，图 3-6H）。此外，外周膜蛋白还可以通过暴露于蛋白质表面的 α 螺旋结构的疏水面与脂质双分子层的胞质面单层相互作用，而与膜结合（图 3-6D）。

与跨膜蛋白具有双亲性特点不同，外周膜蛋白大多数为亲水性蛋白，即水溶性蛋白。由于与膜的结合力较弱，所以外周膜蛋白的制备较为简便。使用比较温和的方法，如改变溶液的离子浓度或 pH、干扰蛋白质之间的相互作用，即可将外周膜蛋白从膜上分离下来，而且不需要破坏膜的基本结构。

外周膜蛋白具有多种功能，研究最为透彻的要数较多的是红细胞的血影蛋白和锚蛋白，它们在红细胞膜内表面形成一个纤维网状结构，类似膜骨架，为红细胞提供机械支撑，并可将跨膜蛋白紧密固定在细胞膜上。在维持红细胞双凹外形，帮助红细胞在其穿越毛细血管时抵抗所受挤压力，以及维持红细胞膜的完整性方面，外周膜蛋白发挥着不可或缺的作用。同时，细胞执行吞噬功能，实现变形运动，细胞分裂时形成缢缩沟等生命活动过程，都需要外周膜蛋白的参与。此外，某些酶和信号分子能否发挥作用，也取决于外周膜蛋白与细胞外基质的相互作用。外周膜蛋白在细胞膜内呈动态性分布；当细胞内的生理环境和外界环境发生变化需要时，可将外周膜蛋白募集到细胞膜，或使其从细胞膜解离。

3. 脂锚定蛋白 脂锚定蛋白（lipid-anchored protein）又称脂连接蛋白，占膜蛋白总量不足 10%。与外周膜蛋白类似，脂锚定蛋白可位于膜的两侧。它们主要以共价键方式与脂质双分子层内的脂质分子结合，膜两侧的结合方式与外周膜蛋白有所不同。位于细胞膜内侧的脂锚定蛋白以共价键结合在胞质面的单层脂质的脂肪酸链上（图 3-6E）；位于细胞膜外表面的脂锚定蛋白通过寡糖链与磷脂酰肌醇共价结合，所以后者又称为糖基磷脂酰肌醇锚定蛋白（glycosylphosphatidylinositol-anchored protein），即 GPI 锚定蛋白（图 3-6F）。GPI 锚定蛋白需要磷脂酶 C（特异的磷脂酰肌醇酶）的特异性催化作用才能被分离提取出来。

与跨膜蛋白相比，理论上，脂锚定蛋白的运动能力更强，更容易进行侧向移动，有利于与其他胞外信号分子更快地结合和反应。GPI 锚定蛋白的分布极广，目前已被确定的有 100 多种，包括多种水解酶、免疫球蛋白、细胞黏附分子和膜受体等。

膜蛋白的分离、纯化和结构分析是一项比较困难的工作，特别是跨膜蛋白不易被纯化，而且纯化后通常会失去其正常构象。利用基因工程手段虽可表达膜蛋白，但难以形成晶体，因而目前对多数膜蛋白的结构尚不清楚。

（三）细胞膜表面的糖类分子与膜蛋白或膜脂结合

真核细胞表面覆盖着大量糖类分子。细胞膜内的糖类分子并不独立存在，它们或与脂质结合形成糖脂，或与膜蛋白结合形成糖蛋白，而且所结合的部位只在细胞表面。不同细胞类型含有的糖类种类和数量有所不同。膜糖类分子绝大部分是以低聚糖或多聚糖链形式与膜蛋白共价结合而形成糖蛋白。其中，发生在膜蛋白的天冬酰胺残基侧链氮原子上的糖基化过程称为 *N*-糖基化；发生在膜蛋白的丝氨酸或苏氨酸残基侧链羟基上的糖基化过程称为 *O*- 糖基化，并且经常有数个位点同时发生糖基化。大部分暴露于细胞表面的糖蛋白常带有多个寡糖链，而位于脂质双分子层外层中的糖脂分子只带 1 个寡糖侧链。无论是糖蛋白还是糖脂，其糖链都朝向细胞表面，即外侧面。

　　自然界中存在的单糖及其衍生物达 200 多种，动物细胞膜内含有的糖类分子主要有 7 种：D- 半乳糖、D- 葡萄糖、D- 甘露糖、L- 岩藻糖、N- 乙酰半乳糖胺、N- 乙酰葡糖胺和唾液酸。

　　糖链的组合形式千变万化，每种细胞表面寡糖链中的单糖数量、种类、排序及其侧链等也各不相同。细胞表面糖类分子的特性往往决定了细胞的特性。例如，革兰氏阳性杆菌细胞膜内含有丰富的 N- 乙酰葡糖胺，与胞壁磷酸结合后可具有特异的抗原性；人类 ABO 血型主要由红细胞表面抗原所决定，四种不同血型抗原的差别就在于红细胞膜表面的血型糖蛋白寡糖链中一个糖基的不同。

　　大多数真核细胞膜外表面富含糖类的周缘区称为细胞外被（cell coat）或糖萼（glycocalyx）（图 3-7）。用重金属染料钌红染色后，电镜下可见细胞外被是边界不清的厚度为 10 ~ 20 nm 的结构。细胞外被中的糖类主要包括糖蛋白和糖脂中的寡糖链，同时也包括被细胞分泌出来后又吸附于细胞表面的糖蛋白与蛋白聚糖的多糖链。这些吸附的大分子是细胞外基质成分，所以细胞膜的边缘与细胞外基质的界限是很难区分的。

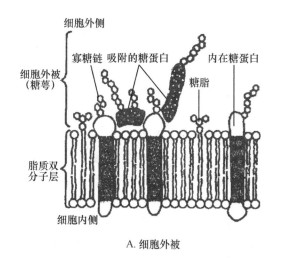

A. 细胞外被

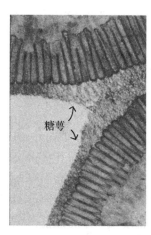

B. 小肠上皮细胞表面的糖萼

图 3-7　细胞外被（糖萼）示意图

　　现在所说的细胞外被一般是指与细胞膜相连的糖类物质，即细胞膜中的糖蛋白和糖脂向外表面延伸出的寡糖链部分。因此，细胞外被实质上是细胞膜的一部分。

　　细胞外被的主要功能是保护细胞免受各种物理性或化学性损伤，如消化道、呼吸道等上皮细胞的细胞外被有助于润滑、防止机械损伤；保护黏膜上皮免受消化酶的消化。细胞外被的糖链末端富含带有负电荷的唾液酸，有助于捕获 Na^+、Ca^{2+} 等阳离子以及吸引大量水分子，使细胞周围形成并保持水盐平衡的微环境。与糖蛋白和糖脂相连的寡糖链的功能尚未明确，但已发现它们与分子识别、黏附、迁移等细胞活动有关。

二、细胞膜的生物学特性

　　细胞膜主要是由脂质双分子层和以不同方式与脂质双分子层结合的蛋白质构成。细胞膜具有两个明显的特性，即流动性和不对称性。

（一）细胞膜的流动性是膜功能活动的保证

　　细胞膜是一种动态结构，膜流动性（membrane fluidity）是由膜脂的流动性和膜蛋白的流动性所决定的。细胞膜的各种重要功能都与膜的流动性密切相关。适当的流动性对于细胞膜行使正常的生理功能是一个极为重要的条件。因此，膜流动性研究已经成为膜生物学研究的主要内容之一。

1. 膜脂的流动性　研究显示，在正常生理温度下，脂质双分子层的组分既有固体分子排列的有序性，又具有液体的流动性，是兼有两种特性的中间状态，即液晶态。当温度下降到一定程度（<25℃）时，膜脂可从流动的液晶态转变为晶态（或凝胶态）。当温度升高时，晶态也可熔融为液晶态。这种液晶态与晶态之间的变化称为相变（phase transition），引发相变时的温度称为相变温度（phase transition temperature）。组成成分不同的膜脂具有不同的相变温度。在相同温度条件下，不同区域的膜脂可表现出不同的流动状态：有的细胞膜区域（如脂筏）可能是晶态，有的细胞膜区域则可能是液晶态。许多基本的细胞生命活动，包括细胞运动、物质转运以及细胞生长、分裂等，都取决于细胞膜的流动性。细胞膜流动性减低，常表示细胞膜受损；而流动性丧失，意味着细胞即将死亡。

应用现代物理学技术和方法研究膜脂分子在细胞膜上的运动状态可发现，在高于相变温度的环境下，脂质分子的运动方式可归纳为以下六种（图3-8）。

（1）侧向扩散（lateral diffusion）：在脂质的单分子层内，脂质分子可沿细胞膜平面侧向与相邻分子快速交换位置。侧向扩散是膜脂分子的主要运动方式。实验表明，在30℃条件下，脂双层中脂质分子的侧向扩散系数约为 $10^{-8}\,cm^2/s$，相当于每秒移动 $1\,\mu m$ 左右。

（2）旋转运动（rotation motion）：是指膜脂分子围绕与膜平面相垂直的轴进行的快速旋转运动。

（3）翻转运动（flip-flop motion）：是指膜脂分子从脂质双分子层的一层翻转到另一层的运动，或从细胞膜翻转到与其紧密接触的细胞内膜。脂质分子难以自发翻转，一般需要在翻转酶的催化下进行。内质网膜表面存在翻转酶，可促使某些新合成的磷脂分子从脂质双分子层的非胞质面翻转到胞质面。

（4）钟摆运动：是指膜脂分子位置不变，其疏水尾部沿垂直于膜平面的轴前后左右摆动，类似钟摆。膜脂分子靠近极性头部的烃链摆动幅度较小，而烃链末端的摆动幅度最大。

（5）伸缩和振荡运动：膜脂分子的烃链具有韧性，可以沿着纵轴进行伸缩和振荡运动。

（6）旋转异构运动：是指脂肪酸链围绕 C—C 键旋转，导致异构化的运动。

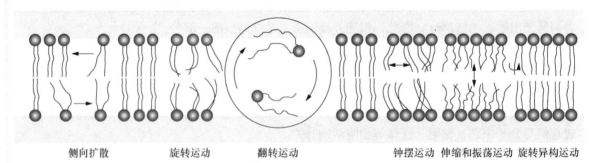

　　　　侧向扩散　　　　　旋转运动　　　　翻转运动　　　　　　钟摆运动 伸缩和振荡运动 旋转异构运动

图3-8　细胞膜上脂质分子的六种运动方式

2. 膜蛋白的流动性　分布在膜脂质双分子层中的膜蛋白也具有流动性，既可侧向移动，又能自由旋转扩散。膜蛋白分子较大，运动速度相对较缓慢。

（1）侧向扩散：实验表明，膜蛋白在脂质双分子层中可以进行侧向平移运动。1970年，科学家通过结合间接免疫荧光技术和细胞融合实验首次证实，膜蛋白在脂质双分子层二维平面上可以进行自由扩散。研究者将离体培养的人成纤维细胞和小鼠成纤维细胞分别用红色荧光素和绿色荧光素标记两种细胞膜表面抗原后进行融合。应用荧光显微镜观察发现，刚融合的细胞膜表面一半为红色颗粒，另一半为绿色颗粒；继续孵育 40 min 后，两种颜色的颗粒均匀地分布在融合细胞膜表面（图 3-9）。这表明两种细胞的膜抗原蛋白在融合后的细胞表面经扩散运动而重新分布。

目前测定膜蛋白侧向扩散常采用荧光漂白恢复（fluorescence photobleaching recovery，FPR），即用荧光素标记细胞膜蛋白后，通过激光照射将膜上某一特定区域膜蛋白上结合的荧光素进行不可逆的漂白；孵育一段时间后，邻近区域带有荧光的膜蛋白由于侧向扩散，不断地进入被漂白区域，又可使荧光恢复。因此，通过检测荧光恢复的速度可定量测定膜蛋白侧向扩散的情况。

（2）旋转运动：或称旋转扩散。膜蛋白能围绕与细胞膜平面相垂直的轴进行旋转运动，其速度比侧向扩散慢。

实际上，并非所有蛋白质分子在细胞膜上都能自由运动，许多膜蛋白由于与其他膜蛋白相互结合或与细胞骨架相连接而限制了其自身的运动。

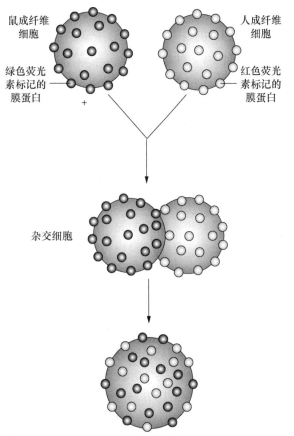

图 3-9　人 - 鼠成纤维细胞融合过程中膜蛋白侧向扩散示意图

3. 影响膜流动性的因素　膜流动性取决于其组成成分及其所处的环境温度。不同生物体的细胞膜组成成分不同，其相变温度也不同。相变温度越高，表示细胞膜脂质分子流动性越低。相变温度主要取决于脂肪酸链的长度、脂肪酸的饱和程度以及胆固醇含量。

（1）脂肪酸链的长度：脂肪酸链越长，则相变温度越高，即长链脂肪酸含量较高的细胞膜流动性较差。这是因为长脂肪酸链尾端可以与另一脂质双分子层中的脂肪酸链尾端相互作用，从而阻碍膜脂分子的运动。

（2）脂肪酸的饱和程度：不饱和脂肪酸由于含双键部位的折曲，使得脂肪酸链间不易因范德瓦耳斯力而聚集，排列较为疏松，从而增加了膜流动性。脂质双分子层中含不饱和脂肪酸越多，膜的相变温度越低，其流动性也越强，故不饱和脂肪酸含量较高的细胞膜流动性较高。例如，油酸和硬脂酸均为含 18 个碳原子的脂肪酸，由于油酸是不饱和脂肪酸，故含油酸的细胞膜流动性远远高于含硬脂酸的细胞膜。有的细胞可以通过代谢调节其膜脂中脂肪酸的不饱和程度，进而降低外界环境温度变化所造成的影响。例如，当环境温度降低时，细胞可通过脱饱和酶（desaturase）的催化将脂肪酸中的单键脱饱和形成双键，或通过磷脂酶和脂酰转移酶在不同磷脂分子间重组脂肪酸链，以形成含两个不饱和脂肪酸链的磷脂分子，进而提高细胞膜流动性，这是细胞适应环境温度变化而调节其流动性的主要途径。

（3）胆固醇对细胞膜流动性具有双向调节作用：当环境温度高于相变温度时，由于胆固醇的环状分子结构难以变形，所以胆固醇可限制细胞膜的流动性。如果过量胆固醇沉积在动脉血管壁内皮细胞膜部位，则可造成膜流动性降低，这是形成动脉硬化的诱因之一。当环境温度低于相变温度时，胆固醇又能扰乱膜的有序性，诱发脂肪酸链摆动，从而阻止晶态形成，使膜处于流动的液晶状态，从而提高细胞膜的流动性。

另外，膜蛋白与膜脂分子的相互作用也是影响膜流动性的一个重要因素。内在膜蛋白越多，则与其相互作用的脂质分子就越多，膜的流动性就会越低。事实上，膜蛋白在限制膜脂分子运动的同时，其自身的运动也受到限制。

膜的流动性具有十分重要的生理意义。为了使生物膜具有合适的流动性以行使其正常功能，生物体可以通过细胞代谢等方式进行调节，如超出其调节范围，细胞就会因难以维持正常功能而出现病变。

（二）膜不对称性决定膜的功能域

膜不对称性（membrane asymmetry）是指膜脂、膜蛋白和膜糖在膜脂质双分子层中分布不均匀的特性，包括种类和数量的差异。膜不对称性使得膜功能具有方向性，是细胞膜执行各种复杂生理功能的结构基础。

1. 膜脂的不对称性 细胞膜由双层脂质分子所围成，分别称为外层（outer leaflet）和内层（inner leaflet）。内、外两层中所含脂质分子的种类和数量差异很大。例如，人红细胞膜外层主要含磷脂酰胆碱和鞘磷脂，而内层含有较多的磷脂酰乙醇胺和磷脂酰丝氨酸（图 3-10）；外层胆固醇含量稍多于内层。近年来发现，膜结构中含量最少的磷脂酰肌醇多分布于内层。胆固醇和磷脂分布的不对称性是相对的，仅表现为数量上的差异，而糖脂只分布在细胞膜外层，即非胞质侧，其分布是绝对不对称的。

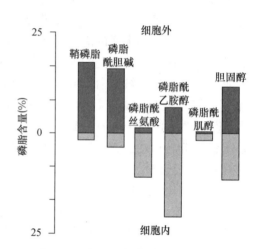

图 3-10 人红细胞膜中几种磷脂成分的不对称分布示意图

2. 膜蛋白的不对称性 各种膜蛋白在细胞膜上都有特定的位置，其分布不对称。如腺苷酸环化酶、血影蛋白等主要分布在内层，5′-核苷酸酶、磷酸二酯酶、激素受体、生长因子受体等则分布于外层。红细胞膜冷冻蚀刻标本显示，细胞膜内层所含的蛋白质颗粒数量约为 2800 个 /μm^2，而外层仅有 1400 个 /μm^2，膜蛋白的分布明显不对称。

3. 膜糖的不对称性 与膜脂和膜蛋白相比，膜糖分布的不对称性更为显著。细胞膜中糖脂和糖蛋白的寡糖链只存在于质膜的外层（非胞质面），而在内膜系统（细胞器）中，寡糖链只分布在细胞器膜腔的内侧（非胞质面）。

膜脂、膜蛋白和膜糖分布的不对称性具有重要的生物学意义，决定了膜功能的方向性和细胞生命活动的有序性。例如，只存在于细胞膜外层的膜受体，可与细胞外的各种信号分子结合，并向细胞内传递信息；而存在于内层的腺苷酸环化酶，则可催化 ATP 生成环磷酸腺苷（cyclic adenosine monophosphate，cAMP）；cAMP 作为细胞内的第二信使参与信号转导，最终引发一系列细胞生理活动。当衰老的淋巴细胞发生凋亡时，原本位于脂质双分子层内侧的磷脂酰丝氨酸翻转到外侧，使质膜外侧的磷脂酰丝氨酸明显增加，成为凋亡细胞的重要标志，从而被巨噬细胞识别和吞噬。

第二节 细胞膜的结构模型

用光学显微镜无法观察细胞膜的结构。最初关于细胞膜结构的认识，都是从一些有关细胞生理活动的实验中获得的。直到 20 世纪 50 年代，利用超薄切片技术和电子显微镜技术，人们才直观地观察到了细胞膜的结构。

1855 年，瑞士植物学家内格里（C. Nägeli）发现，色素进入完整细胞和受损细胞的速度不同，其进入完整细胞的速度较慢。由此推测，在细胞外围存在着一个阻碍色素进入的边界，称为质膜。

1895—1899 年，英国生物学家奥弗顿（C. E. Overton）以植物细胞为材料，对 500 多种物质穿越质膜进行了上万次实验。他发现，如果将细胞置于脂溶性的非极性溶液中，则细胞不容易皱缩；相反，如果将细胞置于水溶性的极性溶液中，则细胞非常容易皱缩。因此，他认为，细胞是否发生皱缩与质膜对溶液中不同物质的通透性有关。换言之，细胞膜是一种具有选择通透性的结构。进一步研究发现，物质穿越细胞膜的速度与其在脂质中的溶解度有关，而与分子量大小无关，即溶解度越高，物质进出细胞的速度就越快；反之，则越慢。由此推测，细胞膜可能是由脂质分子构成的。

1917 年，美国化学家朗缪尔（I. Langmuir）对细胞膜的组成进行了深入研究。他用一个特殊装置将细胞膜的抽提物铺展在水面上，发现该抽提物能自动形成单层油膜。于是，他推断细胞膜是由脂质单分子所构成的。

1925 年，两个荷兰科学家戈尔特（E. Gorter）和格伦德尔（F. Grendel）对细胞膜进行了定量分析。他们将从红细胞膜中分离出的脂质分子铺展到水面上形成单分子层，然后测得该单分子层在水面所占面积为原来红细胞表面积的 2 倍，因此推测细胞膜是由脂质双分子层所构成的，脂质分子亲水的极性头部位于各层的外侧，而疏水的非极性尾部则两两相对向内排列（图 3-11）。

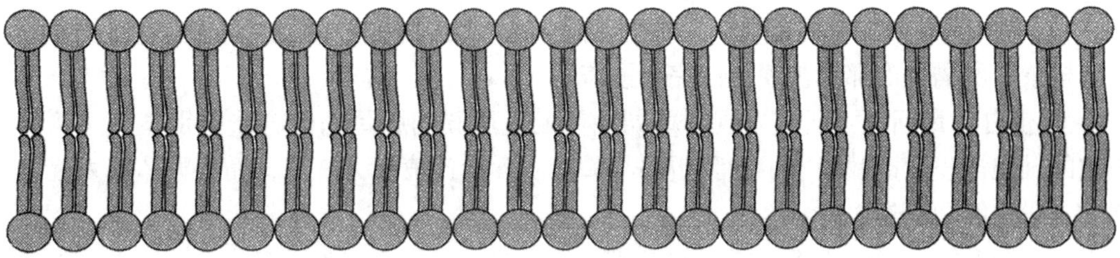

图 3-11　早期推测的细胞膜结构示意图

脂质双分子层概念的提出虽然很好地解释了细胞膜的某些生理现象，但是仍然无法解释亲水性物质（如糖类和离子）为何能够较快地通过细胞膜，以及为什么细胞膜的表面张力要比油水界面的表面张力小很多等问题。于是，在脂质双分子层概念的基础上又提出了数十种不同的细胞膜结构模型。以下主要介绍几种具有代表性的模型。

一、片层结构模型

人工制备的脂质双分子层球形微囊称为脂质体（liposome）。科学家通过测定并比较脂质体与天然细胞膜的表面张力发现，脂质体的表面张力总是高于天然细胞膜，提示天然细胞膜不仅含有脂质分子，还可能含有其他成分。向脂质体中加入一定量的蛋白质后，脂质体的表面张力与天然细胞膜几乎相等。这表明，细胞膜不仅由脂质分子组成，还可能包含蛋白质成分。后来，通过实验再次证明细胞膜中确实含有蛋白质。根据上述发现，科学家于 1935 年提出了细胞膜的片层结构模型（lamellar structure model），又称"三明治"模型（sandwich model）。该模型认为，细胞膜由双层脂质分子构成，脂质分子以疏水尾部相对簇集于脂双层内侧，其极性亲水头部朝向膜的外面；球形蛋白质覆盖在脂双层外侧，通过静电作用与脂质分子的极性基团相结合，形成蛋白质 - 脂质分子 - 蛋白质的"三明治"结构（图 3-12）。

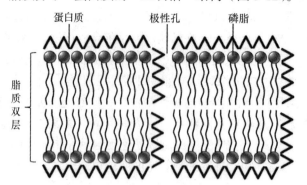

图 3-12 细胞膜的片层结构模型示意图

尽管细胞膜的片层结构模型在当时得到了广泛的认同，但是在细胞膜研究中遇到的许多实际问题仍然难以用该模型解释。主要问题包括以下几方面：

1. 化学键问题 在制备膜蛋白的过程中使用高浓度离子溶液，不能使蛋白质与脂质分子完全解离。这提示，膜蛋白与膜脂质分子不一定都是以离子键结合的。

2. 脂质 / 蛋白质比值问题 对细胞膜进行定量分析发现，膜内脂质分子在水面铺层的面积明显低于片层结构模型预估的细胞膜脂质双分子层面积，提示细胞膜中可能有蛋白质分子嵌入，从而增加了脂质双分子层的面积。

3. 酶解问题 磷脂酶（phospholipase）是一种专门水解磷脂分子的酶。用磷脂酶处理细胞膜后，大部分（约 75%）膜脂质分子可被降解。这一结果提示，细胞膜的脂质分子并没有像片层结构模型所描述的那样被膜蛋白完全覆盖。

4. 膜蛋白含量问题 研究发现，不同种类的细胞膜内膜蛋白的含量差别很大。例如，神经细胞的轴突被膜（即髓鞘）中的膜蛋白与膜脂质含量比值仅为 0.25，而线粒体膜内膜蛋白与膜脂质含量比值却高达 3.2。

以上问题表明，蛋白质不可能都是以球形分子的方式覆盖在脂质双分子层的内、外表面。

临床应用

脂质体的开发利用

脂质体因其体积小、可以靶向运送、能够逃避网状内皮系统捕获等特点，可作为药物载体大量使用，目前已成为治疗肿瘤和心血管疾病的有力工具。针对抗肿瘤药物开发的脂质体有很多。在传统脂质体的基础上，采用室温下的固相脂质和乳化的表面活性剂制成了固体脂质纳米颗粒。此类纳米颗粒除具有体积小、表面积大、载药量高等特点外，还比脂质体更稳定，并且可控制药物的释放。其中，多柔比星脂质体（liposomal doxorubicin）载体就是一个典型代表。1995 年，美国食品和药物管理局（Food and Drug Administration，FDA）已批准将多柔比星脂质体制剂用于临床抗肿瘤化疗。

二、单位膜模型

1959 年，罗伯特森（J. D. Robertson）运用超薄切片技术和透射电镜技术，观察并研究各种细胞膜和细胞内膜的结构，获得了清晰的细胞膜电镜照片，使人们第一次看到了细胞膜的结构（图 3-13）。

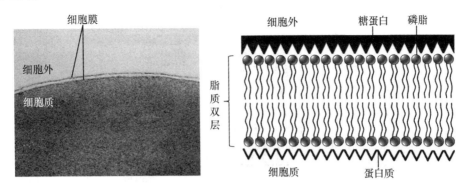

图 3-13　细胞膜电镜照片及单位膜模型示意图

在电子显微镜下可见，细胞膜呈现出"暗 - 明 - 暗"三层结构，内、外两侧的暗带厚度各约 2 nm，推测是由蛋白质分子组成；中间的明带厚度约为 3.5 nm，推测是由双层脂质分子组成；整个膜的厚度约为 7.5 nm。

根据电镜下所观察到的细胞膜结构，罗伯特森提出了单位膜模型（unit membrane model）。该模型认为，所有生物膜都有类似的"暗 - 明 - 暗"三层结构，中间的明带由疏水的脂质分子尾部构成，而两侧的暗带由脂质分子的头部以及通过静电作用与其结合的膜蛋白构成。膜蛋白并不是呈球形的片层结构模型，而是以 β 折叠形式存在的单层肽链。

从本质上看，单位膜模型与片层结构模型有许多相同之处，但二者的主要区别在于膜脂质双分子层两侧蛋白质的不同。单位膜模型强调，膜蛋白是呈 β 折叠伸展的片层，而非球形。

单位膜模型提出了各种生物膜在形态结构上的共同特点，在超微结构中，"单位膜"的名称一直沿用至今。然而，单位膜模型把细胞膜看成是静止的，这就无法解释细胞膜如何适应细胞生命活动的变化。不同细胞膜的厚度是不一致的，大部分细胞膜厚度为 5 ~ 10 nm。膜蛋白如果都是呈 β 折叠伸展的，则很难解释酶的不同活性状态与其构型变化的关系。此外，该模型也不能解释为什么有的膜蛋白容易提取，有的则很难。因此，单位膜模型还有待完善。

三、流动镶嵌模型

20 世纪 60 年代以后，由于新技术的发明和应用，对细胞膜的结构研究取得了突破性进展。例如，运用免疫荧光标记技术证实，膜蛋白是可流动的；应用电子自旋共振（electron spin resonance，ESR）技术证实，细胞膜内的磷脂分子也是可流动的；通过冰冻蚀刻技术观察到，脂质双分子层中存在着膜蛋白颗粒；红外光谱、旋光色散等结果显示，膜蛋白主要是以 α 螺旋的球形结构存在的。

1972 年，美国科学家辛格（S. J. Singer）和尼科尔森（S. J. Nicolson）总结了当时有关膜结构的各种模型和相关研究结果，提出了流动镶嵌模型（fluid mosaic model）（图 3-14）。该模型认为，流动的脂质双分子层构成了细胞膜的主体，各种膜蛋白分子以镶嵌形式与脂质双分子层结合：有的全部或部分嵌入脂质双分子层中，有的则吸附在脂质双分子层的内、外表面。无论是膜蛋白还是磷脂分子，都可以在脂质双分子层结构中进行扩散。

流动镶嵌模型强调膜的流动性和不对称性，很好地解释了细胞膜的各种生理活动，因而被普遍接受。但是，该模型无法解释流动的质膜如何保持膜的相对完整性和稳定性，也没有阐明膜蛋白对脂质流动性的影响。此外，该模型只强调膜流动的均一性，而忽略了不同部位的膜流动性存在不均一的特点。

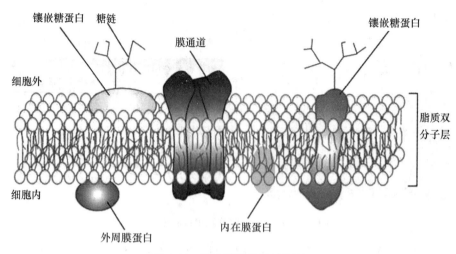

图 3-14　流动镶嵌模型示意图

因此，瓦拉赫（Wallach）于 1975 年提出了晶格镶嵌模型（crystal mosaic model），对膜的流动性进行了补充。该模型认为，生物膜中流动的脂质可以发生可逆的从无序（液态）到有序（晶态）的相变，内在膜蛋白周围的脂质称为界面脂，其流动性受到限制。内在膜蛋白及其周围的脂质分子共同构成膜中的晶态部分（晶格），而具有流动性的脂质呈小片点状分布。因此，脂质在膜上的流动性是局限的。该模型很好地解释了为何生物膜既具有流动性，又具有相对完整性及稳定性。

1977 年，杰恩（M. Jain）和怀特（H. White）又提出了板块镶嵌模型（block mosaic model），对脂质双分子层的流动性进行了补充。该模型认为，在流动的脂质双分子层中存在许多大小不同、刚度较大、彼此独立运动的脂质板块（有序的板块）。这些有序的板块之间被无序的流动性脂质区（无序的板块）所分隔，并且这两种板块处于动态平衡之中，因而生物膜是由同时存在不同流动性的板块镶嵌而成的动态结构。

四、脂筏模型

随着对细胞膜结构和功能研究的深入，1988 年，西蒙斯（K. Simons）提出了脂筏（lipid raft）模型（图 3-15）。之后又进一步提出了功能筏（functional raft）的概念。该模型认为：细胞膜的厚度和组成具有非均一性，有的区域富含鞘磷脂、胆固醇和蛋白质。由于鞘磷脂具有较长的饱和脂肪酸链，分子间的作用力较强，加之胆固醇的稳定作用，使得这些区域的脂质双分子层比周围更厚，结构更致密、也更有序，介于液态与液晶态之间，可以在流动的脂质双分子层中像竹筏一样移动，故称为脂筏。

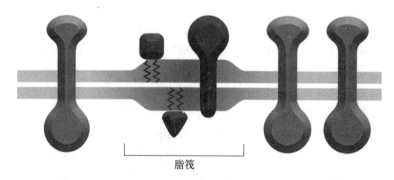

脂筏

图 3-15　脂筏模型示意图

脂筏是一种动态结构。不同的脂筏可以相互融合，也可以相互分离。脂筏大多位于细胞膜脂质双分子层的外侧（非胞质面），主要含有鞘磷脂、胆固醇及 GPI 锚定蛋白。在细胞膜脂质双分子层的内侧也有类似的脂筏结构，但其组成与外层有所不同，主要聚集有酰基化的锚定蛋白，特别是信号转导蛋白。近年来发现，脂筏不仅存在于细胞膜上，还存在于高尔基复合体膜上。推测脂筏最初可能是在内质网形成，然后被转运到细胞膜上的。有的脂筏还可与膜下细胞骨架蛋白交联，参与维持细胞形态。

从结构和组成来看，脂筏形成了一个有效的蛋白质停泊工作平台：许多功能相关的蛋白质聚集在脂筏内，便于相互作用；同时，脂筏提供了有利于蛋白质变构的环境，可以促使其形成有效构象，以便发挥蛋白质（群）特定的生物学功能。目前发现，脂筏与细胞膜信号转导、物质跨膜运输以及蛋白质分选等活动均有密切的关系。

第三节　小分子物质的跨膜运输

细胞膜是个半开放的体系，或者说是一个选择性的渗透屏障，既为细胞的生命活动提供了相对稳定的内环境，又不断地使细胞与外界环境进行物质交流和能量转换。由于脂质双分子层的疏水性结构特点，除少数气体分子（如 O_2、CO_2、N_2 等）、脂溶性分子和不带电荷的小分子能够通过简单扩散的方式进出细胞外，大部分物质（如蛋白质、脂质、多糖和细菌等大分子）进出细胞都需要借助细胞膜上的转运蛋白（transport protein），甚至需要膜包被的囊泡才能完成跨膜运输。

细胞膜对进出细胞的物质的调节作用表现为：①通过膜的选择通透性来维持细胞内外的离子浓度差和渗透压平衡；②维持正常细胞膜内负、外正的电势差以及细胞兴奋性；③维持生理条件下细胞内外环境与功能的稳态。

细胞膜对小分子物质的运输转运根据是否消耗能量，分为被动运输（passive transport）和主动运输（active transport）两类（图 3-16）。

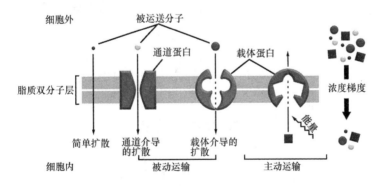

图 3-16　主动运输和被动运输示意图

一、被动运输

被动运输是指粒子或小分子物质顺细胞膜两侧的浓度梯度或电化学梯度，由高浓度一侧向低浓度一侧进行的跨膜转运过程。由于运动的驱动力来自浓度梯度所蕴含的势能，因而不需要消耗能量。根据转运过程是否需要借助转运蛋白，被动运输又分为简单扩散（simple diffusion）

和易化扩散（facilitated diffusion）两类。

（一）简单扩散

简单扩散是最简单的物质跨膜转运方式，即物质由高浓度一侧向低浓度一侧的自由运动，故又称自由扩散（free diffusion）。简单扩散不需要借助膜蛋白，物质跨细胞膜运输的速度完全取决于其分子量和脂溶性。疏水性（非极性）小分子物质（如 O_2、CO_2、N_2 和苯等）较容易通过细胞膜，而极性小分子物质（如 H_2O、尿素、甘油等）则相对较难通过细胞膜。某一物质的通透性以 P 来表示，P 值与物质在水和油中的分配系数 K 及扩散系数 D 呈正比，与膜的厚度（t）呈反比。其公式为：$P=KD/t$。

（二）易化扩散

如上所述，只有脂溶性、非极性或不带电荷的小分子物质可以通过简单扩散穿过细胞膜的脂质双分子层，而绝大多数溶质，如各种离子、单糖、氨基酸、核苷酸及许多细胞代谢物，都需要细胞膜内特定膜转运蛋白的协助，才能完成跨膜转运。这种依赖于膜转运蛋白的帮助，顺浓度差进行物质跨膜运输的过程，称为易化扩散（facilitated diffusion），又称协助扩散。细胞膜中的转运蛋白占膜蛋白总量的 10% ~ 15%。根据膜转运蛋白与被转运物质的结合方式不同，可将它们分为两类：载体蛋白（carrier protein）和通道蛋白（channel protein）。所有结构已知的膜转运蛋白都是多次跨膜蛋白。一种膜转运蛋白往往只能运输一种特定的离子或分子，例如，钠离子通道只能运输钠离子，钾离子通道只能运输钾离子，葡萄糖转运蛋白只能运输葡萄糖等。基因突变可引起细胞膜上某些相关转运蛋白减少或缺失，导致机体对某种特异性物质的先天性吸收障碍。

1. 载体蛋白   载体蛋白对所转运的物质具有高度专一性，可以借助其特异性结合位点与某一物质进行暂时的、可逆的结合。目前对载体蛋白发挥作用的机制尚不清楚，一般认为载体蛋白主要通过一系列构象变化实现对物质的转运。人类基因组可编码 10 多种葡萄糖转运蛋白（glucose transporter，GLUT），构成 GLUT 家族，广泛存在于哺乳类动物细胞膜（如肝细胞膜、肌细胞膜和红细胞膜），有多种组织类型。其转运葡萄糖的过程如图 3-17 所示：当葡萄糖转运蛋白（GLUT）呈构象 1 时，其葡萄糖结合位点朝向细胞外；与葡萄糖结合之后，诱导其转变成构象 2；此时，GLUT 的葡萄糖结合位点转向细胞内，可将葡萄糖解离并释放到细胞内；随后，葡萄糖转运蛋白又恢复原先的构象 1。这样循环往复，可以不断地将葡萄糖运输到细胞内。

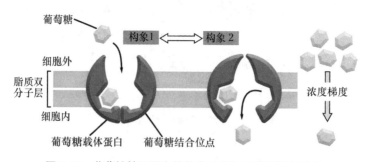

图 3-17   葡萄糖转运蛋白的构象改变与跨膜运输示意图

餐后血糖浓度升高时，人肝细胞膜上的葡萄糖转运蛋白多呈构象 1，能与胞外的葡萄糖结合；之后转运蛋白迅速改变为构象 2，不再与葡萄糖结合，而是将所运载的葡萄糖释放到胞内。在饥饿状态下，血糖浓度降低，胰高血糖素（glucagon）分泌增加，可刺激肝糖原分解而生成大量葡萄糖。随之，葡萄糖转运蛋白又可将肝细胞内的葡萄糖运输到胞外，使血糖升高。可见，糖的运输是双向的，既可以由细胞外转运到细胞内，也可由细胞内转运到细胞外，调节运输过程的动力是细胞膜两侧的葡萄糖浓度差。在这一过程中，葡萄糖转运蛋白通过自身构象的不断变化来完成葡萄糖的运输过程。

案例 3-2

患儿，男，4 月龄，因频发全身抽搐而就诊。体格检查：一般情况良好，体温、心率正常，头围 37 cm（稍小，4 月龄婴儿约为 43 cm）。实验室检查：患儿空腹状态下脑脊液 / 血浆葡萄糖比值持续降低，约为 0.31，脑脊液中葡萄糖浓度绝对值为 34 mg/ dl（正常范围是 70～90 mg/dl）。CT 和 MRI 等影像学检查结果均正常。PET 显示脑摄取葡萄糖普遍降低，颞中部和丘脑代谢率更低，但基底节摄取葡萄糖相对增加。DNA 测序发现患儿 GLUT-1 基因有插入突变。根据病史及各项检查结果，判断该患儿为 GLUT-1 缺乏综合征（常染色体显性遗传病）。

思考题：
1. GLUT-1 缺乏综合征的病因及发病机制是什么？
2. 临床上如何进行对症治疗？

2. 通道蛋白　目前发现的通道蛋白有上百种，普遍存在于各类真核细胞的质膜以及细胞内膜上。通道蛋白通过形成亲水性通道，实现对特异溶质的跨膜转运，包括离子通道（ion channel）、孔蛋白（porin）以及水孔蛋白（aquaporin，AQP）三种类型。目前所发现的通道蛋白大多数都与离子转运有关，称为离子通道（图 3-18）。

离子通道的特点是：①通道是双向的，离子在膜两侧的电位差和浓度差造成的电化学梯度（electrochemical gradient）决定了离子的运动方向。通道蛋白在转运过程中不与离子结合。②离子通道对被转运离子的大小和所带电荷都有高度的选择性。只有大小和电荷适宜的离子才能通过。例如，钾离子通道只允许 K^+ 通过，而不允许 Na^+ 通过。③转运速率高，通道每秒可允许 $10^6 \sim 10^9$ 个特定离子通过。④离子通道不是持续开放的，已经确认的大多数离子通道都有开放构象和关闭构象两种形式，通道的开放与关闭受细胞内外多种因素的调控，这种离子通道称为门控通道（gated channel）。通常，依据门控机制不同，可将门控通道大致分为电压门控通道、配体门控通道和机械门控通道三大类。

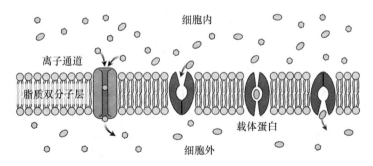

图 3-18　离子通道和载体蛋白工作原理示意图

二、主动运输

主动运输即主动转运，是指跨膜转运的物质逆浓度梯度由低浓度（或低电势）一侧向高浓度（或高电势）一侧的运输过程。由于转运过程是逆浓度差进行的，因此主动运输需要消耗能量才能完成。动植物细胞和微生物细胞进行主动运输的能量可来自腺苷三磷酸（adenosine triphosphate，ATP）、协同运输产生的电势能和光合作用提供的光能等（图3-19）。

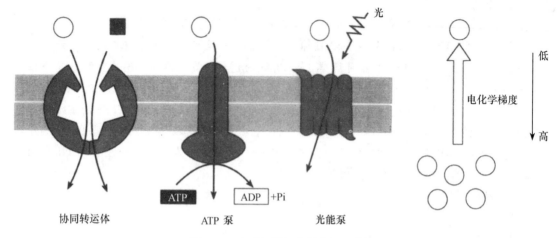

图 3-19 主动运输的能量来源示意图

（一）通过 ATP 提供能量的离子泵运输

通过 ATP 水解提供能量的离子泵是物质跨膜主动运输中最重要的一种。根据离子泵的结构和功能特性，可将其分为四类：P 型离子泵（P-type ion pump）、V 型质子泵（V-type proton pump）、F 型质子泵（F-type proton pump）和 ABC 转运蛋白（ABC transporter）。前三种只转运离子，ABC 转运蛋白则主要转运小分子。P 型离子泵即 P 型 ATP 酶（P-type ATPase），具有酶活性，能够水解 ATP 使自身磷酸化，形成磷酸化的中间体，故称为 P 型离子泵，"P"代表磷酸化。P 型离子泵主要负责 Na^+、K^+、H^+ 和 Ca^{2+} 跨膜梯度的形成和维持。V 型质子泵即液泡质子 ATP 酶（vacuolar proton ATPase）主要是指存在于真核细胞的酸性膜泡（如内体、溶酶体、植物细胞液泡等）膜上的 H^+ 泵，也存在于某些分泌质子的特化细胞（如破骨细胞和肾小管上皮细胞）的质膜上。V 型质子泵也可利用 ATP 水解供能，将 H^+ 逆电化学梯度转运出胞质，使溶酶体、囊泡等形成酸性环境。F 型质子泵又称 F 型 ATP 酶（F-type ATPase），即 ATP 合酶（ATP synthase），主要存在于细菌细胞膜、线粒体内膜和叶绿体膜中，可以水解 ATP 逆电化学梯度转运 H^+，但主要是利用 H^+ 顺电化学梯度通过时所释放的能量，将 ADP 转化成 ATP，偶联 H^+ 转运和 ATP 合成。F 型质子泵在线粒体氧化磷酸化和叶绿体的光合磷酸化中发挥重要作用（详见第五章第一节和第三节）。V 型质子泵与 P 型离子泵最显著的差别是不形成磷酸化中间体。以下分别介绍细胞膜上 P 型离子泵的主要代表钠 - 钾泵（sodium-potassium pump，Na^+-K^+ pump）和钙泵（calcium pump，Ca^{2+} pump），以及 ABC 转运蛋白。

1. 钠 - 钾泵（Na^+-K^+ 泵） 又称钠 - 钾 ATP 酶（Na^+-K^+ ATPase）。1957 年，丹麦科学家斯科（J. C. Skou）从神经细胞膜中分离出负责运输 Na^+ 和 K^+ 的蛋白质——Na^+-K^+ ATP 酶。该酶是一种 ATP 水解酶，可水解 ATP 并释放能量，供离子逆浓度差转运。由于介导 Na^+ 和 K^+ 的跨膜转运均为主动运输，即需要消耗能量，故 Na^+-K^+ ATP 酶又称 Na^+-K^+ 泵。斯科由于对物质跨细胞膜转运研究所做出的突出贡献而获得 1997 年诺贝尔生理学或医学奖。

纯化的 Na^+-K^+ ATP 酶由两个 α 大亚基和两个 β 小亚基组成。α 亚基分子量为 120 000，为多次穿膜蛋白。ATP 和 Na^+ 能与 α 亚基胞内侧区域结合，而 K^+ 和哇巴因（ouabain）（一种 Na^+-K^+ 泵特异性抑制剂）只能与 α 亚基胞外侧区域结合。β 亚基是具有组织特异性的糖蛋白（分子量约为 55 000），虽然不直接参与离子的跨膜运输，但它是 Na^+-K^+ 泵必不可少的组成部分，具体功能尚不清楚。通过观察 Na⁺-K⁺ ATP 酶参与的磷酸化反应，人们发现了 Na⁺-K⁺ ATP 酶的工作原理（图 3-20）。当 Na⁺-K⁺ ATP 酶朝向细胞质一侧时，与 Na⁺ 的亲和力强，能迅速与 3 个 Na⁺ 结合，同时使其 ATP 酶激活，于是水解 ATP，生成 ADP 并释放出磷酸基团（Pi）和能量。Na⁺-K⁺ ATP 酶自身发生磷酸化，随之其构象发生改变，Na⁺ 结合位点转向胞外。这时，Na⁺ 与 α 亚基的亲和力减弱，3 个 Na⁺ 便从转运蛋白（即 Na⁺-K⁺ ATP 酶）上解离，并释放到细胞外。紧接着，α 亚基又与胞外的 2 个 K⁺ 结合，引发 Na⁺-K⁺ ATP 酶的去磷酸化（脱去磷酸基团）和构象改变，进而将 2 个 K⁺ 转运到细胞内。由此可见，Na⁺-K⁺ ATP 酶每完成一次转运过程，就会分别有 3 个 Na⁺ 出胞和 2 个 K⁺ 入胞。使用生物氧化抑制剂（如氰化物）可使 ATP 供能发生障碍，导致 Na⁺-K⁺ATP 酶介导的转运过程立即停止。

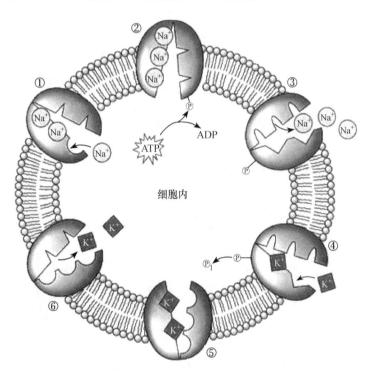

图 3-20 Na⁺-K⁺ ATP 酶工作原理示意图

2. 钙泵（Ca²⁺ 泵） 由 ATP 提供能量进行离子跨膜主动运输的另一个代表是钙 ATP 酶（calcium ATPase），又称 Ca²⁺ 泵（Ca²⁺ pump）。细胞膜上的 Ca²⁺ 泵可将 Ca²⁺ 从胞内泵到胞外；而肌细胞内肌质网上的 Ca²⁺ 泵则可将 Ca²⁺ 从细胞质运回肌质网内，从而使 Ca²⁺ 在细胞质中保持低水平。与 Na⁺-K⁺ 泵结构相似，Ca²⁺ 泵的 α 亚基穿膜次数可达 10 次，这提示从进化角度分析，此类离子泵的来源可能相同。通过比较哺乳动物细胞内外离子浓度发现，细胞内的 Ca²⁺ 浓度约为细胞外 Ca²⁺ 浓度的 1/1000。如此悬殊的浓度差主要是由 ATP 供能的 Ca²⁺ 泵负责维持的。Ca²⁺ 泵的工作原理与 Na⁺-K⁺ 泵一样，也是通过磷酸化和去磷酸化来调节 ATP 酶的构象和活性。

3. ABC 转运蛋白 即 ATP 结合盒蛋白（ATP-binding cassette protein），也是一类 ATP 驱动泵，广泛存在于从细菌到人类的各种生物的细胞膜上，是一个内在膜蛋白超家族。每种 ABC 转运蛋白对于各自的转运底物或底物基团均有特异性。ABC 转运蛋白可介导糖类、脂类、氨基酸分子、重金属离子、无机酸分子、肽、谷胱甘肽衍生物以及生物体内次生代谢物的运输。

ABC 转运蛋白有两个跨膜结构域和两个 ATP 结合域。其中，跨膜结构域可形成底物运输的通道，并决定底物的特异性；位于胞质侧的 ATP 结合域具有 ATP 酶活性，能够催化 ATP 水解，并介导底物的转运。

（二）协同运输

细胞中某些分子的主动运输是由蕴含在某些离子浓度梯度中的势能所驱动进行的。当离子顺浓度梯度进行跨膜运输时，可同时将这些分子进行逆浓度梯度跨膜运输，这种依赖另一种物质的被动运输而进行的主动运输方式称为协同运输（co-transport），又称耦联运输（coupled transport）或共转运。小肠上皮细胞和肾小管上皮细胞吸收葡萄糖和氨基酸的过程属于典型的同向运输（图3-21）。机体为了维持血糖稳定，即使在小肠上皮细胞内的葡萄糖浓度明显高于肠腔时，也需要持续不断地将肠腔内的葡萄糖运输到小肠细胞内。这种逆向运输所需要的能量来自位于肠上皮细胞顶侧面的 Na^+ 转运蛋白。由于肠腔内的 Na^+ 浓度高于肠上皮细胞内的 Na^+ 浓度，使得转运蛋白可以通过被动运输将 Na^+ 顺电势差转运到细胞内。Na^+ 转运蛋白与 Na^+ 结合后发生构象改变，继而能够与葡萄糖结合，并将葡萄糖分子携带到胞内。由于葡萄糖的运输是逆浓度差进行的，是需要能量的过程，故属于主动运输。在肠上皮细胞底侧面，葡萄糖与葡萄糖转运蛋白结合并被运送入血。这一过程是顺浓度差进行的，因此是被动运输。维持 Na^+ 浓度梯度的是小肠上皮细胞膜上的 Na^+-K^+ 泵。Na^+ 与葡萄糖的协同运输对葡萄糖的吸收和体内电解质平衡的维持具有重要的生理学意义。

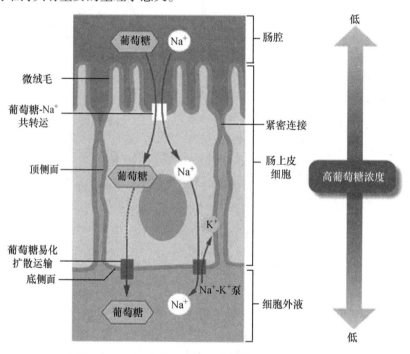

图 3-21　小肠上皮细胞 Na^+ 与葡萄糖的协同运输

从某种意义上说，协同运输消耗的是蕴含在离子浓度梯度中的能量，而维持这种浓度梯度需要 ATP 供能，相当于间接消耗了 ATP。相对于 ATP 提供能量的离子泵所介导的主动运输方式而言，这是一种次级主动运输方式。动物细胞中驱动次级主动运输的通常是 Na^+，植物细胞中则通常是 H^+。

第四节　大分子与颗粒物质的跨膜运输

膜转运蛋白能够介导小分子物质和离子的跨膜运输，但对于大分子以及颗粒物质（如蛋白质、脂类和多糖等物质）的运输，则通常是以膜泡运输（vesicular transport）的方式，即被转运的物质首先被膜包被到小泡（vesicle）中，然后通过膜泡的形成和融合来完成转运过程。细胞摄入大分子和颗粒物质的过程称为胞吞作用（endocytosis）；细胞排出大分子和颗粒物质的过程称为胞吐作用（exocytosis），这些转运过程都涉及膜的融合、断裂、重组和移位，需要消耗代谢能量。

膜泡运输不仅发生在质膜的跨膜运输中，胞内各种膜性细胞器（如内质网、高尔基复合体、溶酶体等）之间的物质运输也是以这种方式进行的。因此，膜泡运输对于细胞内外物质交换和信息交流均有重要作用。本节主要介绍大分子与颗粒物质通过质膜的转运过程。

一、胞吞作用

胞吞作用是细胞膜内陷并包裹细胞外大分子和颗粒物质形成胞吞泡，再脱离细胞膜进入细胞内的转运过程。根据胞吞物质的大小、状态和特异程度等的不同，可将胞吞作用分为三种类型：吞噬作用、胞饮作用和受体介导的胞吞作用。

（一）吞噬作用

细胞将较大的颗粒物质或多分子复合物（如细菌、无机尘粒、细胞碎片等）内吞摄入细胞内的过程，称为吞噬作用（phagocytosis）。被吞噬的颗粒首先吸附在细胞表面，一般认为吸附不具有明显的专一性。随后，吸附区域的细胞膜内陷形成伪足，将颗粒物质包裹后摄入细胞。细胞吞噬大的细胞外颗粒状物质后形成的由膜包裹的结构称为吞噬体（phagosome）（直径＞250 nm）或吞噬泡（phagocytic vesicle）（图 3-22）。

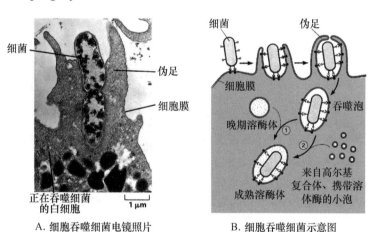

A. 细胞吞噬细菌电镜照片　　B. 细胞吞噬细菌示意图

图 3-22　吞噬作用

吞噬作用在原生动物中广泛存在，是原生动物获取营养物质的重要方式。高等动物和人类体内大多数细胞没有吞噬作用，仅少数几种特化的细胞（如中性粒细胞、单核细胞及巨噬细胞等）具有吞噬功能，其主要作用是吞噬和杀灭病原体、清除损伤和死亡的细胞。这些细胞广泛分布在血液和组织中，在机体防御系统中发挥重要作用。

（二）胞饮作用

细胞摄入细胞外液及可溶性物质的过程，称为胞饮作用（pinocytosis）。胞饮作用是一个非选择性的可连续进行的过程。当细胞周围环境中的某些可溶性物质达到一定浓度时，即可引发胞饮作用，被细胞摄取吞入。胞饮作用通常是从细胞膜上的特殊区域开始的，细胞膜内陷形成小窝并伸出伪足，最后形成含有吞饮物的小泡（直径＜150 nm），称为胞饮体（pinosome）

或胞饮泡（pinocytotic vesicle）（图 3-23）。

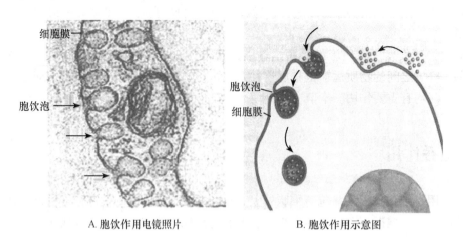

图 3-23　胞饮作用

胞饮现象常发生在能形成伪足或转运功能活跃的细胞，如人体的黏液细胞、毛细血管内皮细胞、小肠上皮细胞、肾小管上皮细胞和巨噬细胞等。胞饮作用是持续发生的，一个巨噬细胞 1 h 吞饮的细胞外液可达细胞体积的 20% ~ 30%，这意味着每分钟就要消耗 3% 的细胞膜。大约半小时，所有质膜就会全部更新一遍。

胞饮泡进入细胞后可与内体或溶酶体融合，继而在内体或溶酶体内大量水解酶的作用下被降解。通过胞饮作用所造成的细胞膜的损失和吞入的细胞外液，可以通过胞吐作用得到补偿和平衡。

案例 3-3

　　患儿，男，5 岁，因突发头晕、呕吐、言语不清、视物模糊、胸闷而就诊。体格检查：患者言语、视物异常，角膜周边有类脂质沉积，跟腱增厚，膝关节、肘关节处有黄色斑块。实验室检查结果显示：高密度脂蛋白偏低，低密度脂蛋白、甘油三酯、总胆固醇水平偏高。判断该患儿很可能发生高胆固醇血症。入院后完善常规检查，结合病史、家族史和症状等分析，确诊为家族性高胆固醇血症。随即将患儿收入院，予以生命体征监测，联合应用阿托伐他汀和依折麦布治疗。14 天后，患儿症状消失出院。

　思考题：
　　1. 家族性高胆固醇血症的发病机制是什么？
　　2. 临床能否完全治愈本病？

（三）受体介导的胞吞作用

受体介导的胞吞（receptor-mediated endocytosis）作用是细胞通过受体的介导，高效摄取细胞外特定大分子物质的过程。理论上，简单的胞饮泡即可摄取细胞外液中的任何分子并将其运输至细胞内。然而，对大多数动物细胞而言，通过网格蛋白（clathrin）包被囊泡进行的胞饮作用是摄取大分子物质的主要途径。这些大分子与细胞表面的受体结合，在网格蛋白包被囊泡的帮助下以受体 - 配体复合体的形式进入细胞（图 3-24）。此过程能选择性地吞入细胞外液中含量很低的成分，并能避免摄入过多的液体。与非特异性胞吞作用相比，受体介导的胞吞作用可使吞噬效率提高 1000 多倍。

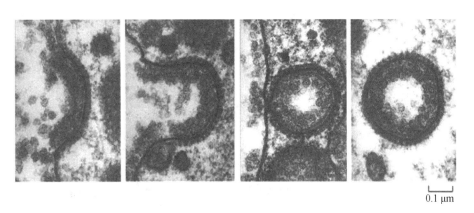

图 3-24　受体介导的胞吞过程电镜照片

1. 有被小窝和有被小泡的形成　细胞膜上有多种配体的受体，如激素受体、生长因子受体、酶和低密度脂蛋白（low-density lipoprotein，LDL）受体等。受体集中在质膜的特定区域，电镜下可见这些区域向胞质侧凹陷，直径为 50～100 nm，凹陷处的质膜内表面覆盖有一层毛刺状电子致密物，称为有被小窝（coated pit）。毛刺状电子致密物主要包括网格蛋白和衔接蛋白。有被小窝具有富集受体的功能，该处集中的受体浓度是质膜其他部位的 10～20 倍。有被小窝形成后可进一步内陷，与质膜断离后，即形成有被小泡（coated vesicle）进入细胞。

有被小窝和有被小泡的外被是五边形或六边形的网篮状结构（图 3-25A），称为网格蛋白，又称成笼蛋白。网格蛋白是一种进化上高度保守的蛋白质，由一条分子量为 180 000 的重链和一条分子量为 35 000 的轻链组成二聚体。3 个二聚体形成网格蛋白分子的六聚体——三脚蛋白复合体（triskelion）（图 3-25B、C）。三脚蛋白复合体是形成包被的基本结构单位，具有自我装配的能力。许多三脚蛋白复合体能自动组装成封闭的网篮状结构（图 3-25D）。

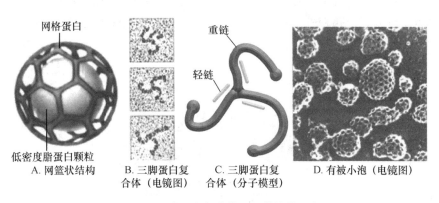

网格蛋白　　　　　　　　　　　　重链

　　　　　　　　　　　　　　　　轻链

低密度脂蛋白颗粒
A. 网篮状结构　　B. 三脚蛋白复　　C. 三脚蛋白复　　D. 有被小泡（电镜图）
　　　　　　　　合体（电镜图）　　合体（分子模型）

图 3-25　三脚蛋白复合体及网篮结构示意图

网格蛋白的作用主要是牵拉细胞膜向内凹陷，并参与摄取特定的膜受体，使其聚集于有被小窝。在受体介导的胞吞过程中，网格蛋白没有特异性，其特异性受衔接蛋白（adaptin）的调节。衔接蛋白是有被小泡包被的另一种组成成分，介于网格蛋白与配体 - 受体复合物之间，参与包被的形成并起连接作用（图 3-26）。目前已发现细胞内至少有 4 种不同的衔接蛋白，可特异性地结合不同种类的受体。

2. 无被小泡形成并与内体融合　有被小窝逐渐凹陷并从细胞膜上缢断而形成有被小泡，这一过程还需要一种小分子 GTP 结合蛋白——发动蛋白（dynamin）的参与。发动蛋白可自行组装成领圈样结构环绕在内陷的有被小窝颈部，并能水解与其结合的 GTP，引起有被小窝构象改变，从而使内陷的有被小窝从细胞膜上缢断后形成网格蛋白有被小泡。有被小泡一旦从细胞膜上脱离下来，就会很快脱去包被而变成光滑的无被小泡。随之，网格蛋白被送回到细胞膜下方，重新参与形成新的有被小窝（图 3-26）。

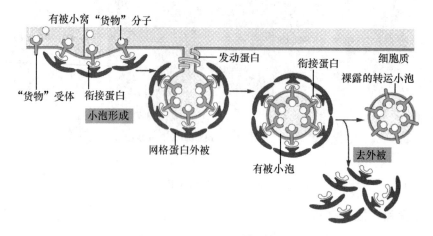

图 3-26   有被小泡的形成过程示意图

然后，无被小泡便与早期内体（early endosome）融合。内体是动物细胞中经胞吞作用而形成的一种含有胞吞物质的由膜包围的囊泡，可将胞吞物质运输到溶酶体降解。内体膜上有 H^+ 泵，可将胞质中的 H^+ 泵入内体腔中，使腔内 pH 下降至 5 ~ 6。在内体的酸性环境中，配体与受体间的亲和力发生改变而彼此解离。受体与配体解离后，内体以出芽的方式将受体运回质膜，以备循环利用。同时，含有配体的内体可与溶酶体融合，配体在溶酶体酶的作用下被降解。

3. LDL 受体介导的胞吞作用   胆固醇是一种构成细胞膜的脂质成分，也是合成胆汁、类固醇激素等的原料。动物细胞可通过受体介导的胞吞作用摄入所需的大部分胆固醇。血液中的胆固醇多以 LDL 的形式存在和运输。LDL 是直径为 20 ~ 25 nm 的球形颗粒，颗粒中心约含有 1500 个酯化胆固醇分子，颗粒外层包裹着由磷脂分子和游离胆固醇分子组成的单层膜，膜上镶嵌有载脂蛋白（图 3-27）。

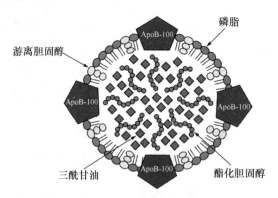

图 3-27   低密度脂蛋白颗粒

当细胞需要胆固醇时，通常先合成 LDL 受体并嵌入细胞膜的有被区域；然后，细胞外液中的 LDL 颗粒与有被小窝处的 LDL 受体特异性结合，诱发有被小窝不断内陷；与此同时，环绕在内陷的有被小窝颈部的领圈样发动蛋白可水解与其结合的 GTP，继而引起其构象改变，使内陷的有被小窝从细胞膜上缢断而形成直径为 50 ~ 250 nm 的有被小泡（图 3-28）。这一过程表明，受体介导的胞吞作用是耗能的主动运输过程。

有被小泡可迅速脱去网格蛋白包被而形成无被小泡，继而与细胞内的内体融合。在内体的酸性（pH 5 ~ 6）环境中，LDL 颗粒与 LDL 受体解离，形成两个分别包含有 LDL 受体和 LDL 颗粒的囊泡。前者返回细胞膜的有被区域，参与受体再循环；后者与溶酶体融合，在溶酶体

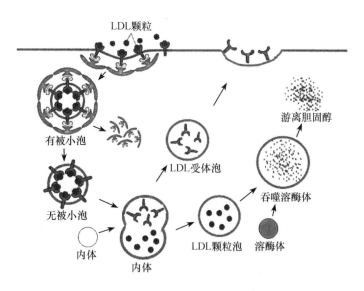

图 3-28　LDL 受体介导的胞吞过程示意图

内，LDL 颗粒被酸性溶酶体酶降解成游离胆固醇供细胞利用。当细胞内的游离胆固醇含量过多时，细胞可通过反馈调节机制，抑制胆固醇和 LDL 受体的合成，从而将胆固醇维持在恒定的正常水平。正常人每天约有 45% 的 LDL 被降解，其中 2/3 经由受体介导的胞吞途径被降解利用。如果这一过程受阻，则血液中的胆固醇含量可升高，进而容易导致动脉粥样硬化。

动物细胞中除 LDL 外，还有 50 种以上的蛋白质、激素、生长因子、淋巴因子以及铁、维生素 B_{12} 等许多重要物质的摄入都是依赖受体介导的胞吞作用完成的。流感病毒和人类免疫缺陷病毒（human immunodeficiency virus，HIV）也是通过细胞的这种胞吞作用而侵犯人体免疫细胞的。另外，肝细胞从肝血窦向胆小管转运 IgA 也是通过这种方式进行的。

二、胞吐作用

细胞将自身合成的物质（如肽类激素、酶类和细胞因子等）运出细胞，或将细胞内代谢废物释放到细胞外的过程，称为胞吐作用（exocytosis），又称出胞作用。胞吐作用是一种与胞吞作用相反的运输过程。出胞的物质首先由内膜包裹形成膜泡，膜泡可逐渐移向细胞膜并与之融合，继而将膜泡内物质释放到细胞外。根据作用方式不同，可将胞吐作用分为连续性分泌和受调分泌两种形式。

（一）连续性分泌是细胞不受调节持续不断的分泌过程

连续性分泌（constitutive secretion）又称固有分泌，是指分泌蛋白质在粗面内质网合成后被转运到高尔基复合体进行再加工、修饰、归类分选，形成分泌泡，随即被送至细胞膜，并与细胞膜融合，最终被释放到细胞外的过程。这是一个持续不断的动态过程，仅受到细胞内部的质量监控，不受细胞外信号调节因素的作用。连续性分泌途径普遍存在于动物细胞内，分泌蛋白质（如免疫球蛋白、白蛋白、补体、内质网驻留蛋白、膜蛋白和细胞外基质各组分等）都是通过这种方式分泌出去的（图 3-29）。

（二）受调分泌是由细胞外信号调控的选择性分泌过程

受调分泌（regulated secretion）是指分泌蛋白质合成后先储存于分泌泡中，只有当细胞受到细胞外信号作用（如激素刺激引起细胞内 Ca^{2+} 浓度瞬间升高）时，才能启动胞吐过程，使分泌泡与细胞膜融合，将分泌物释放到细胞外（图3-29）。这种分泌途径只存在于某些能分泌激素、消化酶和神经递质等物质的特化细胞内。神经突触和内分泌细胞的分泌过程即属于典型的受调分泌。

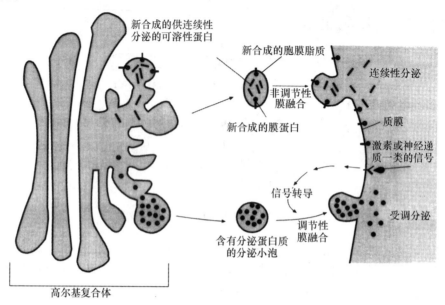

图 3-29　连续性分泌和受调分泌示意图

第五节　细胞膜与医学

细胞的各种生命现象有赖于细胞膜结构和功能的完整性。细胞膜中任何成分的改变和功能异常，均可导致细胞发生病变，甚至造成机体功能紊乱，进而导致疾病的发生。

一、转运蛋白缺陷与胱氨酸尿症

胱氨酸尿症（cystinuria）是一种遗传性膜运输异常疾病，是由患者肾小管上皮细胞的膜转运蛋白缺陷，导致肾小管对胱氨酸、赖氨酸、精氨酸及鸟氨酸的重吸收障碍而造成的疾病。患者肾小管上皮细胞的胱氨酸载体蛋白发生变化，可使肾小球滤出至原尿中的胱氨酸、赖氨酸、精氨酸和鸟氨酸四种氨基酸的重吸收出现障碍，导致随尿液排出的这四种氨基酸过多，使患者血液中相应氨基酸含量显著降低，而尿液中这几种氨基酸的含量增高。胱氨酸不易溶于水，当患者每日尿量中的胱氨酸达到一定程度时，尿液中的胱氨酸就会形成晶体，导致尿路结石，易引起肾损伤。同时，患者小肠黏膜上皮细胞的主动运输机制可能也有类似缺陷。但这种膜转运蛋白缺陷一般不造成营养不良，而是以肾结石引起的肾功能损伤为主要临床表现。

二、载体蛋白功能缺陷与肾性糖尿

正常情况下，葡萄糖经肾小球滤过后，绝大部分在近端肾小管通过葡萄糖转运蛋白被重吸收。原发性肾性糖尿（renal glycosuria）是由于患者肾小管上皮细胞膜上的葡萄糖转运蛋白功能缺陷，导致葡萄糖的重吸收出现障碍，使得机体在血糖正常的情况下，其尿液中出现葡萄糖。

三、膜受体异常与疾病

细胞膜受体在物质跨膜运输、细胞外信号转导、细胞识别和免疫等过程中起着非常重要的作用。膜受体结构或功能一旦发生异常，就会引发代谢物质蓄积、细胞生命活动调节紊乱，导致疾病的发生。

重症肌无力（myasthenia gravis）是一种累及神经肌肉接头处突触后膜乙酰胆碱受体的自身免疫性疾病，临床表现为不同程度的肌无力，其中以眼肌、面肌和咀嚼肌首先受累。虽然患者体内的 N 型乙酰胆碱受体（acetylcholine receptor，AChR）含量正常，但是机体产生了抗神经肌肉接头处突触后膜乙酰胆碱受体（AChR）的自身抗体。自身抗体能与神经肌肉接头处突触后膜上的受体结合，导致乙酰胆碱不能与其受体结合，从而阻碍乙酰胆碱作为神经递质的作用；如果病情持续发展，则自身抗体可以促使乙酰胆碱受体分解，使患者体内的乙酰胆碱受体数量显著减少，导致疾病进一步恶化。乙酰胆碱是重要的神经递质，可参与神经系统的信号传递。缺乏乙酰胆碱的刺激可引发肌肉收缩障碍，即临床上所谓的重症肌无力。

四、ABC 转运蛋白与耐药性

ABC 转运蛋白与某些肿瘤细胞产生耐药性有关。真核细胞中最早被鉴定出的 ABC 转运蛋白就是从肿瘤细胞和耐药性培养细胞中发现的。研究表明，这类 ABC 转运蛋白在多种肿瘤细胞中呈高表达，能利用水解 ATP 释放的能量将脂溶性抗肿瘤药物从细胞内转运出去，从而使细胞内的药物浓度降低，导致肿瘤细胞耐药性增强而降低患者的化疗效果，故又称为多药耐药蛋白（multidrug resistance protein）。

疟疾的病原体是疟原虫。奎宁治疗疟疾的历史悠久，但由于其抗疟作用弱而不良反应较多，现已很少用。长期使用此类药物后，有相当一部分疟原虫可对奎宁类药物产生比较强的耐药性。研究发现，疟原虫的这种耐药性与其细胞膜上的 ABC 转运蛋白高表达有关。

知识拓展

我国科学家在 ABC 转运蛋白方面的研究成果

中国科学院院士、香港科学院创院院长、香港大学前校长徐立之教授由于在囊性纤维化（cystic fibrosis）的病因研究方面所做出的贡献而荣获 2018 年华伦·阿尔波特基金会奖。

囊性纤维化是一种全身性分泌腺失调引起的致死性常染色体隐性遗传病，主要累及外分泌腺和呼吸道、消化道及生殖道的上皮。1989 年，徐立之教授及其团队发现了首个与囊性纤维化连锁的 DNA 标记，并在人类第 7 号染色体长臂上找到了有关基因，还成功地将导致囊性纤维化的致病基因分离出来。该基因被命名为囊性纤维化跨膜转导调节因子（cystic fibrosis transmembrane conductance regulator，CFTR）基因。CFTR 是一种 ABC 转运蛋白，常位于肺、汗腺和胰腺等上皮细胞的顶端（游离面），可调节 Cl^- 的转运。徐立之教授的研究成果是人类遗传学上的重要突破。

思 考 题

1. 从人们对生物膜的认识过程来看，生物膜的结构模型经历了哪些演化过程？

2. 影响膜流动性的因素有哪些？

3. Na^+-K^+ 泵的工作原理是什么？有什么生物学意义？

4. 简述胞吞作用的类型及其功能。

5. 通常，低钾血症不宜进食甜食或水果。因为当糖转移到细胞内后，钾离子也会随之转移到细胞内，从而加重低钾血症。健康人也应注意日常合理饮食，平衡膳食，注意营养的合理搭配，避免大量进食高糖类食物，以避免低钾血症的发生。请运用细胞膜与物质运输方面的知识解释其原因。

（聂晨霞）

第四章

细胞内膜系统

案例 4-1

患者，男性，72岁，因进行性记忆力减退3年，症状加重伴生活不能自理6个月，由家人陪伴到医院就诊。患者既往有10年糖尿病史；3年前出现记忆问题，起初表现为记不住人，之后发展为出门经常忘带钥匙，有时甚至找不到回家的路。近3个月来，患者出现步态不稳，容易发脾气，行为怪异，甚至连进餐也要家人督促，情感淡漠。实验室检查：空腹血糖11 mmol/L；头颅磁共振成像检查未发现卒中病灶，但显示重度脑萎缩。初步诊断为阿尔茨海默病（Alzheimer's disease, AD）。

问题：

1. 阿尔茨海默病的发生与内膜系统改变有什么关系？
2. 内质网应激在本病发病过程中可能的作用机制是什么？

在真核细胞的细胞质中，存在许多形态与功能各异的膜性结构，称为细胞器（organelle）。内膜系统（endomembrane system）是指位于细胞质内，在结构、功能甚至发生上有密切联系的膜性结构的总称，包括内质网、高尔基复合体、溶酶体、过氧化物酶体等细胞器以及各种转运小泡（囊泡）及核膜等膜结构。它们之间密切配合，共同完成蛋白质、脂类和糖类的合成、修饰加工、包装、运输及各种质量监控（图4-1）。

作为真核细胞区别于原核细胞的重要标志之一，内膜系统的产生是在漫长的历史演化过程中，细胞内部结构不断分化、完善和生理功能逐渐提高的结果。内膜系统的出现具有重要的生物学意义：①有效地增加了细胞内膜的表面积，并在细胞内形成了一个个相互独立的膜性区室（compartment），使细胞内不同的生理和生化过程能彼此相对独立、互不干扰地进行，极大提高了细胞的整体代谢水平和功能效率；②内膜系统各成员间通过形成转运囊泡进行彼此间的物质和信息交流，使细胞内一系列生命活动能够有序、稳定地进行；③当转运囊泡穿梭于各种膜性结构之间进行物质转运时，内膜系统各成员之间及细胞膜成分也得到了不断的更新、重组；④各种膜性转运囊泡在内膜系统和细胞膜之间进行的物质转运，使细胞与外部环境相互联系，最终表现为细胞内在结构和功能的整体性及其与外部环境之间相互作用的高度统一性。

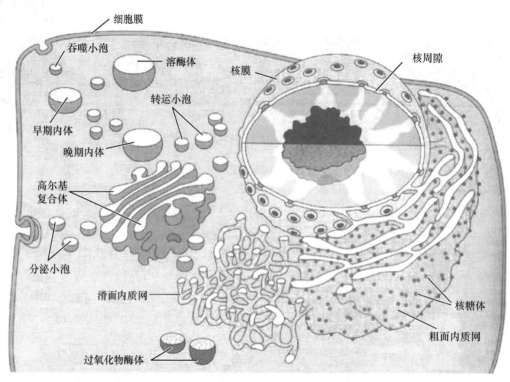

图 4-1　细胞内膜系统模式图

第一节　内　质　网

　　1945 年，波特（K. R. Porter）等在电镜下观察体外培养的小鼠成纤维细胞时发现，在细胞质内广泛分布着由小管、小泡连成的网状结构，由于其集中分布于靠近细胞核附近的细胞质（内质）区域，因此将其命名为内质网（endoplasmic reticulum，ER）（图 4-2）。现已证实，内质网广泛分布于除哺乳动物成熟红细胞以外所有真核细胞的细胞质内，并非局限分布于细胞质的内质区，而是常会延伸到靠近细胞膜的外质区。虽然内质网体积仅占细胞总体积的 10%，但其膜面积很大，通常可占整个细胞膜系统的 50% 左右。

一、内质网的化学组成

　　内质网膜的主要化学成分是脂质和蛋白质。脂质含量为 30% ~ 40%，蛋白质含量为 60% ~ 70%。

　　内质网膜上所含的蛋白质及酶类种类多样，其中酶类有 30 种以上。根据其功能特性，大致分为以下几种类型：①与解毒功能有关的酶类，主要由细胞色素 P450、NADPH- 细胞色素 c 还原酶、NADH- 细胞色素 b5 还原酶、细胞色素 b5 等构成；②与脂质代谢相关的酶类，如脂酰 CoA 连接酶、胆固醇羟基化酶、磷脂转位酶等；③与糖代谢有关的酶类，主要包括：葡糖 -6- 磷酸酶（glucose-6-phosphatase，G-6-P）、β- 葡糖醛酸酶、葡糖醛酸转移酶和 GDP- 甘露糖基转移酶。其中，G-6-P 被视为内质网的重要标志酶。此外，还有参与蛋白质加工和转运的多种酶类。

　　在内质网腔中普遍存在着一类网质蛋白（reticuloplasmin）。其共同特点是多肽链羧基端均含一个由 4 种氨基酸残基构成的驻留信号（retention signal），如 KDEL（Lys-Asp-Glu-Leu，即

赖氨酸 - 天冬氨酸 - 谷氨酸 - 亮氨酸）或 HDEL（His-Asp-Glu-Leu，即组氨酸 - 天冬氨酸 - 谷氨酸 - 亮氨酸）四肽信号。内质网驻留信号通过识别受体并与之结合而使蛋白质驻留在内质网中，或者引导蛋白质由高尔基复合体返回并驻留在内质网中。网质蛋白的主要功能是参与蛋白质的正确折叠和转运，目前已知的网质蛋白主要有以下几种。

1. 免疫球蛋白重链结合蛋白质　免疫球蛋白重链结合蛋白质（immunoglobulin heavy chain binding protein，BiP）是一类单体非糖蛋白，与热激蛋白 70（heat shock protein 70，Hsp70）是同源蛋白。其主要功能是阻止蛋白质的聚集或不可逆变性，并协助蛋白质折叠。其作用机制与热激蛋白类似，能特异性识别新生肽链或部分折叠的多肽链并与之结合，从而帮助这些多肽折叠、装配和转运。其本身不参与最终产物的形成，故将此类分子称为分子伴侣（molecular chaperone）。

2. 钙网蛋白　钙网蛋白（calreticulin）是一种普遍存在于内质网中的钙结合蛋白。钙网蛋白具有一个高亲和性和多个低亲和性的钙离子结合位点，主要在调节钙平衡、蛋白质的折叠和加工、血管发生、抗原呈递和细胞凋亡等方面发挥作用。

3. 葡萄糖调节蛋白 94　葡萄糖调节蛋白 94（glucose regulated protein 94，GRP94）是一种广泛分布于真核细胞内的二聚体糖蛋白，是内质网的标志性分子伴侣。其主要功能是参与新生肽链的折叠和转运。

4. 钙联蛋白　钙联蛋白（calnexin）是一种钙离子依赖的凝集素样分子伴侣蛋白。其功能是与未完成折叠的新生蛋白质的寡糖链结合，避免蛋白质的凝集及泛素化，并阻止未完全折叠的蛋白质离开内质网。

5. 蛋白质二硫键异构酶　是多肽链中不同半胱氨酸之间二硫键（S—S）形成时蛋白质折叠的一个重要组成部分。蛋白质二硫键异构酶（protein disulfide isomerase，PDI）可催化蛋白质中二硫键的形成，从而保证蛋白质的正常折叠。

二、内质网的形态结构和类型

内质网是由一层平均厚度为 5 ~ 6 nm 的单位膜围成的管状、泡状和囊状结构，这些结构彼此连通构成一个连续的、内腔相通的膜性网状系统。内质网在靠近细胞膜的部分可与细胞膜内褶相连，在靠近细胞核的部位可与外核膜相连。

不同细胞或同种细胞在不同的生理功能状态下，内质网的形态、数量及分布差异很大。例如，鼠肝细胞中存在管状、泡状和囊状的内质网，但睾丸间质细胞中大部分为小管或小泡状的内质网（图 4-2A）。内质网的发达程度可以作为判断细胞分化程度和功能状态的形态学指标之一。通常情况下，已分化细胞的内质网较为发达，而胚胎期细胞内质网相对不发达，结构简单。但随着细胞的逐渐分化，内质网数目逐渐增多，结构也越来越复杂，由单管状到复管状，或者从疏网状到密网状，膜上的核糖体数量也逐渐增多。

根据是否有核糖体附着，可将内质网分为粗面内质网（rough endoplasmic reticulum，RER）和滑面内质网（smooth endoplasmic reticulum，SER）两种基本类型。

（一）粗面内质网

粗面内质网多呈扁平囊状，排列整齐，因膜表面有核糖体颗粒附着而得名。作为一种功能性复合体，粗面内质网主要与外输性蛋白质的合成有关。因此，在胰腺细胞、浆细胞等有分泌功能的细胞中，粗面内质网发达；而在胚胎细胞、肿瘤细胞和未分化的细胞中，则粗面内质网不发达。

粗面内质网虽然需要在电镜下才能观察到，但当细胞质内存在大量粗面内质网时，在光镜下仍可观察到细胞质的强嗜碱性染色效果。例如，神经元胞质内的尼氏体（Nissl body）、浆细胞胞质内的嗜碱性物质以及胰腺外分泌细胞胞质内的嗜碱性物质等。这些嗜碱性染色物质实际上是附着在粗面内质网上的核糖体在合成蛋白质时结合了大量嗜碱性核酸的缘故。

核糖体（ribosome）是普遍存在于原核细胞和真核细胞内的核糖体蛋白复合物，是细胞内蛋白质合成的场所。电镜下可见，核糖体直径为 15 ~ 25 nm，由大、小两个亚基构成。真核细胞核糖体大亚基为 60S，由 3 种大小不等的 rRNA（5S rRNA、5.8S rRNA 和 28S rRNA）和 40 多种蛋白质组成；小亚基为 40S，由 18S rRNA 和 30 多种蛋白质构成。核糖体通常以大、小亚基的形式存在于细胞质中。只有在合成蛋白质时，大、小亚基才组装成核糖体；蛋白质合成结束后，大、小亚基又解离。

真核细胞内的核糖体包括两种类型：一类是附着在内质网膜和外核膜表面的核糖体，称附着核糖体（membrane-bound ribosome）；另一类是游离在细胞质基质中的核糖体，称为游离核糖体（free ribosome）。在蛋白质的合成过程中，都不是以单个核糖体的形式进行的，而是由 mRNA 将多个核糖体串联形成具有蛋白质合成功能的多聚核糖体（polyribosome），从而显著提高了蛋白质的合成速率。

（二）滑面内质网

滑面内质网多为分支的小管、小泡，很少扩大形成扁囊（图 4-2B）。小管直径为 50 ~ 100 nm，膜厚度为 4 ~ 5 nm。它们相互连接成网，在一定部位可与粗面内质网、核膜及高尔基复合体相连，偶尔可见其与质膜相连。光镜下，由于细胞质基质和滑面内质网均为嗜酸性，因此通过苏木精 - 伊红染色（hematoxylin-eosin staining）不易识别滑面内质网。通常，滑面内质网含量丰富的细胞有胃壁细胞、睾丸间质细胞、黄体细胞和肾上腺皮质细胞等。滑面内质网是一种多功能细胞器，在不同细胞或不同状态下的同种细胞内，其形态、分布和发达程度差异较大。例如，肌细胞中的肌质网（sarcoplasmic reticulum）是一种特化的滑面内质网，它们在肌原纤维中连成网状结构（图 4-2C）。另外，在肝细胞和分泌类固醇激素的细胞中，滑面内质网的含量也较高。

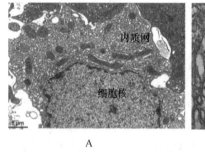
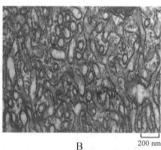
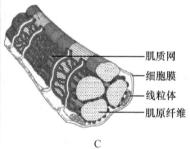

图 4-2　内质网的形态结构
A. 睾丸间质细胞内质网透射电镜图；B. 滑面内质网透射电镜图；C. 横纹肌细胞肌质网立体结构模式图

两种类型的内质网在不同组织细胞中的分布状况有所不同。有的细胞内均为粗面内质网；有的则全部为滑面内质网；有的细胞内则两者皆有，但其比例不同，且可随细胞的发育阶段、功能状态的不同而相互转化。

除上述两种基本类型的内质网外，在某些特殊组织细胞内还存在一些由内质网局部分化、衍生而来的异型结构，如视网膜色素上皮细胞中的髓样体（myeloid body）、生殖细胞、快速增殖细胞、某些哺乳类动物的神经元和松果体细胞，以及某些癌细胞中的环孔片层（annulate lamella）等。

在细胞匀浆和差速离心过程中，常可获得直径约为 100 nm 的球囊状封闭小泡，称为微粒体（microsome），其实质是由破损的内质网自我融合形成的特殊结构。微粒体包括粗面微粒体和滑面微粒体。粗面微粒体表面有核糖体附着，具备合成蛋白质等粗面内质网的基本功能；滑面微粒体一部分来自滑面内质网，另一部分可能来自细胞膜、高尔基复合体或其他细胞器的碎片。目前有关内质网膜的化学组成与生理功能的认识大多来自微粒体的生理和生化分析结果。

三、内质网的功能

（一）粗面内质网的主要功能

粗面内质网的主要功能是参与蛋白质的合成、修饰、加工、分选及转运。

1. 参与蛋白质的合成　核糖体是细胞内蛋白质合成的唯一场所。所有蛋白质的合成均起始于细胞质中的游离核糖体。蛋白质合成起始后的后续多肽链合成，则以两种方式进行：①内源性蛋白质，包括分布于细胞质基质中的驻留蛋白、定位于细胞核的核蛋白，以及线粒体中由核基因组编码的蛋白质等。内源性蛋白质的合成始终在游离核糖体上进行。②外运性蛋白质，外运性蛋白质在游离核糖体上进行蛋白质合成起始后，核糖体转移到粗面内质网上，进行后续多肽链的合成。这类蛋白质包括：分泌到细胞外的分泌蛋白质，如肽类激素、细胞因子、抗体和消化酶等；驻留蛋白，即那些定位在内质网、高尔基复合体和溶酶体等细胞器腔内的可溶性驻留蛋白；膜蛋白，这类蛋白质合成后先嵌入到内质网膜，随着膜性结构的移行和转换而最终到达其他膜系统的各个区域（包括细胞膜），成为整合膜蛋白，如膜抗原、膜受体等。因此，粗面内质网的主要功能之一就是为外运性蛋白质的合成提供核糖体附着的支架结构。关于核糖体如何附着到内质网膜，以及新生蛋白多肽链如何穿越内质网膜而转移到内质网腔，信号假说（signal hypothesis）提出了一个合理的解释。

（1）信号肽指导粗面内质网上蛋白质多肽链的合成：1971 年，科学家布洛贝尔（G. Blobel）等提出了蛋白质分选的信号假说，认为引导蛋白质多肽链在粗面内质网上合成的决定因素是合成的多肽链氨基端（N 端）的一段特殊序列，即信号肽（signal peptide）或信号序列（signal sequence）。信号肽是由数目和种类各异的氨基酸组成的一段疏水氨基酸序列。信号肽引导蛋白质多肽链穿越内质网膜的基本过程如图 4-3 所示。

1）分泌蛋白质新生多肽链的合成：始于细胞质中的游离核糖体。当新生多肽链 N 端的信号肽被翻译后，就会立即被细胞质中的信号识别颗粒（signal recognition particle，SRP）识别并结合。SRP 是由 1 个 7 S RNA 和 6 个蛋白质亚基构成的复合体（图 4-3A）。SRP 的一端与信号肽结合，另一端显然可与核糖体结合并占据核糖体的氨酰 tRNA 结合位点（简称 A 位），阻止下一个氨酰 -tRNA 进入核糖体，从而使多肽链的合成暂时停止。

2）新生多肽链的延伸：SRP- 核糖体复合体与内质网膜上的信号识别颗粒受体（signal recognition particle receptor，SRP receptor）结合，将核糖体锚泊在内质网膜上，SRP 随之从复合物中解离并返回到细胞质中循环使用。此时，因 SRP 与核糖体结合而导致多肽链合成的暂时阻遏作用消失，使多肽链延伸得以继续（图 4-3B）。SRP 受体是位于内质网膜上的整合膜蛋白，因其功能是通过识别 SRP 而将核糖体附着到内质网上，因此又称停靠蛋白（docking protein）。

3）新生多肽链穿膜进入内质网腔：新生多肽链通过核糖体大亚基中央管和转运体共同形成的通道穿膜而进入内质网腔。信号肽进入内质网腔后，可被内质网膜腔面的信号肽

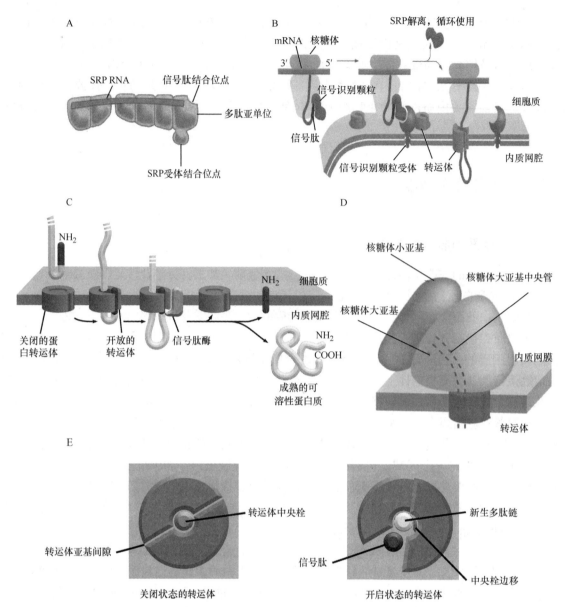

图 4-3　信号肽引导核糖体附着和新生多肽链的穿膜转移示意图

A. SRP 结构示意图；B. 信号肽和 SRP 引导核糖体到达内质网；C. 新生多肽链穿越内质网膜进入内质网腔；
D. 转运体与核糖体大亚基中央管形成的多肽链转移通道；E. 转运体结构断面示意图

酶（signal peptidase）切除，使新生多肽链继续延伸，直至翻译完成（图 4-3C、D）。转运体（translocon, translocator）是一种位于粗面内质网膜上的膜蛋白复合体，可形成外径约为 8.5 nm、中央孔直径约为 2 nm 的亲水性通道。信号肽与转运体结合后可以诱导该通道的开启，使得新生多肽链能穿越内质网膜而进入内质网腔（图 4-3E）。

4）多肽链合成完成并转运至内质网腔后，转运即结束。然后，核糖体大、小亚基解聚，并从内质网膜上解离，重新回到细胞质基质中。此时，转运体的通道关闭。

（2）信号肽引导内质网穿膜蛋白的插入转移：并非所有进入内质网的蛋白质都释放进入内质网腔，某些蛋白质可作为跨膜蛋白嵌入内质网膜中，这些蛋白质的转运过程比可溶性蛋白更复杂。单次穿膜蛋白插入内质网膜由两种机制介导。①新生多肽链共翻译插入（co-translational insertion）转移：在新生单次穿膜蛋白多肽链中，除有一个 N 端起始转移序列（start transfer sequence）的信号肽外，还有一段疏水序列，即停止转移序列（stop transfer sequence），该序列与内质网膜有极强的亲和力。在信号肽引导蛋白质多肽链转移的过程中，当停止转移序列进入转运体后，转运体即被钝化而终止多肽链的转移。终止信号序列从转运通道释放并漂移到脂质双层中，在内质网膜上形成一个单次穿膜 α 螺旋结构区。N 端的信号序列也从通道释放进入脂质双层并被切除。蛋白多肽链的 N 端位于脂质双层的腔面，而 C 端位于胞质溶胶面，这个转运蛋白最终成为一个插入膜中的跨膜蛋白（图 4-4A）。②内信号肽（internal signal peptide）介导的插入转移：内信号肽位于多肽链的中间，同样具有引导肽链合成的功能。随着肽链的延伸，当内信号肽序列到达转运体时，即停留在脂质双层中，形成单次穿膜 α 螺旋结构。该过程插入的内信号肽能以不同方向进入转运体。如果内信号肽疏水核心区 N 端带正电荷的氨基酸数量多于 C 端，则蛋白质插入后 C 端进入内质网腔面；反之，则 N 端进入内质网腔面。

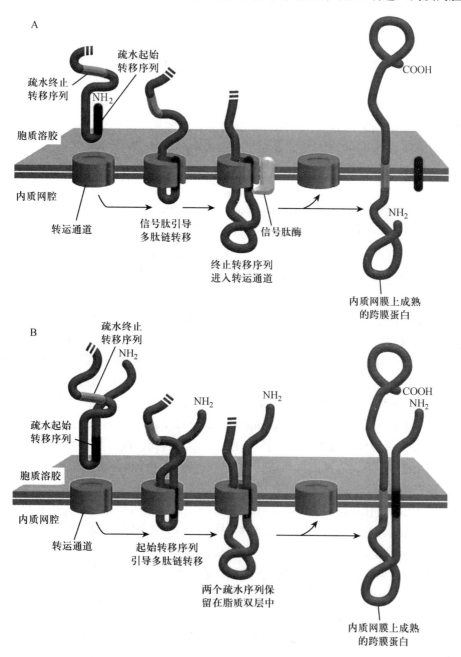

图 4-4　信号肽指导内质网穿膜蛋白的插入转移示意图
A. 单次穿膜蛋白插入内质网膜；B. 两次穿膜蛋白插入内质网膜

　　多次穿膜蛋白的转移和插入过程虽然比单次穿膜蛋白复杂，但二者的穿膜机制类似。多次穿膜蛋白以内信号肽为起始转移信号，通常有两个或两个以上的疏水起始转移序列和停止转移序列，内信号肽的起始转移序列不会从多肽链中被切除。疏水信号序列被认为是成对起作用的，一个起始转移序列启动转运，然后持续作用，直至遇到一个终止转移序列为止。这两个疏水序列保留在脂质双层中，而且保持α螺旋（图4-4B）。在复杂的多次穿膜蛋白的插入转移过程中，需要更多的起始和终止转移序列成对起作用；一个序列重新启动这条多肽链的转运，另一个序列终止转运并引发多肽链释放；这样反复进行起始和终止，在多次穿膜的蛋白质合成的同时，就一次又一次地镶嵌在脂质双层中，形成多次穿膜蛋白。

知识拓展

信号肽的发现

科学家布洛贝尔（G. Blobel）于1971年首次提出信号假说，之后又在大量实验的基础上，详细描述了蛋白质转运过程的具体步骤：首先，核糖体合成蛋白质；其次，信号肽引导核糖体定位于内质网；最后，不断延伸的蛋白质多肽链穿过膜通道进入内质网腔，随即信号肽被切除。由于在细胞内蛋白质转运的信号理论和分子机制方面做出的杰出贡献，布洛贝尔于1999年获得诺贝尔生理学或医学奖。

2. 帮助新合成蛋白质正确折叠与装配　蛋白质结构与功能的稳定性在很大程度上取决于其空间构型。内质网作为蛋白质合成的重要场所，在对所合成蛋白质进行质量监控的同时，还能帮助新合成的蛋白质按一定的方式折叠成高级的三维空间结构。内质网含有丰富的氧化型谷胱甘肽（oxidized glutathione），有利于多肽链上半胱氨酸残基间形成二硫键；蛋白质二硫键异构酶附着在内质网膜腔面，可显著加快二硫键的形成和肽链的折叠速度；内质网中的GRP94、钙网蛋白等网质蛋白，可通过识别并结合未折叠或错误折叠的蛋白质，使之暂时停留在内质网腔，待正确折叠后再将其运出。某些情况（如缺氧、低血糖、氧化应激、病毒感染、重要蛋白质突变等）可导致未折叠或错误折叠的蛋白质在内质网过多聚积，进而引起未折叠蛋白反应（unfolded protein response，UPR）。未折叠蛋白反应可通过调节相关分子伴侣蛋白（如HSP、BiP等）的表达，加速内质网腔内蛋白质的正确折叠和组装。而对难以正确折叠的蛋白质，则启动内质网相关蛋白降解（endoplasmic reticulum-associated degradation ER-associated degradation，ERAD）程序，以加速这些蛋白质的清除。因此，内质网在蛋白质的合成过程中起到质量控制器的作用，即通过发挥纠错功能，达到蛋白质质量监控的目的。

3. 参与蛋白质的修饰　内质网的另一个功能是进行蛋白质的加工和修饰。

（1）蛋白质的糖基化修饰：糖基化（glycosylation）是指蛋白质在糖基转移酶的作用下，与单糖或寡糖链共价结合形成糖蛋白的过程。游离核糖体合成的可溶性蛋白均未被糖基化；附着核糖体合成的蛋白质大多需要经糖基化修饰后形成糖蛋白。因此，由内质网合成并输送到高尔基复合体、溶酶体、细胞膜以及细胞外的蛋白质大多数是糖蛋白。研究表明，在内质网内催化糖与蛋白质结合的糖基转移酶是粗面内质网膜腔面的一种整合膜蛋白。蛋白质的糖基化过程从内质网开始，最后在高尔基复合体中完成。蛋白质的糖基化修饰有两种：①发生在粗面内质网腔的 N-糖基化，即将寡糖链结合到蛋白质肽链的天冬酰胺（Asn）残基侧链的氨基（—NH$_2$）上。N-糖基化寡糖链含有2分子 N-乙酰葡糖胺、9分子甘露糖和3分子葡萄糖。这一寡糖链前体先与嵌入内质网膜中的多萜醇连接而活化，然后在糖基转移酶的催化下与新生肽链天冬酰胺残基侧链上的氨基基团连接形成糖蛋白（图4-5）。该结构与成熟糖蛋白中的寡糖结构有较大的差别，需要加以修饰和改建。例如，在粗面内质网中，常将寡糖链上的3个葡萄糖分子和

1个甘露糖分子切除，再将其运送到高尔基复合体中进行进一步修饰。②发生在高尔基复合体上的 *O*- 糖基化，寡糖分子以共价键形式与蛋白质肽链中的丝氨酸、苏氨酸、酪氨酸残基侧链的羟基（—OH）结合，形成 *O*- 连接寡糖，所连接的糖为半乳糖或 *N*- 乙酰半乳糖胺。

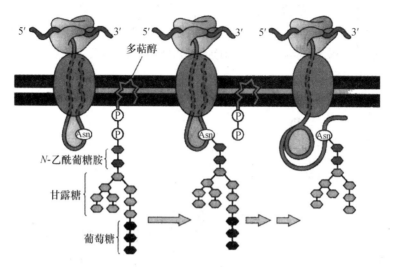

图 4-5 内质网中发生的蛋白质 *N*- 糖基化修饰示意图

（2）蛋白质的酰基化修饰：蛋白质常见的另一种修饰是酰基化（acylation）。最常见的一类酰基化修饰是在内质网中合成的穿膜蛋白向高尔基复合体转运过程中发生的。此类蛋白质通过酰基（即酰基化）与内质网膜上的糖脂结合，将自身锚定在内质网膜上，形成脂锚定糖蛋白，即糖基磷脂酰肌醇锚定蛋白（图 4-6）。

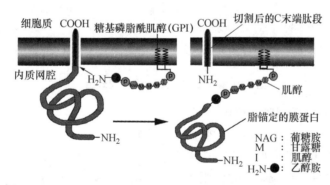

图 4-6 脂锚定糖蛋白的形成（蛋白质通过酰基化与糖基磷脂酰肌醇相连）过程示意图

4. 参与蛋白质的囊泡运输 在粗面内质网中合成的各种外运性蛋白质经修饰、加工后，被内质网膜包裹，以出芽方式形成膜性小泡。这些膜性小泡在胞内的运输主要有两条途径：一条途径是进入高尔基复合体，进一步加工、修饰，最终以分泌颗粒的形式通过胞吐作用排到细胞外，这是最常见的蛋白质分泌途径，存在于所有细胞内；另一条途径是直接进入大浓缩泡，进而发育成酶原颗粒并驻留在细胞质中，在细胞外信号的刺激下才分泌到细胞外，这条途径常见于哺乳动物的分泌细胞。

（二）滑面内质网的功能

不同类型细胞的滑面内质网，其化学组成、所含酶类、酶含量及大分子结构等均存在差异。因此，滑面内质网的功能具有多样性。

1. 参与脂质、类固醇激素的合成与转运 滑面内质网是细胞内脂类物质合成的主要场所，参与脂质合成是滑面内质网最重要的功能之一。细胞所需要的全部膜脂（包括磷脂、胆固醇和糖脂）几乎都是在滑面内质网合成的。磷脂酰胆碱由脂肪酸、甘油和胆碱组成，其合成过程为：①在乙酰转移酶作用下，2 分子脂酰辅酶 A 与甘油磷酸结合形成磷脂酸，磷脂酸不溶于水，随即直接插入内质网膜胞质面一侧；②在磷酸酶作用下，磷脂酸变成二酰甘油（diacylglycerol，DAG）；③在胆碱磷酸转移酶催化下，胞苷二磷酸胆碱（CDP-胆碱）与二酰甘油反应形成磷脂酰胆碱（图 4-7）。其他磷脂（如磷脂酰乙醇胺、磷脂酰丝氨酸和磷脂酰肌醇）也是以类似的方式合成的。

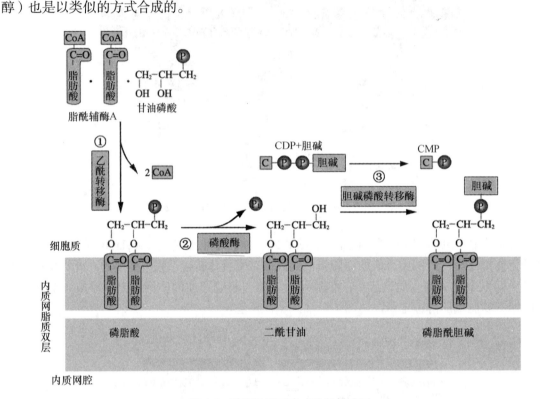

图 4-7   磷脂酰胆碱合成途径模式图

由于脂质的合成在内质网膜胞质侧进行，因此，新合成的脂质最初是镶嵌在胞质侧的膜上。为了使内质网膜的脂质双分子层能平行伸展，需要在翻转酶（flippase）的作用下将部分脂质分子转移到内质网腔面。

随着内质网膜面积的增加，需要在适当时机将脂质分子输送到其他细胞器的膜上。这种转运主要有两种方式：①以出芽方式形成转运囊泡转运到高尔基复合体、溶酶体和细胞膜。②与水溶性的磷脂交换蛋白（phospholipid exchange protein，PEP）结合形成复合体，进入细胞质基质，再通过自由扩散转运到线粒体和过氧化物酶体等缺少磷脂的细胞器膜上（图 4-8）。

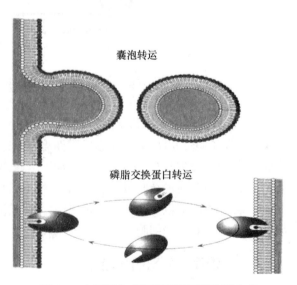

图 4-8   内质网合成脂质后的两种转运方式

除了合成磷脂外，滑面内质网还参与胆固醇和类固醇激素的合成。胆固醇和类固醇激素等物质在滑面内质网合成后，以脂蛋白等形式被输送到其他细胞器进行加工和分泌。因此，在合成类固醇激素的细胞（如肾上腺皮质细胞、睾丸间质细胞和黄体细胞）中含有丰富的滑面内质网，其中有合成胆固醇和将胆固醇转化为激素的全套酶系，可使脂肪酸氧化生成乙酰辅酶 A。

2. 参与脂质代谢　在脂质代谢旺盛的细胞内有丰富的滑面内质网。如小肠上皮细胞是消化、吸收脂肪的重要场所。脂肪在小肠内被脂肪酶分解成脂肪酸和单酰甘油后被小肠上皮细胞摄入，然后在小肠上皮细胞顶部的滑面内质网中被酯化合成三酰甘油，即脂肪。三酰甘油再进一步与磷脂、胆固醇和蛋白质结合形成乳糜微粒，最终进入淋巴管。

3. 参与糖原代谢　糖原代谢包括糖原的合成与分解。滑面内质网是否参与糖原的合成目前还存在争议，但基本可以确定的是它参与糖原的分解代谢。肝细胞滑面内质网膜表面附着有许多糖原颗粒，当机体需要化学能（如饥饿）时，糖酵解途径和戊糖磷酸代谢途径被抑制。糖原在激素的调控下，被细胞质基质中的糖原磷酸化酶降解生成葡糖 -1- 磷酸，并进一步转化为葡糖 -6- 磷酸。然后，位于滑面内质网膜上的葡糖 -6- 磷酸酶催化葡糖 -6- 磷酸去磷酸化而生成葡萄糖（图 4-9）。

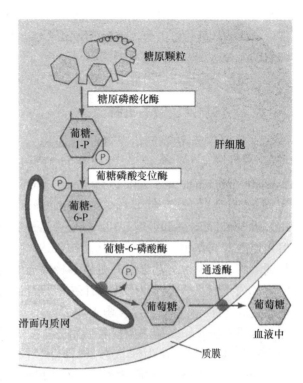

图 4-9　糖原在肝细胞内的分解过程

4. 参与肝的解毒作用　机体中外源性和内源性毒物以及药物的解毒主要在肝内进行。肝细胞滑面内质网中含有丰富的氧化酶系和电子传递酶系，这些酶系在电子传递的氧化还原过程中，能催化多种化合物的氧化、羟化反应，不仅能钝化或破坏化合物的毒性，而且能通过羟化作用增强产物的极性，使之易溶于尿液而被排出体外。例如，氨基酸代谢生成的氨在内质网所含酶系的作用下，可形成无毒的尿素而被排泄；巴比妥类药物可在葡糖醛酸转移酶的催化下与葡糖醛酸结合，形成水溶性物质而利于排泄。但也有部分毒物或药物经氧化作用后毒性反而增强，如黄曲霉毒素经过肝代谢后毒性急剧增强，可引起肝急性病变，严重时可导致肝癌甚至死亡。

5. 参与 Ca²⁺ 储存和 Ca²⁺ 浓度调节　滑面内质网具有储存 Ca^{2+} 的功能。在骨骼肌细胞和心肌细胞中，滑面内质网异常发达，并能特化为肌质网。通常情况下，肌质网膜上存在大量的 Ca^{2+}-ATP 酶（Ca^{2+} 泵），称为肌质网钙 ATP 酶（sarcoplasmic reticulum Ca^{2+}-ATPase，SERCA）。SERCA 可持续不断地将胞质中的 Ca^{2+} 运回到内质网腔内贮存起来，形成内质网的跨膜电化学梯度；当受到神经冲动或者细胞外信号物质刺激时，肌质网内的 Ca^{2+} 即可释放到细胞质基质而引起肌细胞收缩。

四、内质网应激

（一）内质网应激的概念

当细胞受到外界各种理化因素刺激时，内质网功能的内稳态体系被打破，由正常状态转变为应激状态，称为内质网应激（endoplasmic reticulum stress，ERS）。

内质网应激表现为当内质网腔内错误折叠与未折叠的蛋白质大量聚集而引起 Ca^{2+} 平衡出现紊乱时，细胞可通过激活未折叠蛋白反应（UPR）等信号通路，直接引导和参与内质网中异常蛋白质的降解和再折叠，防止细胞功能进一步受损，从而维持内质网内环境的稳定，实现对细胞的保护。若内质网应激持续时间过长或反应程度过强，则可诱导启动细胞凋亡信号通路。因此，受损细胞往往会出现生存适应和凋亡两种结局。

（二）内质网应激的机制

内质网应激主要激活三条信号通路：未折叠蛋白反应（UPR）、内质网超负荷反应（endoplasmic reticulum overload response，EOR）和固醇调节元件结合蛋白（sterol regulatory element binding protein，SREBP）反应。这三条信号通路共同作用，影响特定基因的表达，参与调节细胞多项生理功能，与机体多种疾病的发生和发展相关。如果内质网功能持续紊乱，则细胞最终将启动凋亡程序（图 4-10）。

目前，研究较多的一条信号通路是未折叠蛋白反应（UPR）。在生理状态下，内质网膜上的蛋白激酶 R- 样内质网激酶（protein kinase R-like endoplasmic reticulum kinase，PERK）、肌醇需酶 1（inositol-requiring enzyme 1，IRE1）和活化转录因子 6（activated transcription factor 6，ATF6）3 种跨膜蛋白，与腔内的内稳态感受器 78 kDa 葡糖调节蛋白 / 免疫球蛋白重链结合

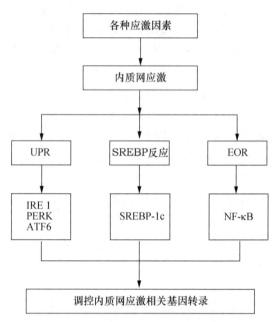

图 4-10　内质网应激的三条信号通路

蛋白质（78 kDa glucose-regulated protein /immunoglobulin heavy chain binding protein，GRP78/BiP）相结合，形成稳定的复合物，下游相关信号通路处于失活状态；当内质网腔内未折叠或错误折叠的蛋白质聚集时，GRP78/BiP 感受到信号，与上述 3 种跨膜蛋白发生解离，同时与未折叠蛋白质结合，激活 PERK、IRE1、ATF6 3 条经典的信号转导途径，从而促进蛋白质的正确折叠、抑制蛋白质的合成，并加快非功能性蛋白质的降解，进而加强内质网的自我修复能力，这一反应即 UPR。

PERK 介导的信号通路可快速减少蛋白质的合成，减轻内质网的负荷，IRE1 和 ATF6 介导的信号通路可增加内质网分子伴侣蛋白的合成，增强内质网蛋白质的折叠、转运和降解能力，减轻内质网的负荷。其中，IRE1 信号通路在所有的真核细胞中均存在，而 PERK 和 ATF6 信号通路只在高等生物真核细胞中存在。

1. PERK 信号通路　PERK 属于 I 类跨膜蛋白，主要转导内质网应激信号。其 N 端位于内质网腔内，具有感受内质网应激信号的功能；C 端位于胞质中，具有丝氨酸 / 苏氨酸蛋白激酶活性，称为效应结构域（effector domain）。在未发生内质网应激的细胞中，PERK 的 N 端结构域与 BiP 结合形成稳定的复合物而不被磷酸化。发生内质网应激时，大量未折叠或错误折叠的蛋白质与 BiP 结合，使 PERK 从复合物中解离出来并形成二聚体，通过跨膜磷酸化而转导内质网应激反应信号。在 UPR 条件下，PERK 被激活，可促进真核起始因子 2a（eukaryotic initiation factor 2a，eIF 2a）磷酸化，抑制蛋白质翻译起始复合物的形成，从而阻碍错误蛋白质的进一步合成。当发生严重未折叠蛋白反应时，细胞可通过 PERK 通路的活化转

录因子 4（activating transcription factor 4，ATF4），使 CAAT 框 / 增强子结合蛋白同源蛋白质（CAAT box/enhancer binding protein homologous protein，CHOP）基因表达，最终导致细胞凋亡（图 4-11）。

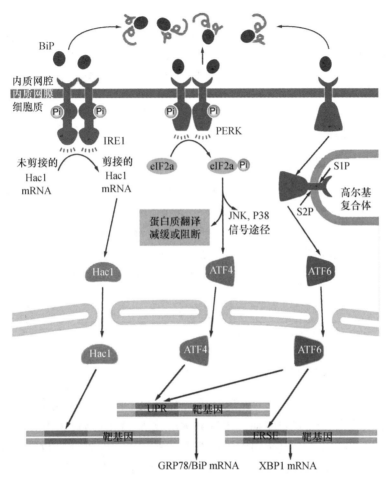

图 4-11　内质网应激的信号通路模式图

2. IRE1 信号通路　IRE1 也属于内质网膜表面的 I 类跨膜蛋白，有两种异构体：IRE1α（在所有细胞中均表达）与 IRE1β 只存在于胃肠道上皮细胞内，具有内切核酸酶 / 激酶活性，位于内质网腔的氨基端负责感受各种内质网应激信号的刺激。通常认为，IRE1α 与 ER 伴侣 GRP78/BiP 结合而处于失活状态；而在未折叠蛋白反应过程中，IRE1α 与 GRP78 解离，随即发生自身磷酸化而被活化，并激活内切核酸酶。

活化的 IRE1α 通过自身的内切核酸酶活性剪切拼接 X 盒结合蛋白 1（X-box binding pretein 1，XBP1）mRNA 中的 26 个内含子，使之成为成熟的 mRNA 编码 XBP1s 转录因子。XBP1s 可通过其靶基因的作用，调节蛋白质的折叠与分泌，促进蛋白质向内质网转运和脂质合成，促进内质网相关蛋白降解（endoplasmic reticulum associated degradation，ERAD）基因，从而缓解内质网应激。另外，激活的 IRE1α 还可以降解与内质网结合的特定 mRNA，有助于减少进入内质网的新生蛋白质的折叠负荷，从而进一步缓解内质网应激。当内质网应激无法缓解时，IRE1α 还可以激活 JNK 信号通路，介导细胞凋亡（图 4-11）。

3. ATF6 信号通路　ATF6 是内质网膜上的 II 类跨膜结构域未折叠蛋白反应特异性蛋白，它具有 ATF6α 和 ATF6β 两种膜结合的前体形式，其蛋白质以非活性形式合成。N 端位于胞质内，含有一个碱性亮氨酸拉链（basic leucine zipper，bZIP）转录因子，C 端位于内质网腔内，能感受应激信号。正常状态下，ATF6 与 ER 分子伴侣 GRP78/Bip 结合；在 ER 应激状态下，

ATF6 则与 GRP78 解离。发生未折叠蛋白反应时，ATF6 以囊泡运输的方式转移到高尔基复合体，被高尔基复合体的位点 1 蛋白酶（site-1 protease，S1P）和位点 2 蛋白酶（site-2 protease，S2P）水解为活性片段 N-ATF 6α 与 N-ATF 6β，进而产生活性。ATF 6 进入细胞核可与通用型核转录因子 -Y（nuclear factor-Y，NF-Y）片段结合形成异二聚体，以复合体形式作用于内质网应激反应元件（ER stress-response element，ERSE）的特定序列，上调蛋白折叠酶和分子伴侣（GRP78、XBP1、CHOP 和钙网蛋白等）的表达。另外，ATF6 还可与 ATF4 共同作用，激活 ERAD 途径，提高受损细胞应对外界应激刺激的能力，从而缓解内质网应激（图 4-11）。

知识拓展

我国科学家在内质网螺旋形成方面的研究成果

2020 年，我国科学家清华大学俞立和杨雪瑞团队发现，强烈的内质网应激可诱导内质网螺旋的形成。内质网螺旋的形成取决于 PERK 的活性，并由 COP Ⅱ 机制介导。内质网膜通过出芽方式形成管状小泡，即内质网螺旋前体，经过 Sec22b 介导的融合而形成内质网螺旋。该研究表明，内质网螺旋的形成反映了一种新型的内质网应激反应，可控制蛋白质翻译的抑制作用。之后，俞立团队又相继发现了新的细胞器——迁移体和收缩丝体。

（三）内质网应激的进程

内质网应激的时间长短不同，对细胞造成的结果也不同。早期内质网应激的主要生化事件是迅速暂停早期蛋白质合成的启动，通过 PERK 激活 eIF 2a 蛋白磷酸化，终止蛋白质翻译的启动。如果细胞长时间处于内质网应激状态下，则进入中期整合应激反应过程。在这一过程中，磷酸化的 eIF 2a 蛋白将整合内质网特有的应激蛋白［如分子伴侣蛋白 BiP、生长停滞和 DNA 损伤诱导基因 34（growth arrest and DNA damage induced gene 34，GADD34）、CHOP、ATF4］的表达，提高受损细胞应对未折叠或错误折叠蛋白质的能力，增强细胞抵御其他应激因素刺激的能力。随着应激反应的推进，细胞将进入后期应激反应过程。一方面，细胞通过调动各种应激反应蛋白来抵御应激诱因的有害影响，以适应新的内环境变化；另一方面，细胞可以通过启动和表达细胞死亡相关应激蛋白的调节基因，增加内质网相关蛋白质的降解，并进而通过激活 CHOP 基因、caspase-12 蛋白水解酶和 Jun 信号通路等途径诱导细胞凋亡。通过这一过程，可以清除无法恢复正常功能的受损细胞。

第二节　高尔基复合体

1898 年，意大利科学家高尔基（C. Golgi）使用镀银法在猫头鹰脊髓神经节中观察到一种网状结构，并将其命名为内网器。随后在多种细胞中均发现了类似结构，后人为了纪念 Golgi 而将该结构命名为高尔基体（Golgi body）。但在此后很长一段时间，对高尔基体的形态甚至其是否存在都存在着很大的争议。直到 20 世纪 50 年代应用电镜技术才证实高尔基体是由多个膜性结构堆叠而成的复合体，所以又将其更名为高尔基复合体（Golgi complex）。

一、高尔基复合体的化学组成

作为一种膜包被的细胞器，高尔基复合体膜的化学成分主要是脂质（约占45%）和蛋白质（约占55%）。

（一）高尔基复合体膜的脂质成分

大鼠肝细胞化学成分分析结果显示，高尔基复合体膜中脂质成分的比例介于内质网膜和细胞膜之间（表4-1）。与内质网相比，虽然高尔基复合体膜中的磷脂成分有高有低，但胆固醇含量明显较高，提示高尔基复合体膜流动性较低。

表 4-1　内质网膜、高尔基复合体膜和细胞膜脂质成分的比较（%）

膜的类型	脂质总含量	磷脂类型				
		神经鞘磷脂	磷脂酰胆碱	磷脂酰乙醇胺	磷脂酰丝氨酸	胆固醇
内质网膜	30.0～40.0	3.4	47.8	36.8	5.6	0.12
高尔基复合体膜	45.0	14.2	31.4	36.5	4.7	0.47
细胞膜	50.0	19.2	32.0	34.4	4.6	0.51

（二）高尔基复合体所含的蛋白质

高尔基复合体膜及腔内含有丰富的蛋白类和酶类，而且不同结构区域中各种酶类的分布并不均一，这表明高尔基复合体不同的结构部分存在功能上的差别（表4-2）。其中，糖基转移酶是高尔基复合体的标志酶，主要包括将寡糖转移到蛋白质上形成糖蛋白的糖基转移酶类以及参与糖脂合成的磺基（硫基）-糖基转移酶类。

表 4-2　高尔基复合体不同结构区域中几种主要酶的分布

酶	顺面扁平膜囊	中间扁平膜囊	反面扁平膜囊
半乳糖基转移酶	—	—	+
乙酰葡糖胺转移酶 I	—	+	—
甘露糖苷酶 I	+		
甘露糖苷酶 II	—	+	—
脂酰基转移酶	+	—	—
唾液酰基转移酶	—	—	+
酸性磷酸酶	—	—	+
磷脂酶		+	
核苷二磷酸酶			+
NADP 酶系	—	+	—
5′-核苷酶	+	+	+
腺苷酸环化酶	+	+	+

二、高尔基复合体的形态结构

电镜下可见，高尔基复合体在细胞质内近核部位，是由小泡、扁平膜囊和大囊泡规则堆叠而成的囊泡状膜性细胞器。扁平膜囊是由 3 ~ 8 个扁平的膜性囊泡为主体层叠堆积形成的复合结构，又称高尔基层叠（Golgi stack）。每个扁平膜囊都由一层单位膜围成，厚度为 6 ~ 8 nm，与细胞膜厚度相近；囊腔宽 15 ~ 20 nm；相邻膜囊之间的距离为 20 ~ 30 nm。小泡（小囊泡）直径为 40 ~ 80 nm，包括表面光滑的囊泡和表面有绒毛样结构的有被小泡（coated vesicle）。一般认为小泡是由附近的粗面内质网芽生而来，从而能将内质网中的蛋白质转运到高尔基复合体，因此又称运输小泡（transport vesicle）或转运囊泡。这些小泡可以相互融合而形成扁平膜囊。通过这种方式，不仅可以完成内质网到高尔基复合体的物质转运，还可以使扁平膜囊的膜成分及其内含物不断地得到更新和补充。大囊泡（液泡）直径为 100 ~ 500 nm，由扁平膜囊末端膨大、离断而形成，因其含有高尔基复合体的分泌产物，故又称为分泌泡。不同的分泌泡在电镜下可呈现不同的电子密度。

高尔基复合体略呈弓形，其凸面朝向细胞核或内质网，称为顺面（cis-face），又称形成面（forming face）或未成熟面。顺面囊膜较薄（约为 6 nm），与内质网膜相似；其凹面朝向细胞膜，称为反面（trans-face），又称成熟面（mature face）或分泌面。反面囊膜较厚（约为 8 nm），具有典型的单位膜结构，与质膜相似（图 4-12）。

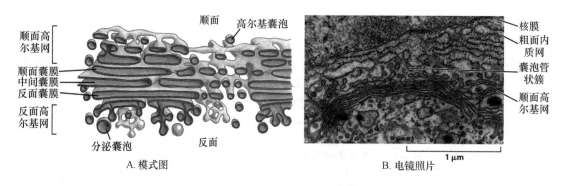

图 4-12   高尔基复合体的形态结构

通过对高尔基复合体的电镜观察、细胞化学分析和三维结构重建，可将高尔基复合体从顺面到反面，依次划分为三个具有各自功能和结构特征的组成部分。

1. 顺面高尔基网（cis-Golgi network，CGN） 是指靠近内质网一侧，由高尔基复合体顺面的扁平膜囊和聚集在其周围的小泡构成的连续分支的管网状结构。顺面高尔基网的主要功能是：①对内质网合成的蛋白质和脂质进行分选，将大部分转运到中间高尔基网，小部分重新送回内质网；②进行蛋白质修饰，如蛋白质 O- 糖基化、穿膜蛋白在细胞质基质侧结构域的酰基化等。

2. 高尔基中间膜囊 由扁平膜囊堆叠而成，是高尔基复合体最具特征的主体结构部分，主要参与糖基化修饰、糖脂及相关多糖的合成。

3. 反面高尔基网（trans-Golgi network，TGN） 是由高尔基复合体反面的扁平膜囊和附近的大囊泡连接成的网络结构，主要功能是对蛋白质进行分选，最终使其被分泌到细胞外或转运到溶酶体。此外，某些蛋白质的修饰也可在此区域完成，如蛋白质水解、蛋白质酪氨酸残基的硫酸化、α- 半乳糖唾液酸转移等。

在某些类型的细胞中，高尔基复合体的形态和位置比较恒定，如在神经元常位于核周围，在肝细胞多位于细胞核与毛细胆管间的区域，在具有极性的上皮细胞内则常位于核的上方。在哺乳动物的附睾管上皮细胞内可见由多个分散型高尔基复合体融合成一个大的高尔基复合体。

在不同种类的细胞中，高尔基复合体的数量也会有所不同。在分化成熟且具有分泌功能的细胞（如杯状细胞、胰腺外分泌细胞、唾液腺细胞、小肠上皮细胞等）内，高尔基复合体一般比较发达；而在肌细胞及淋巴细胞中，高尔基复合体比较少见。即使在同一类型的细胞中，高尔基复合体的结构和数量也会随细胞生理状态的不同而发生改变，如当细胞功能旺盛时大而多，而当细胞衰老时则变得小而少，甚至消失。

高尔基复合体的发达程度与细胞的分化程度相关。一般来说，分化程度高的细胞（如神经细胞、胰腺细胞和肝细胞），高尔基复合体较发达。但也有例外，如在成熟红细胞、粒细胞和骨骼肌细胞中，高尔基复合体显著萎缩，甚至消失。

三、高尔基复合体的极性

高尔基复合体的各部分结构在形态、化学组成和功能等方面都存在明显的差异，称为高尔基复合体的极性。

（一）高尔基复合体的各膜囊在形态、化学组成和功能上的差异

在形态上，顺面高尔基网靠近内质网，扁平膜囊较小、较狭窄；而反面高尔基网朝向细胞膜，扁平膜囊偏大、较宽；在化学组成和功能上，高尔基复合体的各部分结构含有不同的酶，形成各自相对独立的生化区室，分别执行不同的功能。

（二）高尔基复合体在执行功能时具有方向性和顺序性

高尔基复合体以"流水线式"操作执行其加工和分选功能，即在上一个结构中完成相应加工后，再到下一个结构完成下一步加工和分选。由内质网合成的蛋白质通过内质网膜包裹形成小囊泡，在高尔基复合体顺面进行膜的融合而进入顺面高尔基网；顺面高尔基网负责筛选和鉴定从内质网运输来的蛋白质，并决定哪些蛋白质可以进入高尔基中间膜囊；高尔基中间膜囊主要含有烟酰胺腺嘌呤二核苷酸磷酸酶等，负责对蛋白质、脂质等物质进行加工和修饰；反面高尔基网负责对蛋白质进行分选，蛋白质最终以分泌泡的形式离开高尔基复合体，运送到细胞的特定部位或分泌到细胞外。因此，高尔基复合体在执行蛋白质加工、修饰的生物学功能时是有方向性和顺序性的。

四、高尔基复合体的功能

高尔基复合体不仅是细胞内物质合成和加工的重要场所，而且作为内膜系统的主要结构成分，与其他结构一起形成细胞内物质转运的特殊通道。

（一）高尔基复合体是细胞内蛋白质运输和分泌的中转站

科学家帕拉德（G. Palade）等用 ^{3}H- 亮氨酸脉冲标记观察豚鼠胰腺细胞的胰岛素合成过程，结果发现，3 min 后标记的亮氨酸出现在内质网中；约 20 min 后，亮氨酸从内质网进入高尔基复合体；120 min 后，亮氨酸出现在分泌颗粒内。该实验清楚地显示了高尔基复合体参与分泌蛋白质在细胞内的合成和转运过程。此外，溶酶体中的酸性水解酶、多种细胞膜蛋白及胶

原纤维等细胞外基质成分也都是经由高尔基复合体进行定向转运的。

（二）高尔基复合体是蛋白质加工的重要场所

高尔基复合体内含有大量丰富的酶类，可以催化多种反应，可对蛋白质进行加工和修饰，其加工修饰有以下类型。

1. 蛋白质的糖基化　在内质网合成并经高尔基复合体转运的蛋白质，绝大多数都要经糖基化修饰后形成糖蛋白。N- 糖基化与修饰始于内质网，在高尔基复合体内完成。在粗面内质网合成的 N- 连接糖蛋白被转运到高尔基复合体后，其寡糖链末端的寡糖区往往被切除，添加上新的糖基（如半乳糖、唾液酸等），然后才能成为成熟形式的糖蛋白；O- 糖基化主要是在高尔基复合体内进行，通常是将 O- 连接糖蛋白寡糖链结合到丝氨酸、苏氨酸和酪氨酸（或胶原纤维中的羟赖氨酸与羟脯氨酸）残基侧链羟基的氧原子上。O- 糖基化是由不同的糖基转移酶催化的，每次加上一个单糖。通常先连接的是 N- 乙酰半乳糖，最后连接的是唾液酸。

蛋白质糖基化的意义是：①保护蛋白质，使其免遭水解酶的降解；②作为运输信号，引导蛋白质包装成运输小泡，并进行蛋白质的靶向运输；③形成细胞膜表面的糖萼，起到细胞保护、细胞识别及细胞间通信等重要作用。

2. 溶酶体酶的磷酸化　溶酶体酶由粗面内质网合成后在内质网腔中进行 N- 糖基化修饰。被运输到高尔基复合体的顺面高尔基网时，溶酶体酶的甘露糖基被磷酸化为甘露糖 -6- 磷酸（mannose-6-phosphate，M-6-P），M-6-P 是溶酶体酶的分拣信号。甘露糖基的磷酸化，不仅可使溶酶体酶免受高尔基复合体中甘露糖苷酶的切割，还可阻止 N- 乙酰葡糖胺、半乳糖、唾液酸等的掺入而形成其他分泌蛋白质。

3. 蛋白质（或酶）的水解　对蛋白质的水解修饰是高尔基复合体加工和修饰功能的另一种体现。某些蛋白质和酶（如胰岛素、甲状腺激素、神经肽等）被运输到高尔基复合体后，需要在蛋白水解酶作用下被特异性水解，才能成为有生物活性的多肽。例如，内质网中合成的人胰岛素原由 86 个氨基酸残基组成，包括A、B 两条肽链和具有连接作用的 C 肽。胰岛素原被转运到高尔基复合体后，C 肽被水解切除，才转变为有活性的胰岛素（图 4-13）。

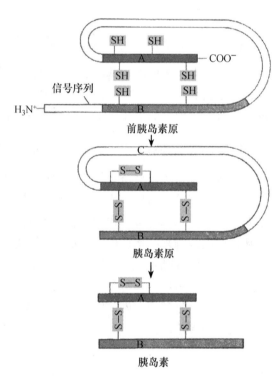

图 4-13　人胰岛素分子的加工与成熟

此外，蛋白聚糖类的硫酸化等也都是在高尔基复合体的转运过程中发生和完成的。

（三）高尔基复合体是细胞内蛋白质分选与囊泡运输的枢纽

粗面内质网合成的蛋白质，经高尔基复合体进行不同的加工和修饰后，可携带不同的分拣信号，然后被反面高尔基网上不同的膜受体识别，形成不同去向的转运囊泡，进而被分选、运输至靶部位。这些转运囊泡的可能途径和去向主要有三条：①溶酶体酶以包被囊泡的方式转运到溶酶体；②分泌蛋白质以包被囊泡的方式到达细胞膜，与细胞膜融合后再分泌到细胞外；③分泌蛋白质以包被囊泡的方式暂时贮存在细胞质内，在细胞外信号作用下再分泌到细胞外（图 4-14）。

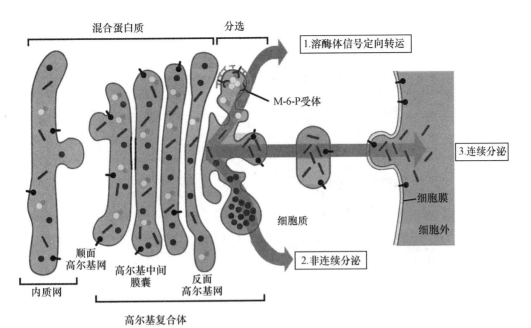

图 4-14　高尔基复合体分选过程中形成的转运囊泡的可能途径和去向

第三节　溶酶体

患者男性，36 岁，因"胸闷、气促、体力减退 4 年，病情加重 3 个月"入院。患者 10 年前开始在金矿从事硅石磨料工作。4 年前，患者逐渐感到身体不适，上楼时体力不支并伴有气促，之后常感觉胸闷、呼吸不畅，有时胸部有针刺样疼痛。体格检查：肺部叩诊呈浊音，听诊呈管状呼吸音，呼吸音粗糙。实验室检查：血清免疫球蛋白、类风湿因子水平升高；肺功能检查：肺残气量、肺活量、最大通气量均低于正常范围。X 线检查显示两肺布满圆形结节阴影，肺门结节融合形成大团块阴影；上肺野纤维化，肺纹理增多。

问题：
1. 该患者应诊断为什么疾病？阐述本病的发病机制。
2. 应如何预防本病？目前本病能否治愈？
3. 目前应采取的治疗方法和策略有哪些？

溶酶体（lysosome）是由克里斯汀·德·迪夫（Christian de Duve）于 1955 年用电镜观察鼠肝细胞时发现的一种膜性细胞器，因其含多种水解酶而得名。溶酶体普遍存在于除哺乳动物成熟红细胞以外的真核细胞中，能分解各种内源性和外源性物质，因而又称细胞内消化器。

一、溶酶体的形态结构和特性

溶酶体是由一层单位膜围成的球状小体（图 4-15），膜厚度约为 6 nm。溶酶体在形态上具有多样性和异质性，多呈圆形或卵圆形，大小不一，直径为 0.2 ~ 0.8 μm，最大的可超过 1.0 μm，而最小的仅为 0.025 μm。

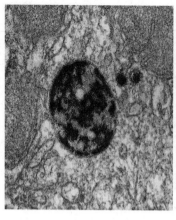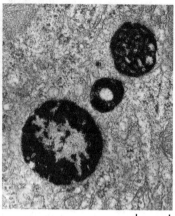

200 nm

图 4-15   电镜下的溶酶体

溶酶体的形态和体积不仅因细胞不同而异，即使在同一细胞，其形态和体积也不一样。在大量吞噬外来物质的细胞（如白细胞、吞噬细胞）中，溶酶体不仅体积可变大，而且数量增多。一般认为，溶酶体形态的多样性与其在消化过程中所处的阶段有关。

一个典型动物细胞中含有数百个溶酶体，虽然溶酶体具有高度异质性，但是仍具有以下几个共同特性（图 4-16）。

（一）含多种酸性水解酶

溶酶体中所含酶类达 60 多种，包括蛋白酶、核酸酶、酯酶、磷酸酶、糖苷酶和溶菌酶等。这些酶的最适 pH 通常为 3.5 ~ 5.5，故又称酸性水解酶。其中，酸性磷酸酶为溶酶体的主要标志酶。这些酶能够对机体中几乎所有的生物活性物质（包括蛋白质、脂质、糖类和核酸等）进行消化分解（图 4-16）。

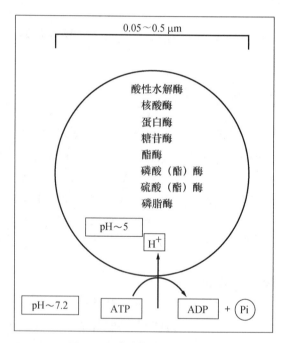

图 4-16   溶酶体中所含的酶类

（二）腔内为酸性环境

溶酶体膜上镶嵌有质子泵，可以利用 ATP 水解释放的能量，将胞质中的 H^+ 泵入溶酶体；同时，溶酶体膜上有 Cl^- 通道蛋白，可将 Cl^- 转运至溶酶体内。两种转运蛋白作用的结果，相当于将 HCl 运至溶酶体内，从而维持溶酶体酶发挥作用所需的酸性环境（图 4-16）。

（三）膜具有高度稳定性

溶酶体内含有能降解几乎所有细胞组分的酸性水解酶，因此要求溶酶体在活细胞中必须保持高度稳定，这与溶酶体膜的稳定性有关。其可能机制是：①溶酶体膜富含高度糖基化的整合膜蛋白——溶酶体相关膜蛋白。溶酶体相关膜蛋白的寡糖链伸向溶酶体膜腔面,可防止溶酶体内的酸性水解酶对其自身膜结构的消化分解;②溶酶体膜中含有较多促进膜稳定的胆固醇。

(四)膜转运蛋白含量丰富

溶酶体膜内含有多种不同的转运蛋白,这些转运蛋白能将溶酶体消化水解的产物转运到溶酶体外,供细胞重新利用或排出细胞外。

正常情况下,溶酶体膜是相当稳定的,其通透性较低,只允许分子量小于 300 kDa 的物质通过,从而能有效地将溶酶体内的酶与细胞其他结构分隔开,保护细胞免受自身溶酶体酶的消化。病理情况下,溶酶体膜的通透性增高,可导致溶酶体酶外漏到细胞质内,进而引起细胞自溶。

二、溶酶体的类型

(一)初级溶酶体

初级溶酶体(primary lysosome)是指刚由反面高尔基网出芽而形成的只含水解酶而不含作用底物(被消化物质),具有均质基质的颗粒状溶酶体,形态上一般呈透明圆球状。初级溶酶体囊腔中所含的溶酶体酶处于非活性状态,尚未进行消化活动。

(二)次级溶酶体

次级溶酶体(secondary lysosome)是指初级溶酶体成熟后,接受来自细胞内、外的物质并与之发生相互作用,含有复杂的髓磷脂样结构的液泡状溶酶体。次级溶酶体的体积较大,外形不规则,囊腔内含正在消化分解的物质颗粒或残损的膜碎片。次级溶酶体囊腔中的酶处于活性状态。根据次级溶酶体所含作用底物的性质和来源不同,又可将其分为自噬溶酶体和异噬溶酶体。

1. 自噬溶酶体(autophagolysosome) 由初级溶酶体与自噬体融合后形成。其底物为细胞内的一些内源性物质,包括衰老或损伤破碎的细胞器(如线粒体和内质网等)和生物大分子(如脂质和糖原等)。这些内源性物质被内膜系统的膜包囊形成自噬体(autophagosome),随后与初级溶酶体融合而形成自噬溶酶体,将内源性物质消化分解。(图 4-17)。

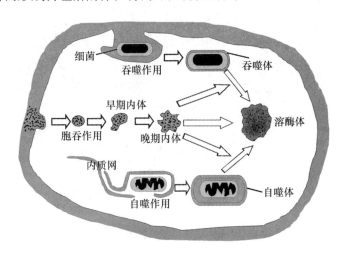

图 4-17 自噬溶酶体和异噬溶酶体的形成过程示意图

2. 异噬溶酶体（heterophagic lysosome） 由异噬体与初级溶酶体融合而成。异噬体多为经胞吞或胞饮进入细胞的外源性物质，因此其作用底物来源于细胞外，故随后可被消化分解（图 4-17）。

（三）三级溶酶体

次级溶酶体在完成对绝大部分底物的消化、分解作用之后，尚有部分未被消化、分解的物质残留在溶酶体中。随着消化酶活性的逐渐降低甚至丧失，溶酶体进入生理功能的终末阶段，此时称为三级溶酶体（tertiary lysosome）、终末溶酶体或残余体（residual body）。这些残余体，有的可通过胞吐作用被清除并释放到细胞外；有的则会沉积在细胞内，并且会随个体年龄的增长而在细胞中蓄积，导致细胞功能障碍和衰老。

不同的残余体，不仅形态差异明显，而且有不同的内含残留物质。最常见的残余体有脂褐素、髓样结构和含铁小体。①脂褐素（lipofuscin）：是由单位膜包裹的、形态不规则的小体，内含脂滴和电子密度不等的黄褐色颗粒状物质，常见于衰老的神经细胞、心肌细胞及肝细胞等。②髓样结构：是一种直径为 0.3 ~ 3 μm 的膜性小体，最显著的特征是内含板层状、指纹状或同心圆层状排列的膜性物质，因其形态类似于神经髓鞘而得名。髓样结构常见于单核巨噬细胞系统的细胞、大肺泡细胞等正常细胞和肿瘤细胞，以及被病毒感染的病变细胞。③含铁小体（siderosome）：其内部充满电子密度较高的含铁颗粒，颗粒直径为 50 ~ 60 nm。当机体摄入大量铁离子时，在肝、肾等器官组织的巨噬细胞中常可观察到许多含铁小体。

近年来，基于对溶酶体形成过程的认识，又有人提出新的溶酶体分类体系，即将溶酶体划分为内吞溶酶体（endolysosome）和吞噬溶酶体两大类型。前者被认为是由高尔基复合体芽生的运输小泡并经由胞饮作用形成的内体晚期阶段；后者则是由内吞溶酶体和自噬体或异噬体相互融合而成。

综上所述，溶酶体的类型是相对于溶酶体的功能状态和形成过程而人为划分的，是溶酶体在不同功能状态下的转换形式，其转换关系如图 4-18 所示。

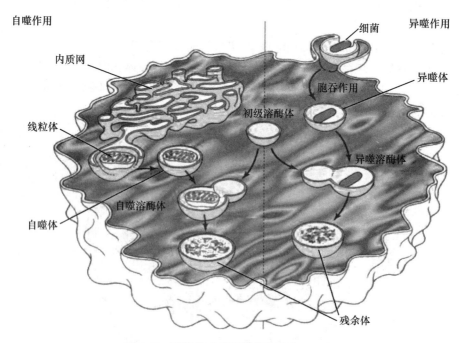

图 4-18 溶酶体功能类型的转换关系示意图

三、溶酶体的形成过程

溶酶体的形成既有内质网和高尔基复合体的参与，又细胞的胞吞过程密切相关，是需要进行细胞内物质合成、加工、包装、运输和结构转化等细胞活动的一个复杂而有序的过程。其形成机制比较清楚的是甘露糖-6-磷酸（M-6-P）途径，主要包括以下几个阶段（图4-19）。

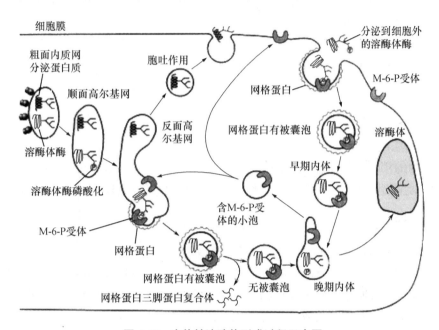

图4-19 内体性溶酶体形成过程示意图

（一）溶酶体酶蛋白在粗面内质网合成、初加工和转运

在粗面内质网上最初合成的溶酶体酶蛋白前体通过信号肽引导，进入内质网腔，随后经糖基化后形成具有 N- 连接的富含甘露糖的糖蛋白，最终在内质网以出芽的方式包裹成膜性小泡，然后被转运到顺面高尔基网。

（二）溶酶体酶蛋白在高尔基复合体被标记、分选和转运

在顺面高尔基网腔内，通过 N- 乙酰葡糖胺磷酸转移酶的催化，溶酶体酶蛋白前体寡糖链上的甘露糖残基被磷酸化而形成甘露糖-6-磷酸（M-6-P）。M-6-P 是溶酶体酶分选的重要识别信号，可被反面高尔基网膜上的 M-6-P 受体识别并结合，进而触发高尔基复合体局部出芽和膜外胞质侧网格蛋白的组装，形成网格蛋白包被囊泡。该囊泡在脱离反面高尔基网时，可脱掉衣被而成为无被囊泡，游离在细胞质中。

（三）内体性溶酶体的形成

在细胞质中，无被囊泡与细胞内的内体（endosome）融合，形成内体性溶酶体。内体又称内吞体，是由细胞通过胞吞（饮）作用形成的一类异质性的脱衣被囊泡，根据发生阶段分为早期内体（early endosome）和晚期内体（late endosome）。最初形成的早期内体囊腔中的 pH 值与细胞外液（pH 7.0～7.4）相同，与胞内运输小泡融合后可形成晚期内体。由于晚期内体膜上存在 H^+ 泵，能将胞质中的 H^+ 泵入囊腔内，从而使其内部的 pH 呈酸性，可参与形成内体性溶酶体。

（四）溶酶体的成熟

内体性溶酶体内部的 pH 下降到 6 左右，实际上已成为一种酸性环境。在酸性环境中，溶酶体酶蛋白前体与 M-6-P 受体解离、去磷酸化而成熟。同时，解离后的 M-6-P 受体通过溶酶体膜出芽、脱落，以运输小泡的形式返回到反面高尔基复合体膜上，参与受体再循环或到达细胞膜。至此，成熟的溶酶体即已形成。

此外，极少数分泌到细胞外的溶酶体酶也可被细胞膜上的 M-6-P 受体识别，通过内吞作用进入细胞内而形成早期内体。

从溶酶体的形成过程可以知道，溶酶体酶在粗面内质网合成，其分选则在高尔基复合体进行，而溶酶体膜则来源于高尔基复合体和晚期内体。

四、溶酶体的功能

作为细胞内的消化性细胞器，溶酶体内所含的酸性水解酶可降解几乎所有的生物大分子。因此，溶酶体的生物学功能是建立在其对物质的消化和分解作用基础上的。

（一）参与细胞防御

细胞防御是机体防御系统的重要组成部分。溶酶体具有强大的物质消化分解能力，这是实现细胞防御功能的基本保证。巨噬细胞吞入的细菌、病毒等，可在溶酶体的作用下被消化分解而清除。此外，巨噬细胞还可将消化产物加工成有免疫原性的抗原复合物，并将其提呈给淋巴细胞，进而启动淋巴细胞的免疫应答，对于机体抵御细菌等病原体入侵具有极其重要的作用。

（二）参与细胞结构成分的更新

细胞自身物质包括细胞内大分子物质和细胞器，这些自身物质均有一定的寿命和代谢周期。许多生物大分子存活时间仅为数小时至数天，如线粒体的生存期只有 10 天左右。溶酶体能将细胞内损伤或衰老的细胞器分解消化为可被细胞重新利用的小分子，进而将其清除。这样既能维持细胞内环境的稳定，也有利于细胞器的更新。

（三）供给细胞营养

溶酶体对吞噬的大分子物质进行消化分解，也是细胞获取营养的一个重要途径。在细胞饥饿状态下，溶酶体可通过分解一些细胞内的大分子物质来提供营养和能量，以维持细胞的基本生存。

（四）参与机体组织器官的形态形成

在胚胎发育过程中，溶酶体可通过自溶作用分解需降解的细胞或组织。例如，在发育过程中，指（趾）间大部分蹼结构会消失，就是溶酶体发挥自溶作用的结果。蝌蚪变态期其尾部细胞的溶酶体数量增多、溶酶体膜破裂，释放出的水解酶可引起细胞自溶、尾部消失。

（五）参与受精过程

顶体反应是受精的先决条件。顶体（acrosome）是位于精子头部前端的一个帽状囊泡结构，是介于细胞核与细胞膜之间的一种特殊的溶酶体，含有多种水解酶，包括透明质酸酶、顶体酶、酸性磷酸酶和蛋白水解酶等。当精卵相遇、识别时，顶体接触到卵细胞外被后可释放水解酶，以水解卵细胞周围的滤泡细胞，进而消化卵细胞的细胞外被和细胞膜，使精子细胞核进入卵细胞而完成受精。

（六）参与激素合成及激素水平调节

溶酶体可参与激素的合成、加工和成熟等过程，但在类固醇激素和肽类激素的分泌过程中发挥不同的作用。在分泌类固醇激素的细胞中，溶酶体主要提供激素合成原料，如将摄入的血浆脂蛋白水解为胆固醇，将细胞内脂滴中贮存的胆固醇酯水解为游离胆固醇等；而在分泌肽类激素的细胞中，溶酶体主要是将尚未加工完毕的激素水解转化为成熟的、分泌形式的激素。例如，在甲状腺上皮细胞中合成的甲状腺球蛋白被分泌到滤泡腔内经碘化后，可被重新吸收到滤泡上皮内形成大脂滴，其与溶酶体融合后，可被水解为有活性的甲状腺素，继而被释放到细胞外发挥作用。此外，在分泌肽类激素的细胞中，已合成的激素并不全部释放，溶酶体可与其中一部分（15%～50%）激素颗粒融合，随之将其降解，以清除过多的激素，从而调节激素的分泌水平。这种作用方式称为分泌自噬（crinophagy）。

第四节　过氧化物酶体

1954年，科学家罗丁（J. Rhodin）在电镜下观察小鼠肾近曲小管上皮细胞时发现了一种膜性细胞器，称为微体（microbody）。现已确认，微体普遍存在于细胞中，因其含有氧化酶、过氧化物酶和过氧化氢酶而将其命名为过氧化物酶体（peroxisome）。

一、过氧化物酶体的形态结构

电镜下可见，过氧化物酶体是由一层单位膜包裹而成的膜性细胞器，呈圆形或卵圆形，有时也呈半月形或长方形，直径为0.2～1.7 μm（图4-20）。过氧化物酶体中常含电子密度高、排列规则的晶格结构，称为拟晶体或类晶体，是尿酸氧化酶的结晶。人和鸟类细胞中的过氧化物酶体不含尿酸氧化酶，因而无该结晶。

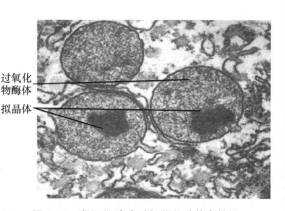

过氧化物酶体

拟晶体

图4-20　鼠肝细胞内过氧化物酶体电镜图

二、过氧化物酶体所含的酶类

过氧化物酶体和溶酶体一样，属于异质性细胞器。不同的过氧化物酶体不仅在形态、大小上具有多样性，而且其中所含酶的种类和数量也不同。目前已从过氧化物酶体中鉴定出40多种酶，但尚未发现任何一种过氧化物酶体包含了全部的酶。根据酶的性质，可将过氧化物酶体中的酶大致分为三类。

1. 氧化酶类　包括尿酸氧化酶、D-氨基酸氧化酶、L-α-氨基酸氧化酶和黄素（FAD）依赖氧化酶类。氧化酶类占全部酶总量的50%～60%。尽管作用底物不同，但其共同特征都是在催化底物氧化的同时，将氧还原成过氧化氢。反应通式为：

$$RH_2+O_2 \xrightarrow{\text{氧化酶}} R+H_2O_2$$

2. 过氧化氢酶类 过氧化氢酶约占酶总量的40%，存在于几乎所有过氧化物酶体中，因而被视为过氧化物酶体的标志酶。其作用是将过氧化氢还原成水。反应通式为：

$$2H_2O_2 \xrightarrow{\text{过氧化氢酶}} O_2+2H_2O$$

3. 过氧化物酶类 过氧化物酶可能仅存在于少数几种细胞（如血细胞）的过氧化物酶体中，其作用与过氧化氢酶相同。

三、过氧化物酶体的功能

（一）清除细胞代谢过程中产生的过氧化氢等毒性物质，发挥解毒作用

过氧化物酶体的主要功能是解毒。其中，氧化酶可利用分子氧，通过氧化反应去除有机底物上的氢原子，生成过氧化氢；而过氧化氢酶又能利用过氧化氢来氧化其他底物，如甲醛、酚、和醇等。

在过氧化物酶体中，氧化酶与过氧化氢酶的作用相偶联，形成了一个由过氧化氢协调的简单的呼吸链，这既是过氧化物酶体的重要特征，也是其主要功能。其主要作用方式是：在氧化酶作用下，底物RH_2将电子传递给氧分子，生成过氧化氢；然后，过氧化氢再被过氧化氢酶还原而生成水。还原的电子来自其他小分子物质（$R'H_2$）。如果没有其他供体，还原的电子可来自过氧化氢本身（图4-21）。通过这一呼吸链，不仅可以有效地清除细胞代谢过程中产生的氧化性极强的过氧化氢，同时还可以使甲醛、甲酸和乙醇等毒性物质失活，从而对细胞起到保护作用。该反应对肝、肾组织细胞尤为重要，如饮酒时进入体内的乙醇，约25%是通过这种方式被氧化成乙醛而解除毒性的。

（二）调节细胞内的氧浓度，使细胞免受高浓度氧的损害

氧化酶可利用氧分子催化底物氧化，这对细胞内氧浓度的调节具有很重要的作用。研究表明，肝细胞内的氧约有20%由过氧化物酶体消耗，氧化产生的能量以产热的方式被消耗；其余约80%的氧供给线粒体进行氧化磷酸化，氧化产生的能量用

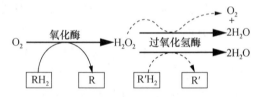

图4-21 氧化酶与过氧化氢酶的催化作用相偶联形成的呼吸链

于合成ATP。线粒体和过氧化物酶体对氧的敏感性是不同的，线粒体氧化的最佳氧浓度是2%左右，提高氧浓度并不会增强线粒体的氧化能力；而过氧化物酶体的氧化能力可随氧浓度增高而逐渐增强。因此，如果细胞处于氧浓度高的情况下，过多的氧可被过氧化物酶体消耗而得到有效的调节，进而使细胞免遭高氧浓度的损伤。

（三）进行脂肪酸氧化，参与细胞代谢活动

除了在线粒体中能进行脂肪酸氧化外，动物细胞也可以利用过氧化物酶体中的氧化酶对25%~50%的脂肪酸进行氧化，或者将脂肪酸转化为乙酰辅酶A，以供再利用，也可以直接给细胞提供热能。

四、过氧化物酶体的形成

过氧化物酶体的形成方式有两种。一种方式是分裂繁殖，通过二分裂法，从原有的过氧化物酶体分裂而来。另一种方式是从头合成，即先由内质网通过出芽的方式释放出未成熟的囊泡状结构，即过氧化物酶体前体，再在细胞质中装配为成熟的过氧化物酶体。

第五节　细胞内蛋白质的分选和运输

实验表明，以一个直径为 10 μm 的海拉细胞（HeLa cell）细胞为例，其细胞内含有 10×10^9 个蛋白质分子。细胞各部位所需的蛋白质分子在结构和功能上均不相同。细胞内的蛋白质除极少部分在线粒体和叶绿体上合成外，绝大多数都是在细胞质核糖体上合成的。本节重点介绍这些蛋白质最终是如何从细胞质运输到靶部位而发挥功能的。

蛋白质分选（protein sorting）是指生物体根据蛋白质自身的信号序列系统，在细胞不同部位合成蛋白质，然后进一步将其分类运输到细胞的指定部位，并装配成具有一定结构与功能的复合体，以参与细胞生命活动的过程。被分选的蛋白质本身所含的分拣信号决定了蛋白质的最终去向。缺乏分拣信号的蛋白质最终定位于细胞质基质。

一、分拣信号的不同决定了蛋白质去向的差异

事实上，在细胞内存在着多种类型的分拣信号，它们的氨基酸序列存在差异，在蛋白质分子中的位置也不同，可以位于蛋白质肽链的 N 端或 C 端，也可以位于肽链中间（表 4-3）。

表 4-3　决定蛋白质去向的几种典型的分拣信号

蛋白质类型	分拣信号
核输入蛋白	-Pro-Pro-Lys-Lys-Lys-Arg-Lys-Val-
核输出蛋白	-Leu-Ala-Leu-Lys-Leu-Ala-Gly-Leu-Asp-Ile-
线粒体输入蛋白	$^+H_3$N-Met-Leu-Ser-Leu-Arg-Gln-Ser-Ile-Arg-Phe-Phe-Lys-Pro-Ala-Thr-Arg-Thr-Leu-Cys-Ser-Ser-Arg-Tyr-Leu-Leu-
过氧化物酶体输入蛋白	-Ser-Lys-Leu-COO⁻
内质网输入蛋白	$^+H_3$N-Met-Met-Ser-Phe-Val-Ser-Leu-Leu-Leu-Val-Gly-Ile-Leu-Phe-Trp--Ala-Thr-Glu-Ala-Glu-Gln-Leu-Thr-Lys-Cys-Glu-Val-Phe-Gln-
内质网驻留蛋白	-Lys-Asp-Glu-Leu-COO⁻

1. 游离核糖体合成的蛋白质　输送到细胞核的蛋白质带有核定位信号（nuclear localization signal，NLS），可位于蛋白质的任何部位；输送到线粒体的蛋白质带有转运肽（transit peptide）；输送到过氧化物酶体的蛋白质 C 端有三肽组成的过氧化物酶体引导信号（peroxisomal targeting signal，PTS）。

2. 附着核糖体合成的分泌蛋白质和膜蛋白 输送到调节性分泌小泡中的分泌蛋白质带有浓缩信号；输送到溶酶体的蛋白质带有 M-6-P 信号；而内质网驻留蛋白，在 C 端带有内质网驻留信号（KDEL 分拣信号）或 HDEL 信号；高尔基复合体中不同的囊膜驻留蛋白则带有不同的分拣信号。

二、囊泡转运

细胞内蛋白质的运输方式主要以囊泡转运为主，此外还包括核孔（门孔）转运和跨膜转运（图 4-22）。

蛋白质在膜性细胞器之间的运输是通过各种膜性的转运囊泡来完成的。膜性囊泡以出芽的方式在供体细胞器或质膜生成后，携带所运送的物质到达受体细胞器或质膜，并与之融合，此过程称为囊泡转运（vesicle transport）。囊泡转运是真核细胞特有的一种物质转运形式。

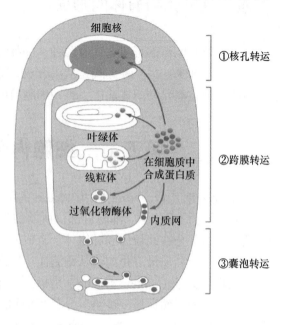

图 4-22 细胞内蛋白质的转运方式

（一）囊泡是细胞内物质定向转运的主要载体

与内质网、高尔基复合体、溶酶体等细胞内相对稳定的固有膜性结构不同，囊泡是一种动态膜性结构，是细胞内物质定向转运的载体和功能表现形式。据推测，有 10 种以上的囊泡能行使细胞内物质定向转运的功能。目前较为清楚的主要是两种类型的囊泡：网格蛋白（clathrin）包被的网格蛋白有被小泡（clathrin-coated vesicle）和包被蛋白（coat protein，COP）包被的囊泡。后者又分为两个亚类，即 COP Ⅰ 有被小泡（COP Ⅰ-coated vesicle）和 COP Ⅱ 有被小泡（COP Ⅱ-coated vesicle）。

1. 网格蛋白有被小泡在细胞膜或高尔基复合体形成 网格蛋白有被小泡可由细胞膜通过受体介导的内吞作用形成，也可在高尔基复合体内形成（图 4-23）。通过细胞内吞作用形成的网格蛋白有被小泡，可将胞外物质转运到细胞内；在高尔基复合体形成的网格蛋白有被小泡，主要介导从高尔基复合体到溶酶体、内体或细胞外的物质转运。网格蛋白的组成及网格蛋白有被小泡的形成详见第三章第四节。

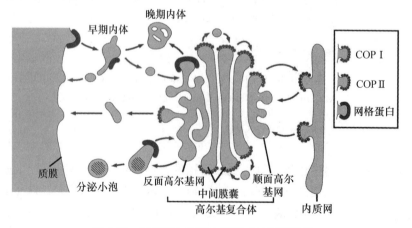

图 4-23 网格蛋白有被小泡形成的两条途径

2. COP Ⅱ有被小泡主要负责蛋白质的顺向运输 COP Ⅱ有被小泡在粗面内质网形成。COP Ⅱ由5种亚基组成，其中一种称为分泌相关的Ras相关蛋白1（secretion-associated Ras-related protein 1，Sar1），可调节包被的形成。Sar1是一种小分子GTP结合蛋白，可调节囊泡外被的组装，与GDP结合时处于非活性状态；在内质网膜上存在Sar1-GEF。GEF为鸟嘌呤核苷酸交换因子（guanine nucleotide exchange factor）。当GEF与Sar1-GDP结合时，可催化Sar1上结合的GDP转换为GTP，从而激活Sar1，使其插入到内质网膜，进而诱导其他4种蛋白亚基（Sec23/ Sec24、Sec13/Sec31）依次在内质网膜上聚合和组装，最后以出芽的方式形成COP Ⅱ有被小泡（图4-24A、B、C）。

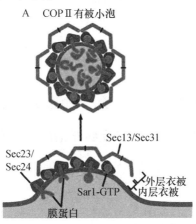

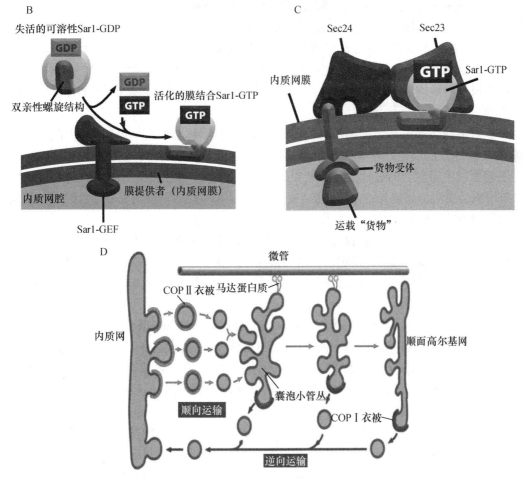

图4-24 COP Ⅱ和COP Ⅰ有被小泡的结构、组装及物质转运
A. COP Ⅱ的结构组成；B. COP Ⅱ的激活；C. COP Ⅱ的组装；D. COP Ⅱ和COP Ⅰ有被小泡介导的物质转运

COP Ⅱ有被小泡主要介导物质从内质网到高尔基复合体的顺向运输（anterograde transport）。COP Ⅱ囊泡在内质网形成并向高尔基复合体转移的过程中，通常先由数个囊泡彼此融合，形成一个称为内质网 - 高尔基复合体中间区室（ER-Golgi intermediate compartment, ERGIC）的大囊泡，又称囊泡小管丛（vesicular-tubular clusters，VTC）；然后，以微管作为轨道，将其转运到顺面高尔基网。此时，与 Sar1 结合的 GTP 水解，促使包被蛋白去装配，有被小泡脱去衣被，与高尔基复合体顺面的膜融合，从而将物质转运到高尔基复合体（图 4-24D）。

3. COP Ⅰ有被小泡主要负责内质网逃逸蛋白的回收　COP Ⅰ有被小泡由高尔基复合体通过出芽的方式形成，主要负责内质网逃逸蛋白的捕捉、回收转运以及高尔基复合体膜内在蛋白的逆向运输（retrograde transport）。另外，有证据表明，COP Ⅰ有被小泡还能参与从内质网到高尔基复合体的顺向运输。

COP Ⅰ是一种由多个亚基组成的多聚体。目前已鉴定出 α、β、β'、γ、δ、ε、ζ 7 个蛋白亚基成分。其中，α 蛋白又称装配因子（assembly factor），与 COP Ⅱ中的 Sar1 类似，也是一种 GTP 结合蛋白，可调节包被蛋白复合物的聚合、装配及囊泡转运。

（二）囊泡转运过程是一个高度有序且受到严格调控的定向物质转运过程

不同来源、不同类型的囊泡，可承载和介导不同物质的定向转运。所有囊泡都必须沿着一定的路径，以特定的转运方式，最终锚定在既定的靶部位，并通过膜融合而释放所转运的物质。

1. 囊泡转运过程受到严格选择和精密控制　任何来源、任何途径的囊泡转运，都是一个高度有序，并受到严格选择和精密控制的物质运输过程。例如，核糖体合成的蛋白质进入内质网后，首先要决定其去留。对于外输性蛋白质，还要经过一定的修饰、加工和质量检查，内质网膜才能以出芽方式形成囊泡而将其转运到高尔基复合体。如果内质网驻留蛋白或不合格的外输性蛋白质从内质网逃逸，则其进入高尔基复合体后可被识别，形成 COP Ⅰ有被小泡而被转运返回内质网。

一旦囊泡转运某一环节的调控机制出现异常，囊泡转运就不能正常进行。例如，sec4 基因编码的 Sec4 蛋白也是一种 GTP 结合蛋白，它在调节非网格蛋白有被小泡脱衣被、与下一个膜性细胞器发生膜融合的过程中具有重要的作用。若 sec4 基因突变，则囊泡脱衣被和后续的融合过程就会受阻而出现异常。而有被小泡脱衣被是各种囊泡转运到下一个目的地、发生膜融合而进行物质转运所必须经历的步骤。

2. 囊泡必须特异性识别并锚定于靶膜上卸载货物　在转运过程中，囊泡一旦到达靶细胞器，即须先在靶细胞器被特异性识别，然后被锚定。整个过程涉及囊泡识别与囊泡融合两个环节。已知多种蛋白质可参与这个过程，其中，囊泡表面的特异性配体与靶细胞器膜上特异性受体的相互作用至关重要。

研究表明，可溶性 NSF 附着蛋白受体（soluble NSF attachment protein receptor，SNARE）即可溶性 N- 乙基马来酰亚胺敏感因子附着蛋白受体（soluble N-ethylmaleimide-sensitive factor attachment protein receptor）（简称 SNAP 受体）是一类有 60 多种成员的蛋白家族。有关这类蛋白质的功能在神经元突触研究中较为透彻。囊泡相关膜蛋白（vesicle-associated membrane protein，VAMP）和突触融合蛋白（syntaxin）是 SNARE 家族的一对成员，负责介导细胞内囊泡的识别与融合。现已证明，转运囊泡表面存在一种与 VAMP 类似的蛋白质，称为囊泡 SNARE（vesicle-SNARE，v-SNARE）；靶细胞器膜上的突触融合蛋白是与 v-SNARE 对应的序列，称为靶 SNARE（target-SNARE，t-SNARE）。v-SNARE 与 t-SNARE 相互识别，并特异性结合，形同"钥匙和锁"，决定着囊泡的锚泊与融合。SNARE 序列高度特异性地识别是完成囊泡物质定向转运和准确卸载的一个基本机制。

转运囊泡与靶细胞器膜融合，最终将携带的物质转运到靶细胞器，完成囊泡转运过程。实际上，囊泡停泊及融合是一个复杂的过程。除了 v-SNARE 和 t-SNARE 的参与外，目前还发现一个大的 GTP 结合蛋白（Rab）家族参与此过程。其可能的机制是：①囊泡表面的 Rab 蛋白可被靶膜胞质面的锚定蛋白（anchored protein）识别，使囊泡锚定在靶膜上；②囊泡表面的 v-SNARE 与靶膜上的 t-SNARE 相互识别，使囊泡到达靶膜；③ v-SNARE 与 t-SNARE 配对后即彼此缠绕，并将囊泡膜和靶膜间的水分子挤出，使两者的脂质双分子层靠近，当其距离小于 1.5 nm 时，即可由于脂质分子的运动而发生膜的融合（图 4-25）。

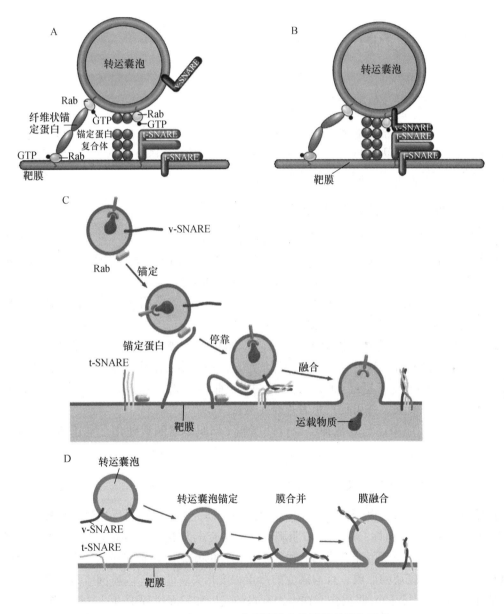

图 4-25　Rab 和 SNARE 指导囊泡与靶膜的停靠和融合

A. 转运囊泡膜上 Rab 识别靶膜上的锚定蛋白而将其锚定在靶膜上；B. v-SNARE 和 t-SNARE 相互识别、配对后将囊泡锚定在靶膜上；C. 转运囊泡锚定、停靠及与靶部位融合的全过程；D. SNARE 序列间配对，挤压出膜间的水分子而使囊泡膜与靶膜融合

第六节   内膜系统与疾病

细胞作为生命活动的基本单位。如果细胞内各种成分的形态、结构改变，则可导致其功能异常，进而影响细胞的生命活动，甚至导致细胞发生病理改变。内膜系统是真核细胞内最为重要的功能结构体系之一，因此，细胞内膜系统各成分的形态、结构变化与人类疾病密切相关。

一、内质网与疾病

（一）内质网形态结构与功能异常

内质网是一种敏感的细胞器，许多不良因素（如缺氧、辐射、中毒、感染以及化学药物损伤等）的刺激均可导致内质网形态和结构发生改变，进而引起其功能异常。最常见的内质网形态结构变化有肿胀、肥大、脱颗粒和囊池塌陷。

（二）内质网与神经细胞退行性疾病

1. 阿尔茨海默病   阿尔茨海默病（Alzheimer's disease，AD）是一种神经退行性疾病，以进行性认知功能减退为临床特征。本病的病理特征包括细胞内神经原纤维缠结（neurofibrillary tangle，NFT）和细胞外老年斑（senile plaque，SP）的沉积。在 AD 患者脑内，UPR 被激活，大脑海马神经元中的 Bip、磷酸化 PERK、eIF2a 和 IRE-1a 表达明显增高，且呈粒状空泡变性样改变。这表明，AD 与内质网应激密切相关。

2. 帕金森病   帕金森病（Parkinson disease，PD）的主要病理特征是中脑黑质多巴胺能神经元进行性变性死亡和残存神经元中路易体的形成。患者出现临床症状时，其脑内黑质多巴胺能神经元死亡比例通常已超过 50%，纹状体内多巴胺含量减少 80% 以上。研究表明，内质网应激与本病的发生有关，并可促进患者神经元变性。

另外，内质网应激还与其他神经退行性疾病（如肌萎缩侧索硬化、亨廷顿病、朊病毒病等）的发生有关。

（三）内质网与心血管疾病

内质网应激是引起心血管疾病的主要机制之一。研究显示，内质网应激是多种心血管疾病（如动脉粥样硬化、缺血性心脏病、心肌肥大、心力衰竭及糖尿病心肌病等）发生、发展的共同通路。干预内质网应激可能会成为心血管疾病治疗的新靶点。研究显示，内质网应激可参与小鼠动脉粥样硬化斑块的形成，且与病变的严重程度相关。此外，内质网应激还可参与心肌缺血及缺血 - 再灌注引起的心肌损伤，在心力衰竭的发生和发展过程中也具有重要作用。

（四）内质网与慢性代谢性疾病

内质网应激是慢性代谢性疾病的重要标志。内质网被视为"代谢感受器"，与内分泌系统有密切而广泛的联系。代谢活跃的细胞通常具有高度发达的内质网。在营养过剩状态下，发生内质网应激是触发代谢性疾病的重要因素。内质网应激可通过影响两条信号通路（胰岛素受体底物和磷脂酰肌醇 -3- 激酶信号通路、丝裂原活化蛋白激酶信号通路）诱导肝、肌肉和脂肪组织产生胰岛素抵抗，从而促进 2 型糖尿病的发生。此外，内质网应激在糖尿病和胰岛素抵抗的发生和发展过程中具有重要的调节作用。

二、高尔基复合体与疾病

（一）高尔基复合体形态结构与功能异常

高尔基复合体是一种敏感的细胞器，在各种因素影响下，均可出现形态学改变。

1. 高尔基复合体肥大　当细胞分泌功能亢进或代偿功能亢进时，常会伴随高尔基复合体肥大。

2. 高尔基复合体萎缩　细胞中毒可导致高尔基复合体萎缩。例如，毒性物质（如乙醇等）可引起肝细胞内脂蛋白合成减少和分泌功能丧失，诱发脂肪肝。此时肝细胞内高尔基复合体萎缩、破坏或消失，脂蛋白颗粒明显减少甚至消失。

（二）高尔基复合体与神经退行性疾病

神经元是有极性的细胞，高尔基复合体可将特定的"货物"转运到相应的轴突和树突，对维持神经元的极性具有重要作用。高尔基复合体结构的改变可损害其加工和分选相应蛋白质并将其转运到神经元特定区域的功能，进而损害神经元的功能。

知识拓展

高尔基复合体与神经退行性疾病

我国科学家发现，特异性敲除小鼠神经细胞内的 GM130 基因，可破坏高尔基复合体的高级结构，导致小鼠发育迟缓，并出现退行性运动障碍。这种改变是由于浦肯野细胞的进行性死亡、小脑萎缩等神经系统缺陷导致的。GM130 基因缺失虽然在发育早期不会影响高尔基复合体在浦肯野细胞中的极性，但由于阻碍了高尔基复合体与中心体的连接，可造成发育后期高尔基复合体极性丧失，从而影响细胞内物质转运，导致神经元退行性病变。

（三）高尔基复合体在肿瘤细胞内的变化

通常，分化成熟、分泌功能旺盛的细胞中的高尔基复合体较为发达，幼稚细胞中的高尔基复合体则相对较少。肿瘤细胞中高尔基复合体的数量、形态结构及发达程度与其分化程度密切相关。例如，在低分化癌细胞中，高尔基复合体仅为一些分泌小泡聚集在一起，位于核周围；在高分化的癌细胞中，高尔基复合体较发达，可观察到完整的高尔基复合体形态。

（四）高尔基复合体与黏脂贮积症 II 型

黏脂贮积症 II 型又称包涵体病（inclusion cell disease），简称 I 细胞病。由于细胞内高尔基复合体的顺面高尔基网中缺乏葡萄糖磷酸转移酶，不能形成溶酶体酶的分拣信号 M-6-P，因此溶酶体酶不能被反面高尔基网中的 M-6-P 受体识别和分拣而直接分泌到细胞外，使得患者细胞内溶酶体中没有溶酶体酶，而血液中含有大量溶酶体酶。这类患者溶酶体中贮积大量未被消化的底物，形成包涵体（inclusion）。包涵体内沉积着中性、酸性黏多糖和黏脂。患儿出生时即可出现先天性髋关节脱位、骨骼异常、全身肌张力低下等多种异常表现。

三、溶酶体与疾病

溶酶体酶活性或膜稳定性异常均可影响细胞功能，进而引发相应的疾病。

（一）溶酶体酶缺乏导致的疾病

溶酶体内缺乏某些酶可导致相应底物不能分解而贮积在溶酶体内，造成细胞代谢障碍，引发多种先天性溶酶病，称为溶酶体贮积症（lysosomal storage disease）。

1. GM$_2$ 神经节苷脂贮积症变异型 B（GM$_2$ gangliosidosis variant B） 又称家族性黑矇性痴呆（Tay-Sachs disease）。其病因是溶酶体内缺乏 β- 氨基己糖苷酶 A，从而不能将 GM$_2$ 神经节苷脂糖链末端的 N- 乙酰半乳糖切除而使之降解，导致神经系统、心、肝等组织的溶酶体内具有毒性的 GM$_2$ 神经节苷脂大量沉积而影响细胞功能。患者表现为渐进性失明、痴呆和瘫痪。

2. 糖原贮积症 II 型（glycogen storage disease type II） 又称蓬佩病（Pompe disease），是一种常染色体隐性遗传病。患者细胞内不能合成 α-1,4- 葡萄糖苷酶，致使糖原无法被分解而在溶酶体内蓄积，使溶酶体的体积越来越大，以致大部分细胞质被溶酶体所占据。此病多见于婴儿，临床可表现为肌无力、进行性心力衰竭等。

（二）溶酶体膜稳定性异常导致的疾病

1. 硅沉着病 又称硅肺病或矽肺，是由于溶酶体膜稳定性下降，使得溶酶体酶释放而引起以肺组织纤维化为主要特征的职业病。经肺吸入的含有 SiO$_2$ 的粉尘被肺内巨噬细胞吞噬后形成的吞噬体可与初级溶酶体融合而形成吞噬性溶酶体。在吞噬性溶酶体中可形成硅酸。硅酸以非共价键方式与溶酶体膜上的阳离子结合，可降低溶酶体膜的稳定性，造成溶酶体膜破裂，致使大量溶酶体酶释放入细胞质中，引起巨噬细胞自溶、死亡。同时，释放出的 SiO$_2$ 又可被其他巨噬细胞吞噬。如此反复，可导致大量巨噬细胞死亡。死亡的巨噬细胞释放出致纤维化因子，可刺激成纤维细胞增生并分泌大量胶原。这些胶原纤维在肺部大量沉积可形成纤维化结节，进而导致肺弹性降低、肺功能受损。

2. 痛风 痛风是以高尿酸血症为主要临床生化表现的嘌呤代谢紊乱性疾病。其发病机制与溶酶体膜稳定性改变及溶酶体酶的释放有关。

> **临床应用**
>
> #### 溶酶体与痛风的发生
>
> 痛风是因嘌呤代谢障碍引起的一种关节炎。患者可出现血尿酸盐浓度升高。尿酸盐以结晶形式沉积于关节及多种组织内，并被白细胞吞噬。被吞噬的尿酸盐结晶以氢键与溶酶体膜结合，可改变溶酶体膜的稳定性，使溶酶体内的水解酶释放，引起白细胞自溶、死亡，导致沉积部位组织发生急性炎症反应。临床表现为突发关节疼痛、红肿，活动受限等，多累及四肢关节，疼痛常难以忍受。

（三）溶酶体功能缺陷与肿瘤

研究证实，致癌、促癌物质可通过影响溶酶体膜的通透性造成溶酶体膜损伤，使其内部的水解酶释放出来，造成 DNA 分子损伤，诱发细胞异常分裂，进而引起细胞癌变。

四、过氧化物酶体异常与疾病

（一）过氧化物酶体的形态结构与功能异常

过氧化物酶体的病理改变包括过氧化物酶体数量、体积和形态等的异常，也包括过氧化物酶缺乏及功能障碍。例如，在病毒性肝炎、甲状腺功能亢进症、慢性酒精中毒或慢性低氧血症等疾病患者肝细胞内，可见过氧化物酶体数量增加；在甲状腺功能减退、脂肪变性或高脂血症等情况下，则可见过氧化物酶体数量减少、老化或发育不全。

（二）过氧化物酶体缺陷与遗传性疾病

1. 脑肝肾综合征（Zellweger 综合征） 是一种由过氧化物酶体功能降低或缺失所导致的全身各器官功能异常的临床综合征，患者脑、肝和肾损伤尤为严重。已发现有 13 种不同的基因突变可引起此病，这些基因都编码过氧化物酶体的转运蛋白受体或辅助运输的部分。由于缺乏这些转运蛋白，机体不能将合成的酶成功地转运到过氧化物酶体内部，导致过氧化物酶体呈现空泡状。本病的临床表现是肌无力、抽搐和屈曲性挛缩等，患者可出现面部畸形、发育不良、肝大。

2. 肾上腺脑白质营养不良（adrenoleukodystrophy，ALD） 是一种 X 连锁隐性遗传病，由于 X 染色体长臂上的 *ABCD1* 基因缺陷，导致过氧化物酶体缺陷和体内各种氧化酶活性缺乏，造成细胞过氧化物酶体无法代谢超长链脂肪酸而使其异常积聚在脑白质和肾上腺皮质中，从而损害脑神经系统的保护层，影响神经传导作用。临床主要表现为视力障碍、智力减退、锥体束损害及肾上腺皮质功能不全等。

五、囊泡转运紊乱与疾病

囊泡转运系统对细胞内膜系统稳态具有重要的调节作用。一旦囊泡转运出现障碍，即可导致细胞功能紊乱，甚至引发疾病，如神经退行性疾病、发育异常、代谢性疾病、感染与免疫缺陷等。

（一）囊泡转运与代谢性疾病

家族性高胆固醇血症　LDL 是转运肝合成的内源性胆固醇的主要形式，是通过细胞膜表面特异的 LDL 受体摄取和降解的。LDL 受体基因突变可导致 LDL 受体缺陷，使体内 LDL 生成增多、分解速度减慢。家族性高胆固醇血症是一种常染色体显性遗传性疾病。本症的发病机制是细胞表面的 LDL 受体缺如或异常，使 LDL 颗粒不能与溶酶体结合而被降解，导致体内 LDL 代谢异常，血浆总胆固醇（total cholesterol，TC）水平和低密度脂蛋白 - 胆固醇（LDL cholesterol，LDL-C）水平升高。

（二）囊泡转运与发育异常疾病

1. 短肋多指（趾）综合征 是一种常染色体隐性遗传病，是由编码鞭毛内运输蛋白 80 和编码胞质动力蛋白 2 重链 1 的基因发生点突变，造成蛋白质的囊泡转运受阻，影响成骨细

胞增殖而导致的骨骼发育不良。患者表现为身材矮小、肢体短小、水平肋骨、小骨盆及多指
（趾）等。

2. 腓骨肌萎缩症 2A1 型（Charcot-Marie-Tooth disease type 2A1，CMT2A1） 多数属于
常染色体显性遗传。由于定位于 1p36 的驱动蛋白家族成员 1Bβ（kinesin family member 1Bβ，
KIF 1Bβ）基因发生点突变，导致轴索内囊泡转运受限，影响了营养物质和结构蛋白的供给，
从而导致轴索变性，引起肩胛腓骨肌或视神经萎缩。

思 考 题

1. 下列蛋白质哪些由粗面内质网合成，哪些由游离核糖体合成？

胰高血糖素、细胞核组蛋白、过氧化氢酶、酸性磷酸酶、细胞膜上的钠离子通道蛋白、细
胞中的血红蛋白、抗体蛋白。

2. 请解释为什么高尔基复合体是细胞内蛋白质运输和分泌的中转站？

3. 请解释为什么溶酶体参与机体的免疫防御？

4. 阐述胰岛素在体内的合成过程及 2 型糖尿病的发病机制。

（吴　涤）

线 粒 体

第五章数字资源

案例 5-1

　　患儿，男，6岁，学语前聋，通过纯音筛选测听和声导抗测听检查，结果显示为极重度感音性耳聋。签署知情同意后，进行CT检查，未发现外耳、中耳和内耳形态异常；全身检查未发现其他系统病变。询问既往病史，得知患儿曾有明确的耳毒性用药史。对患儿进行线粒体基因检测，发现mtDNA 12S rRNA基因突变，突变位点为mtDNA 1555A＞G（均质性）。

　　问题：

　　1. 该案例中，患儿耳聋的原因是什么？

　　2. 线粒体DNA的遗传有什么特点？

　　线粒体（mitochondrion）是普遍存在于真核细胞中的一种由双层膜包被的重要细胞器，具有较复杂的超微结构和转换能量的功能。在绝大多数动物细胞内，线粒体通过氧化磷酸化为细胞提供能量。因此，线粒体被称为细胞的"动力工厂"。此外，线粒体还与细胞分化、信号转导、细胞周期和细胞死亡等过程有密切关系。

第一节　线粒体的形态结构

一、线粒体的形态、大小、数目和分布

　　1894年，德国生物学家阿尔特曼（R. Altmann）首次在动物细胞内发现了一种小的杆状和颗粒状结构，将其称为生命小体，并认为这些颗粒在细胞内是自主生存的，对细胞的遗传和代谢产生影响。1897年，德国生物学家本达（C. Benda）将这些结构命名为线粒体（mitochondrion）（在希腊语中，mito意为丝线，chondrion意为颗粒）。

（一）光镜形态与大小

　　线粒体的形态多种多样，可因细胞的种类及其所处的生理状态不同而有所差异。在光镜下观察，线粒体呈线状、粒状或短杆状（图5-1），偶尔可见圆形、哑铃形、星形、分枝状和环

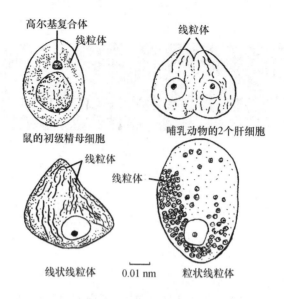

图 5-1   光镜下线粒体的形态模式图

状等。在一定条件下，在同一细胞中，线粒体的形态是动态变化和可逆的。例如，当细胞处于低渗环境时，线粒体膨胀呈颗粒状；而处于高渗环境时，线粒体则伸长呈线状。细胞在酸性环境下，线粒体呈囊状，而在碱性环境下，线粒体呈颗粒状。

线粒体是细胞内一类较大的细胞器，即使在同一细胞内，其大小也不一致。线粒体的直径一般为 0.5 ~ 1.0 μm，长度为 1.5 ~ 3.0 μm。在特定条件下还可见到某些细胞内巨大的线粒体，如骨骼肌细胞的线粒体长度可达 8 ~ 10 μm，胰腺外分泌细胞中的线粒体可长达 10 ~ 20 μm。细胞类型和生理状态的不同，以及细胞内渗透压、pH 和温度的改变，都可以引起线粒体大小的变化。

（二）数目

细胞内线粒体的数目主要与细胞的类型和能量需求有关，不同状态下的差异很大。一般而言，新陈代谢旺盛，能量需求较多的细胞，线粒体的数目较多，如心肌细胞、肝细胞、骨骼肌细胞和肾小管上皮细胞等；反之，新陈代谢低下，能量消耗较少的细胞，线粒体的数目较少，如淋巴细胞。正常肝细胞内含有 1000 ~ 2000 个线粒体，占细胞质体积的 15% ~ 20%，而哺乳动物成熟红细胞不含线粒体。当细胞处于病理状态时，线粒体数目也会减少。

在同一类型细胞中，线粒体数目是相对稳定的。若细胞功能发生变化，其数量也会发生变化。例如，腺细胞在分泌功能旺盛时，其所含线粒体数目增多；运动员肌细胞内的线粒体数量比运动缺乏者肌细胞内的线粒体多。

（三）分布

线粒体在细胞内一般是均匀分布的，但大多聚集在能量需求较多的区域。例如，在心肌细胞中，线粒体沿肌原纤维规律排列；在精子细胞中，线粒体集中于鞭毛中轴区，以利于为精子的快速运动提供能量。当细胞内的代谢和能量需求状态改变时，线粒体在细胞内可沿着细胞骨架向细胞生理功能旺盛和需要能量较多的区域运动。例如，当胰腺外分泌细胞的蛋白质合成和分泌功能旺盛时，线粒体多分布在粗面内质网和高尔基复合体周围；当肾小管上皮细胞对物质的主动运输功能旺盛时，线粒体大量集中在其基部靠近质膜的内褶处；有丝分裂时，线粒体集中分布在纺锤丝周围，分裂结束后，它们则会平均分配到两个子细胞中。

二、线粒体的超微结构

在电镜下观察，线粒体是由内外两层单位膜封闭包裹而成的膜囊状结构，主要由外膜（outer membrane）、内膜（inner membrane）、膜间隙（intermembrane space）和基质（matrix）组成（图5-2，图5-3）。其中，膜间隙又称外室，基质又称内室。

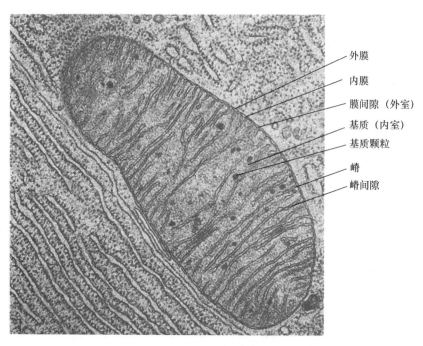

图5-2　电镜下线粒体的结构

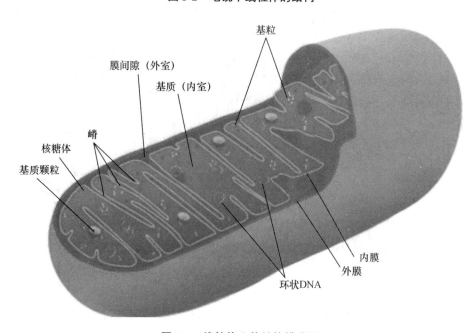

图5-3　线粒体立体结构模式图

（一）外膜

线粒体外膜是包围在线粒体外表面的一层单位膜，即双层线粒体单位膜的外层膜，厚度为

6~7 nm，平整光滑，与内膜不相连。线粒体外膜上含有多种运输蛋白，称为孔蛋白（porin），它们构成脂质双分子层上水溶性物质可以穿过的含水通道。将分离的线粒体外膜经磷钨酸负染可发现，这些通道呈整齐排列的筒状管道，中间留有小孔，孔径为 2~3 nm，可供分子量小于 5000 Da 的物质自由通过。这种通透性使膜间隙的化学成分与细胞质相似。与线粒体内膜相比，外膜富含胆固醇和磷脂，蛋白质含量则较少。

（二）内膜

线粒体内膜是位于外膜内侧的一层单位膜结构，即双层线粒体单位膜的内层膜，但略厚于外膜，厚度为 6~8 nm。线粒体内膜富含蛋白质，蛋白质与脂质的比例高于 3∶1。线粒体内膜富含心磷脂（达 20%），但缺乏胆固醇，与细菌质膜类似。由于没有孔蛋白存在，导致内膜通透性很低，分子量大于 150 Da 的物质就无法通过，因此，细胞质内绝大多数小分子物质和离子均无法通过线粒体内膜，这对于质子电化学梯度的建立和 ATP 的合成非常重要。线粒体基质与外界进行物质交换需要线粒体内膜转位酶的催化。

内膜向线粒体内室折叠形成许多皱褶或管状结构，称为嵴（cristae）。嵴的形成增加了内膜的表面积，如肝细胞中线粒体内膜的总面积大约是外膜的 5 倍，约占整个细胞内膜结构总面积的 1/3。嵴是线粒体中最具有形态学特征的结构组分。同种细胞内线粒体嵴的形状和特点基本相近，而不同类型细胞内线粒体嵴的形状和排列方式存在很大的差异。线粒体嵴的形状和排列方式主要有两种类型：板层状和小管状。板层状线粒体嵴存在于高等动物的绝大部分细胞中，小管状线粒体嵴仅见于少数高等动物细胞，主要是一些分泌固醇类激素的细胞，如肾上腺皮质细胞、黄体细胞等（图 5-4）。此外，线粒体嵴的长度和密度也因细胞不同而异，如肝细胞中线粒体嵴短小而稀疏，肌细胞中线粒体嵴长而致密。同时，线粒体嵴的数目与细胞自身的生理状态有密切关系。一般而言，能量需要较多的细胞，其线粒体的数量多、嵴也多；能量需要较少的细胞，其线粒体的数量少、嵴也少。例如，心肌细胞代谢率高、耗能多，线粒体嵴较多；相反，在代谢率较低的肝细胞和小肠上皮细胞内，线粒体嵴较少。心肌细胞的线粒体嵴总数大约是肝细胞的 3 倍。在病理状态下，线粒体嵴的数量可明显减少。

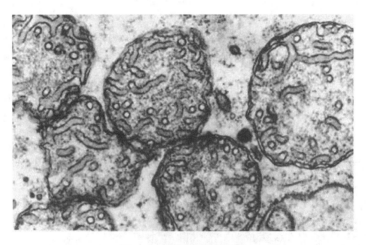

图 5-4　小管状线粒体嵴

在内膜和嵴膜的内表面附有许多带柄的朝向内室的球状小颗粒，称为基粒或 F1 颗粒（F1 因子），其成分是 ATP 合酶（ATP synthase）。ATP 合酶是一个由多组分的构成复合体，在膜结合状态下具有 ATP 合酶活性，在游离状态下具有 ATP 水解酶活性。基粒与内膜面垂直且排列规则，基粒间相距 10 nm。据估计，每个线粒体有 10^4~10^5 个基粒。

基粒由头部、柄部和基片三部分组成（图 5-5）。头部呈球形，直径为 8~10 nm；柄部直径为 3 ~ 4 nm，长度为 4.5 ~ 5 nm；基片直径为 6 ~ 11.5 nm，高度为 5 ~ 6 nm。头部与柄部相连，突出在内膜表面，柄部与嵌入内膜的基部相连。头部含有可溶性 ATP 合酶（F1），又称偶联因子 F1，分子量为 360 kDa，是一种球形蛋白质，具有 ATP 合酶活性，在膜结合状态，可催化 ADP 和 Pi 合成 ATP。此外，在头部还有一个分子量为 10 kDa 的多肽，称为 ATP 酶复合体抑制多肽，可能具有调节酶活性的作用。柄部的主要成分是寡霉素敏感蛋白，分子量为 18 kDa，其作用是调控质子通道。基片为疏水蛋白质（hydrophobic protein），又称偶联因子 F_0，分子量为 70 kDa，是偶联磷酸化抑制剂寡霉素或二环己基碳二亚胺（dicyclohexylcarbodiimide，DCC）的作用底物，能传递质子，有质子通道的作用（图 5-6）。

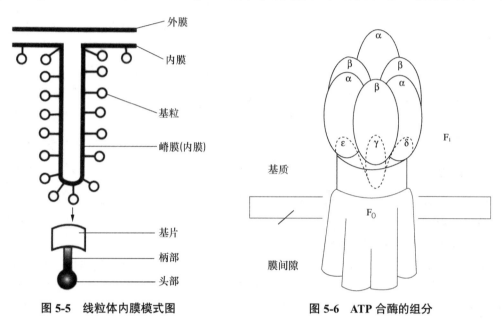

图 5-5　线粒体内膜模式图

图 5-6　ATP 合酶的组分

（三）膜间隙

线粒体内膜和外膜之间宽度为 6 ~ 8 nm 的封闭间隙，称为膜间隙或外室，其内充满无定形物质，主要是多种可溶性酶、底物和辅助因子。膜间隙向嵴内延伸的部分称为嵴内间隙（intracristal space）。

（四）内室与基质

线粒体内膜所围成的空间称为内室或嵴间隙，其内充满了比较致密的物质，称为线粒体基质（matrix）。基质中含有与三羧酸循环、丙酮酸和脂肪酸氧化、氨基酸代谢和线粒体蛋白质合成等有关的酶类以及核酸合成酶系，同时还含有线粒体 DNA（mitochondrial DNA，mtDNA）、线粒体 mRNA、tRNA 以及线粒体核糖体等物质。

第二节　线粒体的化学组成和酶的分布

一、线粒体的化学组成

线粒体的化学组分主要为蛋白质、脂质、水及多种辅酶等其他成分。

（一）蛋白质

目前认为，哺乳动物细胞线粒体中至少含有 1098 种蛋白质。线粒体蛋白质含量占线粒体干重的 65%～70%，其在内膜的含量较多，占线粒体蛋白质总量的 60% 以上。内膜上的蛋白质是线粒体氧化磷酸化的重要参与者，包括 ATP 合酶、电子传递链的应答蛋白，以及大量参与胞质和线粒体基质间转运的载体蛋白。线粒体中的蛋白质分为可溶性和不溶性蛋白以及不明确的蛋白质。可溶性蛋白主要是基质中的酶和外周膜蛋白，不溶性蛋白包括整合膜蛋白、结构蛋白和酶蛋白。

用电泳方法分析线粒体外膜和内膜中的蛋白质，可辨别出外膜上含有 14 种蛋白质，其中大部分是孔蛋白；内膜上含有 21 种蛋白质。但是，线粒体内的大部分蛋白质由细胞核 DNA 编码，在线粒体外合成后才转运至线粒体内执行功能（图 5-7）。

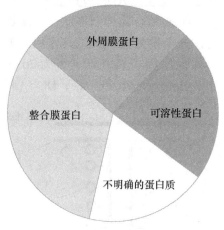

图 5-7　酵母细胞线粒体中的蛋白质组成

（二）脂质

脂质含量占线粒体干重的 25%～30%。线粒体中的脂质成分因细胞种类不同而存在差异，但大多数以磷脂为主要成分，占脂质总量的 3/4 以上，主要包括磷脂酰胆碱（卵磷脂）和磷脂酰乙醇胺（脑磷脂），另外还有一定数量的心磷脂和含量较少的胆固醇。

与细胞内其他膜性结构组成相比，线粒体内膜中的心磷脂含量高达其脂质总含量的 20%，远高于其他膜性结构，而胆固醇含量极少，这使内膜呈现高度疏水性。通常，线粒体外膜中胆固醇和磷脂的含量比内膜高。线粒体内、外膜的根本区别在于脂质与蛋白质比例的差异，外膜中脂质约占 52%、蛋白质约占 48%，而内膜中脂质约占 24%、蛋白质约占 76%。可见，线粒体外膜较内膜更接近于细胞的其他膜性结构。内膜的脂质双分子层中含有大量心磷脂，心磷脂分子具有 4 条脂肪酸链结构，这使得离子很难通透，导致内膜的通透性很低。这种通透屏障在 ATP 的合成过程中具有重要的作用，同时也使 H^+、ATP、ADP 和丙酮酸等许多代谢反应底物（产物）以及酶促反应所需的分子和离子必须借助内膜上的多种运输蛋白才能被选择性地转运。

（三）水

水是线粒体内含量最多的一种成分。除疏水性的类脂双层分子和某些大分子内部以外，水分布在线粒体的各组成部分中。水既是酶促反应的溶剂，又是物理介质。各种代谢产物通过水在线粒体各种酶系之间扩散和在线粒体内、外转移。

（四）其他成分

此外，线粒体内还有泛醌、黄素单核苷酸（flavin mononucleotide，FMN）、黄素腺嘌呤二核苷酸（flavin adenine dinucleotide，FAD）和烟酰胺腺嘌呤二核苷酸（nicotinamide adenine dinucleotide，NAD）等化学成分。这些化合物都参与电子传递的氧化还原过程，与内膜是密切相关的。

二、线粒体中酶的分布

线粒体是细胞内酶含量最多的细胞器。现已知线粒体中有 120 余种酶。这些酶分布在线粒体各部位，其中一些主要的酶在线粒体各部的分布见表 5-1。某些酶可作为线粒体不同部位的标志酶，如细胞色素 c 氧化酶（cytochrome c oxidase）和单胺氧化酶（monoamine oxidase，MAO）分别是线粒体内膜和外膜的标志酶；腺苷酸激酶（adenylate kinase，AK）和苹果酸脱氢酶（malate dehydrogenase，MDH）分别是膜间隙和基质的标志酶。

表 5-1　线粒体主要酶的分布

部位	酶的名称
外膜	NADH- 细胞色素 c 还原酶
	细胞色素 b5
	单胺氧化酶
	脂酰辅酶 A 合成酶
	犬尿氨酸羟化酶
膜间隙	腺苷酸激酶
	核苷酸激酶
	核苷二磷酸激酶
	亚硫酸氧化酶
内膜	NADH- 辅酶 Q 还原酶
	琥珀酸 - 辅酶 Q 还原酶
	细胞色素氧化酶
	肉碱酰基转移酶
	β- 羟丁酸和 β- 羟丙酸脱氢酶
	腺嘌呤核苷酸载体
	ATP 合成酶系
基质	柠檬酸合成酶
	乌头酸酶
	苹果酸脱氢酶
	异柠檬酸脱氢酶
	延胡索酸酶
	谷氨酸脱氢酶
	丙酮酸脱氢酶系
	天冬氨酸氨基转移酶
	蛋白质和核酸合成酶系
	脂肪酸氧化酶系

第三节　线粒体的功能

　　线粒体主要负责进行糖、脂肪和蛋白质等各种能源物质的氧化和能量转换，线粒体是贮能和供能的场所。在细胞生命活动中，95% 的能量来自线粒体。

　　在细胞内，依靠酶的催化，将各种供能物质氧化并释放能量的过程称为细胞氧化。由于细胞氧化过程中需要消耗 O_2，最终生成 CO_2 和 H_2O，所以又称细胞呼吸（cellular respiration）或有氧氧化。糖、脂肪、蛋白质需要经过消化分解，成为单糖、脂肪酸和甘油、氨基酸等小分子，才能被细胞摄入。其中，单糖和氨基酸在胞质中代谢生成丙酮酸。丙酮酸和脂肪酸在细胞质内进入线粒体，进一步被氧化而生成乙酰辅酶 A（acetyl coenzyme A，acetyl -CoA），然后进入三羧酸循环。经一系列酶促反应、电子传递和氧化磷酸化，供能物质被彻底氧化，最终分解为 CO_2 和 H_2O，同时释放出大量能量，并生成 ATP 供组织利用（图 5-8）。

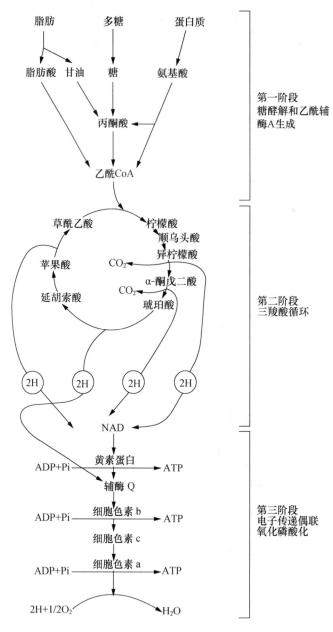

图 5-8　有氧氧化过程示意图

细胞内物质氧化的基本过程可分为糖酵解和乙酰辅酶 A 生成、三羧酸循环以及电子传递偶联氧化磷酸化三个阶段。其中，糖酵解在细胞质中进行，反应过程不需要氧的参与，故又称为无氧酵解；其余阶段都在线粒体内进行。

一、糖酵解

以葡萄糖为例，它不能直接进入线粒体，而是在细胞质基质中先被磷酸化，在不同酶的催化下经多步反应，1 分子葡萄糖分解生成 2 分子丙酮酸，这个过程称为糖酵解（glycolysis）。这一过程不需要耗氧，为无氧氧化过程。糖酵解过程净生成 2 分子 ATP，脱下 2 对 H 原子。脱下的 H 原子由受氢体（nicotinamide adenine dinucleotide，NAD）携带。丙酮酸通过线粒体膜上特定的转运蛋白进入线粒体基质腔。

二、乙酰辅酶 A 的生成

丙酮酸进入线粒体基质中，在丙酮酸脱氢酶系的作用下，进行氧化（脱氢）脱羧反应，首先脱去 1 个碳原子，降解为 2 个碳原子的乙酰基。然后，乙酰基与辅酶 A 结合生成乙酰 CoA。丙酮酸脱氢酶系是由 3 种酶（丙酮酸脱羧酶、二氢硫辛酸乙酰转移酶和二氢硫辛酰胺脱氢酶）和 5 种辅酶（TPP、二氢硫辛酸、CoA、FAD 和 NAD）组成的多酶复合体，各步反应紧密相连，构成连锁反应，进而提高催化效率。

三、三羧酸循环

三羧酸循环是在线粒体基质中进行的。线粒体基质中含有三羧酸循环反应所需的各种酶。

三羧酸循环由乙酰 CoA 与草酰乙酸缩合、形成含有三个羧基的柠檬酸开始。柠檬酸通过一系列反应，在各种酶的催化下再经氧化脱羧，包括生成 α - 酮戊二酸、琥珀酸等阶段，产生 CO_2、NADH 及 $FADH_2$，最终仍降解成草酰乙酸；草酰乙酸又可与另外 1 分子乙酰 CoA 结合而重新形成柠檬酸，如此反复循环，故称为三羧酸循环（tricarboxylic acid cycle，TAC）（图 5-9）。每一个循环过程均氧化分解 1 分子乙酰基，产生 4 对氢原子和 2 分子 CO_2。脱下的 4 对氢原子，其中有 3 对以 NAD^+ 为受氢体，另外 1 对以 FAD 为受氢体，转入电子传递链。NAD^+

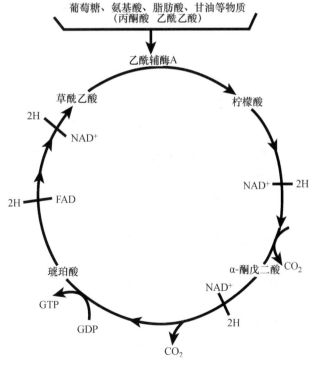

图 5-9　三羧酸循环示意图

能够接受 2 个电子（e^-）和 1 个质子（H^+），生成还原型烟酰胺腺嘌呤二核苷酸（reduced nicotinamide adenine dinucleotide，NADH），另外 1 个 H^+ 则留在基质中。FAD 能够接受 2 个 H 原子，即 2 个 H 质子和 2 个电子，生成还原型黄素腺嘌呤二核苷酸（reduced flavin adenine dinucleotide，$FADH_2$）。脱羧产生的 CO_2 逐渐扩散到线粒体外，然后再转移到细胞外。

四、电子传递偶联氧化磷酸化

上述各反应中产生的 H 原子须经过进一步氧化，最终与氧结合生成水，整个氧化过程才结束。但是 H 原子并不能直接与 O_2 结合，一般认为 H 原子必须先解离为 H^+ 和 e^-，电子经过线粒体内膜上一系列电子载体的逐级传递，最终传递给 $1/2\ O_2$，使之成为 O^{2-}，后者再与基质中的 $2H^+$ 结合生成 H_2O。伴随着电子的逐步传递，自由能逐步收集，最后用于 ATP 的合成。因此，NADH 和 $FADH_2$ 是三羧酸循环和线粒体内膜之间进行电子传递的重要媒介物。

（一）电子载体

在电子传递过程中，能与释放的电子结合并将电子传递下去的物质称为电子载体（electron carrier）。电子载体主要有 4 种：黄素蛋白（flavoprotein）、细胞色素（cytochrome）、铁硫蛋白（iron-sulfur protein）和泛醌（ubiquinone）。除泛醌外，其他 3 种载体接受和提供电子的氧化还原中心都是与蛋白质相连的辅基。

1. 黄素蛋白　是由一条多肽结合 1 个辅基组成的酶类。辅基可以是 FAD 或 FMN，它们是维生素 B_2 的衍生物，每个辅基接受和提供 2 个质子和 2 个电子。

2. 细胞色素　是含有血红素辅基的一类蛋白质。血红素基团由卟啉环结合 1 个铁原子构成。铁原子通过 Fe^{2+} 和 Fe^{3+} 两种状态的变化传递电子。在电子传递链中至少有 5 种细胞色素：细胞色素 a、细胞色素 a_3、细胞色素 b、细胞色素 c 和细胞色素 c_1。

3. 铁硫蛋白　是一种含铁蛋白质，在分子中央结合有铁原子和硫原子，称为铁硫中心（iron-sulfur center）。铁硫中心依靠 Fe^{2+}/Fe^{3+} 状态的变化传递电子，每次只能接受和传递 1 个电子。

4. 泛醌　又称辅酶 Q（coenzyme Q，UQ），是一种脂溶性分子，1 个泛醌能接受和提供 2 个电子和 2 个质子。

（二）电子传递链（呼吸链）的组成和排列

以上 4 种电子载体在线粒体内膜中并不是单独存在的，而是与其他蛋白质组成复合物，并且有序地镶嵌在内膜上，组成传递电子和质子的酶体系，称为电子传递链（electronic transport chain，ETC）或呼吸链（respiratory chain）。电子传递链由 4 个含有电子载体的复合体（复合体 I、复合体 II、复合体 III、复合体 IV）以及另外 2 个独立存在的电子载体（细胞色素 c 和泛醌）组成。

1. 复合体 I（NADH- 辅酶 Q 还原酶或 NADH 脱氢酶复合体）　是较大的复合物，分子量近 1000 kDa，含有多达 30 个不同的多肽（在人体，有 6 个由线粒体基因编码），包括 1 个带辅基 FMN 的黄素蛋白（NADH 脱氢酶）和 9 个不同的铁硫中心。复合体 I 的功能是将 1 对电子从 NADH 传递给泛醌（辅酶 Q），在电子传递时伴有 3 ~ 4 个 H^+ 转移到膜间隙。

2. 复合体 II（琥珀酸 - 辅酶 Q 氧化还原酶或琥珀酸脱氢酶）　由几个多肽组成，包括催化三羧酸循环关键反应的含 FAD 的琥珀酸脱氢酶和几个铁硫中心。可将电子从琥珀酸经铁硫中心传递给泛醌，在电子传递过程中不伴有质子的传递。泛醌（辅酶 Q）独立存在于线粒体膜中，可溶于膜脂质双层，其主要功能是在膜内或沿着膜在大的、非移动的复合体间传递电子。

3. 复合体Ⅲ（UQH$_2$- 细胞色素 c 还原酶或细胞色素 b 和细胞色素 c$_1$）　含有近 10 个多肽（其中 1 个由线粒体基因编码），包括细胞色素 b 和细胞色素 c$_1$，以及 1 个铁硫中心。复合体Ⅲ可将电子从还原型泛醌（UQH$_2$）传递给细胞色素 c，并且每传递一对电子，可同时将 4 个质子传递到膜间隙。细胞色素 c 不是镶嵌在膜内的整合蛋白质，而是一种外周膜蛋白。复合体Ⅲ的功能与泛醌类似，也是移动在大的复合体之间传递电子，负责将电子由复合体Ⅲ传递给复合体Ⅳ。

4. 复合体Ⅳ（细胞色素氧化酶或细胞色素 c 氧化酶）　含有两种细胞色素（细胞色素 a 和细胞色素 a$_3$），其功能将 4 个电子从细胞色素 c 传递给氧。其反应式为：

$$4cyt\ c^{2+}+O_2+4\,H^+\longrightarrow 4cyt\ c^{3+}+2H_2O$$

上述各组分在线粒体内膜上高度有序排列，在电子传递过程中相互协调。复合体Ⅰ、Ⅲ、Ⅳ组成呼吸链的主要传递途径；复合体Ⅱ、Ⅲ、Ⅳ组成另一条传递途径（图 5-10）。

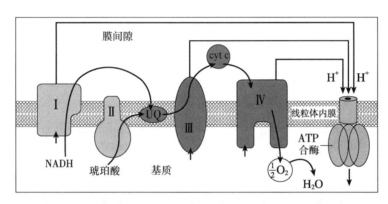

图 5-10　线粒体内膜电子传递链复合体Ⅰ~Ⅳ组成的电子传递途径以及所形成的跨膜 H$^+$ 电化学梯度通过 ATP 合酶催化 ATP 合成示意图

图 5-10 显示，复合体Ⅰ（NADH- 辅酶 Q 还原酶，图中标为Ⅰ）从三羧酸循环生成的 NADH 中接受电子，再将电子传递给泛醌（图中标为 UQ），而泛醌同时也能从复合体Ⅱ（琥珀酸脱氢酶，图中标为Ⅱ）接受电子，然后再将电子经由复合体Ⅲ（细胞色素 b 和细胞色素 c$_1$，图中标为Ⅲ）传递到细胞色素 c（cyt c）。细胞色素 c 进一步将电子传递给复合体Ⅳ（细胞色素 c 氧化酶，图中标为Ⅳ）；最终，复合体Ⅳ利用电子和氢离子将氧分子还原成水。呼吸链中电子传递生成的能量用于将质子从线粒体基质泵入膜间隙中，这样在线粒体内膜两侧产生质子电化学梯度（electrochemical proton gradient），用 ΔΨ 表示。利用这一质子电化学梯度，ATP 合酶可以将膜间隙中的质子送回到线粒体基质，质子流将 ADP 和无机磷酸催化生成 ATP。

（三）氧化磷酸化偶联机制

关于电子传递与磷酸化的偶联机制目前尚未阐明。相关的假说有化学偶联假说、构象偶联假说和化学渗透假说等。目前被广泛接受的是英国生物化学家米切尔（P. Mitchell）于 1961 年提出的化学渗透假说（chemiosmotic hypothesis）。该假说认为，线粒体内膜中的呼吸链起着质子泵的作用。NADH 和 FADH$_2$ 的氢原子具有高能电子，当高能电子沿呼吸链从一个复合体传递至另一个复合体时，释放的能量使质子（H$^+$）通过呼吸链中的递氢体从线粒体内膜的基质侧传递至膜间隙。由于线粒体内膜对 H$^+$ 不能自由通透，因此在内膜两侧形成质子电化学梯度，膜内为负电荷（–），膜外为正电荷（+）。内膜两侧质子电化学梯度的建立使质子从内膜内侧向外侧定向转移而形成跨膜质子动力势。泵入到膜间隙的 H$^+$ 有顺浓度差返回基质的趋向，当 H$^+$ 通过 ATP 合酶中的质子通道进入基质时，ATP 合酶可利用质子电化学梯度的驱动能量催化 ADP 与 Pi 合成 ATP，使释放的能量以高能磷酸键的形式储存在 ATP 内。电子传递和磷酸化偶联过程如图 5-11 所示。

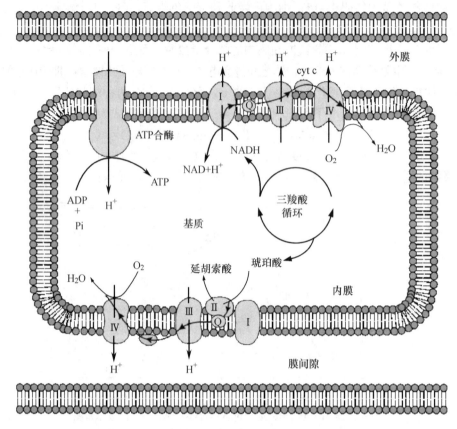

图 5-11　电子传递与氧化磷酸化偶联过程示意图

化学渗透假说最显著的特点是强调了膜结构的完整性。如果膜不完整，H^+ 能自由出入，则无法形成线粒体内膜两侧的质子电化学梯度，那么氧化磷酸化就会解偶联（uncoupling）。

在能量转换机制的阐述上，化学渗透假说在某些方面仍有争议，还有待进一步深入研究和探讨。

知识拓展

结合变构机制

1979 年，美国科学家博耶（P. Boyer）为阐述 H^+ 电化学梯度驱动 ATP 合酶生成 ATP 的分子机制，提出了结合变构机制（binding change mechanism）。该学说认为：ATP 合酶的 CF_1 部分有 3 个核苷酸结合位点，每一个位点都以 3 种构象中的一种存在。第一种构象 L 有利于 ADP 和 Pi 结合，第二种构象 T 可使结合的 ADP 和 Pi 合成 ATP，第三种构象 O 可使合成的 ATP 容易被释放出来。在 ATP 合成时，ATP 合酶 F_1 头部相对于中央轴的 γ 亚基旋转，导致 β 亚基催化位点的构象沿着 L→T→O 的顺序依次变化，催化 ATP 生成。通过 F_0 质子通道的 H^+ 跨膜转运推动转子旋转，该过程消耗质子动力势。

1994 年，英国科学家沃克（J. E. Walker）通过 X 线衍射获得高分辨率的牛心线粒体 ATP 合酶晶体的三维结构，证实在 ATP 合酶催化 ATP 合成的循环中，3 个 β 亚基的确有不同的构象，从而有力地支持了结合变构机制。

以上两位科学家共同获得 1997 年诺贝尔化学奖。

第四节　线粒体的半自主性

自从 1963 年发现线粒体 DNA（mitochondrion DNA，mtDNA）以来，对 mtDNA 的结构和功能等方面进行的大量研究进一步发现，线粒体具有独立的一套遗传物质和蛋白质合成体系（mRNA、rRNA、tRNA、核糖体和氨基酸活化酶等）。现已明确，大多数线粒体蛋白质由细胞核基因编码，在核糖体上合成后再转运到线粒体。只有少数线粒体蛋白质是由 mtDNA 编码并在线粒体核糖体上合成的。这表明，线粒体的复制和增殖由两套遗传体系控制。虽然线粒体中的绝大多数蛋白质和许多酶是由核基因编码的，但线粒体具有其自身独特的 mtDNA，并能表达少部分线粒体蛋白质。

一、线粒体 DNA

在绝大多数真核细胞中，线粒体 DNA（mitochondrial DNA，mtDNA）是位于线粒体内的闭合双链环状 DNA 分子。与细菌 DNA 相似，mtDNA 不与组蛋白结合，而是分散在线粒体基质的不同区域。不同生物的细胞线粒体内 DNA 分子数目不同。1981 年，科学家以人类胎盘 mtDNA 为模板，首次测定了人类 mtDNA 的全部核苷酸序列。人类 mtDNA 全长 16 569 bp，含有 37 个基因，可编码 2 种 rRNA（12S 和 16S）、22 种 tRNA 和 13 种蛋白质。这 13 种蛋白质主要是呼吸链酶蛋白复合体的亚单位，其基因排列紧密，仅被少数非编码序列隔开（图 5-12）。

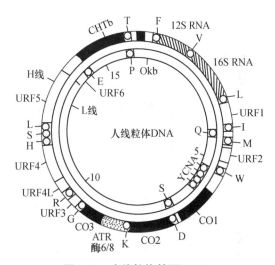

图 5-12　人线粒体基因组 DNA

mtDNA 具有自我复制的能力，能以其自身为模板，进行半保留复制。mtDNA 通常与线粒体内膜结合，故难以观察到。在线粒体分裂前，mtDNA 复制时出现在线粒体基质中，分裂完成后又与内膜结合。mtDNA 复制的时间主要在细胞周期的 S 期和 G_2 期，最终使 mtDNA 的含量倍增，线粒体进行分裂。mtDNA 复制的周期与线粒体增殖是平行的，由此可以保证线粒体 DNA 在生命活动过程中的连续性。mtDNA 复制时所需要的 DNA 聚合酶由核 DNA 编码，在细胞质核糖体上合成。

二、线粒体蛋白质合成

线粒体内除含有 mtDNA 外，还含有 mtDNA 编码的 mRNA、tRNA 和 rRNA 及其蛋白质合成的其他组分，如氨基酸活化酶和线粒体核糖体等，这表明线粒体具备自身合成蛋白质的系统。线粒体核糖体在不同物种间存在差异，低等真核细胞（如酵母等）线粒体核糖体为 70～80 S；植物细胞线粒体核糖体稍大，为 78 S；动物细胞线粒体核糖体较小，为 50～60 S。通过电镜可以观察到，线粒体核糖体和多聚核糖体游离在线粒体基质中或结合在线粒体内膜上。线粒体核糖体的蛋白质是由核 DNA 编码的，在细胞质核糖体上合成后再转运到线粒体内装配成线粒体核糖体。同样，线粒体蛋白质合成时所需要的 RNA 聚合酶、线粒体氨酰 tRNA 合成酶和全部蛋白质因子（如起始因子、延伸因子、释放因子等）也都是由核 DNA 编码的。

研究表明，线粒体的蛋白质合成与原核细胞相似，而与真核细胞不同：①线粒体蛋白质合成时，mRNA 的转录和翻译这两个过程几乎在同一时间和同一区域进行；②线粒体蛋白质合成的起始 tRNA 为甲酰甲硫氨酰 tRNA；③线粒体的蛋白质合成系统对药物的敏感性与细菌一致，而与细胞质系统不一致，如氯霉素可抑制细菌和线粒体的蛋白质合成，而不能抑制细胞质基质中的蛋白质合成。放线菌酮可抑制细胞质基质中的蛋白质合成，而不能抑制线粒体和细菌的蛋白质合成。

由于 mtDNA 的基因数量不多，因此由它编码合成的蛋白质种类十分有限，为 10 余种，仅占线粒体全部蛋白质的 10%，其余 90% 的蛋白质都是由核基因编码的。例如，哺乳动物细胞线粒体中的 1000 多种蛋白质，由 mtDNA 编码合成的仅占 1%，其余蛋白质均由核 DNA 编码，并在细胞质中合成后再转运到线粒体中。

近年来研究发现，mtDNA 所用的遗传密码与"通用"的遗传密码也不完全相同（表 5-2）。例如，对于哺乳类动物细胞，UGA 编码色氨酸，而不作为终止密码子；AUA 编码甲硫氨酸，而不编码异亮氨酸；AGA 和 AGG 不编码精氨酸，而作为终止密码子；另外，AUU、AUC、AUA 也可作为起始密码子。

表 5-2   "通用"密码子与线粒体遗传密码子的差异

密码子	"通用"密码子	哺乳类动物细胞线粒体密码子	酵母线粒体密码子
UGA	终止密码子	色氨酸	色氨酸
AUA	异亮氨酸	甲硫氨酸	甲硫氨酸
CUA	亮氨酸	亮氨酸	苏氨酸
AGA AGG	精氨酸	终止密码子	精氨酸

可见，线粒体有其自身的 DNA 和蛋白质合成体系，即有其独立的一套遗传物质，这表明线粒体有一定的自主性。但线粒体的自主性是很有限的，因为 mtDNA 的分子量很小，其自身的遗传信息所编码的多肽总长度不超过 4500 个氨基酸（40 多种肽分子）。另外，线粒体大部分蛋白质是由核基因编码的，其复制和增殖由两套遗传体系控制。同时，线粒体的遗传系统受到细胞核遗传系统的支配和控制。也就是说，mtDNA 离开细胞核就不能转录与翻译，线粒体核糖体也不能组装。因此，线粒体是一个半自主性细胞器。

第五节   线粒体的分裂与融合

线粒体是一种高度动态变化的细胞器，可在细胞内不断分裂、融合并形成网状结构，以满足细胞的生理需求和适应外部环境的改变。线粒体的分裂和融合是由多种蛋白质通过精确调控完成的。线粒体动态平衡失调可影响其正常生理功能，并导致疾病的发生。

一、线粒体分裂

近年来研究结果普遍认为，线粒体是依靠自身分裂或出芽进行增殖的。1975 年，阿塔迪（G. M. Attardi）等提出，线粒体的增殖分为2个阶段。第一阶段，线粒体进行膜生长、mtDNA复制等，然后分裂增殖。第二阶段，线粒体进行自身分化，建立能够行使氧化磷酸化等重要功能活动的机制。这两个阶段分别受到细胞核和线粒体两套遗传系统的控制。

线粒体的增殖主要通过以下三种分裂方式（图5-13）：①间壁分裂，这种分裂方式主要是由线粒体内膜向中心内褶形成间壁，或者是某一个嵴的延伸。当其延伸到对侧内膜时，线粒体即一分为二，形成只有外膜相连的两个独立的细胞器。然后，线粒体外膜也随之分离。②收缩分裂，分裂时，线粒体中央部分收缩，并向两端拉长，中央就逐渐成为很细的颈，整个线粒体即呈哑铃状，最后再断裂为两个线粒体。③线粒体上先向外突出形成芽体，然后芽体与母线粒体分离，并逐渐长大，独立后形成新的线粒体。

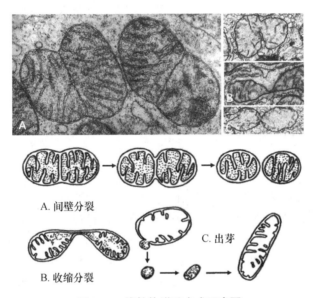

A. 间壁分裂

B. 收缩分裂　C. 出芽

图 5-13　线粒体增殖方式示意图

二、线粒体融合

相邻的两个线粒体可进行外膜和内膜的融合，从而变成一个呈纤维状延伸的网状结构。融合是线粒体动态变化的重要特征之一，可促进线粒体的相互协作，实现不同线粒体之间mtDNA、蛋白质、脂质和代谢物的交换，提升细胞氧化磷酸化的水平，并有助于线粒体DNA的损伤修复。

第六节　线粒体的起源

关于线粒体的起源目前存在两种假说：内共生假说（endosymbiotic hypothesis）和非内共生假说（non-endosymbiotic hypothesis）。

一、内共生假说

内共生假说认为，线粒体来源于细菌。线粒体的祖先原线粒体是一种可进行三羧酸循环和电子传递的革兰氏阴性需氧菌。当这种细菌被原始真核细胞吞噬后，没有被消化，而是留在细胞内。这种需氧菌不仅能进行糖酵解，而且能利用氧气把糖酵解所产生的丙酮酸进一步氧化，并在此过程中释放大量能量。古老的单细胞前真核生物原本是不需氧的，这样就可以借助细菌的氧化分解获得更多的能量。而细菌也可通过单细胞前真核生物获得更多的营养。这样，它们之间就形成了互利的共生关系，经过长期演化，细菌对原始真核生物的依赖性增强，并逐渐丧失自身固有的一部分基因，从而演变成为线粒体。

支持内共生假说的依据是：①线粒体 DNA 呈环状，且不与组蛋白结合，这与真核细胞不同，而与细菌相似；②线粒体核糖体为 70S，与细菌相同，而真核细胞的核糖体为 80S；③线粒体的蛋白质合成过程与细菌类似，并与 mRNA 的合成相偶联，蛋白质合成的起始 tRNA 也是 N-甲酰甲硫氨酰 tRNA，蛋白质的合成也都受到氯霉素、红霉素的抑制，这些都与真核细胞的蛋白质合成过程截然不同；④线粒体的内膜和外膜在结构与功能上有很大的差别，线粒体外膜与真核细胞的滑面内质网相似，而线粒体内膜与细菌的质膜相似；⑤线粒体的增殖方式与细菌一样，均为直接分裂。

二、非内共生假说

非内共生假说又称分化假说。这一假说认为，线粒体的发生是真核细胞的前身质膜内陷的结果。真核细胞的前身是一种进化程度很高的需氧菌，它比典型的原核细胞大，其呼吸链和氧化磷酸化系统位于细胞膜和细胞膜内陷的结构上。在进化过程中，要逐渐增加具有呼吸功能的膜表面，从而导致这些质膜不断内陷、折叠，然后愈合成小囊泡。囊泡脱离质膜后，逐渐进化成一个完整的呼吸单位（呼吸链）。囊泡在内陷、融合的过程中，又包裹一个质粒，最终演变成线粒体。

第七节　线粒体与疾病

线粒体是细胞内重要而敏感的细胞器。近年来研究表明，线粒体与人类疾病、衰老和细胞凋亡有关。由于遗传缺损引起线粒体代谢酶缺陷，致使 ATP 合成障碍、能量来源不足导致的疾病称为线粒体病（mitochondrial disease，MD）。

线粒体与疾病的研究主要集中于肌病。线粒体肌病是由肌细胞线粒体异常所导致的疾病，患者以多汗、体重减轻和基础代谢异常亢进为主要临床症状。患者骨骼肌细胞线粒体缺少某种酶，引起线粒体基质转运障碍、利用障碍、氧化磷酸化障碍或呼吸链障碍，使肌细胞形成粗糙的红色肌纤维。由于本病常累及脑或全身脏器，故又称线粒体脑病或线粒体细胞病。这些疾病多数为先天遗传性，治疗主要是纠正线粒体功能缺陷。

克山病是一种线粒体心肌病，于 1935 年在黑龙江省克山县首先被发现。临床表现主要有心脏增大、急性或慢性心功能不全以及各种类型的心律失常，严重者可发生猝死。目前认为，克山病是一种线粒体病变相关的心肌线粒体病，由硒、钼、镁等元素缺乏而引起。生化检查证实，患者心肌细胞线粒体内琥珀酸脱氢酶、细胞色素氧化酶活性明显降低。此外，患者较为特征性的表现是线粒体硒含量明显降低。电镜检查发现，患者心肌细胞线粒体内含有较多的电子致密物，为无定形蛋白质凝聚物，可导致 H^+-ATP 酶活性及其对寡霉素的敏感性明显降低，使电子传递、氧化磷酸化偶联以及 ATP 生成均受到显著影响。由于硒对线粒体膜有稳定作用，所以口服亚硒酸钠可用于防治克山病。

现已发现100余种由线粒体DNA突变引起的人类疾病。由于mtDNA缺少组蛋白的保护，并且没有DNA损伤修复系统，所以其突变率很高。mtDNA突变可能发生在所有组织细胞中，包括体细胞和生殖细胞。线粒体DNA（mtDNA）为母系遗传（maternal inheritance），即母亲将mtDNA传递给所有子女，但只有女儿能将其mtDNA传递给下一代。这种遗传方式非常特殊，是母体对子代的垂直遗传，不受子代性别的影响。这是由于受精卵的全部线粒体DNA均来自卵细胞，精子不提供任何线粒体。线粒体DNA缺陷的一个特点是不同家系之间、不同个体之间的临床表现可以有很大的差异，其原因是细胞内发生DNA突变的线粒体数量与正常线粒体数量的比例。只有当含有突变型DNA的线粒体超过一定数量时，才能引起细胞功能异常，这就是阈值效应（threshold effect）。在有丝分裂过程中，不仅子代细胞内正常线粒体与DNA突变型线粒体的比例可能与亲代细胞不同，而且两个子代细胞之间也不相同。子代细胞之间线粒体的差异，可造成不同组织的细胞之间线粒体成分的差异，因此同一家系的不同个体，由于各种组织线粒体DNA突变比例不同，其临床表现就可能有不同。携带突变mtDNA的患者，其表型与氧化磷酸化缺陷的严重程度及各器官系统对能量的依赖程度密切相关。脑、骨骼肌、心脏、肾、肝对能量的依赖程度依次降低。因此，当线粒体内ATP合成减少时，最先受损的是中枢神经系统，其次为肌肉、心脏、肾和肝。莱伯遗传性视神经病变（Leber hereditary optic neuropathy，LHON）、线粒体肌病、脑肌病、线粒体心肌病、帕金森病和非胰岛素依赖型糖尿病等都属于此类疾病。

针对线粒体与衰老相关性的研究一直十分活跃。许多研究表明，细胞中线粒体的数量随年龄增长而减少，而其体积则随年龄增长而增大。例如，在老年小鼠的神经肌肉接头突触中可观察到线粒体数量减少。在各种老年动物的不同组织细胞（如肝细胞和心肌细胞）中可观察到线粒体丧失。在老年小鼠肝细胞、大鼠肝细胞及小鼠睾丸细胞中，可观察到线粒体体积增大。膨大的线粒体中有时可见到清晰的嵴，有时线粒体内容物网状化，呈多囊体。有学者认为，线粒体是细胞内自由基的重要来源，是决定细胞衰老的生物钟。衰老细胞中的致密体（如神经细胞内的脂褐素），有的是由线粒体转化来的。关于mtDNA与衰老的关系，有学者认为，核DNA在衰老过程中未发生变化时，mtDNA数量即已急剧下降。近年来发现，真菌细胞线粒体中存在衰老DNA。这表明，衰老DNA可能会抑制mtDNA的复制，从而导致线粒体结构与功能的破坏，进而引起细胞衰老与死亡。

线粒体不仅是细胞氧化和能量转换中心，而且在细胞凋亡过程中发挥着重要的调控作用。研究发现，线粒体内含有某些与细胞凋亡密切相关的物质，如细胞色素c（cyt c）。在凋亡信号的刺激下，线粒体内的钙离子首先释放到胞质中，导致内负、外正的线粒体膜电位（$\Delta\psi_m$）降低，可使线粒体膜通透性增高，由此引发线粒体一系列结构与功能变化，包括线粒体膜通透性转换孔（mitochondrial permeability transition pore，MPTP）瞬间开放，引发线粒体内细胞色素c等大量释放。而释放到细胞质内的细胞色素c可以活化凋亡蛋白酶激活因子1（apoptosis protease activating factor1，Apaf-1），后者可以再活化胱天蛋白酶（cysteine aspartic acid specific protease，caspase）。caspase可以特异地切断天冬氨酸残基的肽键，是一类引发细胞凋亡的重要核心蛋白。

机体内高浓度活性氧（reactive oxygen species，ROS）同样可引起细胞凋亡。活性氧包括过氧化氢（H_2O_2）、超氧阴离子（$\cdot O^{2-}$）和羟自由基（$\cdot OH$）等。许多学者认为，ROS的主要来源之一是在电子传递给末端氧化酶之前漏出呼吸链而与氧反应生成的不稳定分子。ROS实际上是线粒体氧化过程中生成的正常产物，作为一种特殊的信号分子，其在维持细胞稳态方面发挥着重要作用。然而，当细胞受到外界刺激（如紫外线、高温、毒物、凋亡信号）时，ROS水平会明显升高，过高的ROS可破坏细胞的结构与功能，称为氧化应激（oxidative stress）。mtDNA裸露于基质，易受ROS损害而发生突变，致使呼吸链功能受损。同时，ROS作为信号分子，可激活某些关键的凋亡成分，如凋亡诱导因子（apoptosis inducing factor，AIF），从而诱导细胞凋亡。

凋亡诱导因子是一种主要的凋亡效应蛋白，在体外可以诱导染色质凝集以及DNA大规模片段化的形成。在正常细胞内，AIF定位于线粒体，当细胞受到诱导凋亡的刺激时，AIF可从线粒体转运至细胞核。

线粒体膜通透性转换孔（MPTP）是由线粒体内膜和外膜中的多种蛋白质组成的一种非选择性复合孔道，位于内膜和外膜接触点，可以无选择性地允许分子量≤1500 Da的物质通过。其周期性开放对保持线粒体内的电化学平衡及稳定状态具有重要作用。目前已经证实多种因素均可以影响MPTP的开放。MPTP一旦开放，即可导致多种细胞发生致死性改变，如呼吸链脱偶联、$\Delta\psi_m$的消失、超氧离子的产生、基质Ca^{2+}和谷胱甘肽（glutathione，GSH）的外流。另外，MPTP开放后，还会使水和溶质进入使线粒体而导致基质肿胀，并造成线粒体外膜破裂，进而释放出包括细胞色素c在内的各种活性蛋白，加速凋亡进程。

⊙ 临床应用

线粒体脑肌病

线粒体脑肌病（mitochondrial encephalomyopathy）是由于线粒体结构和功能异常所导致的中枢神经系统和骨骼肌系统受累的一类疾病。临床上以线粒体脑肌病伴高乳酸血症和卒中样发作（mitochondrial encephalomyopathy with lactic acidosis and stroke-like episode，MELAS）最常见。MELAS在各年龄段均有发病，无明显性别差异，一般在40岁以前发病。患者发病年龄越早，预后越差。本病临床表现复杂多样，典型症状为卒中样发作，表现为癫痫发作、发作性头痛、视觉障碍（表现为偏盲、全盲、视物模糊）、偏瘫、肢体活动障碍、意识障碍及精神异常等。儿童期首发症状多为偏头痛、癫痫发作、发作性呕吐等。多数患儿表现为智力发育迟缓、身材矮小。

思 考 题

1. 简述线粒体内膜的特点和主要功能。
2. 为什么说线粒体是半自主性细胞器？
3. 线粒体与细胞凋亡有何关系？线粒体是如何参与并启动细胞进入凋亡程序的？

（文　平）

第六章

细胞骨架

　　患儿，女，6岁。自出生后2个月开始，患儿腹部、四肢出现红色斑丘疹，继而出现大水疱，曾接受间断治疗，效果欠佳。体格检查：患儿各项生命指征正常，神志清楚；痛苦面容，腹部和四肢可见红斑、大水疱；有的水疱破裂，呈红色糜烂面；部分水疱感染，可见脓性渗出。

　　诊断：大疱性表皮松解症。

　　思考题：

　　1. 本病的发病机制是什么？

　　2. 患儿为什么会出现上述临床表现？

　　在适当条件下，即使去除真核细胞内的膜性细胞器，细胞仍可以维持大致的形态，甚至还具有运动或收缩功能，这是由于残存的胞质中含有一种与骨骼、肌肉和韧带相类似的结构，称为细胞骨架（cytoskeleton）。1963年，科学家采用戊二醛常温固定法，借助电镜观察到了细胞骨架成分的存在。细胞骨架是真核细胞内由蛋白质纤维构成的网架体系，包括微管（microtubule，MT）、微丝（microfilament，MF）和中间丝（intermediate filament，IF）。三种成分的形态结构和功能各异，分布也不同。例如，微丝主要分布在细胞膜内侧；微管则主要分布在细胞核周围，呈放射状向胞质四周扩散；而中间丝则分布在整个细胞中（图6-1）。

　　细胞骨架是由不同的蛋白质亚基装配成的纤维状动态结构，可根据细胞不同的功能状态，不断地改变其排列、分布方式，相互交叉贯穿在整个细胞中，不仅对维持细胞形态、保持细胞内部结构的有序性起重要作用，而且还与细胞的运动、物质运输、信息传递、基因表达、细胞分裂和细胞分化等重要的生命活动密切相关，是细胞内除了生物膜体系和遗传信息表达体系外的另一类重要结构体系。细胞骨架结构最先在胞质中被发现，后来又在细胞核中发现了类似结构。因此，细胞骨架不仅存在于细胞质内，也存在于细胞核内。细胞核内的骨架称为核骨架（nuclear skeleton），即核基质，主要包括核纤层和染色体骨架等，与DNA复制、转录，RNA加工及细胞核与染色体的构建密切相关（详见第七章）。本章主要介绍细胞质骨架的结构及功能。

微丝

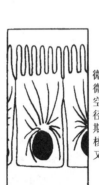

微丝示意图
微丝(又称肌动蛋白纤维)是双链螺旋聚合的肌动蛋白,表现为柔韧的结构,直径约7 nm,组成各种线性束状二维网架结构和三维凝胶。虽然肌动蛋白纤维分散在整个细胞,但主要集中在皮质,位于质膜的下方

25 nm　　　　　25 mm

微管

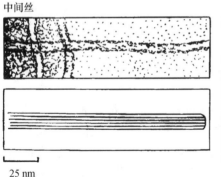

微管示意图
微管是由微管蛋白二聚体装配成的中空长管状细胞器结构,内径15 nm,外径25 nm,比肌动蛋白纤维硬得多。间期内细胞质微管多数起始于靠近细胞核的特殊区域,即中心体,这一区域又称为微管组织中心

25 nm　　　　　25 mm

中间丝

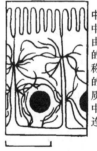

中间丝示意图
中间丝是绳状纤维,直径约10 nm,由中间丝蛋白组成,构成大而不均一的家族,其中的一类中间丝形成一种称为核纤层的网状组织,位于核内膜的下方。其他类型的中间丝延伸到胞质予以上皮组织机械应力,在细胞质中起支架作用,维持上皮组织细胞间连接及上皮组织结构的完整性

25 nm　　　　　25 mm

图 6-1　细胞骨架的分布及结构特征

第一节　微　管

一、微管的组成与形态

　　微管形如其名,是位于细胞质内中空的管状结构,存在于所有真核细胞中。微管在细胞内呈网状或束状分布,参与维持细胞形态、建立细胞极性、细胞运动、胞内物质运输以及细胞有丝分裂和减数分裂等重要的生命活动。

　　微管由微管蛋白(tubulin)聚合装配而成,外径为 24～26 nm,平均为 25 nm,内径约为 15 nm,是三种细胞骨架成分中最为粗大者。在不同细胞中,微管的形态和结构基本相同,但长度不等，一般为数微米。不同的细胞或不同状态下的细胞，其微管分布位置和状态也不同，如间期细胞的微管在细胞核周围向外呈放射状分布，进入分裂期后又可迅速重构而变为双极性的纺锤体结构；存在于纤毛、鞭毛轴丝的微管和构成中心粒的微管以一定的方式排列成束，在整个细胞生命周期都有稳定的长度、直径及位置；神经细胞的轴突中也有大量平行排列的微管（图 6-2）。

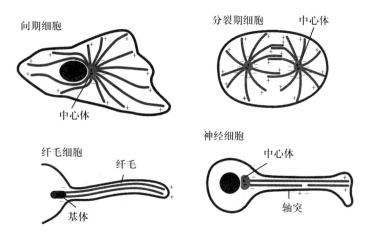

图 6-2　微管在细胞内的主要存在形式

（一）微管的组成

微管蛋白是组成微管的结构蛋白，包括 α、β、γ、δ、ε、ζ、η 微管蛋白。其中，α 微管蛋白和 β 微管蛋白占微管蛋白总量的 80% ~ 95%。α 微管蛋白含有 450 个氨基酸残基，β 微管蛋白含有 455 个氨基酸残基，二者通过非共价键紧密地结合成长度为 8 nm 的异二聚体，是微管组装的基本单位。细胞中仅存在游离的 α、β 微管蛋白异二聚体形式，多余的 α 微管蛋白和 β 微管蛋白单体很快被降解。α 微管蛋白和 β 微管蛋白的羧基端（C端）都存在酸性氨基酸，因此，微管带有较强的

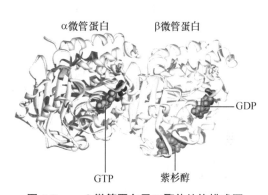

图 6-3　α、β 微管蛋白异二聚体结构模式图

电负性。异二聚体中的 α 微管蛋白和 β 微管蛋白均含有一个 GTP 结合位点。与 α 微管蛋白结合的 GTP 位于异二聚体内部，不能被水解或替换，称为不可交换位点（nonexchangeable site），简称 N 位点。而结合于 β 微管蛋白内的 GTP 在组装成微管后可被水解成 GDP；去组装后，GDP 又可被 GTP 替换，因此，这个 GTP 结合位点称为可交换位点（exchangeable site），简称 E 位点。E 位点对于微管的组装或去组装具有十分重要的作用。此外，微管蛋白异二聚体上还存在二价阳离子（Mg^{2+}、Ca^{2+}）、药物（如秋水仙碱和紫杉醇）等物质的结合位点（图 6-3）。

（二）微管的形态

若干个 α、β 微管蛋白异二聚体首尾相接，形成一条细长的原丝（protofilament）。当 13 根原丝汇聚在一个平面时，它们会相互合拢围成一个中空的管状结构——微管。如果微管类似于水井，则每一个微管蛋白异二聚体就是井壁上的砖。如此排列的微管具有极性（polarity），即一端为 α 微管蛋白开头，另一端为 β 微管蛋白结尾。α 微管蛋白端为负极（minus end），β 微管蛋白端为正极（plus end）（图 6-4A）。

细胞内的微管有单管、二联管和三联管 3 种形式（图 6-4B）。细胞质中的大部分微管以单管形式存在，由 13 根原丝围成，它们可单独存在或成束分布。这种结构不稳定，在低温、Ca^{2+} 和秋水仙碱的作用下容易发生解聚。在极少数情况下，单管不是由 13 根原丝组成的，如线虫神经节微管由 11 根或 15 根原丝组成。二联管包含 A、B 两根单管，A 管由 13 根原丝组成，B 管由 10 根原丝组成，A 管与 B 管共用 3 根原丝。二联管主要分布在鞭毛和纤毛的杆部。三联管由 A、B、C 三根单管组成。其中，A 管有 13 根原丝，B 管和 C 管各有 10 根原丝，B 管分别与 A 管和 C 管共用 3 根原丝，所以三联管共有 33 根原丝。三联管主要分布在中心粒、鞭毛和纤毛的基体中。二联管和三联管的性质相对稳定，对低温、Ca^{2+} 和秋水仙碱的作用不敏感。

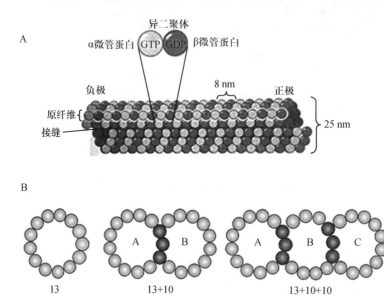

图 6-4　微管的形态与单管、二联管和三联管横截面示意图
A. 微管的形态；B. 单管、二联管和三联管横截面

二、微管的组装

细胞质内的微管是一种动态结构，可通过快速组装和去组装达到平衡，对于保证微管行使其功能具有重要意义。

细胞内成分复杂，难以观察微管的组装过程，因此多通过体外实验研究微管的组装过程。利用微管低温解聚而在 37℃ 条件下又重新聚合的特性，可以纯化脑组织中的微管蛋白和已完成组装的微管。1972 年，研究者首次将小鼠脑组织匀浆液置于试管中，加入含有 Mg^{2+}（无 Ca^{2+}）、二乙胺四乙酸（ethylenediaminetetra-acetic acid，EDTA）和 GTP 的缓冲液，在适合的 pH 和温度条件下，成功地组装出了微管。用电子显微镜观察体外组装的微管发现，并非所有微管都是由 13 根原丝构成的，有的微管仅有 11 根原丝或更少，还有的含有 15 根原丝。这表明，微管在体外的组装缺乏体内控制原丝数量的机制。

（一）微管组织中心

微管的细胞内组装比体外组装更为复杂，向培养细胞中加入荧光染料标记的微管蛋白抗体后，在荧光显微镜下可以观察到细胞内微管组装多数起始于细胞核附近，这个区域称为微管组织中心（microtubule organizing center，MTOC）。微管组织中心是指微管在生理状态下或经药物处理使其解聚后重新组装的启动位置，即细胞中微管生成的发源区。最主要的微管组织中心是中心体（centrosome），其次是纤毛、鞭毛的基体（basal body）。微管组织中心除了主要负责启动微管的组装外，还能决定微管的数量、位置及极性。其近端为微管负极，远端为微管正极。

中心体由相互垂直的中心粒（centriole）和中心粒周围基质组成。在细胞周期的 S 期，中心体进行半保留复制（因为两个中心粒分别来自母体和新合成）；进入有丝分裂期后，中心粒移动至细胞两极，组织形成纺锤体。基体位于纤毛和鞭毛基底部，其结构与中心粒相似，均由 9 组三联管构成。在一定条件下，基体和中心粒可以相互转变。例如，精子鞭毛基体来源于精母细胞减数分裂纺锤体中的一个中心粒，受精后，此基体又在受精卵第一次分裂过程中转变为中心粒。

研究发现，包括中心粒周围基质在内的所有微管组织中心均存在第三种微管蛋白，即 γ 微管蛋白。与 α 微管蛋白和 β 微管蛋白不同，γ 微管蛋白仅占微管蛋白总量的 1%。γ 微管蛋白的含量虽少，但其功能十分重要。将荧光标记的 γ 微管蛋白抗体显微注射至经过低温处理的活细胞内，用以封闭 γ 微管蛋白，结果发现，γ 微管蛋白封闭后的细胞微管无法重新组装。同时，γ 微管蛋白合成异常的细胞微管组装也受到严重影响，这表明 γ 微管蛋白对于微管的组装发挥着重要的调节作用。研究表明，γ 微管蛋白在中心粒周围基质中可与其他蛋白质形成许多直径为 24 nm 的 γ 微管蛋白环状复合物（γ-tubulin ring complex，γ-TuRC）。γ-TuRC 像一个基座，微管蛋白异二聚体按照一定的方向结合于此，然后微管开始生长、延长。γ 微管蛋白只能与 α 微管蛋白结合，因此产生的微管负极均被 γ-TuRC 封闭，这意味着细胞内多数微管只能在正极发生组装与去组装（图 6-5）。

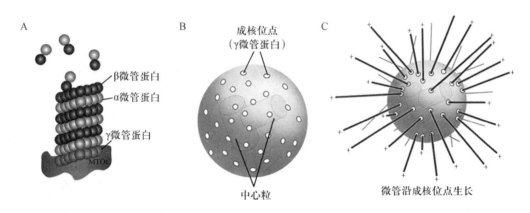

图 6-5 微管在中心体上的聚合

A. 中心体的无定形蛋白质基质中含有 γ 微管蛋白环状复合物，是微管生长的起始部位；B. 中心体上存在多个 γ 微管蛋白环状复合物；C. 中心体与附着其上的微管负极被包围在中心体内，正极游离在细胞质中

（二）微管组装的动态不稳定性

在微管组装过程中，游离的 GTP- 微管蛋白异二聚体的浓度和微管组装后 GTP 水解成 GDP 的速度，是影响微管组装或去组装的两个重要因素。当游离的 GTP- 微管蛋白异二聚体的浓度很高时，异二聚体可快速添加至微管末端，微管组装速度较 GTP 的水解速度快，使微管末端形成"GTP- 帽"。该结构可保护微管末端，抑制微管蛋白解聚，使微管生长。随着游离的 GTP- 微管蛋白异二聚体的浓度降低，其添加至微管末端的速度减慢。同时，由于 GTP 快速水解，"GTP- 帽"消失，暴露出 GDP- 微管蛋白，后者与微管的结合力较弱，致使其从微管末端迅速脱落下来，造成微管缩短。当 GTP- 微管蛋白异二聚体的浓度再次升高时，微管又开始延长（图 6-6A）。在微管组装过程中，微管不停地在延长和缩短两种状态下转变，这称为动态不

稳定性（dynamic instability），是微管组装的一个重要特点。

　　微管组装的动态不稳定性的分子机制一直备受关注。研究发现，快速延长的微管末端以GTP-微管蛋白异二聚体结尾，GTP-微管蛋白异二聚体构成直线型的原丝，有助于微管的延长；而在快速缩短的微管末端是GDP-微管蛋白异二聚体，GDP-微管蛋白异二聚体构成的原丝则呈弯曲结构，此时，原丝间的侧向结合力基本消失，可使微管快速缩短（图6-6B）。利用电子显微镜观察不同状态微管的末端发现，快速延长的微管末端呈平直结构，而快速缩短的微管末端呈弯曲的羊角样结构。当微管快速延长时，微管末端形成的"GTP-帽"能抑制其负极端GDP-微管蛋白构成的原丝弯曲，以维持平直结构；当环境中异二聚体浓度降低时，"GTP-帽"消失，这种抑制作用消失，微管蛋白即快速解聚（图6-6C，D）。

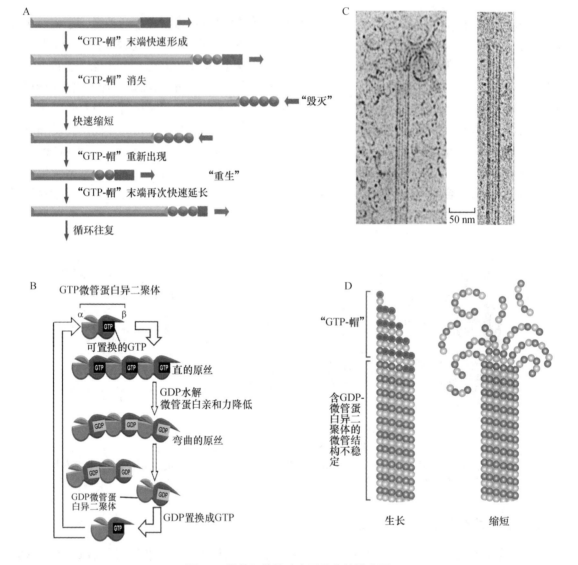

图 6-6　微管组装的动态不稳定性模式图
A. 微管在快速生长和快速缩短过程中循环往复；B. 具有GTP的微管蛋白异二聚体的微管原丝末端平直，具有GDP的微管蛋白异二聚体的微管原丝末端弯曲；C. 快速缩短的微管末端羊角样结构电镜照片；D. 微管的生长和缩短示意图

　　细胞内微管的动态不稳定性为细胞内微管能迅速重新组装提供了一个合理的解释，具有重要的生物学意义。在间期细胞中，可以观察到有的微管在延长，而另外一些微管在缩短，使微管与微管蛋白异二聚体库之间处于动态平衡状态；进入有丝分裂期，微管蛋白可快速组装成有

丝分裂纺锤体，不稳定的微管末端有助于寻找并捕获染色体上的结合靶点，对于染色体向两极分配具有重要作用；在有丝分裂末期，纺锤体微管迅速解聚，有利于细胞分裂为两个子细胞，从而进入新的细胞周期。如果失去微管的动态不稳定性，那么上述一系列事件都不会有序地发生。

（三）影响微管组装和去组装的特异性药物

某些药物（如秋水仙碱、紫杉醇等）可以特异性地影响微管的组装和去组装，从而影响细胞的正常活动。秋水仙碱（colchicine）是从植物秋水仙中提取得到的一种植物碱，可与微管蛋白异二聚体稳定地结合，以阻止微管聚合。秋水仙碱处理细胞后能抑制有丝分裂纺锤体的形成，使细胞停留在有丝分裂中期，从而导致细胞死亡。紫杉醇（taxol）是从红豆杉科植物中提取得到的一种四环二萜化合物，可通过与微管结合，抑制微管蛋白解聚，在保持微管稳定性的同时，促进微管蛋白聚合，从而抑制细胞有丝分裂。虽然紫杉醇与秋水仙碱的作用看似相反，但二者的最终结果都是使微管的动态不稳定性遭到破坏，使细胞在有丝分裂时不能形成纺锤体，抑制细胞分裂，从而发挥抗肿瘤作用。目前在临床上，紫杉醇可作为化疗药物应用于卵巢癌等肿瘤的治疗。此外，临床上常用的化疗药物中还有一类作用于微管的药物——长花碱（vinblastine）。长春碱类药物是从夹竹桃科植物长春花中提取的生物碱，具有微管蛋白二聚体结合位点，可抑制微管聚合，阻碍纺锤体微管的形成，从而使有丝分裂停止在中期，进而阻止肿瘤细胞分裂、增殖。长春碱可用于恶性淋巴瘤、绒毛膜癌及睾丸肿瘤等的治疗。

临床应用

化疗药物紫杉醇和多西他赛

紫杉醇是从红豆杉属植物中提取到的一种复杂的次生代谢产物，可通过促进微管蛋白的聚合，进而阻止微管的解聚，打破微管聚合和解聚的正常动态平衡，从而导致肿瘤细胞在进行有丝分裂时不能形成纺锤体和纺锤丝，阻断细胞的正常分裂。

多西紫杉醇，中文通用名为多西他赛，其结构特点与紫杉醇相似，是紫杉醇的衍生物，其不同点在于紫杉醇母核 C10 上的乙酰氧基被羟基取代，以及 C13 侧链 N 上的苯甲酰基被叔丁氧羰基取代。多西他赛具有较强的抗肿瘤活性和较广的抗肿瘤谱。已证实多西他赛的活性是紫杉醇的 1.3～12 倍，且不良反应较轻。同时，由于其水溶性更强，所以更易制成制剂，目前在临床上应用广泛。

三、微管相关蛋白

微管相关蛋白（microtubule-associated protein，MAP）是一类以恒定比例与微管结合的蛋白质，可决定不同类型微管的独特属性，参与微管的组装，是维持微管结构和功能的必需成分。微管相关蛋白结合在微管表面，可维持微管的稳定以及与其他细胞器间的连接。

微管相关蛋白主要包括 MAP1、MAP2、MAP4 和 tau 蛋白。MAP1、MAP2 和 tau 蛋白（即 τ 蛋白）主要存在于神经元内，而 MAP4 存在于除神经元以外的各种细胞内。这些微管相关蛋白常包含两个功能区域，一个是带正电荷并可与微管表面负电荷结合的微管结合域，另一个是与微管呈直角的突出结合域，可以通过横桥的方式与其他细胞组分（其他微管纤维或骨架成分、细胞膜等）连接（图 6-7）。MAP2 存在于神经元的胞体和树突内，能在微管间以及微管与中间丝间形成横桥，使微管成束，并稳定微管结构。τ蛋白（tau protein）的分子量为 55~62 kDa，见于神经元轴突内，能促进微管蛋白聚合成微管，并使新聚合的微管成束，同时防止其解聚，从而维持微管的稳定性。微管相关蛋白可被磷酸化修饰，磷酸化后不能与微管结合，从而促进微管解聚。例如，tau蛋白可被微管亲和调节激酶磷酸化，而MAP4可被细胞周期蛋白依赖性激酶（cyclin-dependent kinase，CDK）磷酸化，以参与细胞周期的动态变化。不同的微管相关蛋白在细胞内的分布区域不同，所执行的功能也不一样。神经细胞微管相关蛋白的分布差异与神经细胞树突和轴突区域化以及神经细胞感受和传递信息有关。

临床应用

τ蛋白与阿尔茨海默病

τ蛋白即tau蛋白，是一种广泛存在于神经元中的微管相关蛋白。正常情况下，τ蛋白多与微管蛋白相结合，呈可溶性，具有促进微管聚合和稳定的作用。病理状态下，τ蛋白呈过磷酸化，从微管上解离并变为不溶性，形成双螺旋状或直的神经原纤维，导致神经原纤维缠结。

阿尔茨海默病（Alzheimer's disease，AD）是一种常见的神经系统退行性疾病，其主要病理特征之一是tau蛋白引起的细胞内神经纤维缠结。本病是老年期痴呆的常见类型，临床表现为认知和记忆功能不断恶化，日常生活能力进行性减退，并有各种神经精神症状和行为障碍。

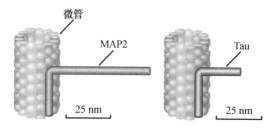

图6-7 MAP2和tau蛋白结构示意图

此外，细胞内还存在多种不同类型的微管相关蛋白，可通过其他方式作用于微管（图6-8）。①微管末端结合蛋白：可通过结合微管末端而影响微管的动态性。例如，驱动蛋白13（kinesin-13），又称为毁灭因子，结合在微管末端后，可使原丝弯曲分开，导致微管快速解聚；与此相反，非洲爪蟾微管相关蛋白215（xenopus microtubule-associated protein 215，XMAP 215）可与微管蛋白异二聚体结合，并将其运送至微管末端，在促进微管快速聚合的同时，可对抗驱动蛋白13的作用。有丝分裂时，XMAP215发生磷酸化，使驱动蛋白13的抑制作用得以解除，这种转换能使微管动态不稳定性的速度提升10倍，对于纺锤体的形成至关重要。正极追踪蛋白（plus-end tracking protei）可结合正在生长的微管正极末端，当微管解聚时可与其解离分开。正极追踪蛋白可以促进微管生长，也可以帮助微管末端被染色体动粒捕获，或者与细胞皮质结合而稳定微管。近来发现，正极追踪蛋白还可以与内质网跨膜蛋白结合，促进管状内质网延长。②微管蛋白隔离蛋白和微管切割蛋白：抑微管装配蛋白（stathmin）作为一种单体隔离蛋白，可以结合微管蛋白异二聚体，降低细胞内微管蛋白异二聚体的有效浓度，从而促进微管解聚。另一种是微管切割蛋白，剑蛋白（katanin）可以切割微管，将微管从MTOC释放出来，与有丝分裂纺锤体极微管的快速解聚相关。

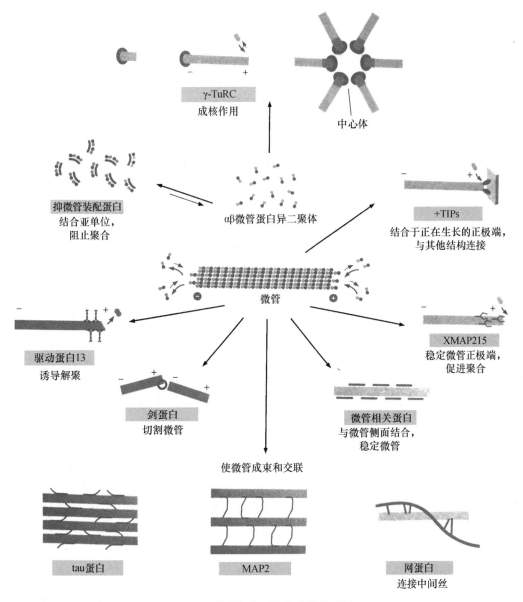

图 6-8　微管相关蛋白的种类和功能

四、微管的功能

（一）通过支架作用维持细胞的形态

维持细胞形态是微管的基本功能。微管自身的结构特点决定了其具有一定的强度，不容易弯曲，能够抵抗压力，这种特性给细胞提供了机械支持力。在体外培养的神经细胞中，微管不仅围绕细胞核向外呈放射状分布，轴突中还存在大量平行排列的微管，这对于轴突的形成和维持具有关键作用。如果用秋水仙碱、低温等方法处理细胞，则可见微管解聚、细胞变圆，以及原有的细胞形态消失。

（二）参与细胞内物质的运输

真核细胞内部是高度区域化的体系，细胞内物质的合成部位与功能部位往往不同，因此，细胞内新合成的物质或细胞器必须运输至功能部位才能发挥作用。微管可以为细胞内物质运输提供轨道，其极性对运输方向具有重要的指导作用。细胞的分泌颗粒、色素颗粒等物质及线粒体等细胞器的定向运输都是沿着微管轨道进行的。细胞内物质运输除需要微管作为轨道外，还需要动力驱动。研究发现，有一类蛋白质可以沿着微管轨道运动，并能与所转运的物质结合，称为马达蛋白质（motor protein）。马达蛋白质是指能利用 ATP 水解产生的能量驱动自身携带运载物沿着微管或微丝运动的蛋白质。目前已发现数十种马达蛋白质，可分为两大家族，即驱动蛋白（kinesin）和动力蛋白（dynein）。一般情况下，驱动蛋白负责将物质从微管的负极运至正极（背向中心体），而动力蛋白则可将物质从微管的正极向负极运输（朝向中心体）。

1. 驱动蛋白　1985 年，韦尔（R. Vale）等从乌贼神经元的轴突提取物中第一次分离得到纯化的驱动蛋白，然后分别将乌贼神经元轴突细胞器和神经元轴突细胞质提取物与微管（以紫杉醇稳定）相混合。当加入 ATP 后发现，细胞器可以沿着微管移动。但如果将反应体系中的神经元轴突细胞质提取物去除，则细胞器与微管结合并移动的功能均会丧失，这提示轴突胞质提取物中含有马达蛋白质。随后发现，随着 ATP 水解成 ADP，细胞器可与微管解离。用不能被水解的 ATP 类似物亚胺二磷酸腺苷（adenylyl imidodiphosphate，AMP-PNP）取代反应体系中的 ATP 后，细胞器可以与微管结合，但不能移动。当再次加入 ATP 时，细胞器即与微管解离。基于这一实验结果，科学家们将提取物命名为驱动蛋白 1（kinesin-1）。驱动蛋白 1 由 2 条重链和 2 条轻链组成，重链具有马达结构域，轻链含有与货物（细胞器或囊泡）结合的结构域，分子量约为 380 kDa。电子显微镜下可见，驱动蛋白 1 的分子结构包括：两个球形头部，含有马达结构域；中间是由重链组成的杆状区；一个由轻链和重链组成的扇形尾部。球形头部可以与微管和 ATP 结合，与驱动蛋白的动力相关；杆状区参与头部的二聚化作用；尾部可以与货物上的膜受体结合（图 6-9）。目前已发现多种带有相似马达结构域的驱动蛋白，仅在人类基因组就发现 45 个驱动蛋白基因。根据马达结构域的功能特征，可将已知的驱动蛋白分为 14 个驱动蛋白家族，依次用阿拉伯数字 1～14 标记。大部分驱动蛋白（驱动蛋白 1～驱动蛋白 12）的马达结构域位于肽链的 N 端，可以从微管的负极向正极方向移动。驱动蛋白 1 负责囊泡转运和细胞器转运；驱动蛋白 2 与驱动蛋白 1 不同，由 2 个不同的重链构成头部，并与第三种多肽共同形成尾部，参与囊泡和鞭毛内的运输；驱动蛋白 5 有 4 个重链，组成双极性头部，有丝分裂时其双极性头部可以同时结合极性反向平行的极微管，使极微管滑动，参与纺锤体极的分离和双极性的确立。驱动蛋白 13 的马达结构域位于肽链的中间，可结合微管的正极端或负极端，但不参与运动，具有毁灭因子的作用，即促进微管快速解聚，参与有丝分裂时染色体的分离。驱动蛋白 14 的马达结构域位于肽链的 C 端，可以从微管的正极向负极移动，与驱动蛋白 1 的运动方向相反，可参与纺锤体极的确定。

驱动蛋白 1 以"步行"方式沿微管运动，具体机制是（图 6-9）：运动时，驱动蛋白的两个头部一个在前，一个在后。两个头部交替与微管结合，当前方的头部没有与核苷酸结合时，就能与微管紧密结合；此时，后面的头部结合 ADP，与微管微弱地结合在一起，两个头部相距一个微管蛋白异二聚体的长度，即 8 nm。当前方的头部结合 ATP 后，可使驱动蛋白的构象发生改变，其马达结构域与微管紧密结合，而杆状区向前摆动。由于后面的头部与微管结合并不紧密，所以这种摆动使得后面的头部向前移动，并越过前方的头部，随之锚定到下一个微管蛋白异二聚体，继而变成前面的头部，运行距离达到 16 nm。此时，处于前方的头部（原来后面的头部）释放结合的 ADP，而后面的头部（原本前面的头部）结合的 ATP 则水解生成 ADP，又回到最初的状态。当前方的头部结合 ATP 后，即再次重复上述过程。由此可见，在一个循环的运行过程中，两个头部与微管交替结合，使整个分子向微管正极移动"一步"。在驱动蛋白移动的过程中，一个头部始终与微管紧密结合，即使"步行"数千步，也不会从微管脱落。

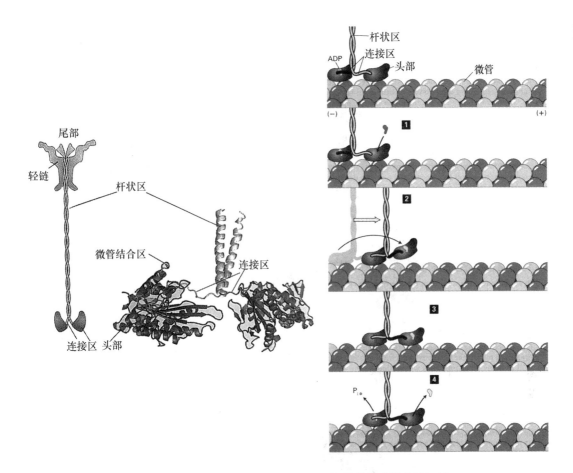

图 6-9　驱动蛋白 1 的结构及其利用 ATP 沿微管运动的分子机制

1. 前方的头部与 ATP 结合；2. 结合 ATP 后，可使驱动蛋白的构象发生改变，使头部的马达结合域与微管紧密结合，而杆状区则向前摆动，使原本在后面的头部向前移动，并越过前方的头部，锚定到下一个微管蛋白异二聚体，从而变成前方的头部；3. 运行距离为 16 nm；4. 此时，处于前方的头部（原来后面的头部）可释放 ADP，而与后面的头部（原本前面的头部）结合的 ATP 则水解生成 ADP，又回到最初的状态

2. 动力蛋白　动力蛋白（dynein）是已知马达蛋白质中最大、移动速度最快的成员。动力蛋白家族由两类蛋白质组成，即胞质动力蛋白（cytoplasmic dynein）和轴丝动力蛋白（axoneme dynein）。胞质动力蛋白与内体、溶酶体、高尔基复合体和囊泡的运输相关，还参与细胞分裂纺锤体的定位和染色体的形成。胞质动力蛋白由 2 条具有 ATP 酶活性的重链、2 条中间链、4 条中间轻链和轻链组成。重链包含数个不同的结构域（图 6-10），从 N 端开始，第一个结构域组成动力蛋白茎部，可以与其他动力蛋白亚基和动力蛋白激活蛋白（dynactin）结合；第二个结构域是连接部，可调节 ATP 依赖的马达蛋白质活性；第三个结构域，也是最大的部分，包含 6 个重复的 AAA（ATPase associated with a variety of cellular activities）ATP 酶结构域，这些重复的 ATP 酶结构域组装成环状结构，构成动力蛋白的头部，具有 ATP 酶活性；第四个和第五个 AAA 结构域之间的序列参与构成动力蛋白的杆部，可以与微管相结合。动力蛋白的茎部可通过连接部结合第一个和第三个 AAA 结构域，结合的 ATP 水解可使 AAA 结构域的构象发生轻微改变，连接部继而结合第一个和第五个 AAA 结构域。这种构象改变可使动力蛋白的茎部和杆部更为接近，从而使动力蛋白向微管负极移动。

　　与驱动蛋白不同，细胞动力蛋白不直接与"货物"结合，其需要动力蛋白激活蛋白的帮助，才能运载"货物"。

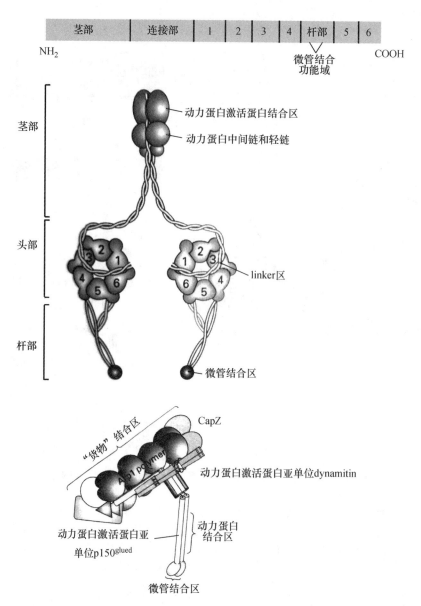

图 6-10   胞质动力蛋白和动力蛋白激活蛋白结构示意图

（三）维持细胞器的定位和分布

微管及其相关马达蛋白质对维持真核细胞内膜性细胞器的定位及分布具有重要作用。例如，细胞内线粒体的分布与微管相伴；微管可使粗面内质网在细胞质中展开分布，使高尔基复合体位于细胞中央。经秋水仙碱处理细胞后，细胞内微管即解聚，内质网可出现坍塌而积聚到细胞核附近；而高尔基复合体则可分解成小的囊泡，分散存在于细胞质中。去除秋水仙碱后，微管又可重新组装，细胞器的分布又恢复正常。

（四）组成纤毛和鞭毛运动的元件

纤毛和鞭毛是细胞表面的特化结构。纤毛和鞭毛在来源和结构上基本相同，一般将少而长的结构称为鞭毛（flagella），短而多的结构称为纤毛（cilium）。鞭毛常见于精子和原生生物，可以使细胞在液体介质中游动。纤毛存在于多种组织的细胞表面，通过运动可以使组织表面产生定向流动，如输卵管中的纤毛可以帮助受精卵细胞向子宫方向移动。纤毛和鞭毛外被细胞膜，内部由轴丝（axoneme）组成。轴丝是由微管、动力蛋白和相关蛋白组成的结构。轴丝由规律性排列的微管构成，即 9 组二联管在周围等距离地排列成一圈，中央有 2 根单微管，成为"9 + 2"的微管排列形式（图 6-11）。两个中央微管之间由细丝相连，外周由中央鞘包围。相邻的二联管通过微管连接蛋白（nexin）相连。二联管内近中央侧的 A 管伸出放射状的辐条。放射状辐条近中央鞘一端膨大，称为辐头。二联管的 A 管还可向相邻二联管的 B 管伸出动力蛋白臂（dynein arm），为纤毛与鞭毛的运动提供动力。纤毛和鞭毛的基体作为微管组织中心，可以调控轴丝微管的生长，使轴丝微管的负极位于基体侧。

纤毛和鞭毛的运动是通过 A 管伸出的动力蛋白臂引起轴丝微管之间相互滑动而产生的，即微管滑动机制（sliding microtubule mechanism）。其主要内容是：①轴丝内 A 管伸出的动力蛋白臂头部与相邻二联管的 B 管接触，可促进与动力蛋白臂结合的 ATP 水解，并释放 ADP 和 Pi；②动力蛋白臂头部的构象随之发生改变，使头部及相邻二联管向微管正极滑动；③头部可结合新的 ATP，使动力蛋白臂与相邻二联管的 B 管脱离；④ ATP 水解，动力蛋白臂头部的角度复原；⑤带有 ADP 和 Pi 的动力蛋白头部与相邻二联管 B 管上的另一位点结合，即开始下一个循环。在鞭毛和纤毛内部，二联管之间、二联管与中央鞘之间的连接蛋白将微管连接成一个整体。相邻二联管的滑动被该结构所束缚，产生弯曲运动。纤毛和鞭毛内的动力蛋白并非同步被活化，而是从基体侧部向顶端依次活化或失活，导致弯曲运动有规律地沿着轴丝向顶端传播，进而使鞭毛和纤毛摆动。内侧的动力蛋白臂与鞭毛的弯曲相关，决定了鞭毛弯曲波形的大小和形态，外侧的动力蛋白臂可以增加摆动的力度和频率。

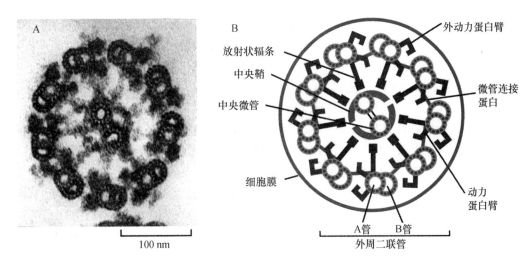

图 6-11　纤毛和鞭毛结构示意图
A. 纤毛的电镜照片（横切面）；B. 纤毛结构示意图

除了轴丝动力蛋白外，鞭毛和纤毛内还存在驱动蛋白 2 和胞质动力蛋白，可参与鞭毛内物质运输，这对于鞭毛和纤毛的延伸和维持具有重要的意义。鞭毛和纤毛内的微管比细胞质微管稳定，但是微管正极仍会发生组装和去组装。当驱动蛋白 2 发生突变时，鞭毛结构即消失。

有的真核细胞带有单纤毛，且不能运动，称为原生纤毛（primary cilium）。原生纤毛内的微管蛋白呈高度乙酰化，性质非常稳定，可以抵抗秋水仙碱对微管的解聚作用。原生纤毛缺少动力蛋白臂和中央微管，虽然不能运动，但是可以发挥感受器的作用。例如，嗅觉神经元可利用原生纤毛感受气味，纤毛缺陷小鼠和巴尔得 - 别德尔综合征（Bardet-Biedl syndrome）患者，嗅觉可丧失；视网膜上的视锥细胞和视杆细胞可利用特化的纤毛感受光信号，纤毛顶端膨大，可容纳大量参与光感受的蛋白质，每分钟可以沿着纤毛运送 2000 个视蛋白，若转运系统出现障碍，则可引发视网膜变性。

（五）参与纺锤体的形成与染色体的运动

微管是构成有丝分裂器的主要成分，可介导染色体的运动。当细胞进入分裂前期时，细胞质微管可发生全面解聚、重新组装而形成纺锤体（spindle）。纺锤体与染色体的排列和移动有关。该过程依赖纺锤体微管的组装与去组装。分裂结束后，纺锤体微管又解聚、重新组装而形成细胞质微管。

第二节   微   丝

微丝（microfilament）是由肌动蛋白聚合而成的直径为 7 nm 的骨架纤维，又称肌动蛋白纤维（actin filament）。微丝可呈束状、网状或纤维状散布在细胞内，参与构成微绒毛、片状伪足、胞质分裂环及细肌丝等。微丝在细胞形态维持、细胞运动、胞质分裂和细胞收缩等过程中发挥着重要的作用。

一、微丝的组成和形态

微丝是由肌动蛋白组成的细丝状结构，与微管相比，微丝较细、较短，但更富有韧性。

（一）微丝的组成

肌动蛋白单体是组成微丝的基本单位，相对分子量约 43 kDa，为球形分子，外观呈哑铃形，中央有一个深的裂口，可结合 ATP（或 ADP）和 Mg^{2+} 离子（或 Ca^{2+} 离子）（图 6-12A），是肌动蛋白 ATP 酶的活性部位，对微丝的组装具有重要的意义。与肌动蛋白结合的核苷酸可以自由地与周围介质中游离的核苷酸交换，但 ATP 与肌动蛋白的结合力更强，因此，游离的肌动蛋白一般都带有 ATP。未与核苷酸结合的肌动蛋白很不稳定，极易降解。肌动蛋白单体结构不对称，具有极性。细胞内肌动蛋白以游离的球形分子形式存在时，称为球状肌动蛋白（globular actin），简称 G 肌动蛋白（G-actin）；当其在细胞内聚合成纤维细丝形式时，称为纤维状肌动蛋白（filamentous actin），简称 F 肌动蛋白（F-actin）。由于 G 肌动蛋白聚合后才能形成纤维样长链，因此微丝主要是指 F 肌动蛋白。

肌动蛋白存在于所有真核细胞中，是真核细胞中含量最丰富的蛋白质。在肌细胞中，肌动蛋白含量占细胞总蛋白的 10%。即使在非肌细胞中，肌动蛋白的含量也占细胞总蛋白的 1%~5%。肌动蛋白在进化上高度保守。例如，酵母和兔肌细胞内的肌动蛋白有 88% 的同源性，而且不同异构体之间的氨基酸序列也有 80% 的一致性，表明不同的肌动蛋白可能由同一个祖先基因进化而来。某些单细胞生物（如酵母）只含有 1 种肌动蛋白基因，而多细胞生物基因组通常存在多个肌动蛋白基因，如人类细胞有 6 种肌动蛋白基因，某些植物细胞肌动蛋白基因数量甚至超过 60 种（其中包含一部分不能编码有活性肌动蛋白的假基因）。不同的肌动蛋白基因可以编码不同的肌动蛋白亚型，可将肌动蛋白亚型分为三类，即 α 肌动蛋白、β 肌动蛋白和 γ 肌动蛋白。α 肌动蛋白存在于骨骼肌、心肌、血管平滑肌和内脏平滑肌，可参与组成细胞的收缩性结构；β 肌动蛋白在细胞膜内侧含量最为丰富，并能在迁移细胞的前缘组装成微丝；而 γ 肌动蛋白则可参与形成应力纤维。传统观念认为，肌细胞中的肌动蛋白主要为 α 型，而 β 肌动蛋白和 γ 肌动蛋白主要存在于非肌细胞内。现在认为，肌细胞内也有 γ 肌动蛋白。肌动蛋白间的差异主要体现在蛋白质的氨基末端，此区域对微丝组装速度的影响很小，却是特异性微丝结合蛋白结合的必需部位，从而使不同肌动蛋白的功能出现差异。

知识拓展

植物肌动球蛋白的发现者——阎隆飞

阎隆飞（1919—2001年），中国农业大学教授，中国科学院院士，我国著名的生物化学家和教育家。阎隆飞先生的一生是不断学习、不断创新的一生，是辛勤工作、无私奉献的一生。在科研上，他深入研究，坚持不懈，是植物细胞骨架微丝系统研究的奠基人之一；在教学上，他开新课，编教材，忘我耕耘，是教书育人的典范。阎隆飞在他青年时代的研究工作中就深刻体会到一切生物具有许多共同点，这也成为他日后进行生物科学研究的指导思想。1963年，阎隆飞团队用生物化学方法证实高等植物中存在类似肌肉收缩蛋白的成分，即肌动球蛋白（actomyosin）。阎隆飞教授的这一发现是高等植物中存在细胞骨架微丝系统的第一个证据。高等植物收缩蛋白的发现，对深刻揭示植物细胞运动的分子机制和认识生命活动的共性具有重要的理论意义，是国际上高等植物细胞骨架研究的里程碑。

（二）微丝的形态结构

肌动蛋白单体头尾相接聚合成肌动蛋白链。两条平行的肌动蛋白链以右手螺旋方式相互缠绕形成直径为 7 nm 的微丝，又称肌动蛋白丝，螺距为 37 nm（含有 14 个肌动蛋白单体），形状如同双股绳。肌动蛋白单体结构上的裂缝使其自身具有极性。同时，肌动蛋白在组装成微丝的过程中又始终按照相同的方向聚合，因此，微丝也是一个具有极性的结构（图 6-12B，C）。肌动蛋白容易发生聚合的一端为正极；相反，肌动蛋白容易解聚的一端为负极。与微管不同，微丝较细，一般在细胞内不单独存在，常呈束状、网状分布或散布在细胞内。有的细胞微丝可形成稳定的永久性结构，如肌肉中的细肌丝及小肠上皮细胞的微绒毛等；有的细胞微丝也可以组成不稳定的暂时性结构，如动物细胞分裂时的胞质分裂环，细胞迁移时伪足中的临时微丝束等。

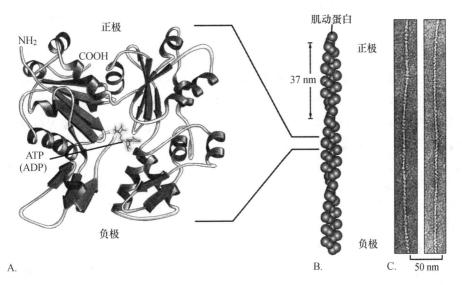

图 6-12　肌动蛋白和微丝结构模式图

二、微丝的组装

在多数非肌细胞中，微丝也是一种动态结构，能不断地进行组装与去组装，进而维持细胞形态，并参与细胞运动。

（一）微丝组装的踏车现象

体外实验显示，向含有一定浓度的 G 肌动蛋白溶液中加入合适浓度的 Mg^{2+}、K^+ 和 Na^+ 等离子后，在 ATP 存在的条件下，G 肌动蛋白可以自发聚合成 F 肌动蛋白。降低溶液中的离子浓度或加入 Ca^{2+} 后，F 肌动蛋白又能解聚成 G 肌动蛋白。微丝的体外组装过程可以分为成核期、延长期和平衡期三个时相（图 6-13）。成核期是微丝组装的限速过程，此期 G 肌动蛋白开始聚合。由两个 G 肌动蛋白组成的二聚体结构通常不太稳定，只有形成三聚体才相对稳定，三聚体的 G 肌动蛋白称为"核心"。这个过程需要依赖 G 肌动蛋白的随机运动，进展十分缓慢。随后，G 肌动蛋白快速在"核心"两端开始聚合，肌动蛋白链快速延长，即进入延长期。随着 G 肌动蛋白浓度的不断降低，组装过程到达一个稳定状态，即微丝正极的组装速度与负极的解聚速度相同，微丝的长度不变，便进入稳定期或平衡期。

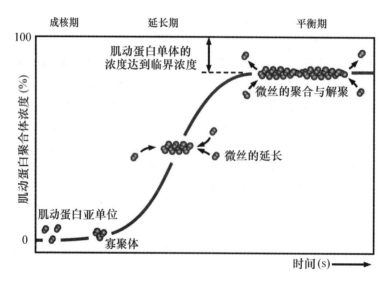

图 6-13　微丝的组装过程

微丝组装时，理论上两极均可以添加 G 肌动蛋白，但正极的添加速度比负极快约 10 倍，而两极的解聚速度基本相近。当结合了 ATP 的 G 肌动蛋白浓度高于负极的临界浓度（达到组装条件的最低 G 肌动蛋白浓度）时，微丝两极均快速添加 G 肌动蛋白；随着微丝的延长，体系中的 G 肌动蛋白浓度逐渐降低，降至负极临界浓度时，G 肌动蛋白在负极的添加速度与解离速度相等，而 G 肌动蛋白在正极的添加速度快于解离速度，所以微丝在正极端延长生长；随着体系中 G 肌动蛋白的减少，当 G 肌动蛋白浓度低于负极的临界浓度时，G 肌动蛋白在负极的解离速度快于添加速度，所以微丝在负极端缩短；由于还未到达正极的临界浓度，正极的添加速度仍明显快于解离速度，所以微丝在正极端仍可延长；当 G 肌动蛋白在正极的添加速度与负极的解离速度相等时，微丝长度相对不变，但仍保持向前运动的现象称为踏车现象（图 6-14）。此时，体系中的 G 肌动蛋白浓度介于正极与负极临界浓度之间。维持微丝踏车现象的能量来自 ATP。当与 ATP 结合的 G 肌动蛋白装配至微丝末端后，ATP 水解成 ADP 和 Pi，Pi

缓慢地与微丝解离。与 ADP 结合的 G 肌动蛋白构象发生改变，使微丝趋向于解聚，因此，微丝延长是由于添加了 ATP-G 肌动蛋白，而微丝解聚是由于 ADP-G 肌动蛋白的解离。当环境中的 ATP 足够时，细胞内微丝可以利用踏车现象进行工作。

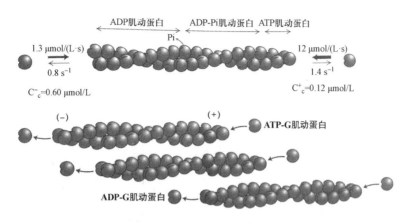

图 6-14　微丝组装的踏车现象

（二）微丝在细胞内组装的成核

非肌细胞中的微丝是一种动态结构，可通过组装、去组装以及重新装配来完成细胞的多种生命活动，如细胞运动、细胞质分裂和极性的建立等。微丝的动态结构变化在时空上受一系列肌动蛋白结合蛋白的调节。细胞内新的微丝可以通过切割现有微丝形成或通过成核作用组装形成。在细胞内，由于肌动蛋白单体的自发组装不能满足微丝骨架的快速动态变化，所以需要肌动蛋白成核因子通过成核作用来加速肌动蛋白的聚合。目前已知细胞内存在两类微丝成核蛋白（nucleating protein）：肌动蛋白相关蛋白（actin-related protein，Arp）和形成蛋白（formin）。Arp 复合物能促进分枝状微丝结构的形成，而形成蛋白则可启动细胞内不分支微丝的形成，它们在细胞运动过程中具有非常重要的作用。

1. 肌动蛋白相关蛋白（Arp）　肌动蛋白相关蛋白由 Arp2、Arp3 和其他 5 种附属蛋白组成，又称 Arp2/3 复合物，具有与微管成核时 γ-TuRC 相似的作用，是微丝组装的起始复合物。Arp2/3 复合物能促进肌动蛋白聚合形成微丝。肌动蛋白单体与 Arp2/3 复合物结合后，可形成一段供肌动蛋白继续组装的寡聚体（核心）；然后，其他肌动蛋白单体继续添加，形成肌动蛋白纤维。Arp2/3 复合物的成核位于肌动蛋白纤维的负极（−），肌动蛋白由此向正极（＋）快速生长。该复合物还可以呈 70° 角结合在原先存在的肌动蛋白纤维上，促进成核并形成新的肌动蛋白纤维，这样就可使原先单独存在的微丝组装成分枝状的网络（图 6-15）。Arp2/3 复合物定位于快速生长的纤丝状肌动蛋白区域（如片状伪足），其成核活性受细胞内信号分子和细胞质成分的调节。

2. 形成蛋白　细胞内许多微丝结构是由不分支的肌动蛋白纤维组成的，如平行微丝束、收缩环中的微丝等结构。研究发现，这些平行微丝束的形成主要是通过形成蛋白来完成的。形成蛋白是一个结构保守的二聚体蛋白家族。当新成核的微丝纤维生长时，形成蛋白二聚体可保持结合在快速生长的正极端，以保护正极在延伸过程中不受加帽蛋白的影响，并能通过直接与抑制蛋白的结合提升延伸速度，以促进形成很长的微丝束（图 6-16）。形成蛋白的成核和延伸机制与 Arp2/3 复合物不同，Arp2/3 复合物只是结合在肌动蛋白纤维的负极端，以防止负极端肌动蛋白单体的添加和丢失。形成蛋白是一种分子量较大的多结构域蛋白质，可以与其他多种蛋白质结合，如与 Rho、GTP 酶、Src 类激酶和真核翻译延伸因子 1A（eukaryotic translation elongation factor 1A，eEF1A）等发生相互作用而受到调控，以完成其调节微丝形成的功能。

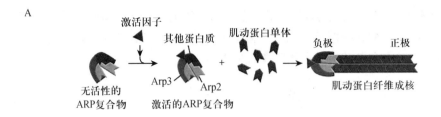

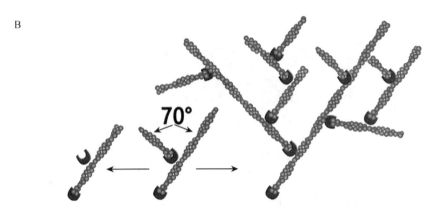

图 6-15   Arp2/3 复合物的成核作用（A）及微丝网络的形成（B）

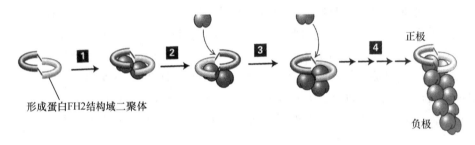

图 6-16   形成蛋白家族的成核作用

（三）影响微丝组装和去组装的特异性药物

细胞松弛素（cytochalasin）是由真菌分泌的生物碱，能与微丝正极结合，阻止 G 肌动蛋白加入，进而抑制微丝的组装，使微丝解聚。其中，细胞松弛素 B 是第一个用于研究细胞骨架的药物。细胞松弛素 B 可破坏细胞内的微丝网络，使其形成孔洞，导致细胞整体形态发生改变，并抑制各种依赖于微丝的细胞活动，如吞噬作用、细胞移动和胞质分裂等。红海海绵素是一种从红海海绵中提取到的具有生物活性的 2- 噻唑烷酮大环内酯类天然产物，可与 G 肌动蛋白结合，使其不能与 F 肌动蛋白结合，从而抑制微丝的组装。鬼笔环肽（phalloidin）是从一种毒蕈中提取出的环肽，可与 F 肌动蛋白结合，抑制微丝解聚，进而稳定微丝。鬼笔环肽的分子量较小，应用荧光标记的鬼笔环肽处理细胞后，可在荧光显微镜下特异性地显示微丝的分布情况。因此，荧光标记的鬼笔环肽可用于鉴定微丝。

三、肌动蛋白结合蛋白

无论是肌细胞还是非肌细胞，其胞质中 G 肌动蛋白的浓度均远高于微丝组装时正极和负极的临界浓度。理论上，若这些 G 肌动蛋白快速组装成微丝，则可导致胞质内 G 肌动蛋白单体浓度短时间内迅速降低。但实际上，细胞内仍保留着高浓度的 G 肌动蛋白单体库。目前认为，其原因可能是细胞内存在多种多样的肌动蛋白结合蛋白（actin-binding protein，ABP）。ABP 可以与 G 肌动蛋白或 F 肌动蛋白结合，调控肌动蛋白的组织结构和功能。虽然纯化的肌动蛋白在体外合适的条件下可聚合成微丝，但在细胞内，ABP 却可阻碍微丝的快速聚合。

　　目前，从肌细胞和非肌细胞中已分离出 100 多种 ABP，可将其分为以下几种不同的类型：①成核蛋白（nucleating protein），又称核化蛋白，可促进肌动蛋白成核，如上述的 Arp2/3 复合物和形成蛋白；②单体隔离蛋白（monomer sequestering protein），如胸腺素（thymosin），可与 G 肌动蛋白结合，并阻止其添加至微丝末端，使细胞内 G 肌动蛋白的浓度远高于微丝组装所需的临界浓度。当细胞需要时，又可快速释放 G 肌动蛋白而使其组装成肌动蛋白链。③加帽蛋白（capping protein），又称封端蛋白（end-blocking protein），可结合在微丝的正极端或负极端而形成"帽子"结构，阻止 G 肌动蛋白的添加，以控制微丝的长度，如 Z 帽蛋白（CapZ protein）可封闭骨骼肌细肌丝的正极端。④单体聚合蛋白（monomer polymerizing protein），可促进结合 ATP 的 G 肌动蛋白单体组装到肌动蛋白纤维上；⑤肌动蛋白解聚蛋白（actin-depolymerizing protein），可促进微丝解聚，如丝切蛋白。⑥交联蛋白（cross-linking protein），具备 2 个或多个肌动蛋白结合位点，可将 2 条甚至多条微丝交联在一起形成束状或网状结构，包括成束蛋白和凝溶胶蛋白两类。成束蛋白包括丝束蛋白（fimbrin）、绒毛蛋白（villin）和 α- 辅肌动蛋白（α-actinin）等，可将肌动蛋白纤维交联成平行的束状结构。凝溶胶蛋白，如细丝蛋白（filamin），可使微丝交联形成三维网状结构。⑦纤丝切割蛋白（filament severing protein），能结合在微丝中部，并将微丝切断，如凝溶胶蛋白。当胞质中的 Ca^{2+} 浓度增高时，凝溶胶蛋白可与 Ca^{2+} 结合并发生构象变化，随之结合在微丝侧面并插入到微丝内部的 G 肌动蛋白之间，使肌动蛋白纤维断裂。同时，凝溶胶蛋白能始终与微丝正极结合，进而促进负极端解聚。交联蛋白可使微丝交联成凝胶样结构，而凝溶胶蛋白可将"凝胶"内的微丝解聚，又能使细胞内的微丝变成溶胶样结构。⑧膜结合蛋白（membrane binding protein），负责将肌动蛋白固定到细胞膜上，或参与细胞黏附。如黏着斑蛋白（vinculin）可与黏着斑结合，将肌动蛋白纤维锚定到细胞膜上，参与构成黏着带（图 6-17）。

四、微丝的生物学功能

　　在肌动蛋白结合蛋白的协助下，微丝可形成独特的细胞骨架结构，与细胞许多重要的功能活动有关。

（一）以多种方式参与细胞的运动

　　在非肌细胞中，微丝参与了细胞的多种运动形式，如变形运动、胞质环流以及胞吞和胞吐作用等。微丝可以两种不同的方式产生运动：一种是通过滑动机制，如微丝与肌球蛋白丝之间相互滑动；另一种是通过微丝束的聚合和解聚。利用共聚焦显微镜可以观察微丝的聚合。一种寄生在细胞内的细菌——李斯特菌，从一侧感染细胞后，可以在细胞内穿行，并从另一侧出胞，进而再感染邻近细胞。人们正是基于对李斯特菌在细胞内运动轨迹的观察，才发现了 Arp2/3 复合物的成核作用。被李斯特菌感染的细胞膜表面含有 ActA 蛋白，可发挥类似成核促进因子的作用，可与微丝结合并活化 Arp2/3 复合物。此外，ActA 还可与血管舒张剂刺激磷酸蛋白（vasodilator-stimulated phosphoprotein）结合，促进 Arp2/3 复合物成核后的微丝聚合，同时能与新生成的微丝正极端结合，抑制加帽蛋白的作用，使微丝正极持续聚合，而使负极解聚。微丝在向前移动的同时，可推动李斯特菌在胞内前行，当到达另一侧的细胞膜后，微丝继续聚合，使细胞膜向邻近细胞内突出，最终使李斯特菌进入邻近细胞（图 6-18）。如果用荧光标记细胞内微丝，则可观察到与李斯特菌结合的微丝像"彗星尾巴"一样跟随在其后。

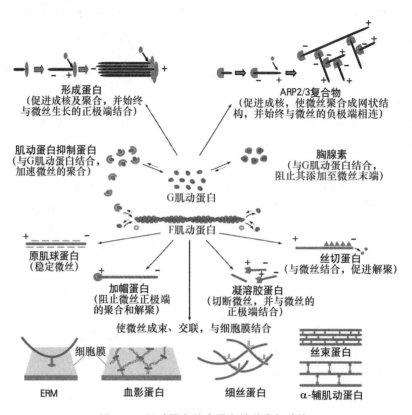

图 6-17　肌动蛋白结合蛋白的种类与功能

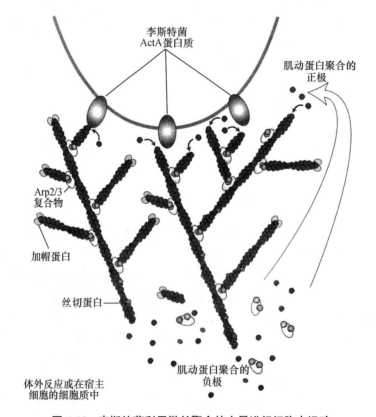

图 6-18　李斯特菌利用微丝聚合的力量进行细胞内运动

微丝聚合在受体介导的胞吞、胞饮和吞噬过程中均发挥着重要的作用。例如，在网格蛋白介导的胞饮过程中，胞饮聚合因子可以募集成核促进因子，活化 Arp2/3 复合物，使微丝快速聚合，从而导致细胞膜内陷，并与细胞膜分离（图 6-19）。

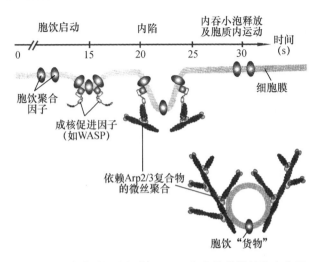

图 6-19　胞饮过程中依赖 Arp2/3 复合物的微丝聚合作用

除极少数细胞通过鞭毛和纤毛运动外，绝大多数动物细胞是通过变形运动的方式进行位置移动的。例如，在胚胎发育过程中，胚胎细胞向特定靶部位的移动，巨噬细胞、白细胞向炎症部位的运动，成纤维细胞在结缔组织中的迁移，肿瘤细胞向周围组织的浸润或经血管、淋巴管的转移等。变形运动是一个高度协同的复杂过程，依赖于肌动蛋白和肌动蛋白结合蛋白的相互作用。这种运动需要通过伸展、附着和收缩三个过程的重复循环而实现。①细胞在前端或前沿伸出突起，即伪足（pseudopodium）。成纤维细胞伸出薄的片状伪足（lamellipodium），很多细胞也会伸出纤细的丝状伪足（filopodium），这些伪足内都充满了肌动蛋白纤维。这一过程主要通过肌动蛋白结合蛋白介导的肌动蛋白聚合来完成。②当伪足接触到合适的表面

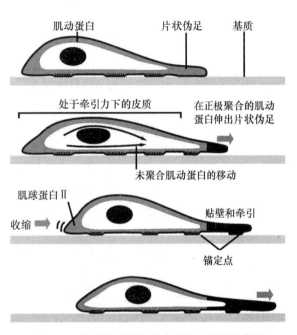

图 6-20　培养的动物细胞变形运动过程示意图

时，即可与基质形成新的黏附点。此时，跨膜蛋白整联蛋白可与细胞外基质或另一细胞表面分子结合，而细胞膜内表面的整合蛋白与肌动蛋白纤维紧密结合，可以为细胞提供一个牢固的锚定点。③细胞后部的黏附点脱离基质后，细胞可通过内部的收缩产生拉力，利用刚形成的锚着点使胞体向前移动。这一过程涉及肌动蛋白纤维的解聚（图 6-20）。

（二）参与肌肉收缩

1. 骨骼肌的结构组成　骨骼肌细胞又称骨骼肌纤维（muscle fiber），肌质内含有大量高度有序排列的纤维状结构，即肌原纤维（myofibril）。肌原纤维与骨骼肌长轴平行，由重复呈线性排列的收缩单位——肌节（sarcomere）组成。电镜下观察，肌节呈现规律的明暗相间的带

状结构，这使得骨骼肌具有相应的明暗相间的横纹结构。每个肌节从一侧的Z线（Z line）延伸至下一个Z线，包括两侧的I带（I band）、中间区的A带（A band）和A带中央区的H带（H band）。肌节由两种不同的纤维状结构，即细肌丝（thin filament）和粗肌丝（thick filament）有序装配而成。细肌丝自Z线向中央延伸，止于H带，而粗肌丝除中间断裂带（即M线）外，几乎贯穿肌节全长。因此，I带仅由细肌丝组成，H带仅由粗肌丝组成，而A带则由细肌丝和粗肌丝共同组成（图6-21）。

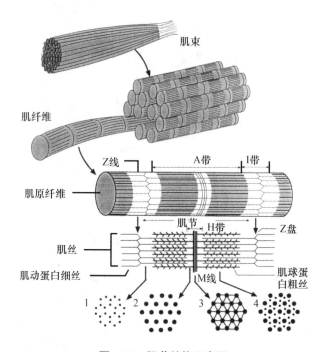

图 6-21   肌节结构示意图

细肌丝的主要成分包括肌动蛋白、原肌球蛋白和肌钙蛋白。①肌动蛋白分子单体呈球状，有极性，具有与肌球蛋白头部相结合的位点。②原肌球蛋白（tropomyosin）是由两条平行的多肽链形成的α-螺旋结构，长约40 nm，可同时结合7个肌动蛋白分子。原肌球蛋白位于两条肌动蛋白链的螺旋沟内，与肌动蛋白结合后可调节肌球蛋白头部和肌动蛋白的结合。③肌钙蛋白（troponin，Tn）是一种调节蛋白，包含肌钙蛋白C（Tn-C）、肌钙蛋白T（Tn-T）和肌钙蛋白I（Tn-I）三个亚基。Tn-C是Ca^{2+}结合亚基，可与Ca^{2+}结合，控制原肌球蛋白在肌动蛋白纤维表面的位置。Tn-T对原肌球蛋白具有高度亲和力，是原肌球蛋白结合亚基。Tn-I能与肌动蛋白和Tn-T结合，抑制肌球蛋白头部ATP酶活性以及肌球蛋白与肌动蛋白的结合。在细肌丝上，大约每隔40 nm就结合有一个肌钙蛋白（图6-22）。

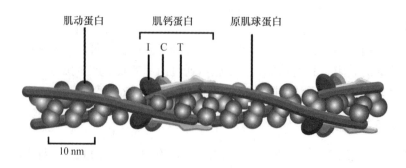

图 6-22   原肌球蛋白及肌钙蛋白的结构模示图

粗肌丝由肌球蛋白（myosin）组成。在粗肌丝中，肌球蛋白Ⅱ分子尾对尾地向相反方向平行排列成束，呈尾部在中间、头部在两侧的双极性结构。

肌肉收缩时，肌节 I 带缩短，而 A 带保持不变，这表明肌肉收缩是粗、细肌丝之间相对滑动的结果。肌肉收缩的基本过程如下：神经冲动传到运动终板，使肌细胞膜发生去极化，并将冲动经 T 小管传至肌质网；肌质网发生去极化后，Ca^{2+} 通道打开，释放 Ca^{2+} 至肌质中；Ca^{2+} 浓度升高，Ca^{2+} 随之与 Tn-C 结合，引起肌钙蛋白构象改变，肌动蛋白与 Tn-I 解离，而 Tn-T 使原肌球蛋白移动到肌动蛋白双螺旋沟的深处，从而暴露出肌动蛋白与肌球蛋白的结合位点；继而，粗、细肌丝产生相对滑动，引起肌肉收缩；到达肌细胞的神经冲动停止后，肌质网即可通过钙泵将 Ca^{2+} 回收，使胞质中的 Ca^{2+} 浓度降低，进而引起肌肉舒张。

（三）构成细胞骨架并维持细胞形态

作为细胞骨架的组成部分，微丝对细胞形态的维持具有重要的作用。在大多数细胞质膜下存在一层特殊的由微丝和肌动蛋白结合蛋白组成的网状结构，称为细胞皮质（cell cortex）。细胞皮质中的肌动蛋白纤维具有高度动态性，与质膜平行排列并与质膜相连，保证质膜具有一定的强度和韧性，对于维持细胞形态和促进细胞运动均具有重要意义。此外，微丝还可以在细胞内形成特化结构，进而维持或改变细胞的形状。

1. 应力纤维（stress fiber）　是在细胞内紧邻质膜下方，由微丝和肌球蛋白Ⅱ组成的较为稳定可收缩的束状结构，广泛存在于真核细胞中，常与细胞的长轴平行并贯穿于细胞全长，可介导细胞间或细胞与细胞外基质表面的黏着。应力纤维具有收缩功能，但不能产生运动，因而只能维持细胞的形状，以及赋予细胞韧性和强度。

2. 微绒毛（microvillus）　是指细胞表面由细胞质和细胞膜伸出的指状突起，常存在于具有物质吸收功能的组织表面，如小肠和肾小管上皮顶端。一个小肠上皮细胞表面约有 1000 个微绒毛，可以极大地增加小肠上皮细胞的表面积，有利于营养物质的吸收。微绒毛的核心是由 20 ~ 30 个同向平行的肌动蛋白纤维组成的束状结构，且肌动蛋白的正极指向微绒毛的尖端。绒毛蛋白可将微丝连接成束，赋予微绒毛结构刚性。肌球蛋白 I 位于微绒毛的肌动蛋白束和细胞质膜之间，功能尚不明确。

3. 微丝的收缩活动可改变细胞形态　神经板发育为神经沟时，神经板远端的环状微丝束可在肌球蛋白的协同下发生收缩，其远端变细，促使神经板卷曲成神经沟。这种收缩功能引起的细胞形态改变对神经管发育和腺体形成具有重要的作用。

（四）参与细胞分裂

在真核细胞有丝分裂末期，子细胞间形成收缩环（contractile ring）。随着收缩环的缩紧，两个子细胞分开。收缩环是由大量平行排列但方向不同的微丝和肌球蛋白Ⅱ所形成的环状结构，其收缩机制是肌动蛋白和肌球蛋白的相互滑动及微丝的随之解聚。经细胞松弛素 B 处理后，细胞核分裂可正常进行，但不能形成收缩环，可导致细胞质无法分裂，最终导致双核或多核细胞的形成。

（五）参与细胞内的物质运输活动

细胞内参与物质运输的马达蛋白质家族包括动力蛋白、驱动蛋白和肌球蛋白。肌球蛋白以微丝作为运输轨道参与物质运输活动。目前已发现细胞内有多种肌球蛋白分子，其共同特点是都含有一个作为马达结构域的头部。肌球蛋白头部包含一个微丝结合位点和一个 ATP 结合位点。在物质运输过程中，肌球蛋白头部可与肌动蛋白结合，并在 ATP 存在时使其运动。肌球蛋白的尾部结构域负责结合被运输的特定物质（如蛋白质或脂质）。因肌球蛋白类型不同，其尾部结构域具有多样性。肌球蛋白的尾部结构域可与某些特殊类型的运输小泡结合，并沿微丝轨道的负极端向正极端移动。某些膜性细胞器在细胞内进行长距离转运时通常需要依赖于微管运输，而在细胞皮质及神经元凸起等富含微丝的部位，"货物"的运输则以微丝为轨道进行。另外，还有一些肌球蛋白可与质膜结合，牵引质膜和细胞皮质肌动蛋白进行相对运动，从而改变细胞的形态。

（六）参与受精作用

卵子表面有一层胶质层。受精时，精子头部的顶体（acrosome）可释放水解酶，使卵子的胶质层溶解，同时启动微丝组装，形成顶体刺突。随着顶体刺突微丝束的不断聚合延长，顶体可穿透胶质层和卵黄层，使精子和卵子的细胞膜融合而完成受精。另外，精子和卵子融合过程中涉及的局部质膜运动以及融合后质膜形成的微绒毛结构也与质膜下微丝的运动有关。因此，微丝的组装和运动在受精过程中起到一定的作用。

（七）参与细胞内信息传递

微丝可参与细胞的信息传递。当细胞外的某些信号分子与细胞膜上的受体结合后，可触发膜下肌动蛋白的结构变化，从而启动细胞内激酶变化的信号转导过程。微丝主要参与 Rho 蛋白（Rho protein）家族有关的信号转导。Rho 蛋白家族是与单体 GTP 酶有很近亲缘关系的蛋白质，属于 Ras 超家族，其成员包括 Cdc42、Rac 和 Rho。Rho 蛋白可通过调节分子与 GTP 和 GDP 结合状态的循环变化来调控细胞信号转导。Cdc 42 激活后，可触发细胞内肌动蛋白的聚合作用和成束作用，促进丝状伪足或微棘的形成。激活的 Rac 可启动肌动蛋白聚合形成片状伪足和褶皱。Rho 激活后，既可启动肌动蛋白纤维通过肌球蛋白 II 纤维聚合成束而形成应力纤维，又可促进细胞黏着斑的形成。

第三节　中　间　丝

中间丝（intermediate filament，IF），又称中间纤维或中等纤维，是动物细胞中存在的直径约为 10 nm 的一类纤维丝，因其直径介于微丝与微管之间而得名。与微管和微丝不同，并不是所有真核细胞内均存在中间丝蛋白。例如，节肢动物和棘皮动物等具有外骨骼的动物细胞内没有细胞质中间丝，而酵母等单细胞生物的核膜内侧不存在核纤层结构。用高浓度盐溶液或非离子去垢剂处理后，除中间丝外，细胞内大部分的骨架蛋白均被破坏，说明中间丝是最稳定的细胞骨架成分。因其组成的蛋白质种类繁多，所以中间丝也是化学成分最复杂的细胞骨架纤维。中间丝的分布具有严格的组织特异性。中间丝主要为细胞提供机械强度支持，可通过中间丝结合蛋白与其他骨架纤维连接，对细胞形态的维持和细胞分化具有重要的作用。

一、中间丝的组成与结构

（一）中间丝蛋白的组成

与微管和微丝不同，中间丝是异质性的多聚体纤维结构，由复杂多样的中间丝蛋白组成。不同类型的细胞所含的中间丝蛋白不尽相同，可根据蛋白质的生化、遗传、免疫特性和组织分布，将中间丝蛋白分为 6 种类型（表 6-1）。

表 6-1　脊椎动物细胞内中间丝蛋白的主要类型和分布情况

类型	名称	分子量（kDa）	细胞内分布
Ⅰ	酸性角蛋白（acidic keratin）	40～60	上皮细胞
Ⅱ	中性 / 碱性角蛋白（basic keratin）	50～70	上皮细胞
Ⅲ	波形蛋白（vimentin）	54	间充质细胞
	结蛋白（desmin）	53	肌肉细胞
	外周蛋白（peripherin）	57	外周神经元
	胶质细胞原纤维酸性蛋白（glial fibrillary acidic protein）	51	神经胶质细胞
Ⅳ	神经丝蛋白（neurofilament protein，NFP）		
	NF-L	67	神经元
	NF-M	150	神经元
	NF-H	200	神经元
Ⅴ	核纤层蛋白（lamin）		各类分化细胞
	核纤层蛋白 A	70	细胞核
	核纤层蛋白 B	67	细胞核
	核纤层蛋白 C	60	细胞核
Ⅵ	神经上皮干细胞蛋白（nestin）	200	神经干细胞
	联丝蛋白（synemin）	182	肌肉细胞
	平行蛋白（paranemin）	178	肌肉细胞

中间丝蛋白的特点是：①Ⅰ型和Ⅱ型，中间丝蛋白家族中种类最多的一类蛋白质是角蛋白，存在于上皮细胞及其衍生物中，分为Ⅰ型（酸性角蛋白）和Ⅱ型（中性 / 碱性角蛋白）两类。Ⅰ型角蛋白和Ⅱ型角蛋白在上皮细胞内可形成异二聚体。两种异二聚体可组成四聚体，进而组装成中间丝。形态与功能不同的上皮细胞可通过细胞内角蛋白的组成加以鉴别。②Ⅲ型，波形蛋白、结蛋白、胶质细胞原纤维酸性蛋白和外周蛋白都存在于非上皮细胞中。其中，波形蛋白广泛分布于间充质来源的细胞，如成纤维细胞、内皮细胞及白细胞。这些中间丝蛋白通常在各自来源的细胞内形成同源多聚体。③Ⅳ型，主要见于神经细胞。神经细胞内的中间丝由 3 种神经丝蛋白 NF-L、NF-M 和 NF-H 形成多聚体。④Ⅴ型，是细胞核纤层蛋白的主体。⑤Ⅵ型，发现较晚，如神经上皮干细胞蛋白（俗称巢蛋白），主要存在于神经干细胞内，可影响神经脊细胞的迁移模式及方向，可能与维持神经前体细胞的形状有关。

目前已在人类细胞中发现了编码 60 多种不同中间丝蛋白的基因，这些基因高度同源，属于同一基因家族，均起源于同一祖先基因，即核纤层蛋白基因。核纤层蛋白基因在进化过程中不断复制，从而表达出绳索样的细胞质中间丝蛋白。中间丝蛋白基因在体内的表达具有严格的时空和组织特异性，绝大多数肿瘤细胞即使发生转移，也仍然会表达来源细胞的中间丝蛋白。根据这一特性可鉴定肿瘤细胞的组织来源，对肿瘤的诊断具有重要的意义。

（二）中间丝蛋白的结构

中间丝蛋白呈长丝状，结构模式均类似，头部氨基端呈球形，中间的 α 螺旋区（又称杆状区）呈杆状，尾部羧基端也呈球形。中间的 α 螺旋区高度保守，由约 310 个氨基酸残基组成（Ⅴ型核纤层蛋白约含 356 个氨基酸残基），包括 4 个高度保守的 α 螺旋区，它们之间被 3 个短小的间隔区隔开。4 个螺旋区中的氨基酸残基呈现 7 个一组的重复序列，使杆状区发生微弱地扭曲，从而促进两个平行的 α 螺旋区形成卷曲的螺旋二聚体结构。保守的杆状区是中间丝蛋白组装成中间丝的结构基础。杆状区的两侧是非 α 螺旋的头部（N 端）和尾部（C 端），中间丝蛋白头部、尾部（氨基端和羧基端）的氨基酸数目与组成高度可变，呈球形暴露在中间丝的表面，为非螺旋结构，是与胞质中其他组分相互作用的特定区域（图 6-23）。

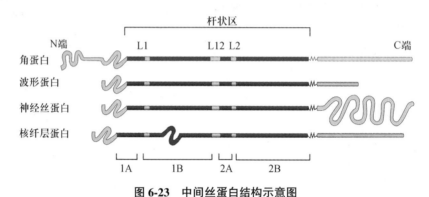

图 6-23　中间丝蛋白结构示意图

（三）中间丝结合蛋白

中间丝结合蛋白（intermediate filament associated protein，IFAP）是一类在结构和功能上与中间丝有密切联系，但其本身不是中间丝结构组分的蛋白质。作为中间丝超分子结构的调节者，中间丝结合蛋白可介导中间丝之间交联成束、成网，并能使中间丝交联到质膜或其他骨架成分上。不同的中间丝蛋白分别与特定的中间丝结合而存在于细胞的不同部位，并执行不同的功能（表 6-2）。中间丝结合蛋白与微管、微丝的结合蛋白不同，目前尚未发现有中间丝的切割蛋白、加帽蛋白以及马达蛋白质。

表 6-2　中间丝结合蛋白的类型、分布和功能

名称	分子量	存在部位	功能
BPAG1*	230 000	半桥粒	使中间丝与桥粒斑交联
斑珠蛋白（plakoglobin）	83 000	桥粒	使中间丝与黏着带交联
桥粒斑蛋白 Ⅰ（desmoplakin Ⅰ）	240 000	桥粒	使中间丝与桥粒斑交联
桥粒斑蛋白 Ⅱ（desmoplakin Ⅱ）	215 000	桥粒	使中间丝与桥粒斑交联
网蛋白（plectin）	300 000	皮质	与波形蛋白交联，与 MAP1、MAP2 以及血影蛋白交联
锚蛋白（ankyrin）	140 000	皮质	使波形蛋白与膜交联
聚丝蛋白（filaggrin）	30	细胞质	使角蛋白交联
核纤层蛋白 B 受体（lamin B receptor）	58	细胞核	使核纤层蛋白与核内表面交联

* 大疱性类天疱疮抗原 1（bullous pemphigoid antigen 1，BPAG1）

二、中间丝的组装

中间丝的组装与微管和微丝不同，不涉及微管所需的 GTP 或微丝所需的 ATP 提供能量。首先，两条平行的中间丝蛋白以 α 螺旋杆状区相互对应，缠绕成双股超螺旋二聚体。然后，两条反向平行的二聚体以半分子交错的方式形成四聚体。细胞内存在少量的可溶性四聚体，因此认为四聚体是中间丝组装的基本单位。四聚体组装成中间丝的步骤尚未明确。一般认为，四聚体首尾相连组装成原丝后，由 8 根原丝通过侧向相互作用形成电镜下直径约为 10 nm的绳索样中间丝（图 6-24）。这样组装成的中间丝易弯曲，但不易折断。中间丝由 32 条多肽组成，可通过伸出来的头部和尾部结合细胞内其他骨架成分，在细胞内形成完整的骨架网络体系。

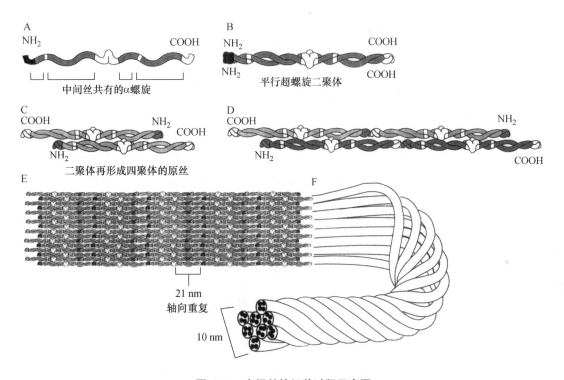

图 6-24　中间丝的组装过程示意图

在中间丝的组装过程中，由于两个二聚体是以相反的方向组装成四聚体的，因此四聚体及由其组装形成的高级结构中间丝均没有极性。在细胞内，中间丝蛋白基本上全部装配成中间丝，几乎不存在相应的游离可溶性蛋白。同时，在中间丝的组装过程中也没有踏车现象出现。值得一提的是，过去曾因未发现有影响中间丝装配的药物，因而一度认为中间丝是一个永久的稳定结构。但将标记的角蛋白显微注射入上皮细胞后却发现，标记的角蛋白快速出现在中间丝内部，这意味着中间丝并不是永久结构，而是一个动态结构。在实验中发现，标记的角蛋白不像微管蛋白或肌动蛋白那样是在纤维末端加入，而是直接整合到中间丝的内部，且仅需 1 小时左右，整个中间丝即可均被标记，提示细胞内的中间丝蛋白与中间丝之间可能存在动态平衡。

中间丝组装的调控机制与其蛋白质氨基末端结构域内特殊丝氨酸残基的磷酸化相关。例如，蛋白激酶 A 使波形蛋白磷酸化后，中间丝即解聚。有丝分裂前期核纤层蛋白磷酸化，可导致核纤层解体，使核膜消失；有丝分裂末期核纤层蛋白去磷酸化后，核纤层可重新装配形成核膜。

三、中间丝的生物学功能

近年来，采用基因转移（gene transfer）技术或基因敲除（gene knock-out）技术获得了多种中间丝蛋白基因改造过的模式小鼠，为研究中间丝的功能提供了有力的工具。通过这些模式动物研究发现，中间丝在细胞形态的维持、细胞分化和信号转导等多种生命活动中均具有重要的作用。

（一）为细胞提供支撑

1. 参与构成完整的细胞骨架网络系统　中间丝向外可与细胞膜和细胞外基质相连，向内可与细胞核的核膜和核基质直接联系，同时还可通过中间丝结合蛋白与胞质内的微丝、微管及其他细胞骨架成分连接，从而构成细胞内完整的骨架网络系统。这种细胞骨架网络系统具有一定的可塑性，可维持细胞质整体结构和功能的完整性。例如，许多动物细胞内的中间丝在细胞核周围形成筐状结构，并向细胞周围伸展，对细胞核在细胞内的定位具有重要的作用。细胞核内膜下方的核纤层网络与核膜连接，对于细胞核形态的维持具有关键的作用。在红细胞内，中间丝蛋白头部的多精氨酸序列可与红细胞膜下的锚定蛋白连接，使中间丝、膜下的血影蛋白和微丝形成一个整体，对细胞起支撑作用。

2. 为细胞提供机械强度支持　中间丝的结构特点决定了其容易弯曲，在受到较大剪切力时可产生机械应力而不易断裂。这种特性使中间丝在容易受到物理压力的细胞中含量特别丰富，如神经元、肌细胞及皮肤上皮细胞。在这些细胞中，中间丝通过其自身的伸展并将细胞在某一点所受到的外力分散，使得细胞不至于在受到机械牵拉时破裂，从而保护细胞结构的完整性。角蛋白基因敲除小鼠由于中间丝不能正常装配，导致角蛋白功能异常，使皮肤容易受到机械损伤而发生大疱性表皮松解症，这进一步证实了中间丝在细胞中具有支撑作用（图 6-25）。

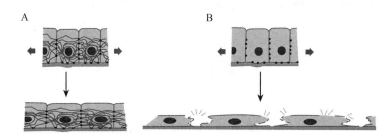

图 6-25　中间丝在皮肤抗牵拉中的作用示意图
A. 有中间丝的细胞在受到牵拉时组织保持完整连接；B. 没有中间丝的细胞在受到牵拉时组织间连接断裂

（二）参与细胞内的物质运输

中间丝可与微管和微丝共同组成完整的细胞骨架系统，共同完成细胞内物质的运输，如神经细胞中的神经元纤维可参与轴突营养物质的转运。近年研究发现，中间丝可参与细胞质内mRNA 的运输，可能对其在细胞内的定位及翻译具有关键作用。

（三）参与细胞内信息传递

中间丝对外可与细胞膜和细胞外基质中的纤连蛋白联系，对内可与核膜连接。当纤连蛋白与蛋白质膜受体结合后，可引发 DNA 合成。而体外实验显示，中间丝对单链 DNA 具有高度亲和力，由此推测中间丝可能充当信号分子来传递信息，进而调节 DNA 的复制。

（四）在相邻细胞、细胞与基膜之间形成连接结构

角蛋白纤维可参与桥粒和半桥粒的形成和维持。在这些细胞连接中，中间丝可在细胞间形成一个网络，起到维持细胞形态并提供机械强度支持的作用。结蛋白纤维是肌节 Z 盘（Z 线）的重要结构组分，具有维持和稳定肌细胞的收缩装置的作用。

（五）参与细胞分化

中间丝蛋白的表达具有严格的时空和组织特异性，说明中间丝与细胞分化可能存在密切关系。研究显示，在神经胚形成过程中，神经板皮质细胞开始表达神经上皮干细胞蛋白；随着神经细胞迁移的完成，神经上皮干细胞蛋白表达下调，而波形蛋白开始表达；进一步分化后，神经上皮干细胞蛋白消失，丝联蛋白开始表达，随后波形蛋白表达减少。在出生前 5 天左右，NF-L 和 NF-M 出现，波形蛋白消失，丝联蛋白表达下调并维持低水平的表达，而 NF-H 一般在出生后才开始表达。这说明在发育过程中，细胞能根据发育方向或发育阶段停止表达某种中间丝蛋白而开始表达另一种中间丝蛋白。

（六）维持核膜的稳定性

核纤层是核膜内层下面由核纤层蛋白构成的网络，对于细胞核形态的维持具有重要作用，而核纤层蛋白是中间丝的一种。组成这种网络结构的核纤层蛋白 A 和核纤层蛋白 C 可交联在一起，然后通过核纤层蛋白 B 附着在内核膜上。

第四节　细胞骨架之间的相互作用

微管、微丝和中间丝的结构与功能各异，但三者在细胞内密切联系，共同构成了一个完整的骨架体系。

一、三种骨架纤维互相配合，功能上相互呼应

从细胞骨架在细胞内的分布来看，微管主要分布在细胞核周围，并呈放射状向胞质扩散，微丝主要分布在细胞膜内侧，而中间丝则分布在整个细胞中，并且在许多部位与微管平行分布。这三种纤维之间相互联系、相互配合，共同完成细胞支撑、细胞内物质运输等功能。例如，细胞毒性 T 细胞（cytotoxic T cell）识别靶细胞后，T 细胞和靶细胞识别部位的肌动蛋白可快速聚合形成微丝接触带。T 细胞内的这种微丝富集区与微管相互作用，可以使中心体从原细胞中心转移至识别部位，进而使微管在细胞内重新分布，并带动高尔基复合体重新定位至邻近靶细胞处发挥功能（图 6-26）。

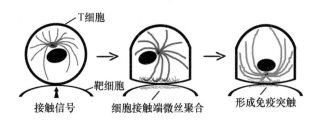

图 6-26　细胞毒性 T 细胞与靶细胞识别后细胞极性的改变示意图

二、三种细胞骨架纤维均参与细胞信息传递

细胞骨架系统对外可与细胞膜及细胞外基质连接，对内又可与细胞核相连。因此，细胞骨架系统被认为是细胞内连接细胞表面和细胞核的唯一结构。据此推测，细胞骨架可作为细胞外信号和核内基因表达间的"桥梁"，参与细胞信息传递。细胞内信号分子可直接或通过其他蛋白质与微管作用。目前已证实，微管可参与 c-Jun 氨基端蛋白激酶（c-Jun N-terminal protein kinase，JNK）、Wnt 以及胞外信号调节激酶（extracellular signal-regulated kinase，ERK）等蛋白激酶信号转导途径。细胞膜受体与细胞外信号分子结合后，可触发细胞膜下肌动蛋白的结构变化，进而启动细胞内激酶变化介导的信号转导过程。例如，当细菌侵入人体后，可释放趋化因子，继而被中性粒细胞识别，并与靠近细菌侧的膜表面受体结合，从而启动细胞内不同的信号通路。在细胞内靠近细菌一侧，Rac 途径激活，使微丝聚合形成伪足；而在细胞后部（远离细菌一侧），Rho 途径激活可启动肌球蛋白介导的微丝收缩，这样可维持细胞的功能极性（图 6-27）。另外，细胞外信号与膜受体结合后还可启动 Ca^{2+} 内流，引发级联反应，激活膜结合的酶，进而使中间丝的 N 端被切掉、水解，其大分子产物进入核内，进而调节 DNA 的复制和转录。因此，三种骨架纤维可在细胞统一、有序的调控下，相互配合，共同参与细胞生命活动。

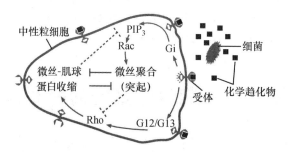

图 6-27　中性粒细胞极性化过程中的信号转导途径

第五节　细胞骨架与疾病

案例 6-2

　　患者，男，32 岁。因"反复发热、咳嗽、咳痰 20 余年，病情加重入院"。体格检查：双侧鼻黏膜充血，并可见少量脓性分泌物。双下肺可闻及湿啰音。心尖搏动位于右锁骨中线第五肋间。有杵状指（趾）。辅助检查：胸部 X 线检查示两肺门阴影增浓，两肺下部见斑片状密度增高阴影，其内可见圈网状改变；胸部 CT 和支气管碘油造影示两肺下部支气管扩张；鼻旁窦柯氏位片示双侧窦腔密度增高及黏膜增粗等慢性炎症表现。气管黏膜光镜报告：可见假复层纤毛柱状上皮和单层柱状上皮，纤毛结构显示不清。确诊为卡塔格内综合征。

　　思考题：

　　1. 该患者为什么会反复发生呼吸道感染？

　　2. 患者为什么会有内脏反位现象？

　　3. 简述纤毛轴丝的微管组成特点及运动机制。

细胞骨架具有支撑细胞，维持细胞形态，参与细胞内物质运输、细胞分裂和信号传递等重要作用，是细胞生命活动必不可少的结构。如果细胞骨架的结构或功能出现异常，则可引起机体出现多种疾病，包括遗传性疾病（如单基因病）、神经系统疾病和肿瘤等。

一、细胞骨架与遗传性疾病

编码细胞骨架蛋白或相关蛋白的基因突变可引起细胞骨架结构或功能的异常，这些突变是某些遗传性疾病的主要发病原因。

（一）卡塔格内综合征

卡塔格内综合征（Kartagener syndrome）是由支气管扩张、鼻旁窦炎和右位心三联征组成的综合征，是原发性纤毛运动不良症的一种类型。本病的病因是纤毛和鞭毛杆部的动力蛋白臂缺失或缺陷，导致纤毛和鞭毛运动障碍。其主要症状包括：由于气管黏膜上皮细胞纤毛运动障碍，不能有效排出呼吸道分泌物而引起慢性支气管炎；精子失去运动的动力而导致男性不育；胚胎发育时细胞不能运动到目的部位而引起内脏位置的反向（如心脏在右侧）。

（二）威斯科特－奥尔德里奇综合征

威斯科特-奥尔德里奇综合征（Wiskott-Aldrich syndrome，WAS）简称威-奥综合征，是一种以血小板减少、湿疹、反复感染为主要症状的免疫缺陷疾病，属于 X 连锁隐性遗传病。患者的血小板和淋巴细胞体积变小，微绒毛数量减少，微丝结构异常。本病的病因主要是微丝在体内的成核及聚合异常。

（三）单纯型大疱性表皮松解症

单纯型大疱性表皮松解症（epidermolysis bullosa simplex）是由于角蛋白 14（*CK14*）基因突变引起角蛋白结构异常而不能组装成正常的角蛋白中间丝结构，使皮肤抵抗机械损伤的能力下降。轻微的挤压即可破坏患者表皮基底细胞，使皮肤松解、起疱。该病患者容易死于机械创伤。

二、细胞骨架与神经系统疾病

细胞骨架蛋白的结构和功能异常与多种神经系统疾病相关。例如，微管相关蛋白 tau 蛋白主要分布在神经元轴突中，具有促进微管聚合、防止微管解聚和维持微管功能稳定的作用，其功能异常可能导致神经退行性变性疾病。阿尔茨海默病（Alzheimer's disease，AD）是一种以进行性记忆和认知功能丧失为临床特征的大脑退行性疾病。本病的发病原因是由于 tau 蛋白异常过度磷酸化而形成双股螺旋细丝（paired helix filament，PHF），从而使神经原纤维缠结、微管聚合缺陷，以及细胞内物质运输障碍，最终导致神经元退行性变。

在神经元内，神经丝蛋白的中间链与重链（NF-M、NF-H）的尾部结构域可与相邻的中间丝、微管及某些膜性结构连接，将轴突内部的细胞骨架等结构连成一体，为其提供必要的内部支撑。肌萎缩侧索硬化（amyotrophic lateral sclerosis，ALS）是一种慢性进行性疾病，可累及上、下运动神经元及其支配的躯干/四肢和头面部肌肉，临床表现为进行性肢体无力、肌萎缩、肌束震颤、构音障碍、吞咽困难、腱反射亢进及病理征阳性等。研究表明，本病的发生与神经元胞体和轴突内中间丝结构异常，导致轴突运输异常相关。神经元变性后导致的肌无力及肌萎缩相关症状，严重时可危及生命。过表达 NF-L 或 NF-H 的转基因小鼠可表现出类似 ALS 的症状。亨廷顿病（Huntington's disease，HD）是一种以舞蹈样不自主运动和进行性认知障碍为主要表现的神经系统变性疾病。其病因是患者的神经元细胞质内微管蛋白和微丝聚合蛋白缠结，导致胞内物质运输受阻而形成异常聚集物，最终导致疾病的发生。

三、细胞骨架与肿瘤

肿瘤细胞常可出现细胞骨架结构异常，如肿瘤细胞中心体结构显著异常，包括中心粒数量过多，中心粒周围基质过多，中心粒筒状结构混乱，中心粒长度异常，中心体错位和中心体蛋白异常磷酸化等。而作为动物细胞主要的微管组织中心，中心体结构异常可导致细胞极性改变、细胞和组织分化异常及染色体异常分离。利用免疫荧光抗体技术使细胞内微管显色，可发现肿瘤细胞内的微管数量明显减少，微管分布紊乱甚至达不到细胞膜下的胞质溶胶层，这些异常可引起肿瘤细胞的形态及细胞器的运动发生异常。另外，恶性肿瘤的侵袭性及其向周围或远处转移的特性也与细胞骨架的变化有关。例如，在多种肿瘤细胞中，应力纤维及黏着斑破坏，肌动蛋白可重组形成肌动蛋白小体并聚集在细胞皮质内，可增强肿瘤细胞的运动能力。因此，微管和微丝可作为肿瘤化疗药物的作用靶点。例如，紫杉醇、秋水仙碱和细胞松弛素及其衍生物可通过破坏微管、微丝的组装或解聚而抑制肿瘤细胞分裂、诱导细胞凋亡，并抑制依赖于微丝的运动而发挥抗肿瘤作用。

中间丝蛋白基因在体内的表达具有严格的时空和组织特异性。绝大多数肿瘤细胞即使转移后，也能表达来源细胞的中间丝蛋白。利用这种特性可鉴定肿瘤细胞的组织来源，对肿瘤的诊断具有重要的意义。

思 考 题

1. 简述细胞骨架的分类及其生物学功能。

2. 简述微管的生物学功能。

3. 用细胞松弛素 B 处理分裂期的动物细胞，会影响细胞分裂吗？将产生什么现象？请简述其原因。

4. 简述中间丝的组装特点。

5. 患儿，男，1 月龄，出生后 1 个月，粪便带血。患儿出生后 4 ~ 5 天即反复出现湿疹，全身散在暗红色出血点，手背及足背可见瘀斑，反复出现呼吸道感染、间断鼻出血、脑膜炎、真菌感染等多种症状，间断住院治疗多次。染色体基因检测：*WAS* 基因 chr X-48544343 位点突变。诊断为威 - 奥综合征。

（1）简述本病的发病机制。

（2）简述细胞内微丝组装过程中两种成核方式的特点。

（3）设计实验，证明上述症状与 *WAS* 基因突变有关。

（赵俊霞）

细胞核

案例 7-1

患者，女性，35 岁，因左侧乳房触及肿块而就诊。触诊检查肿块质地较硬，与周围组织边界不清，肿块位置固定、疼痛，无液体自乳头溢出，乳房表面有局部皮肤凹陷。

乳腺 X 线检查示左侧乳房肿块位于乳腺外侧，距乳头 4 cm，直径约为 1.3 cm，肿块边缘可见明显的毛刺。B 超检查显示腋窝淋巴结肿大。

细胞学检查可见细胞形状不规则，胞质丰富，细胞核增大、异型，核仁明显，核分裂象易见。

问题：

1. 该案例中的患者最有可能患什么病？

2. 与正常细胞相比，肿瘤细胞的细胞核有哪些变化？

细胞核（nucleus）是遗传物质储存、复制和转录的场所，是细胞生命活动的调控中心，也是真核细胞区别于原核细胞最重要的标志之一。

在真核生物中，除哺乳动物成熟红细胞和高等植物韧皮部筛管细胞等极少数细胞外，都含有细胞核。当细胞核退化或通过人工处理去掉细胞核后，细胞不久即可死亡。但人类成熟的红细胞在无核状态下仍可以存活 120 天。一个真核细胞通常只有一个细胞核，但也有双核和多核的细胞，如哺乳动物的肝细胞、肾小管细胞和软骨细胞常有两个核，而破骨细胞、骨骼肌细胞的核可达数十个甚至数百个。

细胞核通常位于细胞中央，但也可因细胞中分泌颗粒的形成或包含物的推挤而发生位移。例如，腺细胞因富含分泌颗粒，核偏于细胞的一端；在脂肪细胞中，核常被脂滴挤到细胞的边缘。

第一节 细胞核的形态与结构

细胞核的形态因物种和细胞类型不同而有较大差异，但一般情况下与细胞的形态、功能相适应。例如，在圆形、类圆形或方形等细胞中，细胞核的形态为圆形或类圆形；在柱形、梭形细胞中，细胞核则呈椭圆形；哺乳动物中性粒细胞的核呈分叶状或杆状；肿瘤细胞中可见异形核。

在同一种生物中，由于遗传物质的含量是恒定的，所以核的大小也比较恒定。一般情况下，细胞核的大小为细胞总体积的 10% 左右。但在不同生物和不同生理状态下，细胞核的大小有所差异。高等动物的细胞核直径通常为 5 ~ 10 μm，高等植物的细胞核直径一般为 5 ~ 20 μm，而低等植物的细胞核则相对较小，直径只有 1 ~ 4 μm。生长旺盛的细胞，如卵细胞、肿瘤细胞，细胞核较大；而分化成熟的细胞，则细胞核较小。

细胞核的相对大小通常用细胞核与细胞质的体积比，即核质比（nuclear-cytoplasmic ratio，NP）来估算。用公式表示为：$NP=Vn/(Vc-Vn)$。式中，Vn 代表细胞核的体积，Vc 代表细胞的总体积。NP 值一般为 0.5 左右。核质比越高，表示核越大；反之，则表示核越小。

核质比与生物种类、细胞类型、发育时期、生理状态及染色体倍数等因素有关。分化程度低的细胞（如淋巴细胞、胚胎细胞和肿瘤细胞等），核质比较大，而角质细胞和衰老细胞的核质比较小。因此，临床上常以核质比作为判断细胞癌变的指标之一。

细胞核可伴随细胞的增殖过程而呈现周期性的变化。在细胞分裂期，核膜裂解，各种成分重新分配，无法观察到完整的细胞核形态；只有在间期细胞中才能观察到细胞核的完整结构。

典型的间期细胞核的基本结构包括：核膜、核仁、染色质和核基质（图 7-1）。

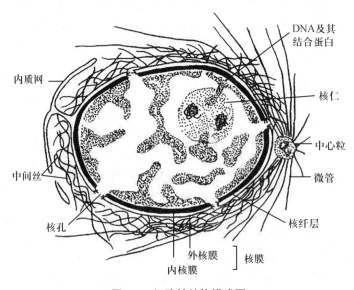

图 7-1   细胞核结构模式图

第二节   核   膜

核膜（nuclear membrane）又称核被膜（nuclear envelope），是细胞核与细胞质之间的界膜。核被膜将细胞分隔成细胞核和细胞质两大结构与功能区域，以保证各种生命活动之间互不干扰而又有条不紊地进行，并能保护核内 DNA 分子免受由于细胞骨架运动所产生的机械力损伤。

一、核膜的化学组成

核膜的主要化学成分是蛋白质和脂质，此外还有少量核酸。

（一）蛋白质

核膜中的蛋白质占 65% ~ 75%，通过电泳分析可鉴别出核膜含有 20 多种蛋白质，分子量为 16 ~ 160 kDa，包括组蛋白、基因调节蛋白、DNA 聚合酶和 RNA 聚合酶、RNA 酶以及与电子传递有关的酶类等。

核膜所含的酶类与内质网极为相似。例如，内质网的标志酶葡糖 -6- 磷酸酶（glucose-6-phosphatase，G6P）也见于内、外核膜；与电子传递有关的酶类，如 NADH- 细胞色素 c 还原酶、NADH- 细胞色素 b5 还原酶、细胞色素 P450 等，均可见于内质网及核膜上。但其含量有差别，如内质网中细胞色素 P450 的含量高于核膜。

（二）脂质

核膜中所含的脂质也与内质网相似。例如，二者均含有不饱和脂肪酸卵磷脂和磷脂酰乙醇胺，以及胆固醇、三酰甘油等。但其含量也有差别，核膜中所含的不饱和脂肪酸含量均较低，而胆固醇和三酰甘油含量则较高。这种结构成分的相似性和特异性，不仅说明核膜与内质网存在密切的关系，同时也说明二者具有各自的结构特点。

二、核膜的结构

在电子显微镜下，核膜由双层核膜（包括外核膜、内核膜及两层膜之间的核周隙）、核孔复合体、核纤层等结构组成。

（一）外核膜、内核膜及核周隙

核膜由内、外两层平行但不连续的单位膜组成。面向细胞质的一层膜称为外（层）核膜（outer nuclear membrane），其表面附有大量核糖体颗粒，某些部位与粗面内质网相连。在细胞分裂间期，外核膜与胞质侧的中间丝、微管等细胞骨架相连，与细胞核在细胞内的定位有关。另一层膜面向核质，称为内（层）核膜（inner nuclear membrane），其表面光滑，无核糖体颗粒附着，但与浓集的染色质紧密接触。内核膜含有一些与核纤层相关的特异性蛋白质，如核纤层蛋白 B（lamin B）受体等，可使核纤层紧密地结合在内核膜上。

内、外核膜之间形成宽为 20 ~ 40 nm 的腔隙，称为核周隙（perinuclear space），又称核周池（perinuclear cistern）。核周隙与粗面内质网腔相连，腔内充满液态无定形物质，内含多种蛋白质和酶。

（二）核孔复合体

核被膜并不是完全封闭的，内、外核膜在一定部位相互融合而形成的环状开口，称为核孔（nuclear pore）。研究表明，核孔是由多种蛋白质组成的复杂而有规律的复合体结构，称为核孔复合体（nuclear pore complex，NPC）。

核孔复合体的结构至今尚未明确，已提出多种结构模型。其中，影响较大的是戈德堡（Goldberg）等提出的模型（图 7-2）。该模型认为 NPC 主要由以下几部分组成：

1. 胞质环（cytoplasmic ring） 又称外环，位于核孔边缘的胞质面（外核膜）一侧。从环上向胞质侧伸出 8 条呈对称分布的短纤维。

2. 核质环（nucleoplasmic ring） 也称内环，位于核孔边缘核质面（内核膜）一侧。从环上向核中心伸出 8 条呈对称分布的长纤维，向核内深入 50 ~ 70 nm。纤维末端止于一个直径为 60 nm 的小环，称为端环。整个核质环的结构类似捕鱼笼，所以又将称其为核篮（nuclear basket）。

3. 辐（spoke） 呈辐射状八重对称分布，结构比较复杂，可进一步分为三个结构域。

①柱状亚单位（column subunit）：位于核孔边缘，连接胞质环与核质环，起支撑作用；②腔内亚单位（luminal subunit）：位于柱状亚单位外侧，可穿过核膜，伸入核周池；③环状亚单位（annular subunit）：位于柱状亚单位内侧，由 8 个颗粒状结构组成，向核孔中心辐射。

4. 中央颗粒（central granule）   又称中央栓（central plug），位于核孔的中心，呈棒状或颗粒状，在胞核与胞质的物质交换中起转运蛋白的作用，故又称为中央运输体（central transporter）。并非在所有的核孔复合体中都能观察到该结构，因此有人认为中央颗粒不是核孔复合体的固有结构，而是正在通过核孔复合体的被转运物质。

整个核孔复合体的结构是相对稳定的，保证了核内、外的物质交流，同时它又是一个可调控的物质运输通道。

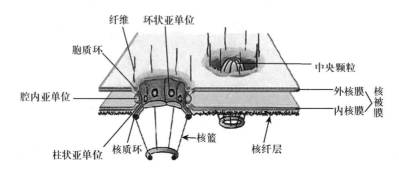

图 7-2   核孔复合体结构模式图

核孔复合体整体呈现为环绕核孔中央孔道的准八重对称空心圆柱状结构。在高等真核生物（如人类、爪蟾等）中，核孔复合体由约 30 种、1000 多个不同大小的蛋白质亚基构成，相对分子量约为 125 MDa（1 MDa = 1×10^6 Da），为核糖体分子量的 30 倍。目前，人们倾向于将构成核孔复合体的所有蛋白质统一命名为核孔蛋白（nucleoporin，NUP）。其中，gp210 和 p62 研究得较为透彻。gp210 是第一个被鉴定出来的核孔蛋白，代表着一类结构性跨膜蛋白，属于跨膜的 N- 连接糖蛋白，具有信号肽和 2 个疏水性序列，其作用是将核孔复合体锚定到核膜上。p62 代表着一类功能性跨膜蛋白，属于 O- 连接糖蛋白，其疏水性 N 端具有典型的 FXFG（F 为苯丙氨酸，X 为任意氨基酸，G 为甘氨酸）的重复序列，而 C 端具有与某些纤维蛋白类似的结构，其作用可能是通过构成胞质和核质的丝状物，直接参与胞质和核质之间的物质交换。

知识拓展

我国科学家在核孔复合体方面的研究成果

2022 年 1 月 11 日，中国科学院生物物理研究所生物大分子国家重点实验室孙飞课题组联合北京大学张传茂课题组等，在爪蟾核孔复合体外环结构研究方面取得了最新成果。相关研究成果在线发表在 *Protein&Cell* 上。该研究获得了分辨率为 8 埃且近各向同性的核孔复合体外周环的冷冻电镜密度图，并在此基础上构建了完整的 Y 复合体结构模型，在胞质环的不对称单位中发现了 5 个 Nup358、2 个 Nup214、2 个 Nup205 和 1 个 Nup93；在核质环的不对称单位中发现了 1 个卵黄囊胚胎大分子（embryonic large molecule derived from yolk sac，ELYS）、1 个 Nup205 和 1 个 Nup93，研究通过阐释这些亚基的空间位置和相互作用关系，使核孔复合体外周环的结构模型得到了完整的解析，为全面揭示核孔复合体的结构与功能奠定了基础。

（三）核纤层

紧贴内核膜核质侧的一层由纤维蛋白组成的网络结构，称为核纤层（nuclear lamina）。其厚度因细胞种类不同而有差异，一般厚 10～20 nm，有的细胞可达 30～100 nm。核纤层具有锚定核孔复合体、连接核膜蛋白与染色质的功能，在细胞分裂过程中对核膜的破裂和重建起调节作用。

核纤层的主要化学成分是核纤层蛋白（lamin）。在脊椎动物中，核纤层蛋白由 3 种属于中间丝的多肽组成，分子量为 60～80 kDa，分别称为核纤层蛋白 A、B、C。由于核纤层蛋白 A 与核纤层蛋白 C 是同一基因的不同加工产物，因此又将核纤层蛋白分为两类，即 A 型核纤层蛋白（包括核纤层蛋白 A 和核纤层蛋白 C）和 B 型核纤层蛋白。在靠近核膜的一侧，核纤层蛋白 B 可与内核膜上的核纤层蛋白 B 受体（lamina B receptor）相结合；在靠近染色质一侧，核纤层蛋白 A 和核纤层蛋白 C 则可与染色质上的特殊位点相结合，为染色质提供附着位点。

三、核膜的功能

核膜作为细胞核与细胞质的界膜，在维持细胞核的形态、进行核内外物质交换以及参与细胞分裂等方面具有十分重要的作用。

（一）参与细胞核与细胞质间的物质运输

核膜对核内外物质的运输具有高度选择性，可允许小分子以及某些离子自由通过，但对某些离子（如 Na^+）有一定的屏障作用；大分子物质主要通过核孔进出细胞核。

核孔复合体是一种亲水性通道，有效管径为 9～10 nm，长约 15 nm，其运输方式有被动运输和主动运输两种。研究证实，作为被动运输通道，离子和水溶性小分子的扩散速度与核孔复合体的大小呈反比。分子量小于 5 kDa 的分子可自由扩散，分子量大于 17 kDa 的分子扩散速度很慢，而分子量超过 60 kDa 的分子则很难扩散。

核孔复合体的主动运输与细胞膜主动运输相类似，也具有高度选择性，而且呈双向性。无论是核蛋白入核，还是 RNA 和核糖核蛋白（ribonucleoprotein，RNP）颗粒等出核，都需要载体介导。

通过核孔复合体主动转运的蛋白质去向主要由其序列中的定位信号所决定，这种信号称为核定位信号（nuclear localization signal，NLS）。例如，核蛋白的选择性转运依靠的是核定位信号。科学家于 1978 年发现，在非洲爪蟾的卵母细胞核中含有丰富的核质蛋白（nucleoplasmin），其分子量为 165 kDa。用蛋白水解酶对核质蛋白进行有限水解，可以得到其头部片段和尾部片段。将完整的核质蛋白以及核质蛋白的头部片段和尾部片段分别进行放射性标记，然后将它们分别注射到卵母细胞的细胞质中，结果显示，完整的核质蛋白及其尾部片段能迅速转运到细胞核中，而头部片段则停留在细胞质中。这说明，核质蛋白的尾部片段中存在核定位信号。利用胶体金进行的电镜观察实验进一步证明了这一点，将核质蛋白的尾部片段包裹在胶体金颗粒上，然后注射到爪蟾卵母细胞的细胞质中，发现颗粒能在细胞核中聚集（图 7-3）。

核孔复合体对于大分子的主动转运是双向的，同一核孔复合体既能将物质运进，也能将物质运出。在细胞核中合成并加工成熟的 mRNA、各种非编码 RNA［rRNA，tRNA，核内小 RNA（small nuclear RNA，snRNA），核仁小 RNA（small nucleolar RNA，snoRNA），微 RNA（microRNA）等］，均需通过核孔复合体由胞核运至胞质。出核过程的载体蛋白往往需要特殊序列的蛋白质肽段作为转运信号，称为核输出信号（nuclear export signal，NES）。

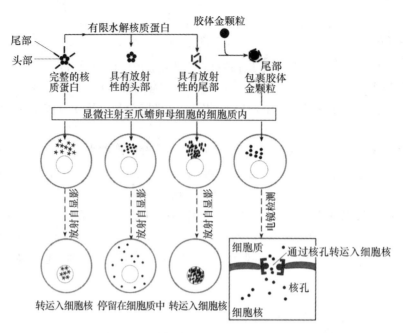

图 7-3   核质蛋白选择性通过核孔复合体的过程示意图

（二）参与细胞核形态的维持与染色体定位

核膜在细胞有丝分裂过程中可发生一系列变化，在分裂前期，核膜崩解，形成小囊泡，核周边的纺锤体进入细胞中心区域。进入分裂末期后，核膜围绕两套平均分配到纺锤体两极的染色体重新形成，这些过程都与核纤层蛋白直接相关。

在分裂前期，核纤层蛋白被磷酸化而解聚。A 型核纤层蛋白以可溶性单体形式分散在细胞质中，B 型核纤层蛋白结合在核膜小泡上，使核纤层结构被破坏，导致核膜崩解；同时，核孔复合体解聚成不同的成分。核纤层的解聚是核膜崩解的前提。细胞进入分裂末期后，核纤层蛋白由于去磷酸化而重新聚集形成核纤层，与核纤层蛋白相结合的核膜小泡重新形成完整的核膜，核孔复合体也随之重新形成（图 7-4）。

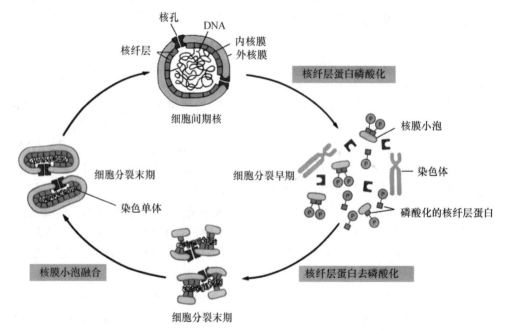

图 7-4   有丝分裂过程中核被膜崩解重建示意图

实验表明，染色质需要锚定在核纤层上才能凝集成染色体，游离的染色质不能凝集成染色体；同样，在细胞分裂末期，染色体需要附着在新形成的核纤层上才能解聚为染色质。

（三）为遗传物质的稳定活动提供了空间保障

在真核细胞中，核膜将细胞核物质与细胞质物质限定在各自特定的区域，使 DNA 复制、RNA 转录与加工、蛋白质翻译在时空上相互分隔进行，从而有效地建立了遗传物质稳定的活动环境，使遗传信息的表达调控过程更加精准、高效。

（四）参与蛋白质的生物合成

外核膜表面附着有核糖体，可进行蛋白质的合成。核周隙中有多种结构蛋白和酶类，可以合成少量的膜蛋白、脂质及组蛋白等。

第三节 染 色 质

染色质（chromatin）是间期细胞核内能被碱性染料染色的物质，是由 DNA、组蛋白、非组蛋白及少量 RNA 组成的线性复合结构，是间期细胞中遗传物质存在的形式。染色质的形态随着细胞周期的不同而发生变化。间期细胞染色质在光镜下呈细网状不规则形态结构；当细胞进入有丝分裂期后，染色质高度螺旋、折叠而缩短变粗，最终凝集成棒状的染色体（chromosome），以保证遗传物质能够被准确地平均分配到两个子细胞中。染色质与染色体是在细胞周期中呈周期性相互转化的不同形态表现，在分子组成上基本无差别，而在包装程度上有所不同。

一、染色质的化学组成

（一）染色质 DNA

DNA 是染色质中结构和性质稳定、数量恒定的重要组分，是遗传物质的载体，也是核内 DNA 复制和 RNA 转录的模板。不同动、植物染色质中的 DNA 含量有所不同，但 DNA 的含量并不随着生物的复杂性而增加，许多植物细胞的 DNA 含量超过人类数倍。在真核细胞中，每条未复制的染色质均包含 1 个纵向贯穿的 DNA 分子。生物的遗传信息存在于 DNA 分子中。某种生物一个细胞内单倍染色体组中所含的全部遗传信息称为该生物的基因组（genome）。

真核生物的基因组十分复杂，根据某一段特定的 DNA 序列在单倍体基因组中出现的数目，可以分为以下三种。

1. 单一序列（unique sequence） 又称单拷贝序列（single-copy sequence），长度为 800～1000 bp，在一个基因组中只有一个或数个拷贝。真核生物大多数编码蛋白质（酶）的结构基因是单拷贝（仅占单一序列中的一小部分）。

2. 中度重复序列（moderately repetitive sequence） 长度和拷贝数量有很大的差异。重复单元的平均长度约为 300 bp。重复拷贝数为 $10～10^5$ 个，多为非编码序列，如调控基因；也有一些具有编码功能的基因，如组蛋白基因、rRNA 基因和 tRNA 基因等，这些基因往往在染色体上串联排列，形成基因簇。

3. 高度重复序列（highly repetitive sequence） 通常由很短的碱基序列组成，重复单元的长度为数个到数百个（一般不超过 200 bp）碱基。重复频率很高，重复拷贝数常超过 10^5 个。高度重复序列不能转录，分布于染色体的着丝粒区和端粒区，可参与染色体结构的维持、形成结构基因间隔以及减数分裂时染色体的联会。

（二）染色质蛋白质

染色质蛋白质是与染色质 DNA 结合的蛋白质，是真核细胞特有的结构蛋白，主要负责 DNA 分子遗传信息的组织、复制和阅读。这些 DNA 结合蛋白包括两类：一类是与 DNA 非特异性结合的组蛋白（histone），另一类是与 DNA 特异性结合的非组蛋白（nonhistone protein, NHP）。

1. 组蛋白   是构成染色质的主要蛋白质成分，在细胞周期的 S 期与 DNA 同时合成，与 DNA 的结合不要求具有特殊的核苷酸序列；富含带正电荷的精氨酸和赖氨酸等碱性氨基酸，属于碱性蛋白质；可与带负电荷的 DNA 紧密结合成 DNA- 组蛋白复合物，从而维持染色质结构和功能的完整性，抑制 DNA 的复制和转录。用聚丙烯酰胺凝胶电泳可以将组蛋白分为 5 种成分，即 H_1、H_{2A}、H_{2B}、H_3 和 H_4；组蛋白在细胞中可发生多种修饰，一般发生在 N 端的组氨酸和赖氨酸残基上。组蛋白磷酸化或乙酰化可降低其与 DNA 的结合力，有利于转录的进行；组蛋白甲基化可增强其与 DNA 的相互作用，降低转录活性，但不同位点的甲基化对转录的影响不同。

2. 非组蛋白   在整个细胞周期都能合成，可识别染色质上高度保守的特异 DNA 序列，并与之结合，所以又称序列特异性 DNA 结合蛋白；富含带负电荷的天冬氨酸、谷氨酸等酸性氨基酸，属于酸性蛋白质；非组蛋白在细胞内的含量比组蛋白少，但种类可多达数百个。一般认为，非组蛋白与组蛋白结合后，能特异性地解除组蛋白对 DNA 的抑制作用，促进 DNA 的复制和转录。转录因子是非组蛋白的典型代表。

（三）染色质 RNA

染色质 RNA 的含量很低，占 1% ~ 3%，并且在不同物种间的变化很大，大部分是新合成的各类 RNA 前体。

二、染色质的结构

（一）一级结构——核小体

染色质的基本结构单位是核小体（nucleosome），直径约为 10 nm，由双链 DNA 和组蛋白包装而成，是染色质的一级结构。1974 年，科恩伯格（R. Kornberg）通过大量研究证实，真核细胞的染色质是由一系列核小体相互连接成的念珠状结构。核小体的结构特点包括：①每个核小体单位包括 200 bp 左右的 DNA 超螺旋和 1 个组蛋白八聚体以及 1 个组蛋白 H_1。②组蛋白八聚体构成核小体的盘状核心结构，由 2 个 H_{2A}/H_{2B} 和 2 个 H_3/H_4 共 4 个异二聚体组成。其中，2 个 H_3/H_4 异二聚体位于核心结构中央，2 个 H_{2A}/H_{2B} 异二聚体位于两侧。③一段长度为 146 bp 的 DNA 超螺旋盘绕组蛋白八聚体 1.75 圈，形成核小体的核心颗粒。组蛋白 H_1 在核心颗粒外可结合额外 20 bp DNA，锁住核小体 DNA 的进出端，起稳定核小体的作用。由组蛋白 H_1 和 166 bp DNA 组成的核小体结构又称染色质小体（图 7-5）。④2 个相邻核小体之间以连接 DNA（linker DNA）相连，称为连接部；其平均长度为 60 bp，不同物种间的变化范围为 1 ~ 80 bp。⑤组蛋白与 DNA 之间的相互作用主要是结构性的，基本不依赖于核苷酸的特异序列。研究发现，正常情况下未与组蛋白结合的 DNA（如噬菌体 DNA 或人工合成的 DNA），与从动、植物中分离纯化的组蛋白共同孵育时，可以在体外重新组装成核小体亚单位，这表明核小体具有自组装（self-assembly）的特性。⑥核小体沿 DNA 的定位受不同因素的影响。例如，非组蛋白与 DNA 特异位点的结合可影响邻近核小体的定位（positioning）；DNA 盘绕组蛋白核心的弯曲也是影响核小体定位的因素，因为富含 AT 的 DNA 片段优先存在于 DNA 双螺旋小沟，面向组蛋白八聚体，而富含 GC 的 DNA 片段则优先存在于 DNA 双螺旋大沟，背向组蛋白八聚体，结果使核小体倾向于形成富含 GC 区的理想分布，从而通过核小体相位的改变影响基因表达。

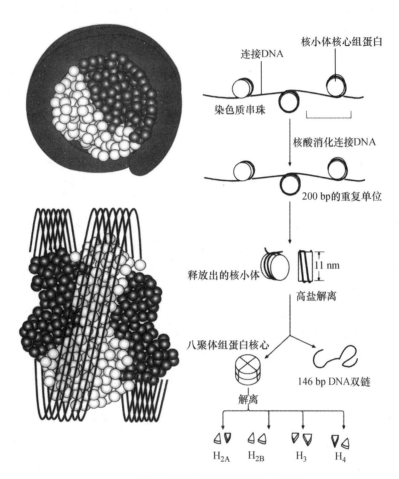

图 7-5　核小体的性质及结构要点示意图

（二）二级结构——30 nm 纤维

人体细胞的核基因组 DNA 约含 3×10^9 个碱基对，核 DNA 分布在 23 对（46 条）染色体上。每个人体细胞 46 条染色体上的 DNA 约有 60 亿个碱基对。每个碱基对的长度是 0.34 nm，所以每个人体细胞 DNA 总长度可达 2 m。而细胞核直径只有 5~8 μm，在如此小的空间中充塞碱基数量庞大的 DNA 分子，必须将其高度压缩。DNA 的有序压缩是染色质的一大特点。在染色质一级结构的基础上，每 6 个核小体螺旋一周，形成外径为 30 nm、内径为 11 nm、螺距为 11 nm 的中空螺线管（solenoid）。组蛋白 H₁ 位于螺线管内部，是螺线管形成和维持稳定的关键。H₁ 组蛋白分子可以成簇地结合在 DNA 上，或者成簇地从 DNA 上脱落，从而使螺线管形成或者散开。电镜下可以观察到染色质大多数以 30 nm 的纤维形式存在。但也有人认为，核小体包装可能是另一种类似于锯齿状的形式。关于是由螺线管还是由锯齿状形式组成染色质包装的二级结构，目前仍存在争议。

（三）三级结构——超螺旋模型 / 支架 - 放射环结构模型

关于 30 nm 的螺线管如何进一步组装成染色体，目前仍存在争议，主要有两种模型。

1. 超螺旋模型　该模型认为，30 nm 的螺线管纤维可进一步螺旋盘绕，形成直径为 0.4 μm 的圆筒状结构，称为超螺旋管（super solenoid），这是染色质包装的三级结构。1977 年，科学家用人胚胎成纤维细胞的染色体进行研究，在一种特殊的染色体分离缓冲液中培养短时间之后，电镜下观察到直径为 0.4 μm、长 11 ~ 60 μm 的线状结构，称为单位丝。在电镜下进一步观察单位丝的横切面，可发现由 30 nm 的螺线管进一步螺旋化形成的圆筒状的超螺旋管。从螺线管到超螺旋管，DNA 长度压缩为约 1/40。

2. 支架 - 放射环结构模型　该模型认为，30 nm 的染色线折叠成环，沿染色体纵轴由中央向四周伸出，构成放射环，即染色体支架 - 放射环结构模型。30 nm 的螺线管在染色体支架的许多位点上形成半径为 0.6 μm 左右的袢环，一般以 18 个袢环（每个袢环结构长度约为 21 μm）呈放射状平面排列在支架上形成微带（miniband）。

 知识拓展

染色体袢环结构的发现

1977 年，莱姆利（U. K. Laemmli）等用 NaCl 或硫酸葡聚糖加肝素处理 HeLa 细胞中期染色体，去除组蛋白和大部分非组蛋白后，在电镜下仍能观察到一个由非组蛋白构成的支持和维系中期染色体基本形状的骨架结构，即染色体支架，支架上伸出许多长度为 30 ~ 90 kb 的 DNA 侧环。

此外，研究还发现，无论是原核细胞染色体，还是两栖类卵母细胞的灯刷染色体或昆虫的多线染色体，几乎都含有一系列袢环结构域。这提示，袢环结构可能是染色体高级结构的普遍特征。

上述两种染色体高级结构的组织模型，前者强调螺旋，后者强调环化和折叠。二者都有相关的实验证据，可能在染色质组装的不同阶段共同起作用。

（四）四级结构——染色单体

多级螺旋模型的超螺旋管进一步螺旋折叠，可形成长 2 ~ 10 μm 的染色单体（chromatid），即染色质包装的四级结构。染色单体是由一条连续的 DNA 分子长链经过四级盘旋折叠形成的。根据多级螺旋模型，DNA 形成染色体需经过四级包装。

由此可见，染色质 DNA 经过一系列复杂的压缩过程，形成荷载整个基因组遗传信息的染色体。这一压缩过程为：DNA →（压缩到 1/7）核小体→（压缩到 1/6）30 nm 纤维→（压缩到 1/40）超螺旋管→（压缩到 1/5）染色单体，总共压缩近 1/10 000（图 7-6）。

支架 - 放射环结构模型的微带是染色体高级结构的单位，约由 10^6 个微带沿纵轴构建形成子染色体。

三、常染色质和异染色质

间期细胞核染色质按其形态和着色特征可分为两种类型：常染色质与异染色质。

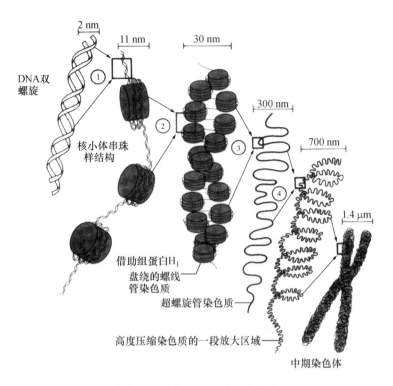

图 7-6　染色质压缩过程模式图

（一）常染色质

常染色质（euchromatin）是指包装松散的有转录活性的染色质，具有弱嗜碱性，在间期细胞核中为解旋的细纤维丝，在光镜下呈透明状态，难以辨认；在电镜下呈浅亮区，多位于细胞核中央。常染色质的一部分介于异染色质之间，如在浆细胞中，常染色质和异染色质相间形成典型的车轮状图形。在核仁结合染色质中也有一部分常染色质，往往以袢环的形式伸入核仁内。常染色质含有单一和重复的 DNA 序列，在一定条件下可进行复制和转录。用同步化培养细胞证实，常染色质多在 S 期的早、中期复制，是正常情况下经常处于功能活跃状态的染色质，从而控制着细胞的代谢和遗传。在细胞分裂期，常染色质位于染色体臂。

（二）异染色质

异染色质（heterochromatin）是指在细胞间期及分裂早期呈凝集状态的染色质，具有强嗜碱性，是染料着色深的块状结构。异染色质纤维折叠压缩程度高，在电镜下呈粗大颗粒状，直径约为 25 nm，散布在整个细胞核内，多分布在内核膜表面附近，还有部分与核仁结合，包围着核仁形成一层外壳，构成核仁结合染色质的一部分。异染色质的 DNA 分子与组蛋白等紧密结合，螺旋缠绕紧密，很少转录，功能上处于静止状态，是低活性的染色质。异染色质在分裂期位于着丝粒、端粒或排列于常染色质之间。异染色质可分为组成性异染色质（constitutive heterochromatin）及兼性异染色质（facultative heterochromatin）。

组成性异染色质又称结构性异染色质，是指在整个细胞周期内都处于凝集状态的染色质，多定位于着丝粒、端粒和染色体臂的凹陷部位（邻近核仁组织区），含有大量 DNA 重复序列。用同步化培养细胞证实，组成性异染色质多在 S 期的晚期复制。兼性异染色质又称功能性异染色质，是在特定类型的细胞中，或在个体发育的特定阶段，由常染色质凝集成的异染色质。雌性哺乳动物体细胞核内的一对 X 染色体中的一条为常染色质，另一条则为兼性异染色质，后者在细胞间期固缩形成 X 染色质，受精后又转变为常染色质。人胚发育到 16 天后，一条 X

染色质就转变为巴氏小体，因此，通过检测羊水中胚胎细胞内的巴氏小体可以预测胎儿的性别。常染色质与异染色质相互转换，可能对基因表达的调控起一定的作用。

异染色质有多方面的功能，它可贮存遗传信息，也可作为转录的终止点，还可作为DNA聚合酶的起始点。在细胞分裂期，着丝粒可能对染色体分离起一定的作用。核仁组织区的异染色质含有rRNA编码基因，对转录rRNA有一定作用。此外，异染色质还可使染色体的基因组分隔成不同的功能部分。

第四节　染色体

染色体是细胞在有丝分裂阶段遗传物质存在的特定形式，是由间期细胞染色质纤维经过螺旋化、折叠、包装而成。染色体与染色质之间在化学组成上没有差异，二者只是在细胞周期不同阶段的不同称谓。

一、中期染色体的形态结构

染色体的形态观察常用中期染色体。中期染色体达到了最大收缩，具有比较稳定的形态，它由两条相同的染色单体（chromatid）构成，这两条染色单体称为姐妹染色体（sister chromatid），二者在着丝粒（centromere）处相互结合。每一条染色单体由一条DNA双链经过紧密盘旋折叠而形成。到分裂后期，两条染色单体分开。根据着丝粒在染色体上所处的位置，可将中期染色体分为四种类型（图7-7）：①两臂长度相等或大致相等的中着丝粒染色体（metacentric chromosome）；②近中着丝粒染色体（submetacentric chromosome）；③具有微小短臂的近端着丝粒染色体（acrocentric chromosome）；④端着丝粒染色体（telocentric chromosome），在人类正常染色体中没有这种端着丝粒染色体，但在肿瘤细胞中可见。

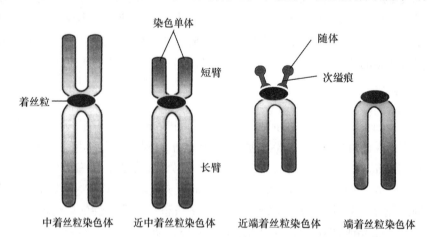

图 7-7　根据着丝粒位置对中期染色体进行的分类

染色体各部的主要结构包括主缢痕、次缢痕、核仁组织区、随体和端粒等。

（一）主缢痕

中期染色体的两条姐妹染色单体连接处有一向内凹缩、着色较浅的缢痕，称为主缢痕（primary constriction）。由于此处染色体的螺旋化程度低，DNA含量少，所以着色很浅或不着色。主缢痕区域有两个特殊的结构，即着丝粒和动粒（kinetochore）。着丝粒和动粒是两个不同的概念，着丝粒是指中期染色体的两条姐妹染色单体的连接处，位于染色体的主缢痕处，可将两条染色单体分为短臂（用 p 表示）和长臂（用 q 表示）两个臂。着丝粒由高度重复的异染色质组成，其主要成分为 DNA 和蛋白质。动粒是指存在于主缢痕处着丝粒两侧的一对特化的三层圆盘状结构，由多种蛋白质构成，是细胞分裂时纺锤丝的附着部位，参与细胞分裂后期染色体向两极的移动。由于着丝粒与动粒共同组成一种复合结构，二者的结构成分相互穿插，在功能上紧密联系，共同介导纺锤丝与染色体的结合，因此哺乳动物细胞染色体主缢痕区域称为着丝粒 - 动粒复合体（centromere kinetochore complex）。着丝粒 - 动粒复合体由内向外包括三个结构域：配对域（pairing domain）、中心域（central domain）和动粒域（kinetochore domain）。配对域位于着丝粒结构域的最内侧，是中期染色体的两条染色单体相互连接的区域。在此区域内有着丝粒蛋白和染色单体连接蛋白，它们是极为保守的两类蛋白质，与染色单体配对有关，与细胞分裂密切相关。中心域是着丝粒的主体，包括了着丝粒的大部分区域，位于动粒域的内侧。中心域对于着丝粒 - 动粒复合体的形成和正常功能活性的维持具有重要作用。动粒域位于着丝粒的外表面，呈三层板状结构：内外两侧的内板和外板以及夹在当中的中间间隙。当纺锤丝与动粒结合时，动粒外板上覆盖着一层称为纤维冠（fibrous corona）的结构，纤维冠上结合有马达蛋白质，可与纺锤丝微管相连，是支配染色体分离和运动的重要结构。动粒域的内板与中心域的着丝粒异染色质结合，外板与动粒微管相连，通过这三种结构的整合确保了细胞在有丝分裂过程中染色体着丝粒能通过其动粒结构与纺锤体微管结合，进而牵引染色体分离。

（二）次缢痕

在某些染色体上除主缢痕外的其他浅染缢缩部位称为次缢痕（secondary constriction）。次缢痕的数量、位置和大小是某些染色体所特有的重要形态特征，因此也可以将其作为鉴定染色体的标记。并非所有染色体都有次缢痕结构。

（三）核仁组织区

在某些染色体的次缢痕处有一段含有 rRNA 基因的染色体区域，rRNA 基因（如 18S rRNA、28S rRNA 及 5.8S rRNA）在此处合成。由于此处与间期细胞核仁的形成有关，故称为核仁组织区（nucleolus organizing region，NOR）。并非所有的次缢痕都有 NOR。人类细胞有 5 对染色体（即 13 号、14 号、15 号、21 号、22 号染色体）上有核仁组织区。需要指出的是，5S rRNA 的合成不在核仁组织区进行，它是在核仁组织区外合成后才进入该区域的。

（四）随体

位于某些染色体末端的球形或棒状结构称为随体（satellite），通过次缢痕区与染色体主体部分相连。随体是识别染色体的重要形态特征之一，有随体的染色体称为随体染色体（satellite chromosome），即 SAT 染色体。

（五）端粒

端粒（telomere）是染色体两个端部的特化结构，由高度重复的短序列核苷酸组成，在进化上具有高度保守性。其功能是保护染色体末端不发生融合和退化，在染色体定位、复制、保护和控制细胞生长及寿命方面具有重要作用，并与细胞凋亡、细胞转化和永生化密切相关。端粒具有细胞分裂计时器的作用。端粒核苷酸的复制与 DNA 基因组不同，每次复制减少 50 ~ 100 bp。端粒严重缩短是细胞老化的标志之一。某些具有无限增殖能力的细胞（如生殖细胞）具有端粒酶活性，可合成端粒 DNA，保证每次细胞分裂后其端粒长度不变。正常体细胞缺乏端粒酶，故端粒随细胞分裂而变短，细胞也即随之衰老。正常细胞经过突变（mutation）或转化（transformation）过程，形成肿瘤细胞后，其端粒酶活性增强，可确保细胞在每次分裂后端粒长度不变短，使细胞得以永生化（immortalization）。研究表明，肿瘤细胞具有无限增殖能力与其高表达端粒酶有关。

二、染色体 DNA 的三种功能元件

在细胞传代过程中，为确保染色体的正确复制和稳定遗传，染色体应具备三种功能元件（functional element）：①自主复制 DNA 序列，具有 DNA 复制起点，可支持染色体在细胞周期内进行自我复制，以维持染色体在世代传递中的连续性。②着丝粒 DNA 序列，是染色体着丝粒部位的关键序列，与染色体的分离有关，可确保细胞分裂时已完成复制的染色体能平均地分配到两个子细胞中。③端粒 DNA 序列，在人类为 TTAGGG 的高度重复序列，位于染色体两端，能避免核酸酶对染色体末端 DNA 序列的切割，以保持染色体的独立性和稳定性。上述三种功能序列使染色体具有自主复制、完整复制，以及将遗传物质平均地分配到两个子细胞中的能力。

三、核型与染色体显带

核型（karyotype）是指某一类生物体（如动物、植物或真菌）体细胞在分裂中期展示的全部染色体的总和，按数目、大小和形态特点等进行排列所构成的图像。核型分析是在对细胞内所有染色体进行测量计算的基础上，进行分组、排列、配对并进行形态分析的过程。核型分析对于探讨人类遗传病的机制、物种亲缘关系及其与远缘杂种的鉴别等都有重要意义。将一个生物体的全部染色体逐个按其特征绘制出来，再按其长短、形态等特征排列起来的标准图像称为核型模式图（karyogram），它代表一个物种的核型模式特征（图 7-8）。

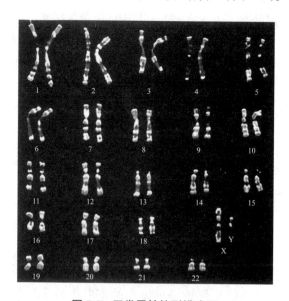

图 7-8　正常男性核型模式图

染色体显带（chromosome banding）技术的出现是细胞遗传学、分子遗传学和细胞工程学研究中的一个重大突破。显带技术最重要的应用是可以明确鉴别一个核型中的任何一条染色体，甚至某一个易位片段。同时，显带技术还可用于染色体基因定位和研究物种的核型进化以

及可能的进化机制。染色体特征在分裂中期最为明显，包括染色体的数目和长度、着丝粒位置，随体与次缢痕的数目、大小和位置，以及异染色质和常染色质在染色体上的分布等。

1968 年，瑞典细胞学家卡斯珀森（Casperson）首先建立了染色体 Q 带技术此后，显带技术不断发展，为核型研究提供了有力的工具。染色体显带法主要包括：① Q 带法（Q-banding），即喹吖因荧光显带（quinacrine banding）技术，可显示中期染色体经氯芥喹吖因或双盐酸喹吖因染色后，在紫外线照射下呈现出荧光亮带和暗带。通常，富含 AT 碱基的 DNA 区段表现为亮带，富含 GC 碱基的 DNA 区段表现为暗带。② G 带法（G-banding），即吉姆萨显带（Giemsa banding），源于吉姆萨（Giemsa）染色方法。将染色体制片经盐溶液、胰酶或碱处理后，用吉姆萨染料染色，在普通光学显微镜下检查，可见染色体臂排列着疏密不均、宽窄不一的特征性的深浅相间的横带。此方法操作简便，条带显示清晰，染色体标本便于保存，因此被广泛用于研究中。③ C 带法（C-banding），此法也是采用吉姆萨染色，主要用于显示着丝粒附近的异染色质部分。④ R 带法（R-banding），又称反带（reverse banding）法，是指中期染色体经磷酸盐缓冲液保温处理，以吖啶橙或吉姆萨染色后所显示的带型，R 带与 G 带明暗相间的带型正好相反，所以称为反带法。⑤ T 带法（T-banding），又称端粒带（terminal banding）法。此法是对染色体末端的特殊显带法，可显示末端的带型。此显带法可用于分析染色体端粒有无缺失、添加和易位等畸变。⑥ N 带法，又称银染核仁组织区（Ag-NOR）法，主要用于分析银染核仁组织区的嗜银蛋白质。

第五节　核　仁

核仁（nucleolus）是真核细胞间期核内最明显的结构，是细胞核的一个重要组成部分，在光镜下呈单一或多个均质的球形致密结构，具有较强的折光性，易着色，没有膜包围。在细胞周期过程中，核仁是一个高度动态的结构，在有丝分裂期间表现为周期性的消失与重建。真核细胞的核仁具有重要的功能，它是 rRNA 合成、加工和核糖体亚基的装配场所。核仁的形态、大小和数目因生物的种类、细胞形状和生理状态不同而异。在同一有机体的不同组织细胞中，核仁的大小和数目都有很大的变化，并且这种变化与细胞内蛋白质合成的旺盛程度密切相关。不具备蛋白质合成能力的细胞（休眠的植物细胞等），其核仁很小；但是在蛋白质合成能力旺盛的卵母细胞和分泌细胞中，核仁很大。这表明核仁的存在与蛋白质合成有关。

一、核仁的化学组成

核仁的主要成分是染色质蛋白质，包括组蛋白和非组蛋白，其次是核糖体蛋白，这两种蛋白质占核仁干重的 80%。此外，在核仁中还存在多种酶系，如碱性磷酸酶、ATP 酶等。同时，核仁中也含有 RNA，约占核仁干重的 10%。RNA 转录活性较高及蛋白质合成较旺盛的细胞，其核仁内的 RNA 含量较高。DNA 只占核仁干重的 8%，主要是核仁组织区 DNA。核仁中几乎不含脂类物质（图 7-9）。

二、核仁的超微结构

在电镜下观察，核仁是裸露、无膜包围，由纤维丝构成的海绵状结构。有的细胞核仁结构比较紧密，有的细胞核仁结构则比较疏松。在电镜下观察，核仁具有三个特征性的区域：纤维中心、致密纤维组分和颗粒组分（图 7-9）。

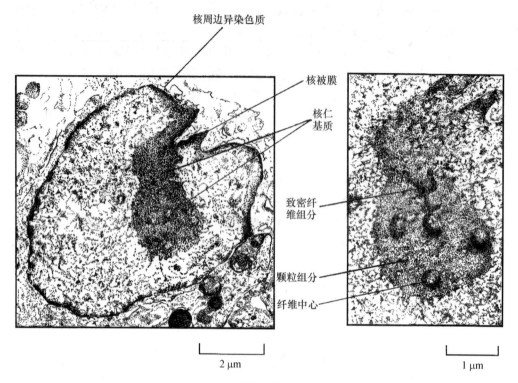

图 7-9　人成纤维细胞核仁电镜图

（一）纤维中心

纤维中心（fibrillar center，FC）是包埋在颗粒组分内部的一个或几个浅染的低电子密度区域，是核糖体 DNA（rDNA）所在的部位。rDNA 实际上是从染色体上伸展出的 DNA 袢环，rRNA 基因在袢环上串联排列，进行高速转录并合成 rRNA，可组织形成核仁。因此，每一个 rRNA 基因的袢环称为一个核仁组织者。人类共有 10 条染色体分布着 rRNA 基因，它们位于 13 号、14 号、15 号、21 号和 22 号染色体的短臂末端与随体之间的染色质细丝上，其共同构成的区域称为核仁组织区（nucleolus organizing region，NOR）。核仁可被视为这些染色体的延伸，常表现出很强的融合倾向，因此在许多细胞核内，通常只形成一个核仁。分裂末期，具有核仁组织区的 5 对染色体端部先形成 10 个小的核仁，然后很快融合成 1～2 个大的核仁。

（二）致密纤维组分

致密纤维组分（dense fibrillar component，DFC）是核仁内电子密度最高的区域，由紧密排列的原纤维细丝组成直径为 5～10 nm 的纤维，位于浅染区周围，含有正在转录的 rRNA 分子和核糖体蛋白。致密纤维组分呈环形或半月形包围纤维中心，是 rRNA 转录的区域。首先，rDNA 转录生成前体 rRNA；然后，前体 rRNA 与该区域的一些特异性 RNA 结合蛋白结合，对 rRNA 进行剪切、加工，形成成熟的 rRNA，包括 5.8S rRNA、18S rRNA 和 28S rRNA。

（三）颗粒组分

颗粒组分（granular component，GC）是核仁的主要结构，由直径为 15～20 nm 的核糖核蛋白颗粒组成，可被蛋白酶和 RNA 酶消化。这些颗粒是正在加工、成熟的核糖体亚基的前体颗粒。细胞间期核中核仁的大小不同主要是由颗粒组分的数量差异导致的。

（四）核仁基质

此外，核仁中还含有一种无定形物质，称为核仁基质（nucleolar matrix），是一种蛋白质性液体物质，电子密度低。纤维中心、致密纤维组分和颗粒组分均位于核仁基质中。

电镜观察发现，核仁内除含有核仁染色质（载有 rDNA）外，还存在一种核仁结合染色质（nucleolar associated chromatin），为核仁周边染色质，包绕在核仁周围，呈高度螺旋，属于异染色质。

简言之，rRNA 基因位于纤维中心，转录发生在纤维中心与致密纤维组分交界处。rRNA 前体经转录后，主要在致密纤维组分进行剪切、加工，有的加工过程可能在颗粒组分进行。核糖体在 rRNA 加工过程中结合在前体 rRNA 上，在 rRNA 加工成熟后在颗粒组分处形成核糖体亚基前体。因此，核仁的结构与其功能密不可分。

三、核仁的功能

核仁的主要功能是合成 rRNA 和装配核糖体亚基。

（一）rRNA 的合成、加工与成熟

rRNA 是核糖体的组成成分。在增殖细胞中需要大量核糖体，因此必须保证 rRNA 高度有效地转录合成。真核细胞含有 4 种 rRNA，即 5.8S rRNA、18S rRNA、28S rRNA 及 5S rRNA，其中前 3 种 rRNA 的基因组成一个转录单位。这些 rRNA 的基因是由专一性的 RNA 聚合酶 I 进行催化转录的。真核细胞核糖体中 5S rRNA 的编码基因不存在于核仁的 rDNA 区域，而是位于染色体的其他区域。5S rRNA 的转录不是由 RNA 聚合酶 I 催化的，而是由 RNA 聚合酶 III 催化的，合成后转运至核仁处参与核糖体大亚基的组装。

核仁 DNA 中含有许多个相同的串联排列的 rRNA 基因。rRNA 基因由 RNA 聚合酶 I 催化转录，而每个基因都产生同样的初级 RNA 转录本，最终被剪切形成 5.8S rRNA、18S rRNA、28S rRNA。但是在不同细胞中，rRNA 原始转录本和最终被剪切的分子在大小上是不同的。真核生物有较大的原始转录本，如哺乳动物原始转录本为 45S，而原核生物大肠埃希菌的原初转录本仅为 30S 左右。

人体细胞中 rRNA 的加工过程如图 7-10 所示。人原始转录本 45S rRNA 前体经过复杂的加工过程产生 18S rRNA、5.8S rRNA 和 28S rRNA。45S rRNA 合成后即很快在约 10 个位点上甲基化，主要甲基化的位置在核糖 2′- 羟基上，而且真核生物 rRNA 的甲基化程度比原核生物

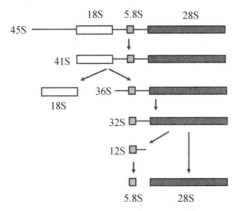

图 7-10　45S rRNA 原始转录本的加工过程示意图

rRNA 高。

rRNA 甲基化之后被切割成中间产物 41S rRNA、32S rRNA 和 20S rRNA。20S rRNA 很快裂解为 18S rRNA，32S rRNA 被切割为 28S rRNA 和 5.8S rRNA。值得注意的是，通过加工过程后，成熟的 rRNA 仅为 45S rRNA 原始转录本的一半。丢失的部分大多数是在非甲基化区域和 GC 含量较多的区域。从不同种类细胞甲基化区域的高度保守性看，甲基化在 rRNA 前体加工的正常进展过程中具有一定的作用。研究证实，真核生物 rRNA 前体的甲基化和切割是由多种核仁小 RNA（small nucleolar RNA，snoRNA）指导的。snoRNA 可借助互补序列识别 rRNA 前体中进行甲基化和切割的位点，并可与蛋白质结合形成核仁小核糖核蛋白（small nucleolar ribonucleoprotein，snoRNP）颗粒。

（二）核糖体亚基的组装

在细胞内，前体 rRNA 的加工、成熟过程是以核蛋白的方式进行的。当 45S rRNA 从 rDNA 转录后，即很快与进入核仁的蛋白质结合，形成 80S 的核糖核蛋白颗粒。伴随着 45S rRNA 分子的加工过程，这个 80S 的核糖核蛋白颗粒逐渐丢失一部分 RNA 和蛋白质，分别构成核糖体大、小两个亚基的前体。核糖体大、小亚基的前体通过核孔复合体被运输到细胞质中，其他蛋白质和小 RNA 分子则留在核仁中，可能具有催化核糖体重建的作用。成熟的 mRNA 出核后可使核糖体大、小亚基成熟并形成完整的核糖体，继而进行蛋白质翻译。5S rRNA 基因不定位在核仁，通常定位在常染色体。人类大约有 2000 个 5S rRNA 基因串联成簇，位于 1 号染色体长臂，由 RNA 聚合酶Ⅲ负责转录。5S rRNA 合成后被转运至核仁，可参与核糖体大亚基的组装（图 7-11）。

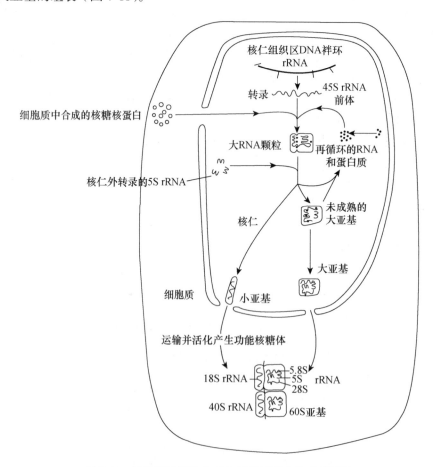

图 7-11   核仁在核糖体合成与组装过程中的功能图解

（三）核仁周期

在细胞周期中，核仁可发生周期性的变化。随着细胞周期的进行，细胞在形态和功能上都会发生很大的变化，核仁也是如此，在有丝分裂过程中会发生一系列变化。当细胞进入有丝分裂期时，核仁先变形和变小。随着染色质的凝集，rRNA 合成停止，核膜破裂、崩解进入中期，核仁即消失。因此，在分裂中期细胞中无法观察到核仁。在有丝分裂末期，核仁组织区 DNA 解凝集，rRNA 合成重新开始，核仁即随之重新出现在染色体核仁组织区附近。研究表明，在核仁重建过程中，rRNA 基因需要具备转录活性，该基因转录活性被抑制可阻止核仁的重建。

（四）细胞核仁与细胞应激

众所周知，核糖体是蛋白质合成的重要场所。核仁可以为蛋白质的合成提供原料，在维持细胞生存与功能活动中具有非常重要的作用。近年来研究表明，核仁除了可以为蛋白质"合成工厂"提供原料外，还具有细胞应激感受器的作用。在正常情况下，核糖体 RNA（rRNA）的加工和核糖体大、小亚基的组装是同时进行的。核糖体大、小亚基是由成熟的 rRNA（包括 18S rRNA、5.8S rRNA、28S rRNA 和 5S rRNA）与核糖体蛋白（ribosomal protein，RP）结合在一起而形成的。当细胞受到损伤时，可导致 rRNA 的形成受到抑制。例如，低剂量放线菌素 D（actinomycin D）可抑制 RNA 聚合酶 I 的活性，使某些核仁蛋白的功能受损，导致 rRNA 的加工停滞，造成 rRNA 生成减少。此时，某些核糖体蛋白就会因为缺乏 rRNA 与之结合而呈游离状态，如核糖体大亚基蛋白 RPL5、RPL11 和 RPL23。这些游离的大亚基蛋白可从细胞核仁组织区转运到细胞核基质中，进而与鼠双微体 2（mouse double minute 2，MDM2）结合，抑制 MDM2 对 p53 的降解，使 p53 蛋白水平升高并同时被活化。p53 可通过激活其下游基因，最终导致细胞周期停滞或细胞凋亡。因此，核仁可以作为细胞应激感受器，使核仁功能受到损伤的细胞不再进行增殖，而当细胞核仁蛋白质功能发生紊乱时，则可引起核仁功能受损的细胞继续增殖，进而导致肿瘤的发生。

第六节　细胞核基质

1974 年，科学家采用核酸酶与高渗盐溶液对细胞核进行处理，将染色质抽提后，发现核内仍残留有纤维蛋白成分。真核细胞的细胞核内除含有核膜、染色质和核仁以外，还有一个主要由蛋白质成分组成的网架结构体系，称为核基质（nuclear matrix）。由于核基质的基本形态与细胞骨架相似，所以又称为核骨架（nuclear skeleton）。核骨架在形态结构上是一种精细的三维网架结构。广义的核骨架除了核内的网架结构外，还包括核孔复合体、核纤层和核仁等。狭义的核骨架仅指以纤维蛋白成分为主的纤维网架体系。

一、核基质的结构和化学组成

细胞核内物质密度较大，并且有大量染色质纤维，很难直接在原位研究核基质的形态结构及成分。采用去垢剂、核酸酶与高渗盐缓冲液，基本去除核膜、组蛋白、非组蛋白、DNA 和脂质成分后，即得到一个纤维网架结构。这个网架结构与原细胞核的外形、大小基本相同。然后，通过特殊制片，可在电镜下观察到这一结构分布在整个细胞核中，其中包括位于内核膜下的核纤层。核仁与染色质存在于核骨架纤维网络中，它们构成统一的核骨架网络。核骨架纤维粗细不一，直径为 3 ~ 30 nm。构成核骨架的化学成分为蛋白质和少量 RNA。其中，蛋白质的含量可高达 90%，RNA 含量虽少，但对维持核基质的三维纤维网架结构是必需的。

核骨架的蛋白质组成非常复杂，它不像细胞质骨架（如微丝、微管等）那样由专一的蛋白质成分组成。不同类型以及不同生理状态下的细胞，其核骨架有明显差异。目前已测定的核基质蛋白有数十种，可分为两类：一类是各种类型细胞共有的；另一类则与细胞类型及分化程度相关。

目前比较确定的核基质蛋白质成分有：①核基质蛋白（nuclear matrix protein），有 D、E、F、G 四种，可能是核基质上 DNA 袢环的结合蛋白；②核内肌动蛋白，不仅存在于核基质组分中，而且很可能在 RNA 合成过程中起重要作用；③附着区结合蛋白，能够特异性地与核基质附着区结合，并普遍存在于各种组织中；④ DNA 拓扑异构酶 Ⅱ，是间期细胞核骨架和分裂期染色体骨架的重要成分之一。近年来还陆续发现了一些核基质结合蛋白，包括与信号转导有关的蛋白质、抑癌基因产物、与基因转录和复制有关的酶类等，如钙调蛋白、Rb 蛋白等。它们与核基质蛋白共同参与染色体 DNA 的复制、转录和 RNA 加工。

二、核基质的生物学功能

近来研究表明，核基质可能调节真核细胞的 DNA 复制、基因表达及核内不均一 RNA（heterogeneous nuclear RNA，hnRNA）加工。此外，核基质还可参与染色质的有序包装。

（一）核基质与 DNA 复制

大量研究表明，核基质是 DNA 复制的基本位点和空间支架。DNA 袢环以其特定的核基质附着区（matrix attachment region，MAR）序列结合到核基质上，从而使 DNA 复制可以在核基质上进行。核基质附着区富含 AT，含有 DNA 拓扑异构酶 Ⅱ 的作用位点。DNA 袢环可通过核基质附着区与 DNA 拓扑异构酶 Ⅱ 的结合而锚定到核基质上，从而调控 DNA 的复制。实验证明，与 DNA 复制有关的酶和因子可与 DNA 袢环一起锚定到核基质上，形成 DNA 复制子，从而进行 DNA 的复制。dNTP 的合成与 DNA 新生链的合成都是在复制子中完成的。DNA 新生链从链的起始到链的终止，整个过程都在核基质上进行。因此，核基质可能是 DNA 复制的空间支架。

（二）核基质与基因转录及表达

RNA 聚合酶在核基质上有特殊的结合位点。研究表明，正在转录的基因需要结合在核基质上，而且只有具有转录活性的基因才能选择性地与核基质结合，无转录活性的基因不能与核基质结合。在基因转录过程中，新合成的转录本与核基质紧密结合，因此核基质可能是细胞中 DNA 转录的位点。近年研究发现，具有转录活性的基因两端存在 MAR 序列，可提高基因的转录活性。另外，核基质还可能是细胞核内前体 mRNA 的加工场所。

（三）核基质与染色体的构建

染色体组装的模型显示，由核小体紧密包裹形成的 30 nm 染色质纤维可进一步折叠形成袢环样结构，这种袢环可结合在核基质上构建形成染色体。研究表明，DNA 放射环可通过其两端的 MAR 序列锚定在核基质上。由此推断，核基质可能对核内 DNA 的空间构型起着维系和支架作用，并参与 DNA 超螺旋化的稳定和高度有序化过程。

第七节　细胞核与疾病

一、染色体异常与疾病

染色体核型改变，无论是数目异常，还是结构改变，都可导致严重的疾病。

唐氏综合征是人类常见的染色体病。患者主要表现为生长发育迟缓、不同程度的智力低下和包括头面部特征在内的一系列异常体征。其原因是患者细胞内存在一条额外的 21 号染色体。患者除有特殊面容（如鼻梁低平、睑裂外角上斜、内眦赘皮等表现）外，还常伴有严重的多脏器结构与功能障碍。

费城染色体（Philadelphia chromosome）简称 Ph 染色体，见于慢性髓细胞性白血病（chronic myelogenous leukemia，CML）患者细胞中，是由 22 号染色体长臂和 9 号染色体长臂之间部分片段易位而形成的。约有 95% 的 CML 患者有 Ph 染色体，因此，Ph 染色体是慢性髓细胞性白血病的标记染色体，可以作为诊断该病的依据。CML 多发于中老年人，患者血液中可见大量不成熟的粒细胞在骨髓内聚集，进而抑制骨髓的正常造血功能。

二、细胞核异常与疾病

（一）细胞核与肿瘤

与正常细胞相比，肿瘤细胞通常具有较高的核质比，核结构呈异型性，表现为核外形不规则，核表面凸出或内凹，核分支或出芽，核呈桑葚状或弯月形等。染色质多聚集在近核膜处，呈粗颗粒状，大小不等，分布不均匀。核仁 rRNA 转录活性高，体积增大，数目增多，反映出肿瘤细胞代谢活跃、生长旺盛的特点。此外，由于频繁进行物质转运，核孔数目显著增加。

染色体异常也是肿瘤细胞的一大特征。几乎所有的肿瘤细胞都有染色体畸变，包括染色体数目和结构的异常。肿瘤细胞染色体数目异常包括超二倍体、亚二倍体和多倍体；结构异常包括易位、重复、缺失、倒位和环状等。

（二）细胞核与自身免疫性疾病

抗核抗体（anti-nuclear antibody，ANA）是机体对于自身细胞核内物质（如 DNA、RNA、组蛋白、着丝粒蛋白和 DNA 拓扑异构酶等）产生的抗体，可导致自身免疫病。自身免疫病是由于抗原 - 抗体复合物广泛沉积于血管壁等结缔组织中而导致的全身多器官损害。

系统性红斑狼疮（systemic lupus erythematosus，SLE）是一种常见的自身免疫病，多见于中年女性，患者特征是颧部蝴蝶状充血疹。本病可广泛累及内脏，易受累的器官有心脏、肾、肺和肝等。典型病例呈急性发病过程，可出现发热、关节痛、淋巴结肿大、肾衰竭等，严重者可致死。本病的主要自身抗原为脱氧核糖核酸，特别是变性的脱氧核糖核酸，此外还有核蛋白、血细胞等。研究证实，在红斑狼疮、系统性硬皮病、类风湿关节炎、自身免疫性肝炎、多发性肌炎以及 1 型糖尿病等疾病患者中，有较高比例的患者血清中抗核抗体滴度显著高于正常范围。因此，抗核抗体滴度的测定已成为鉴别自身免疫病的重要指标。

（三）细胞核与基因病

由于细胞核内 DNA 中的基因异常而导致的疾病，称为基因病。基因突变的检测往往要借助 DNA 测序、PCR 扩增、Southern 印记杂交等分子生物学的手段来实现。由于基因病是人体细胞自身基因突变产生的结果，因此有望通过改变遗传物质来治疗此类疾病，这就是基因治疗的目的。在肿瘤治疗过程中，通过转入与肿瘤发生相关的基因，或直接抑制与肿瘤细胞相关的基因，可以达到治疗肿瘤的目的。例如，应用腺病毒载体人重组 $p53$ 基因对头颈部肿瘤患者的治疗。$p53$ 基因是一个重要的抑癌基因，在肿瘤发生、发展过程中由于发生突变而失去其负向调节功能。$p53$ 基因与人类许多肿瘤均有密切的关系，其总突变率为 $10\% \sim 70\%$，平均约为 50%。野生型 $p53$ 基因起"分子警察"作用，可监视细胞基因组的完整性，阻止具有癌变倾向的基因突变细胞产生；$p53$ 基因失活可使细胞 DNA 损伤修复失效和细胞凋亡受阻，使细胞获得继续增殖和向恶性转化的能力；突变型 P53 蛋白可失去抑癌功能，并促进细胞的恶性转化。在多种类型头颈部肿瘤患者中发现有突变型 P53 蛋白的异常表达。腺病毒载体人重组 $p53$ 基因联合放疗或化疗对头颈部鳞癌有良好的治疗效果。目前，基因治疗技术仍处于探索阶段，但具有广阔的应用前景。

> **临床应用**
>
> #### 唐氏综合征
>
> 唐氏综合征（Down syndrome）又称 21 三体综合征或先天愚型，发病与母亲年龄有关。患儿可出现不同程度的智能低下、特殊面容、体格发育迟缓等症状，皮肤纹理特征包括通贯掌等，可伴有先天性心脏病等其他畸形，易患各种感染。患儿的染色体核型可分为 3 型。
>
> 1. 单纯型　核型为 47，XX（或 XY），+21。
>
> 2. 易位型
>
> （1）D/G 易位：核型为 46，XX（或 XY），–14，+t（14q，21q），少数为 15 号。
>
> （2）G/G 易位：两条 21 号染色体发生着丝粒融合，形成等臂染色体；或一条 21 号染色体易位到一条 22 号染色体上，即 t（21q，22q）。
>
> 3. 嵌合型　核型为 46，XY（XX）/47，XY（XX），+21。患儿体内有两种或两种以上细胞株，一株正常，另一株为 21- 三体细胞。
>
> 用荧光素标记 21 号染色体，在本病患者的细胞中呈现三条 21 号染色体的荧光信号。

思 考 题

1. 简述核仁的周期性变化。
2. 简述核小体的结构特点。
3. 查阅相关文献资料，试述细胞核与疾病的关系。

（李继红）

第八章

细胞连接与细胞黏附

案例 8-1

　　患者，女性，57岁，因口腔溃疡2个月来就诊。患者自述2个月前出现面颊内溃疡，随后舌部出现2～3个溃疡，继而出现水疱，疱壁薄而透明，水疱易破溃。经抗生素、抗病毒和抗真菌药物治疗后，疗效均不佳。体格检查时，用手指轻推外表正常的皮肤或黏膜，可迅速形成水疱，尼科利斯基征呈阳性。实验室检查：血常规结果显示血细胞数目正常。

　　问题：

　　1. 该患者应诊断为何种疾病？

　　2. 该病的发生机制是什么？

　　在多细胞生物体中，细胞与细胞间，就如同群体，在细胞社会中存在多种多样的联系，包括细胞通信、细胞黏附及细胞连接等。构成这些联系最基本的条件是不同的细胞可以结合在一起，如在动物体内，除游离的血细胞外，其他细胞都是彼此相互连接或与细胞外基质相连接，形成不同的组织器官，从而协同发挥功能。人体的形态构成既是细胞分裂、分化的结果，也是细胞通过特殊跨膜蛋白相互识别、黏附以及形成特殊细胞连接的结果。这种相邻细胞之间、细胞与细胞外基质之间在质膜特化区域形成的特殊连接结构称为细胞连接（cell junction）。动物细胞通过细胞黏附因子介导的相邻细胞间或细胞与细胞外基质间的黏附过程称为细胞黏附（cell adhesion）。细胞连接和细胞黏附不仅是细胞间机械联系、维持组织完整性的结构基础，同时也是沟通细胞间物质交换与信息传递的重要途径，对于协调细胞间的生理活动具有重要意义。

第一节　细胞连接

一、细胞连接的类型和组成

　　细胞连接在结构上包括细胞膜的特化部分、膜内侧的胞质部分和细胞间隙部分。根据其结构和功能特点，可将动物细胞之间的细胞连接分为紧密连接（tight junction）、锚定连接

（anchoring junction）和通信连接（communication junction）三种类型（表 8-1，图 8-1）。

表 8-1　动物细胞连接的类型

类型	结构分类	主要分布
紧密连接	紧密连接	上皮组织（消化道、膀胱、脑毛细血管内皮细胞）
锚定连接	由中间丝介导	
	桥粒（细胞与细胞连接）	心肌、表皮、消化道上皮、子宫和阴道上皮细胞
	半桥粒（细胞与细胞外基质连接）	上皮细胞基底层
	由微丝介导	
	黏着带（细胞与细胞连接）	上皮组织
	黏着斑（细胞与细胞外基质连接）	结缔组织
通信连接	缝隙连接	大多数动物细胞
	突触	神经细胞间、神经细胞 - 肌细胞间

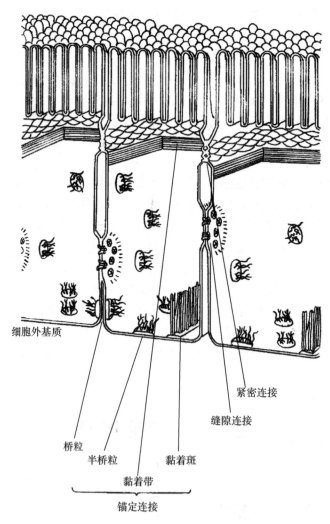

图 8-1　动物细胞的连接方式

　　紧密连接又称封闭连接（occluding junction），是相邻细胞质膜之间通过紧密结合而形成的特殊结构，能选择性阻止或调控溶质从细胞间隙之间渗透。锚定连接即黏着连接（adhering junction），是通过细胞骨架系统将细胞与相邻细胞或细胞与细胞外基质连接起来的结构，具有缓冲外力冲击的作用。通信连接（communication junction）主要承担细胞间通信和信息交换功能，来自一个细胞的信息通过缝隙连接可直接传递给相邻的细胞。

二、细胞连接的结构和功能

（一）紧密连接

紧密连接（tight junction）一般存在于上皮细胞之间，如体内某些空腔器官（如胃肠道、膀胱等），其腔内层的上皮细胞常并行排列。光镜下可见上皮细胞之间存在着闭锁的区域，称为紧密连接（图 8-2）。利用不同的电镜技术，可以观察到紧密连接区域的细胞膜内侧由网状结构的嵴线组成。这些嵴线将紧密连接处的细胞膜焊接在一起，封闭了细胞间的间隙，是紧密连接的结构基础（图 8-3）。嵴线是由相邻细胞膜上成串排列的特殊跨膜蛋白彼此对合交联而形成的拉链状结构，亦称封闭索（sealing strand）。嵴线对分子和离子通行的封闭程度取决于嵴线的数量，嵴线越多，封闭越严密。肾小管上皮细胞的嵴线只有 1～2 条，胰腺导管上皮细胞为 3～4 条，而小肠上皮细胞可达 6 条。

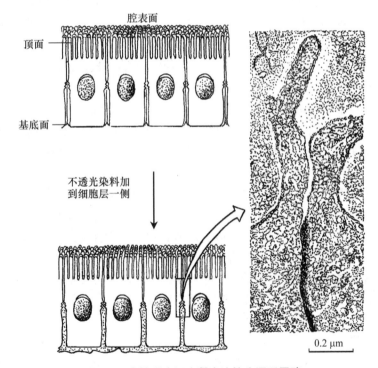

图 8-2　电镜观察证实紧密连接为通透屏障

目前已分离出数十种可参与紧密连接形成的蛋白质，这些蛋白质主要是跨膜蛋白和外周膜蛋白。嵴线主要由两类跨膜蛋白组成，即闭合蛋白（occludin）和密封蛋白（claudin）。闭合蛋白是一种分子量约为 60 kDa 的四次穿膜蛋白。密封蛋白是由 20 多种成员组成的四次穿膜蛋白家族，可以构成通透程度和对可通透物质选择性不同的紧密连接。例如，密封蛋白 5 在形成血

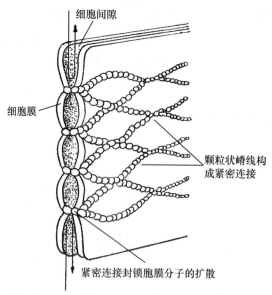

图 8-3　嵴线结构模式图

脑屏障的内皮细胞紧密连接中发挥着重要作用；而密封蛋白 16 在肾小管重吸收 Ca^{2+}、Mg^{2+} 的过程中起主要作用。这两种跨膜蛋白的胞质部分均具有与其他紧密连接结合的能力，如细胞膜的外周蛋白闭锁小带（zonula occludens，ZO）。ZO 可以与微丝结合，从而将嵴线锚定在微丝上。近年研究显示，闭合蛋白和密封蛋白 1 是丙型肝炎病毒（hepatitis C virus，HCV）进入细胞的受体，表明紧密连接很可能与 HCV 入侵感染细胞有关。

　　紧密连接除了对细胞有机械连接作用外，还可以封闭上皮细胞的间隙，阻止细胞外的物质无选择性地穿行于细胞间隙，或阻止组织间隙中的物质渗入腔内。因此，紧密连接可以阻止物质的双向渗漏，以保证组织内环境的稳定。将电子致密物加入上皮细胞的一侧作为示踪剂，然后置于电镜下，可以观察到这些示踪剂不能通过紧密连接到达另一侧（图 8-2）。同时，紧密连接还可形成一道物理屏障，限制膜蛋白和膜脂的侧向扩散，从而维持上皮细胞的极性。例如，小肠上皮细胞靠近肠腔一侧称为顶面，顶面的膜转运蛋白种类和数量明显不同于基底面。顶面含有吸收葡萄糖分子的共转运体，可以利用 Na^+ 顺电化学梯度进入细胞时产生的能量，使肠腔内的葡萄糖进入细胞；而基底面含有葡萄糖转运载体，可将细胞内的葡萄糖转运至细胞外液。正是由于紧密连接限制了膜的流动性，才使得位于小肠上皮顶面与基底面或侧面膜上的转运蛋白具有精细的分工，从而保证了物质转运的有序进行。

（二）锚定连接

　　锚定连接是一类与细胞内骨架纤维紧密相连的细胞表面特化结构，可介导细胞与细胞间或细胞与细胞外基质的连接。当组织和器官受到外界机械牵张时，锚定连接可以分散作用力，抵抗机械张力对组织的破坏，从而维持组织结构的稳定性。锚定连接广泛分布于动物各种组织中，在心肌、上皮及子宫颈等需要承受机械张力的组织中分布尤为丰富。构成锚定连接的蛋白质有两大类，一类是细胞内锚定蛋白（intracellular anchor protein），一侧与特定的细胞骨架（微丝或中间丝）连接，另一侧与穿膜黏着蛋白连接；另一类是穿膜黏着蛋白（transmembrane adhesion protein），属于细胞黏附分子（详见本章第二节）。这些跨膜蛋白的细胞内部分与细胞内锚定蛋白相连，胞外部分与相邻细胞特异的穿膜黏着蛋白相连，或与细胞外基质特异蛋白结合（图 8-4）。

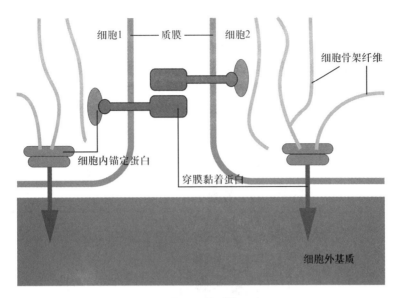

图 8-4 锚定连接结构示意图

根据参与细胞连接的细胞骨架纤维类型和锚定部位，可将锚定连接分为两大类：一类是与中间丝相连的锚定连接，包括桥粒（desmosome）和半桥粒（hemidesmosome）；另一类是与微丝相连的锚定连接，包括黏着带（adhesion belt）和黏着斑（adhesion plaque，focal adhesion）。

1. 与中间丝相连的锚定连接

（1）桥粒（desmosome）：桥粒是相邻细胞间的一种斑点状锚定连接结构。细胞膜胞质侧存在由细胞内锚定蛋白形成的纽扣样胞质斑，是桥粒的典型形态特征。桥粒常见于动物器官表层或浅表层细胞之间的连接，在易受机械牵张的器官（如心肌、皮肤、消化道上皮、子宫和阴道上皮等）更为常见。电镜下，桥粒结构中相邻细胞的膜间隙为 20 ~ 30 nm，胞质斑直径约为 0.5 μm，胞质斑的一侧与中间丝相连，另一侧与穿膜黏着蛋白结合，将相邻细胞连接在一起（图 8-5）。

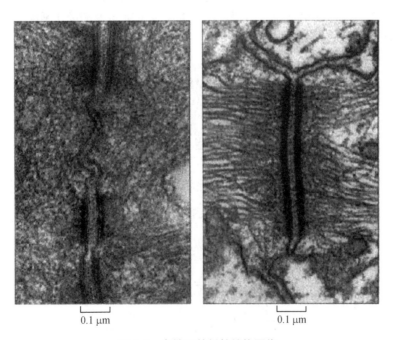

图 8-5 电镜下的桥粒结构图像

参与桥粒形成的穿膜黏着蛋白属于 Ca^{2+} 依赖性细胞间黏附分子——钙黏着蛋白（详见本

章第二节），主要包括桥粒黏蛋白（desmoglein）和桥粒胶蛋白（desmocollin）。使用 Ca^{2+} 螯合剂可以使相邻细胞穿膜黏着蛋白的结合减弱，从而破坏桥粒的结构。细胞内锚定蛋白主要包括桥粒斑珠蛋白（plakoglobin）和桥粒斑蛋白（desmoplakin）。由于中间丝单体蛋白具有组织特异性，所以在不同类型的细胞中，细胞内锚定蛋白连接的中间丝不同，如上皮细胞中主要为角蛋白丝，心肌细胞内为结蛋白丝等（图 8-6）。相邻细胞内的中间丝通过胞质斑和穿膜黏着蛋白连接成一个整体，可增强细胞抵抗外界机械张力的能力。

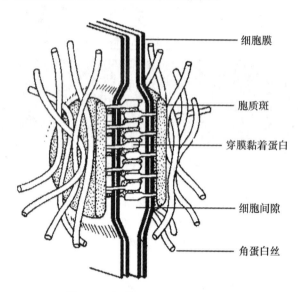

图 8-6 上皮细胞桥粒结构模式图

（2）半桥粒：半桥粒（hemidesmosome）是细胞与细胞外基质之间的一种锚定连接结构，由于连接的另一侧不是细胞，形态上类似半个桥粒结构，故称为半桥粒。半桥粒常见于上皮组织，是上皮细胞基底面与基膜间的连接装置（图 8-7）。虽然半桥粒的形态与桥粒类似，但是其化学组成和功能不同。半桥粒结构中的穿膜黏着蛋白属于细胞黏附分子中的整合素家族，其胞外部分与细胞外基质中的层粘连蛋白结合，使上皮细胞牢固地铆接在基膜上，可防止由于机械张力造成上皮细胞与基膜脱落。

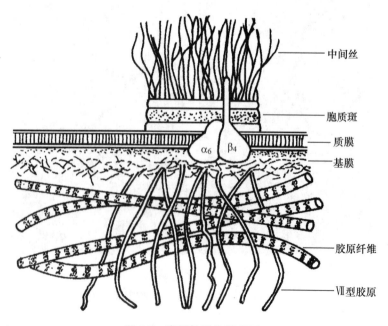

图 8-7 半桥粒结构模式图

2. 与微丝相连的锚定连接

（1）黏着带（adhesion belt）：位于上皮细胞紧密连接的下方，是细胞与细胞之间形成的一个连续的带状结构（图 8-8）。电镜下可见，黏着带结构中相邻细胞膜间隙为 15～30 nm，细胞间通过穿膜黏着蛋白形成的胞间横桥相互连接。参与形成黏着带的穿膜黏着蛋白也属于钙黏着蛋白家族；细胞内锚定蛋白主要有联蛋白（catenin）、黏着斑蛋白（vinculin）和 α- 辅肌动蛋白（α-actinin）等。细胞内锚定蛋白一侧与穿膜黏着蛋白相连，另一侧与微丝相连，使细胞间的微丝网络连接成一个整体，从而缓冲细胞间牵拉的张力。黏着带除具有细胞间的连接和支持作用外，由于微丝与其结合的肌球蛋白产生相对运动，使微丝收缩，故黏着带还对脊椎动物的形态发生（如神经管形成）具有重要作用。

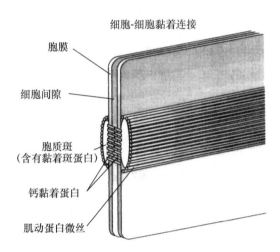

图 8-8　黏着带连接结构示意图

（2）黏着斑（adhesion plaque，focal adhesion）：是细胞与细胞外基质间的连接结构，呈局限斑状，而不像黏着带那样呈带状环绕整个细胞（图 8-9）。参与黏着斑形成的穿膜黏着蛋白属于整合素家族，其胞外区域与细胞外基质中的特异性蛋白 [如纤连蛋白（fibronectin）和胶原（collagen）] 结合；胞质区通过细胞内锚定蛋白 [如踝蛋白（talin）、α- 辅肌动蛋白、纽蛋白和细丝蛋白等] 与微丝连接。黏着斑的形成与解离对体外培养细胞的贴附铺展及迁移运动有重要意义。另外，黏着斑还可参与肌细胞与肌腱（主要成分为胶原）的连接。

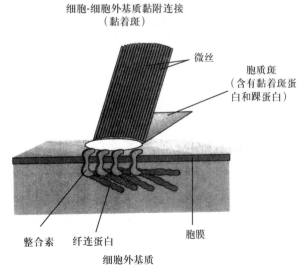

图 8-9　黏着斑连接结构示意图

（三）通信连接

多细胞生物体的一个重要特征是具有广泛的社会性，换言之，细胞间必须相互交流与沟通。因此，细胞之间还存在相互连接的特殊通道，以保持其化学信号和电信号的通信联系，维持组织细胞的协调与合作，这种连接形式称为通信连接。动物细胞的通信连接有两类：缝隙连接和突触。

1. 缝隙连接（gap junction）　又称间隙连接，是动物组织中普遍存在的一种细胞连接方式。电镜下可见，连接部位相邻细胞膜之间存在 2 ~ 3 nm 的缝隙。几乎所有的动物组织细胞（除骨骼肌细胞和血细胞外）都可通过缝隙连接进行通信联系。信号分子可通过缝隙连接进行信息传递。在相关实验中，将微电极两端插入两个昆虫腮腺细胞，或一端插入细胞，另一端插到细胞间隙中，分别记录其间电流的强弱。结果发现，插入两个细胞的电极产生的电流要比一端插入细胞、另一端插入细胞间隙的电流强数倍。由于活细胞的电流由离子流动产生，因此，上述结果提示，相邻细胞之间的膜上一定存在着某些特殊孔道，可允许小分子离子自由通过，而不必经过细胞间隙。

组成缝隙连接的基本结构单位是连接子（connexon）。每个连接子长 7.5 nm，外径为 6 nm，由 6 个相同或相似的跨膜蛋白——连接子蛋白（connexin，Cx）组装形成，并在中央形成直径为 1.5 ~ 2 nm 的亲水性通道（图 8-10，图 8-11）。相邻细胞膜的连接子穿越细胞间隙对合连接，形成沟通两个细胞的通道。在组织细胞中，连接子常集结在一起形成盘状缝隙连接装置，直径最大者可达 0.3 μm。

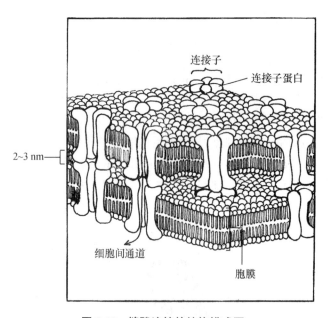

图 8-10　缝隙连接的结构模式图

缝隙连接除可连接细胞之外，其可参与细胞通信，从而实现代谢偶联（metabolic coupling）和电偶联（electric coupling），协调相邻细胞的功能活动。缝隙连接的通道可以允许相对分子量小于 1 kDa 的物质通过，如无机离子、葡萄糖、氨基酸、核苷酸、维生素及 cAMP 等可以通过缝隙连接的通道从一个细胞迅速到达另一个细胞。

小分子代谢物和信号分子可通过缝隙连接实现细胞间的快速传递，即细胞间代谢偶联。例如，促胰液素（secretin）与胰腺腺泡细胞基底面的膜受体结合后，可使细胞内第二信使 cAMP 和 Ca^{2+} 浓度增高，促进细胞内胰蛋白酶的分泌。cAMP 和 Ca^{2+} 可以通过缝隙连接迅速进入相邻细胞，因此，只要少数细胞结合促胰液素，就可以通过代谢偶联使第二信使分布至所有腺泡

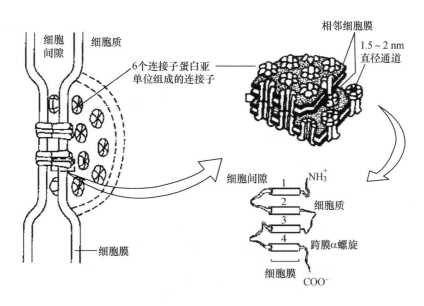

细胞间隙 细胞质

6个连接子蛋白亚单位组成的连接子

相邻细胞膜

1.5～2 nm直径通道

细胞膜

细胞间隙 NH_3^+

1

2 细胞质

3

4 跨膜α螺旋

细胞膜 COO^-

图8-11 连接子的结构模式图

细胞，以实现胰蛋白酶的同时分泌。此外，代谢偶联在胚胎发育早期对于协调细胞的生长和分化及调控细胞增殖也具有重要的作用。如果用抗体封闭缝隙连接中的连接子蛋白，则可造成蟾蜍和小鼠胚胎发育障碍。实验表明，通过基因敲除连接子蛋白Cx32可导致小鼠发育缺陷。由此可知，在胚胎发育过程中，缝隙连接为细胞间分化信号的正常传递提供了重要保证。近年来的研究表明，多数癌细胞间无缝隙连接或缝隙连接功能低下，使得癌细胞不能接收正常细胞的生长调控信号，这可能是其发生恶性增殖的原因之一。

带电离子可以通过缝隙连接进入相邻细胞，实现电信号在细胞间的传递，即电偶联。缝隙连接在信息传递较为活跃的组织（如神经组织和心肌组织）中更为常见。电偶联可使神经细胞产生的动作电位迅速地在细胞间扩散，这对于动物产生快速而准确的特殊动作反应极为重要。例如，龙虾在受到外界刺激后15 ms内就可做出快速反应，就是依靠电信号通过缝隙连接的直接传递。在心肌细胞中，缝隙连接有助于电流在细胞间传递，以协调心肌细胞的收缩。另外，缝隙连接引起的电偶联在协调小肠平滑肌细胞的收缩和控制肠蠕动等过程中也起着重要的作用。

缝隙连接的通透性并不是恒定不变的，而是可以进行调节的。研究发现，连接子蛋白形成的直径为1.5～2 nm的亲水性通道具有开关功能。当其中一个细胞内Ca^{2+}浓度增高时，缝隙连接的孔道关闭，向相邻细胞进行的信息传递即完全被阻断。但是缝隙连接中亲水性通道的开关并不像离子通道那样呈"全或无（all-or-none）"式，而是随Ca^{2+}浓度的变化而逐渐变化。当Ca^{2+}浓度为10^{-7}mol/L时，通道开放程度最大；而Ca^{2+}浓度为10^{-5}mol/L时，通道即关闭。另外，亲水性通道的开放和关闭频率也远低于离子通道。当细胞受损时，大量Ca^{2+}涌入细胞，缝隙连接可关闭，以保护相邻正常细胞。另外，细胞膜电位、胞质pH值及cAMP水平也会影响孔道的开放。因此，缝隙连接间的亲水性通道是一种可以随细胞内的变化而进行开关的动态结构。

2. 突触 突触（synapse）是神经元与神经元之间或神经元与效应细胞（如肌细胞）之间一种特化的细胞连接结构，并借以传递信息的部位（图8-12）。突触可分为两类，一类为化学突触（chemical synapse），传输的介质是神经递质；另一类是由缝隙连接构成的电突触（electrical synapse），传输的是电信号。化学突触是可兴奋细胞之间以释放神经递质为神经冲动传导中介的一类突触，是哺乳类动物神经系统内信息传递的主要方式。化学突触在其信息传递过程中，先将电信号转化为化学信号，再将化学信号转化为电信号，因此表现出动作电位在信息传递中的延迟现象。化学突触和电突触共同完成可兴奋细胞间的通信。

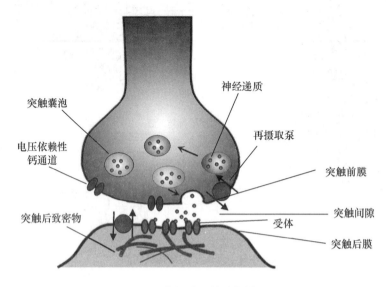

图 8-12　典型的突触结构模式图

第二节　细胞黏附

　　早在 20 世纪 50 年代，科学家就发现动物细胞可以选择性识别并发生聚集。在实验中，将蛙的胚胎组织分离成单细胞悬液后进行体外培养，这些分离的细胞可重新聚集并形成类似于来源胚胎的结构，表明同类细胞可以识别并黏附。在动物个体发育过程中，细胞识别与黏附对于受精、胚泡植入、形态发生、组织器官形成以及成体结构和功能的维持，均具有重要作用。例如，在胚胎发育过程中，具有相同表面特性的细胞可发生特异性识别并黏附在一起，形成内、中和外三个胚层；而在组织器官形成过程中，也同样通过细胞识别与黏附使具有相同表面特性的细胞按照一定的规律聚集，形成细胞连接结构，将细胞组织成整体结构。细胞黏附（cell adhesion）是指在细胞识别的基础上，同类细胞发生聚集并形成细胞团或组织的过程。

　　细胞的识别和黏附需要一类跨膜蛋白——细胞黏附分子（cell adhesion molecule，CAM）的介导。细胞黏附分子可介导细胞与细胞间或细胞与细胞外基质（extracellular matrix，ECM）之间的黏附。细胞黏附分子大多数为跨膜糖蛋白，其分子结构由三部分组成：①胞外区，一般为肽链的 N 端部分，带有糖链，负责与配体的识别；②跨膜区，多为单次跨膜蛋白；③胞质区，为肽链的 C 端部分，一般较小，与质膜下的细胞骨架成分直接或通过中间分子连接，或与胞内的信号转导蛋白相连，参与信号转导。目前已发现有多种细胞黏附分子，这些分子通过三种方式介导细胞的识别与黏着：同亲型结合，即相邻细胞表面同种黏附分子之间的相互识别与黏着；异亲型结合，是指相邻细胞表面不同种类的黏附分子之间的相互识别与黏着；连接分子依赖性结合，即相邻的细胞黏附分子需通过"中介分子"才能相互识别与黏着。

　　根据分子的结构特点和作用方式，可将细胞黏附分子分为 4 大类：钙黏着蛋白（cadherin）、选择素（selectin）家族、整合素（integrin）家族和免疫球蛋白超家族（immunoglobulin superfamily，IgSF）（表 8-2）。多数细胞黏附分子需要依赖 Ca^{2+} 或 Mg^{2+} 才能发挥作用。另外，这些分子介导的细胞识别和黏附还可在细胞骨架的参与下，组装形成锚定连接。

表 8-2　细胞黏附分子的分类与特点

黏附分子类型	主要成员	Ca²⁺ 或 Mg²⁺ 依赖性	在胞内相连的细胞骨架成分	参与细胞连接的类型
钙黏着蛋白	E、N、P- 钙黏着蛋白	+	微丝	黏着带
	桥粒 - 钙黏着蛋白	+	中间丝	桥粒
选择素	P 选择素	+	微丝	-
整合素	20 多种类型	+	微丝	黏着斑
	整合素 $\alpha_6\beta_4$ 亚基	+	中间丝	半桥粒
免疫球蛋白	神经细胞黏附因子	-	-	-

一、重要的细胞黏附分子及其功能

（一）钙黏着蛋白

钙黏着蛋白（cadherin）又称钙黏素，是一类依赖于 Ca²⁺ 的糖蛋白家族，属于同亲型细胞黏附分子，对于胚胎发育中的细胞识别、迁移、组织分化以及成体组织器官的形成等具有重要作用。目前已鉴定出 180 余种分布在人类不同组织内的钙黏着蛋白，最早发现的钙黏着蛋白根据其发现的组织类型命名：如分布于上皮组织中的 E- 钙黏着蛋白（epithelial cadherin，E-cadherin）、神经组织中的 N- 钙黏着蛋白（neural cadherin，N-caderin）和胎盘及表皮细胞中的 P- 钙黏着蛋白（placental cadherin，P-cadherin）。这些最常见的钙黏着蛋白的胞内和胞外结构域在序列组成上高度相似，又称经典钙黏着蛋白（classical cadherin）。另外，钙黏着蛋白家族中还存在许多序列组成上差异较大的非经典钙黏着蛋白，仅在大脑中就有 50 多种。组成桥粒结构的桥粒黏蛋白和桥粒胶蛋白属于非经典钙黏着蛋白。

1. 钙黏着蛋白的分子结构　绝大多数钙黏着蛋白为单次跨膜糖蛋白，而某些非经典钙黏着蛋白没有跨膜结构域，为 GPI- 脂锚定蛋白。钙黏着蛋白胞外部分由数个重复结构域组成。通常，经典钙黏着蛋白有 5 个重复结构域，非经典钙黏着蛋白一般有 4 ~ 5 个重复结构域，个别钙黏着蛋白甚至有 30 个以上重复结构域，如脂肪钙黏着蛋白（fat cadherin）。钙黏着蛋白的 N 端，即细胞外离膜最远的重复结构域可形成一个把手样结构和口袋样结构，其把手样结构和口袋样结构分别与相邻细胞膜钙黏着蛋白的口袋样结构和把手样结构彼此"嵌合"，是发生同亲型结合的结构基础。钙黏着蛋白 N 端的每个重复结构域都可以被视为一个刚性元件，彼此之间可通过具有一定韧性的铰链区相连接（图 8-13）。每个铰链区附近均有 Ca²⁺ 结合位点，与 Ca²⁺ 的结合可以阻止铰链区发生弯曲，从而使整个钙黏着蛋白的胞外部分形成略有弯曲的棒状结构，赋予钙黏着蛋白刚性和强度，使相邻细胞钙黏着蛋白的 N 端彼此"嵌合"在一起，以实现 Ca²⁺ 依赖性的细胞黏附。如果去除 Ca²⁺，则钙黏着蛋白的铰链区弯曲，使胞外部分的刚性降低而变得松软、塌落；同时，N 端的构象发生改变，钙黏着蛋白彼此间的亲和力减弱（图 8-13）。因此，使用阳离子螯合剂 EDTA 可破坏 Ca²⁺ 或 Mg²⁺ 依赖性的细胞黏附。单个钙黏着蛋白分子之间的亲和力很低，因此，介导细胞黏附时，钙黏着蛋白常成簇分布，以加强彼此间的亲和力。钙黏着蛋白的胞内结构域通过不同的连接蛋白与不同的细胞骨架成分相连，如 E-钙黏着蛋白通过联蛋白等与微丝相连。

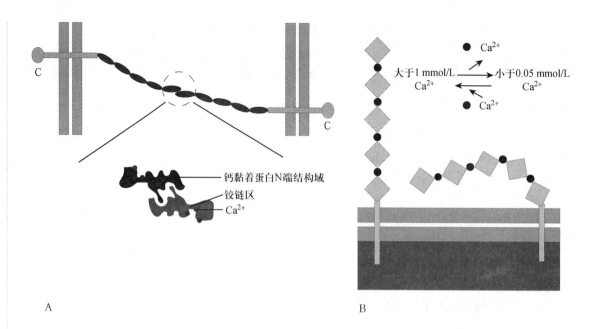

图 8-13 钙黏着蛋白的结构和功能示意图

A. 经典钙黏着蛋白的胞外部分可形成 5 个重复结构域，Ca^{2+} 结合在重复结构域之间的铰链区，赋予钙黏着蛋白刚性。B. Ca^{2+} 对钙黏着蛋白胞外部分刚性的影响

2. 钙黏着蛋白的功能

（1）参与细胞与细胞之间的同亲型细胞黏附：如在胚胎和成人组织中，同类细胞需具有自我识别与彼此黏附的特性。此特性主要是由钙黏着蛋白在特定组织内的选择性表达来决定的。如 E- 钙黏着蛋白是保持上皮细胞彼此黏合的主要钙黏着蛋白分子。实验中，如果将带有 E- 钙黏着蛋白基因的表达载体转染至一种既不表达 E- 钙黏着蛋白也无黏附作用的成纤维细胞内，则 E- 钙黏着蛋白的表达可以使这种细胞发生上皮细胞样聚集，用抗 E- 钙黏着蛋白抗体或者去除 Ca^{2+} 可以抑制这种黏附。

（2）参与个体发育过程中的细胞分化：在个体发育过程中，细胞通过调控钙黏着蛋白表达的种类与数量影响细胞间的相互作用（如黏附、分离、迁移与再黏附），并参与细胞分化及组织器官的形成。例如，E- 钙黏着蛋白是哺乳动物发育过程中第一个表达的钙黏着蛋白，小鼠发育至 8 细胞卵裂时期开始即可表达 E- 钙黏着蛋白，从而使松散的分裂球变成紧密黏合的细胞团。如果 E- 钙黏着蛋白发生突变，则可导致胚胎细胞的分离和死亡。而在外胚层发育形成神经管时，神经管细胞开始表达 N- 钙黏着蛋白，停止表达 E- 钙黏着蛋白，与此同时，覆在其上的外胚层细胞仍可表达 E- 钙黏着蛋白；当神经嵴细胞从神经管迁移出来时，神经嵴细胞即开始表达钙黏着蛋白 -7，停止表达 N- 钙黏着蛋白；如果此时过表达 N- 钙黏着蛋白，神经嵴细胞则不能从神经管中迁移而出；当神经嵴细胞聚集形成神经节时，这些细胞可再次启动 N- 钙黏着蛋白的表达。

上皮 - 间充质转换（epithelial-mesenchymal transition，EMT）或间充质 - 上皮转换（mesenchymal-epithelial transition，MET）是细胞转分化的一种方式，是指可调节的上皮细胞转变为间充质细胞或间充质细胞转变为上皮细胞的可逆过程，其分子基础为 E- 钙黏着蛋白是否表达。细胞表达 E- 钙黏着蛋白后，分散的间充质细胞可聚集形成上皮细胞；而 E- 钙黏着蛋白表达缺失时，聚集的上皮细胞分散，可迁移形成游离的间充质细胞。因此，EMT 在胚胎发育、组织器官更新，甚至肿瘤细胞转移、侵袭等过程中发挥着重要作用。

（3）介导锚定连接：钙黏着蛋白可参与形成桥粒及黏着带结构。

（二）选择素

选择素（selectin）是一类依赖于 Ca^{2+}，能与特异性糖基识别并结合的异亲型细胞黏附分子，可以介导白细胞与血管内皮细胞或血小板的识别和暂时性黏附，在炎症反应和免疫反应中发挥重要作用。目前至少已发现三种不同的选择素：L- 选择素、表达于血小板和内皮细胞的 P- 选择素和位于活化的内皮细胞的 E- 选择素。L- 选择素最早发现于淋巴细胞表面，是淋巴细胞归巢的受体，在各种白细胞中均有表达。E- 选择素及 P- 选择素所识别与结合的糖基配体为唾液酸化及岩藻糖化的 N- 乙酰氨基乳糖结构（sLe^X 及 sLe^A）。sLe^A 结构存在于髓系白细胞表面（其中包括 L- 选择素）分子中。另外，多种肿瘤细胞表面也存在 sLe^X 及 sLe^A 结构。

1. 选择素的分子结构　选择素为单次穿膜糖蛋白，可分为胞外区、穿膜区和胞内区。选择素家族各成员胞外部分有较高的同源性，结构类似，均由三个功能区构成：①外侧氨基端（N 端）（约含 120 个氨基酸残基）均为 Ca^{2+} 依赖的 C 型凝集素结构域（C-type lectin domain），可以识别并结合特异性糖基，是选择素分子的配体结合部位；②紧邻 C 型凝集素结构域的表皮生长因子样结构域（epithelial growth factor-like domain，EGF-like domain），约含 35 个氨基酸残基，EGF 样结构域虽不直接参与配体的结合，但对维持选择素分子的适当构型是必需的；③靠近膜部分由 2~9 个补体调节蛋白结构域组成，每个补体调节蛋白结构域约含 60 个氨基酸残基，具有补体调节蛋白（complement regulatory protein）的同源序列。选择素分子的胞内区可通过中介蛋白与细胞骨架（如微丝）相连（图 8-14）。

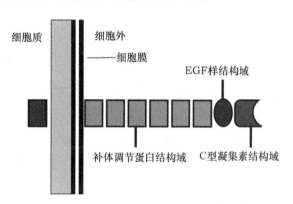

图 8-14　选择素分子结构模式图

2. 选择素的功能　主要参与白细胞与血管内皮细胞之间的识别与黏附，帮助白细胞随血流进入炎症部位，参与淋巴细胞归巢和再循环等过程。例如，在淋巴器官（淋巴结或脾）中，内皮细胞表面存在被淋巴细胞表面的 L- 选择素识别的特异性糖基，二者结合后可介导内皮细胞和淋巴细胞的黏附，从而捕获淋巴细胞。而在炎症部位，活化的内皮细胞可启动选择素的表达；然后，选择素识别白细胞和血小板表面的特异性糖基，由于二者的亲和力较弱，加之血流速度的影响，使白细胞在血管表面发生黏附 - 分离 - 再黏附 - 再分离，从而介导白细胞沿血管内皮细胞表面的移动。

（三）整合素

整合素（integrin）又称整联蛋白，是一类依赖 Ca^{2+}，普遍存在于脊椎动物细胞表面的异亲型细胞黏附分子，主要介导细胞与细胞外基质间的相互识别和黏附，部分成员也参与细胞与细胞间的黏附。此外，整合素还可参与信号转导，从而调节细胞运动、增殖、生长及凋亡等生命活动。

1. 整合素的分子结构　整合素是由 α 和 β 两个亚基以非共价键连接形成的异二聚体，两个亚基均为跨膜蛋白。迄今已发现 24 种不同的人类整合素，由 18 种不同的 α 亚基和 8 种不同的 β 亚基的基因产物组合而成（表 8-3）。每一种整合素异二聚体都具有独特的功能，而且同一种整合素在不同细胞类型可以结合不同的配体，提示整合素与配体的结合受到细胞特异性因子的调节。

表 8-3   细胞内整合素的主要类型

整合素	主要配体	分布	α 亚基突变的主要表型	β 亚基突变的主要表型
α5β1	纤连蛋白	广泛	胚胎期死亡；体节、神经嵴和血管缺陷	胚胎早期死亡（胚胎植入）
α6β1	纤连蛋白	广泛	皮肤严重起疱；其他上皮细胞缺陷	胚胎早期死亡（胚胎植入）
α7β1	层粘连蛋白	肌细胞	肌萎缩	胚胎早期死亡（胚胎植入）
αLβ2	IgSF	白细胞	白细胞招募障碍	白细胞黏附缺陷、炎症反应破坏
αⅡbβ3	纤连蛋白	血小板	出血	出血
α6β4	层粘连蛋白	表皮细胞、上皮细胞、内皮细胞	皮肤严重起疱	皮肤严重起疱

整合素的 α 和 β 两个亚基均由胞外区、跨膜区和胞质区 3 个结构域组成（图 8-15）。由 α 和 β 亚基胞外区组成的头部可与多种配体结合，如纤连蛋白、层粘连蛋白和胶原蛋白等含有三肽序列（Arg-Gly-Asp，RGD 序列）的细胞外基质蛋白，从而介导细胞与细胞外基质的黏附，参与形成半桥粒和黏着斑结构。整合素还可以与其他细胞表面受体（ICAM-1、VCAM-1 等）结合，介导细胞与细胞间的黏附。α 和 β 亚基的胞内区很短，只含有 30 ~ 50 个氨基酸，可通过胞内的某些连接蛋白（如踝蛋白等）与细胞骨架成分连接。

利用电镜及 X- 射线晶体衍射实验发现，细胞表面的整合素分子结构具有多种构象，代表了整合素不同的活性形式（图 8-16）。在非活性状态下，整合素异二聚体的胞外部分（头部）折叠在一起形成紧密结构，以抑制其与特异性细胞外基质蛋白的结合；与此同时，胞内部分的二聚体尾部缠绕在一起，可阻止其与细胞骨架连接蛋白的相互作用。而在活性状态下，异二聚体的胞外部分如同两条腿一样展开并延伸，暴露出配体结合位点，从而与特异性细胞外基质蛋白结合；胞内部分的二聚体尾部分开，与细胞骨架连接蛋白重新结合后，可介导与细胞骨架的相互作用，进而

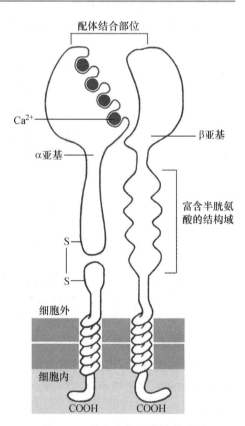

图 8-15   整合素分子结构模式图

使细胞外基质和细胞内骨架纤维偶联成一个动态的整体结构。通过改变不同活性的构象，整合素可以使细胞与细胞外基质黏附，也可以快速地使细胞脱离细胞外基质而发生迁移。

2. 整合素的功能

（1）介导细胞与细胞外基质间的相互作用：整合素家族是介导细胞与细胞外基质相互作用最主要的分子，并能参与锚定连接中半桥粒和黏着斑的形成。整合素可以通过与含有 RGD 序

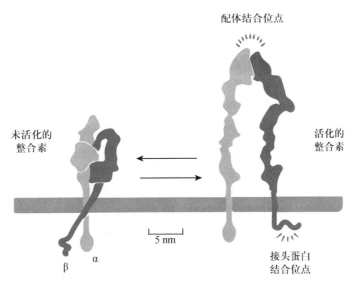

图 8-16　整合素分子不同活性结构模式图

列的特异性细胞外基质蛋白结合，介导细胞与细胞外基质的黏附。体外培养时，如果向细胞培养基中加入含有 RGD 序列的合成肽，则这些合成肽可与细胞外基质中含有 RGD 序列的成分（如纤连蛋白）竞争结合细胞表面的整合素，从而抑制黏着斑的形成，使细胞不能贴壁和生长。血小板表面存在由 β_3 亚基组成的整合素，可以识别并结合血浆中可溶性纤连蛋白中的 RGD 序列，后者作为中介分子可使血小板发生聚集，参与血凝块的形成。临床上使用针对整合素 α II bβ3 的特异性抗体，可以防止接受高风险血管外科手术患者血栓形成。

（2）介导细胞间的相互作用：某些细胞表面存在与整合素结合的特异性配体（如 IgSF 成员），可以介导细胞间的黏附。如在炎症部位，白细胞沿血管内皮细胞表面移动，可活化自身含 β_2 亚基的整合素，进而与血管内皮细胞表面的配体识别、结合并发生黏附。与血管内皮细胞形成较牢固的结合后，白细胞可从相邻的血管内皮细胞间隙进入组织，随之迁移至炎症部位。

（3）参与信号传递：整合素参与的信号传递有由内向外信号传送（inside-out signaling）和由外向内信号传送（outside-in signaling）两种形式。凝血酶可以结合血小板细胞膜的 G 蛋白偶联受体，继而激活细胞内小 G 蛋白分子 Rap1，将踝蛋白募集到细胞膜。踝蛋白一侧与微丝发生相互作用，另一侧与整合素胞质区结合，使整合素从无活性状态激活转变成活性构象，从而与血浆中的可溶性纤连蛋白结合，使血小板彼此粘连而形成血凝块。这种由细胞内信号传递启动调节整合素活性的方式，即为由内向外信号传送。

大多数正常细胞在体外培养时必须黏附于细胞外基质才能生长，这种现象称为贴壁依赖性（anchorage dependence）。如果失去与细胞外基质的黏附，细胞就会凋亡。其发生原因是细胞表面的整合素不能与细胞外基质中的配体结合，从而无法向细胞内传递增殖或存活信号，这种整合素作为受体介导信号从细胞外环境到细胞内的传递，即为由外向内信号传送。依赖细胞内酪氨酸激酶——黏着斑激酶（focal adhesion kinase，FAK）的方式是目前研究得比较清楚的一种由外向内信号传送。细胞表面的整合素与配体结合后，FAK 可被踝蛋白等中介分子招募到整合素 β 亚基处，FAK 的簇集可诱导其自身的特异性酪氨酸残基发生磷酸化，从而为其他酪氨酸激酶（如 Src 蛋白家族）提供停泊位点。Src 蛋白激酶可将 FAK 的其他酪氨酸残基磷酸化，并为细胞内多种信号分子提供停泊位点，从而直接或间接活化多条信号通路（如 FAK-MAPK 信号通路、FAK-PI3K 信号通路等），以调控细胞增殖、迁移、存活及凋亡等重要的生命活动。

（四）免疫球蛋白超家族

免疫球蛋白超家族（immunoglobulin superfamily，IgSF）是一类不依赖于 Ca^{2+} 或 Mg^{2+}，

分子结构中含有免疫球蛋白（Ig）样结构域的细胞黏附分子。IgSF 成员复杂，现已发现有 100 多种免疫球蛋白超家族类细胞黏附分子。除免疫球蛋白外，IgSF 成员还有细胞间黏附分子（intercellular cell adhesion molecule，ICAM）、血管细胞黏附分子（vascular cell adhesion molecule 1，VCAM-1）、介导 T 细胞与内皮细胞结合的淋巴细胞功能相关抗原 -2（lymphocyte function associated antigen-2，LFA-2）、CD28、B7 家族及 CD4、CD8、T/B 淋巴细胞受体和主要组织相容性复合体（major histocompatibility complex，MHC）等。IgSF 成员中，有的属于同亲型细胞黏附分子，如各种神经细胞黏附分子（neural cell adhesion molecule，NCAM）及血小板内皮细胞黏附分子（platelet endothelial cell adhesion molecule，PECAM）；有的属于异亲型细胞黏附分子，如细胞间黏附分子及血管细胞黏附分子等。大多数 IgSF 分子可介导淋巴细胞和免疫应答所需要的细胞（如淋巴细胞、巨噬细胞和靶细胞）之间的特异性相互作用，但也有一些 IgSF 分子（如 NCAM 等）可介导非免疫细胞间的黏附。

1. IgSF 分子的结构　IgSF 分子为跨膜糖蛋白，胞外区由一个或多个免疫球蛋白（Ig）结构域组成，每一个 Ig 结构域都由 90～110 个氨基酸残基折叠而成，其间含有二硫键，以稳定功能区（图 8-17）。

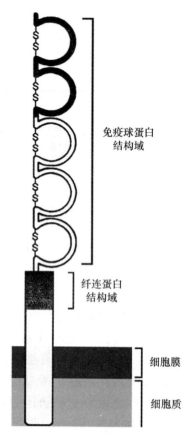

免疫球蛋白
结构域

纤连蛋白
结构域

细胞膜

细胞质

图 8-17　IgSF 分子结构模式图

2. IgSF 分子的功能　大多数 IgSF 分子可介导淋巴细胞和免疫应答所需要的细胞（如淋巴细胞、巨噬细胞和靶细胞）之间的特异性相互作用，但也有一些 IgSF 分子（如 NCAM 等）可介导非免疫细胞间的黏附。另外，还有一些 IgSF（如连接蛋白），可以与钙黏着蛋白协同作用，参与形成黏着带。

ICAM 及 VCAM-1 在活化的血管内皮细胞表达。发生炎症时，活化的内皮细胞表面的 ICAM 可与白细胞表面的 $\alpha_L\beta_2$ 整合素及巨噬细胞表面的 $\alpha_M\beta_2$ 整合素相结合；VCAM-1 则可与白细胞内的 $\alpha_4\beta_1$ 整合素相结合。它们通过选择素介导的白细胞与内皮细胞的黏附作用，使白细胞附着于炎症部位的血管内皮并发生铺展，进而分泌水解酶并穿出血管壁。

IgSF 成员中的 NCAM 在神经组织细胞间的黏附中起主要作用。NCAM 主要在神经组织中表达，也可在其他组织（如肌肉和胰腺等）中表达，由单一基因编码，通过 mRNA 的选择性剪接及不同的糖基化修饰形成了 20 余种不同的 NCAM。NCAM 可通过同亲型黏着机制与相邻细胞的同类分子识别并黏附。NCAM 在胚胎发育早期就开始表达，可参与神经系统发育、轴突生长和再生以及突触的形成。NCAM 某些成员的胞外区含有异常丰富的唾液酸，由于带有负电荷，这些多聚唾液酸长链可干扰细胞间的黏附，进而发挥抑制作用。

二、细胞黏附分子的生物学作用

（一）细胞黏附分子与免疫细胞间的相互作用

免疫细胞的相互作用以及杀伤细胞识别靶细胞的过程，除了需要对特异性抗原的识别作用外，还需要细胞黏附分子的相互作用。细胞黏附分子在免疫细胞识别过程中起辅助受体和协同活化信号作用。细胞黏附分子可介导免疫细胞向移植部位的迁移，作为协同刺激分子激活 T 细胞，进而诱导效应 T 细胞对移植物靶细胞的黏附和杀伤。在辅助性 T 细胞与抗原提呈细胞的相互作用过程中，T 细胞受体（TCR/CD3）可识别抗原提呈细胞表面的特异性抗原与 MHC 分子的复合物，而 CD4/MHC-Ⅱ类分子、CD8/MHC-Ⅰ类分子、LFA-1/ICAM-1、LFA-2/LFA-3、CD2/CD58 或 CD28/CD80 的相互作用则可以使二者紧密接触，并参与 T 细胞的活化过程和细胞因子的分泌调节。细胞毒性 T 细胞（cytotoxic T lymphocyte，CTL）杀伤靶细胞（如病毒感染细胞）时，其 CTL 特异性受体可识别靶细胞抗原与 MHC-Ⅰ类分子的复合物，通过 CD8/MHC-Ⅰ类分子、LFA-1/ICAM-1、LFA-2/LFA-3 的相互作用导致效应分子 - 靶细胞紧密接触，使杀伤细胞的细胞毒素得以有效地发挥作用。CD40/CD40L、LFA-1/ICAM-1、LFA-2/LFA-3 等协同刺激分子与活化的 T 细胞结合，继而产生 B 细胞第二活化信号。

（二）细胞黏附分子与炎症反应

炎症的一个重要特征就是白细胞黏附并穿越血管内皮细胞向炎症部位渗出。细胞黏附分子可介导和调节白细胞与内皮细胞间的结合和相互作用。

选择素可调节微循环中的白细胞和血管之间的炎症反应以及血栓的形成。这一过程还需要整合素、IgSF 分子的参与。急性炎症的过程是：①组织受损的信号使内皮细胞活化，随后，中性粒细胞聚集于即将黏附的血管内皮细胞处；②活化的内皮细胞表面存在 P- 选择素和 E- 选择素，损伤部位的中性粒细胞可通过表面特异性糖基识别内皮细胞表面的选择素，引起细胞黏附并沿着血管壁缓慢地滚动；③中性粒细胞与炎症部位的血管内皮细胞相互作用并激活各种因子，其中包括内皮细胞释放的血小板活化因子、IL-8 和 GM-CSF 等，这些细胞因子发挥着关键的调节作用，并能增加中性粒细胞表面整合素的结合活动；④滚动的中性粒细胞随之表达整合素，与内皮细胞表面高亲和性 IgSF 分子结合，使中性粒细胞停止滚动并黏附到血管壁上；⑤黏附的中性粒细胞通过改变其自身形态，缓慢地挤过内皮并进入组织损伤部位。上述效应涉及若干不同类型的细胞黏附分子，细胞黏附分子保证了血细胞黏附到血管壁并穿越到需要抵达的部位。如果没有上述细胞因子的作用，则最初黏附到血管内皮细胞的中性粒细胞可能重新回到血流中。

（三）细胞黏附分子参与淋巴细胞归巢

淋巴细胞归巢（homing）是指淋巴细胞的定向游动，包括淋巴干细胞向中枢淋巴器官归巢、成熟淋巴细胞向外周淋巴器官归巢、淋巴细胞再循环，以及淋巴细胞向炎症部位的迁移。淋巴细胞归巢的分子基础是细胞黏附分子与血管内皮细胞上相应的黏附分子——地址素（addressin）的相互作用。表达于外周淋巴结的地址素有 GlyCAM、CD34 和 ICAM-1 等。多种黏附分子可参与淋巴细胞的归巢，但参与不同群或亚群淋巴细胞归巢过程的黏附分子是不同的。如参与黏附与穿越过程的黏附分子主要有 LFA-1/ICAM-1、ICAM-2 及 CD44 分子。

第三节　细胞连接、细胞黏附与疾病

一、细胞连接紊乱与疾病

细胞间连接结构的变化及其影响因素较多。当细胞连接受到破坏时，必然会影响机体的正常功能。

（一）紧密连接与疾病

胆小管是由于肝细胞间局部细胞膜凹陷形成的微细管道。肝细胞膜间可形成紧密连接和桥粒等连接复合体，以封闭胆小管。正常情况下，肝细胞分泌的胆汁排入胆小管，不会从胆小管溢出至窦周隙。当肝细胞发生变性、坏死或胆道封堵而导致内压增大时，肝细胞膜上封闭胆小管的紧密连接结构即遭到破坏，造成胆汁溢入窦周隙而进入血窦，可导致黄疸。

缝隙连接是构成紧密连接复合物的主要成分，负责维持细胞间离子和溶质的选择性渗透。缝隙连接蛋白基因突变与许多疾病（如遗传性耳聋以及新生儿硬化性胆管炎和鱼鳞病等）的发生有直接关系。研究显示，缝隙连接蛋白表达水平的改变与多种肿瘤和神经生殖系统疾病密切相关。

（二）桥粒与疾病

某些皮肤疾病或浸润性上皮癌患者，其细胞间的桥粒明显减少，甚至消失。在肿瘤（阴茎癌、乳腺癌和肺癌等）组织和非癌性病变（表皮剥脱、病毒性疾病、接触性皮炎和药疹等）组织中可发现细胞内生性桥粒，分布于细胞核旁和细胞周边。细胞内生性桥粒可能是在细胞融合过程中，或是在细胞增殖、迁移和分离过程中，细胞表面桥粒随部分质膜内陷进入细胞，或由于癌细胞快速分裂，使细胞分裂前形成的桥粒停留在细胞内，形成内生性桥粒。

致心律失常性右室心肌病（arrhythmogenic right ventricular cardiomyopathy，ARVC）是一种常染色体显性或隐性遗传病，是由参与心肌细胞间锚定连接的桥粒蛋白发生异常所致。

⊙ 临床应用

致心律失常性右室心肌病

致心律失常性右室心肌病（arrhythmogenic right ventricular cardiomyopathy，ARVC）好发于青壮年，临床主要表现为心悸、晕厥、心律失常、右室扩张、心力衰竭甚至心源性猝死，在很多患者也可以没有症状。因此，ARVC的严重程度与临床表现的严重程度不呈正比。ARVC是一种桥粒蛋白编码基因突变导致的遗传性疾病。

关于本病的发病机制，目前普遍认可的一个假说是，桥粒蛋白功能受损可导致心肌细胞在闰盘处脱离，心肌细胞随之变性、退化，并逐渐被成纤维细胞和脂肪细胞替代。桥粒蛋白DSP的缺失可以导致前列腺素（prostaglandin，PG）转入细胞核并诱导细胞凋亡，使心肌细胞被脂肪和成纤维细胞替代。另一个假说认为，桥粒蛋白突变可导致PG在细胞内重新分布，从而抑制Wnt/p联蛋白信号通路，促进细胞凋亡及纤维、脂肪组织的生成。

（三）缝隙连接与疾病

在异常收缩的心室肌细胞中，连接子蛋白43（Cx43）的表达水平可呈现不均一性降低。在缺血性心脏病患者的心肌梗死边缘区心室肌细胞中可检测到Cx43紊乱分布在细胞侧面。*Cx43*基因突变或基因敲除小鼠可出现心脏畸形。

肿瘤细胞的缝隙连接数量可明显减少或完全丧失。例如，正常宫颈上皮中每个细胞平均有225个缝隙连接；而宫颈鳞状细胞癌患者肿瘤细胞内的缝隙连接数量较少，在尚未分化的肿瘤细胞中甚至观察不到缝隙连接。缝隙连接减少可使细胞间通信丧失。细胞接触抑制作用消失，可能与细胞恶性增殖有关。向肿瘤患者细胞内微量注射标记的荧光染料后，可发现转化细胞与周围细胞的连接和通信完全中断。内生性桥粒形成、细胞间桥粒和缝隙连接大量丢失，是肿瘤细胞失去控制、获得无限增殖能力，易于浸润和转移的必要条件之一。缝隙连接与细胞生长调控及癌变的关系是研究关注的热点。通过促进肿瘤细胞与正常细胞间的通信连接治疗肿瘤，也是治疗肿瘤的途径之一。

二、细胞黏附分子与疾病

（一）细胞黏附分子与遗传病

白细胞黏附缺陷症（leukocyte adhesion deficiency，LAD）是一种常染色体隐性遗传病，是由白细胞 LFA-1 表达异常（如 *CD18* 基因缺陷）或白细胞合成 sLe^x 缺陷导致的。患者的白细胞不能黏附及穿过血管内皮细胞而聚集到炎症部位，临床表现为反复发作的严重感染。

（二）细胞黏附分子与炎症

在类风湿性关节炎急性发作期，患者淋巴细胞、单核细胞表面的 CD2、LFA-1、CD44 等表达显著增加，与血管内皮细胞表面的相应配体结合，可增强炎症细胞的组织浸润，加重局部病变和器官功能损害。

（三）细胞黏附分子与肿瘤

细胞黏附分子可参与肿瘤浸润和转移，以及杀伤细胞杀伤肿瘤细胞的过程。其表达异常可用于肿瘤的辅助诊断。例如，整合素可以通过调控 PD-1/PD-L1 轴，参与肿瘤细胞的免疫逃逸；同样，肿瘤细胞表面 ICAM 减少也与肿瘤细胞逃逸免疫监视有关。E- 钙黏着蛋白分子表达水平降低与肿瘤细胞的恶性程度显著相关。乳腺癌、结直肠癌等肿瘤细胞表面 E- 钙黏着蛋白分子表达明显减少或缺失，可导致细胞间附着作用减弱，使肿瘤细胞与其他细胞脱离，进而导致肿瘤细胞浸润及转移。另外，检测 E- 钙黏着蛋白的表达水平还可用于辅助判断肿瘤的分期和预后。例如，在低分化肿瘤细胞中，E- 钙黏素几乎不表达；在中等分化的肿瘤细胞中，E- 钙黏着蛋白表达降低；在分化良好的上皮性肿瘤细胞中，E- 钙黏着蛋白表达正常。

思 考 题

1. 简述黏着斑和半桥粒连接的区别。
2. 简述细胞黏附分子的种类及其功能。
3. 将不表达钙黏着蛋白的成纤维细胞分别转染入 E- 钙黏着蛋白和 N- 钙黏着蛋白基因，随后将过表达 E- 钙黏着蛋白的成纤维细胞和过表达 N- 钙黏着蛋白的细胞混合培养，会出现什么现象？在培养基中加入 EDTA（阳离子螯合剂）后，细胞又会发生怎样的变化？

（董凌月）

第九章

第九章数字资源

细胞外基质

案例 9-1

　　婴儿，男，10月龄，父母诉其易激惹、厌食，体重未增加。婴儿以牛奶喂养为主，8月龄添加蛋黄，未补充过维生素C。体格检查：婴儿腿部不能自由活动，移动婴儿时，可见其哭闹，偶尔可见唇黏膜出血。

　　问题：

　　1. 该患儿腿部不能自由活动、移动时哭闹的原因是什么？

　　2. 胶原的作用是什么？

　　3. 维生素C与胶原的合成有什么关系？

　　多细胞有机体的组织（tissue）由细胞和细胞外基质组成。细胞外基质（extracellular matrix，ECM）是指分布于细胞外空间，由细胞分泌的蛋白质和多糖等大分子组成的精密有序的网络结构。细胞外基质与细胞构成了完整的组织，细胞外基质主要负责组织结构间的支撑与连接，并参与调节组织与器官形成、细胞生理活动与细胞间的信息传递。同时，细胞外基质的合成、分泌和组装同样是细胞生命活动的一部分。通过细胞外基质，细胞可将某些信号传递至相邻细胞的胞质和胞核，调节基因表达，从而影响其他细胞的代谢、增殖、分化、迁移等基本生命活动。

　　细胞外基质的含量因组织类型的不同而有所差异。上皮组织、肌肉组织、神经组织中的细胞外基质含量较少，而在体内起支持作用的结缔组织中细胞外基质含量较高。另外，细胞外基质的成分及组装形式也与组织类型有关。单细胞生物借助细胞外基质可以联结成为细胞群落。多细胞生物体的细胞外基质则可逐步演变成机体的固有成分。

第一节　细胞外基质的组成

　　构成细胞外基质的大分子种类繁多，不同组织中所含的种类也不尽相同。细胞外基质主要分为四大类：胶原蛋白、非胶原蛋白、弹性蛋白，以及糖胺聚糖和蛋白聚糖。细胞外基质的基本化学成分为纤维蛋白和胶状糖类物质（包括多糖和蛋白聚糖）。胶状糖类物质呈纤维网状结构，具有抵抗压力的作用。此外，各种营养物质、代谢产物和激素等物质可以穿越网孔迅速扩散，在血液和组织之间进行交换。纤维蛋白不仅可以发挥骨架作用、增强组织张力，还具有粘连作用。纤维蛋白主要为胶原蛋白和非胶原蛋白，后者又包括纤连蛋白和层粘连蛋白（图9-1）。

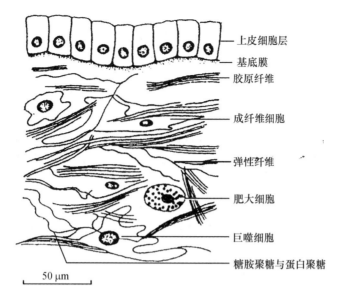

图 9-1　皮肤结缔组织中的细胞外基质

一、胶原蛋白

胶原（collagen）蛋白，简称胶原，是细胞外基质中特化的蛋白质，为疏水性纤维蛋白，属于硬蛋白类（scleroprotein）。胶原是动物组织中一类重要的结构蛋白，是由成纤维细胞合成的生物高分子，是一种白色、无支链、不透明的纤维状蛋白质。胶原蛋白广泛存在于动物肌腱、韧带、软骨、皮肤及其他结缔组织中，是哺乳动物体内分布最广、含量最丰富的蛋白质，占机体蛋白质总量的 30% 以上。胶原主要构成细胞外基质的骨架，具有支撑器官、保护机体的功能，也是组成细胞间质最重要的功能蛋白质。

（一）胶原的类型

胶原蛋白是一个庞大的高度特化的纤维状蛋白质家族。目前已发现编码胶原的基因多达数十种，可指导近 30 种不同类型的胶原蛋白合成，依照发现的先后顺序，用罗马数字命名为 I 型胶原、II 型胶原和 III 型胶原等。每型胶原由 3 条相同或不同的 α 链构成，每种 α 链可分为若干亚型，如 α_1（I）、α_1（II）、α_1（III）、α_1（IV）等。胶原结构及功能的多样性和复杂性取决于基因序列，这些基因经过不同的剪接方式和不同的启动子操作，就会产生多种不同的 α 链，各种基因产物以不同方式组合成不同类型的胶原。胶原按功能不同可分为成纤维胶原、成网状结构胶原和成串珠丝胶原等；按组织分布不同可分为纤维状胶原、软骨质胶原、玻璃状胶原和弹性胶原等；按组织来源不同可分为皮胶原、骨胶原和肌腱胶原等。表 9-1 列出了几种主要的胶原类型及组织分布等情况。

表 9-1　几种主要的胶原类型及组织分布与特征

胶原类型	肽链组成	组织分布	主要特征
I	$[\alpha_1（I）]_2\alpha_2（I）$	真皮、肌腱、骨、牙本质	机体中最大的结构蛋白，占体内胶原总量的 90%，肽链的 96% 由 Gly-Pro-Y 重复序列组成；两种 α 链均不含半胱氨酸，侧链含糖量约为 1%；通常形成大的带状纤维
	$[\alpha_1（I）]_3$	胎儿组织、炎症及肿瘤组织	

胶原类型	肽链组成	组织分布	主要特征
Ⅱ	$[\alpha_1(Ⅱ)]_3$	透明软骨、玻璃体、胚胎角膜、神经视网膜	富含羟赖氨酸，并且糖化率高，羟赖氨酸的羟基几乎全部与糖结合，含糖量约为10%，通常为直径较小的带状纤维
Ⅲ	$[\alpha_1(Ⅲ)]_3$	胚胎真皮、心血管、胃肠道、皮肤、牙周膜、网状纤维	侧链含糖量少，含半胱氨酸及二硫键交联，组氨酸含量较多
Ⅳ	$[\alpha_1(Ⅳ)]_3$	基膜极板、晶状体囊、角膜后弹性膜、卵黄囊壁	羟赖氨酸非常多，含糖量高，羟脯氨酸羟基除4位外还有3位，无横纹，为特殊的三维网状结构
Ⅴ	$[\alpha_1(Ⅴ)]_2\alpha_2(Ⅴ)$	人烧伤后的颗粒组织	对胶原酶有抵抗作用，不被其降解；在基膜与结缔组织间起桥梁作用
	$\alpha_1(Ⅴ)\alpha_2(Ⅴ)\alpha_3(Ⅴ)$	表皮细胞与基膜之间	胎膜、皮肤、子宫等组织中的纤维成分
Ⅵ	$\alpha_1(Ⅵ)\alpha_2(Ⅵ)\alpha_3(Ⅵ)$	人胎盘组织	又称内膜胶原
Ⅶ	$[\alpha_1(Ⅶ)]_3$	人胎盘绒毛膜和羊膜、复层扁平上皮	又称长链胶原或LC胶原，由3条相同的α链形成反向平行二聚体，是大疱性表皮松解症的抗原
Ⅹ	均一的三聚体	软骨和骨修复过程中的骨组织	特异性合成，呈局限性分布，往往表现为一过性存在

　　Ⅰ~Ⅲ型胶原含量最丰富，可形成相类似的纤维结构。Ⅰ型胶原为较粗的纤维束，主要存在于皮肤、肌腱、韧带及骨组织中，具有很高的抗张力强度；Ⅱ型胶原是软骨中的主要胶原成分；Ⅲ型胶原可形成细微的纤维网，广泛分布于伸展性组织，如疏松结缔组织、血管壁、妊娠组织及胎盘；Ⅳ型胶原可形成三维网络样结构，是基膜的主要成分与支架；Ⅹ型胶原是一种新型胶原，不是以纤维的形式存在，而是以均匀的液态形式分布在细胞外，而且只在特定的时期、特定的部位，由特定的细胞合成和分泌，具有特异性合成、局限性分布、一过性存在等特征。Ⅹ型胶原通常只存在于生长发育期的软骨内，由软骨细胞合成，然后分泌到细胞外，分布在即将骨化的软骨内，并启动软骨骨化。

（二）胶原的结构特点

　　胶原蛋白的基本结构是胶原分子，各种类型胶原分子具有相似的基本结构。胶原蛋白的一级结构表现为甘氨酸起始的三肽重复序列，如甘氨酸-脯氨酸-羟脯氨酸、甘氨酸-脯氨酸-Y、甘氨酸-X-Y（其中，X、Y代表除脯氨酸和甘氨酸以外的任何其他氨基酸）等。胶原蛋白富含脯氨酸和赖氨酸，芳香族氨基酸和半胱氨酸含量则较少，缺乏色氨酸。胶原蛋白的二级结构表现为特殊的三股螺旋结构，是由3条左手螺旋的α肽链以平行、右旋形式缠绕形成的绳索状右手超螺旋结构（图9-2）。胶原蛋白的三级结构是指胶原肽链除次级键外，分子内和分子间还存在醇醛缩合交联、醛醇组氨酸交联及醛胺缩合交联等，这些交联使得胶原具有较高的拉伸强度。胶原蛋白的四级结构表现为原胶原分子依照一定的规则平行排列成束，首尾错列1/4，以共价键连接形成稳定的胶原纤维，再进一步聚集成更大的纤维束。胶原纤维在不同组织中的排列方式不同。

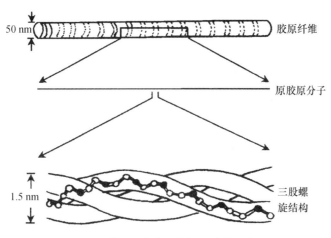

图 9-2　胶原蛋白的三股螺旋结构示意图

各型胶原蛋白的基本结构都是由 3 条相同或不同的肽链形成的三股螺旋,含有 3 种结构,即螺旋区、非螺旋区及球形结构域。其中,Ⅰ型胶原的结构最为典型。

Ⅰ型胶原的原纤维平行排列成较粗大的束,具有很强的抗张强度,在光镜下可见。其三股螺旋由 2 条 α_1(Ⅰ)链及 1 条 α_2(Ⅰ)链构成。每条 α 链约含 1050 个氨基酸,由重复的 Gly-Pro-Y 序列构成(Gly 即甘氨酸,Pro 即脯氨酸,Y 常为羟脯氨酸或羟赖氨酸)。重复的 Gly-Pro-Y 序列使 α 链卷曲为左手螺旋,每圈含 3 个氨基酸残基。这样,三股螺旋再相互盘绕成右手超螺旋,即前胶原(procollagen)蛋白。前胶原蛋白经共价交联后,可成为具有抗张强度的不溶性胶原。

(三)胶原的合成与降解

间质细胞(interstitial cell)是产生胶原的主要细胞之一,包括皮肤、肌腱及其他结缔组织的成纤维细胞(fibroblast)、骨组织的成骨细胞(osteoblast)、软骨组织的成软骨细胞(chondroblast)和神经组织的神经膜细胞(neurolemmal cell)等。胶原的合成包括细胞内和细胞外两个阶段。①细胞内阶段:胶原蛋白最初在内质网合成,然后被转运到高尔基复合体内继续加工,合成绳索状的前胶原分子,继而通过分泌作用出胞。②细胞外阶段:分泌到细胞外的前胶原分子在前胶原肽酶(procollagen peptidase)的作用下去掉前肽序列,再自组装成为明暗相间、直径为 10 ~ 300 nm 的胶原原纤维(collagen fibril)。若干胶原原纤维再经糖蛋白黏合成为粗细不等的胶原纤维(collagen fiber)(图 9-3,图 9-4)。

编码人 α_1(Ⅰ)链的基因含 51 个外显子,因而基因转录后的拼接十分复杂。翻译出的肽链称为前 α 链,其两端各具有一段不含 Gly-Pro-Y 序列的前肽。3 条前 α 链的 C 端前肽借助二硫键形成链间交联,使 3 条前 α 链"对齐"排列,然后从 C 端向 N 端形成三股螺旋结构。前肽部分则呈非螺旋卷曲,带有前肽的三股螺旋胶原分子称为前胶原。胶原变性后不能自然复性重新形成三股螺旋结构,原因是成熟胶原分子的肽链不含前肽,不能再进行"对齐"排列。前 α 链在粗面内质网合成,并在形成三股螺旋之前于脯氨酸及赖氨酸残基上进行羟基化修饰,脯氨酸残基的羟化反应是在与内质网膜结合的脯氨酰 4- 羟化酶(prolyl-4-hydroxylase)及脯氨酰 3- 羟化酶(prolyl-3-hydroxylase)的催化下进行的。维生素 C 是这两种酶必需的辅助因子。

胶原蛋白的降解速率较慢,骨胶原分子可维持 10 年不降解,肌腱胶原的降解速率最慢,牙龈胶原的降解速率高于骨、软骨及皮肤。在某些局部区域、特殊生理(胚胎发育、伤口愈合)或病理(炎症反应)情况下,胶原的降解速率可加快,并常伴有胶原类型的改变。胶原分子可被胶原酶(collagenase)特异性降解。胶原酶的活化与抑制对于调节胶原的降解速率具有重要的作用,如在创伤组织、癌变组织中,胶原酶活性显著增高。

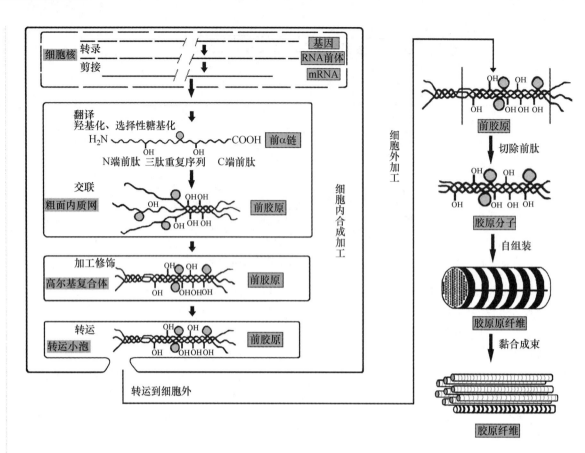

图 9-3　胶原的合成、转运和组装过程示意图

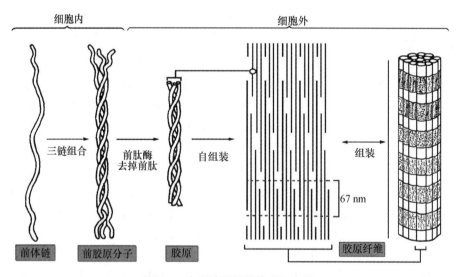

图 9-4　Ⅰ型胶原纤维构成示意图

（四）胶原的功能

哺乳动物在发育的不同阶段可表达不同类型的胶原。例如，正常成年人皮肤组织中以Ⅰ型胶原为主，在胎儿皮肤组织中含有大量的Ⅲ型胶原，随着年龄增长，Ⅲ型胶原逐渐被Ⅰ型胶原所取代。胚胎及新生儿组织中的胶原缺乏分子间的交联而易于抽提，随着年龄增长，交联日益增多，皮肤、血管及各种组织变得僵硬，成为衰老的一个重要特征。

不同组织中的胶原蛋白功能不尽相同。哺乳动物皮肤组织中的胶原具有抗衡来自不同方向张力的作用；肌腱中的胶原纤维沿肌腱的长轴平行排列，能够承受巨大的拉力；而在角膜中，胶原纤维可形成胶合板样多片层结构，使角膜既透明，又具有一定的强度。此外，胶原还与细胞分化有一定的关系。研究表明，在Ⅰ型胶原和纤连蛋白上的干细胞可分化为成纤维细胞，在Ⅱ型胶原和软骨粘连蛋白上的干细胞则分化为软骨细胞，而在Ⅳ型胶原和层粘连蛋白上的干细胞则分化为上皮细胞。

二、非胶原蛋白

在细胞外基质中，除了胶原等纤维蛋白外，还有另外一类重要的蛋白质成分——非胶原蛋白。细胞外基质中的非胶原蛋白有数十种，是多功能大分子，具有多个结构域，可分别与细胞及细胞外其他成分结合，是细胞外基质的组织者，直接影响细胞的存活、形状、黏着、铺展、迁移、增殖和分化。非胶原蛋白均为糖蛋白，其中，纤连蛋白和层粘连蛋白是目前研究得较为清楚的非胶原蛋白主要成员。

（一）纤连蛋白

纤连蛋白（fibronectin，FN）即纤维连接蛋白，是一种黏着糖蛋白，每个亚基的分子量为$(2.2 \sim 2.5) \times 10^5$ Da，也是发现最早的非胶原蛋白。纤连蛋白广泛存在于动物组织和组织液中，糖含量占4.5%~9.5%。纤连蛋白是由2条肽链组成的二聚体，2条肽链在C端以二硫键交联。每条肽链含有3个单元，分别为type Ⅰ、type Ⅱ和type Ⅲ单元。每个单元中有2条反向平行的β片层，3对β片层可叠加成"三明治"结构。这些单元多为重复序列，例如，每条肽链有13个type Ⅰ单元重复序列、2个type Ⅱ单元重复序列以及17个type Ⅲ单元重复序列（17个type Ⅲ单元重复序列中有15个为保守重复序列，2个为可变重复序列）。在细胞纤连蛋白type Ⅲ单元中，有时会有1~2个插入序列，称为EⅢA和EⅢB。不同类型的纤连蛋白均由同一基因所编码，只是在转录后的hnRNA剪接上有所差异，因而可产生不同的mRNA，进一步翻译出不同类型的纤连蛋白。另外，翻译后的纤连蛋白修饰（如糖基化等）也有差异。大量研究结果表明，纤连蛋白分子在进化过程中高度保守，各种动物的纤连蛋白结构相似，性质和生物学功能也相近，因而不同来源的纤连蛋白可以相互替代使用。

1. 纤连蛋白的分类 纤连蛋白在动物体内的分布广泛，根据所在部位的不同，可将纤连蛋白分为血浆纤连蛋白（plasma fibronectin，pFN）和细胞纤连蛋白（cellular fibronectin，cFN）两类。此外，还有一种由胚胎组织、恶性细胞及胎盘组织合成的胎儿型纤连蛋白（fetal fibronectin）。血浆纤连蛋白是一种由2条相似的肽链（A链和B链）在C端以二硫键交联形成的"V"字形二聚体（图9-5）。此类纤连蛋白主要来源于肝实质细胞，少量来源于血管内皮细胞。同时，血浆纤连蛋白还以可溶形式存在于血浆及各种体液中。

细胞纤连蛋白通常为二聚体，借助于链间的二硫键交联成纤维束。根据所在位置不同，可将细胞纤连蛋白分为表面纤连蛋白（surface fibronectin）和基质纤连蛋白（matrix fibronectin）两类。细胞表面纤连蛋白难溶于水，主要由间质细胞（如成纤维细胞、内皮细胞、软骨细胞、巨噬细胞和乳腺上皮细胞等）分泌产生。细胞表面纤连蛋白分布于细胞外基质中，能瞬时附着于细胞表面，与细胞表面特异性受体结合而发挥作用。基质纤连蛋白也是一种不溶于水的纤连蛋白原纤维，常聚集在细胞外基质中或沉积在细胞表面，通过二硫键相互交联，是构成间充质（mesenchyme）的主要纤连蛋白。

2. 纤连蛋白的分子结构 纤连蛋白肽链的每个单元都有不同的结合区域，可以与细胞表面受体、胶原、纤维素以及硫酸蛋白多糖等特异性结合。用蛋白酶水解法、化学合成小肽植入以及重组 DNA 等技术研究发现，纤连蛋白结构域中的 Arg-Gly-Asp 三肽序列（RGD 序列）是细胞外基质蛋白的特有序列，也是细胞识别的最小结构单位（图 9-6）。

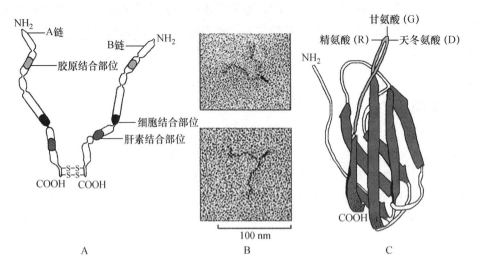

图 9-5　纤连蛋白二聚体结构示意图（A）、电镜图（B）和结构模式图（C）

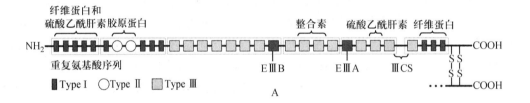

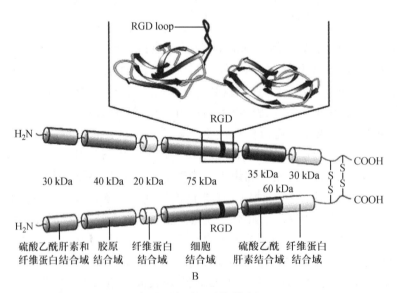

图 9-6　纤连蛋白分子结构模式图

3. 纤连蛋白的功能　纤连蛋白是一种多功能分子，其主要功能是介导细胞黏附（图 9-7）。研究表明，纤连蛋白可使细胞锚定在底物上，纯化的纤连蛋白可增强细胞间以及细胞与细胞外基质之间的黏附。通过黏附，纤连蛋白可以经细胞信号转导途径调节细胞的形状和细胞骨架组织的变化，促进细胞铺展。此外，纤连蛋白还有助于细胞运动与迁移。在胚胎发生过程中，纤连蛋白对于许多类型细胞的迁移和分化是必需的，如胚胎发育早期神经嵴细胞的迁移。在神经管形成过程中，神经嵴细胞从神经管的背侧迁移到胚胎各个区域，然后分化为神经节、色素细胞等不同类型的细胞。一般认为纤连蛋白基质纤维为细胞的运动提供了轨道。此外，在血液凝固过程中，血浆纤连蛋白还可促进血小板附着于血管受损部位，有利于血液凝固和创面修复。组织创伤时，血浆纤连蛋白可促进巨噬细胞和其他免疫细胞迁移到受损部位。免疫细胞还可与血浆纤维蛋白结合，吸引成纤维细胞、平滑肌细胞和内皮细胞向损伤部位迁移而形成肉芽，然后形成瘢痕，刺激上皮细胞增生，促进创面修复。

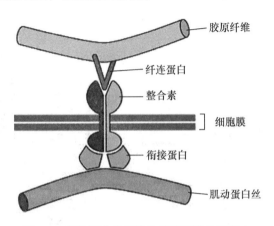

图 9-7 纤连蛋白将细胞连接到细胞外基质上

知识拓展

纤连蛋白与瘢痕疙瘩

研究表明，纤连蛋白（FN）可与剪接变体额外结构域 A（extra domain A，EDA）形成 FN-EDA，然后通过激活转化生长因子 -β（ransforming growth factor-β，TGF-β）诱导成肌纤维细胞分化，在肺纤维化过程中起关键作用。瘢痕疙瘩中的 Toll 样受体 4（Toll-like receptor 4，TLR4）可通过介导外源性 FN-EDA 在体外有效地刺激胶原的产生和成纤维细胞的分化。纤连蛋白可与剪接变体额外结构域 B（extra domain B，EDB）形成 FN-EDB，继而活化成纤维细胞，增强成纤维细胞合成细胞外基质的能力。槲皮素可以通过抑制成纤维细胞增殖而抑制纤连蛋白的产生，对瘢痕疙瘩的治疗有一定的意义。转化生长因子（TGF）家族成员可以通过改变剪接因子的活性和表达水平来调节纤连蛋白的表达水平。与正常成纤维细胞相比，瘢痕疙瘩成纤维细胞中纤连蛋白的表达对 TGF-$β_1$ 刺激的上调反应更敏感。TGF-$β_1$ 可通过诱导嘧啶区结合蛋白使成纤维细胞增殖和纤连蛋白沉积。miRNA-217 可通过抑制纤连蛋白的表达而抑制成纤维细胞的生长和凋亡，从而使瘢痕疙瘩纤维化。

（二）层粘连蛋白

层粘连蛋白（laminin，LN）简称层连蛋白，是一种与细胞黏附密切相关的蛋白质，广泛存在于哺乳动物胚胎及成体组织基膜中。

1. 层粘连蛋白的结构　层粘连蛋白是结构最复杂的大分子糖蛋白，含有 50 多条 N- 连接寡糖链，糖含量为 1.5%～2.8%，分子量约为 850 kDa。层粘连蛋白由 1 条重链（α 链）和 2 条轻链（β、γ 链）构成，3 条肽链借二硫键交联成不对称的十字形分子（图 9-8）。十字形分子的 3 条短臂各由 3 条肽链的 N 端序列构成，每条短臂包括 2 个球区及 2 个短杆区；十字形分子的长臂由 3 条肽链的近 C 端序列共同构成长杆区，而末端的分叶状大球区仅由 α 链 C 端序列卷曲而成，是与硫酸肝素结合的部位。层粘连蛋白分子中至少存在 8 个能与细胞结合的位点。已知多种层粘连蛋白受体可识别层粘连蛋白并与其糖链结合。现已确定有 11 种层粘连蛋白分子，分别由 10 种亚基（α1、α2、α3、α4、α5、β1、β2、β3、γ1、γ2）中的 3 种以不同的方式组合而成，这 10 种亚基分别由 10 个结构基因编码。

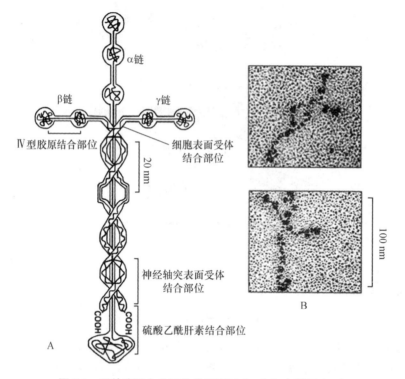

图 9-8　层粘连蛋白分子结构示意图（A）和电镜图（B）

2. 层粘连蛋白的功能　　层粘连蛋白可与 IV 型胶原、硫酸乙酰肝素、肝素、脑苷脂、神经节苷脂等结合，成为基膜的重要成分。由于层粘连蛋白序列中含有 RGD 序列，所以能被上皮细胞、内皮细胞、神经细胞等多种细胞表面的层粘连蛋白受体（即整合素）特异性识别，使细胞黏附于基膜上，并促进细胞生长。层粘连蛋白作为基膜的主要成分，对基膜基质的组装起关键作用。目前已证实，有 8 种整合素亚型可以特异性识别层粘连蛋白中的 RGD 序列，但也有部分整合素可以识别非 RGD 序列，如纤连蛋白中的 LDV（Leu-Asp-Val，即亮氨酸—天冬氨酸—缬氨酸）序列。层粘连蛋白在胚胎发育早期对于保持细胞黏附、细胞极性及细胞分化有重要意义。此外，层粘连蛋白还有助于神经元在体外存活，并在缺乏神经生长因子的情况下促进神经元轴突的生长。

三、弹性蛋白

弹性蛋白（elastin）具有伸展性，由弹性蛋白构成的弹性纤维使组织具有弹性和回缩能力，以保证组织器官的弹性功能。

1. 弹性蛋白的结构　　弹性蛋白是一种高度疏水的非糖基化蛋白，约含 830 个氨基酸残基，由两种类型的短肽交替排列构成：一种是疏水短肽，使弹性蛋白分子具有弹性；另一种是富含丙氨酸和赖氨酸残基的 α 螺旋，并在相邻分子间形成交联。弹性蛋白的氨基酸组成成分与胶原类似，也富含甘氨酸和脯氨酸，但几乎不含羟脯氨酸和羟赖氨酸。弹性蛋白没有胶原特有的

Gly-Pro-Y 序列，故不形成规则的三股螺旋结构，而是呈无规则卷曲，也不发生糖基化修饰。弹性蛋白的每一个短肽由一个外显子编码合成后，以原弹性蛋白（tropoelastin）的形式分泌到细胞外。弹性蛋白分子间的交联比胶原更复杂，在靠近质膜处，肽链之间通过赖氨酸残基互相交联，进而组装成弹性纤维，形成富有弹性的网络结构（图 9-9）。

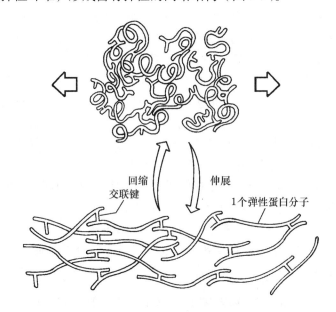

图 9-9　弹性蛋白分子的伸展与回缩结构示意图

2. 弹性蛋白的功能　弹性纤维（elastic fiber，EF）由均质的弹性蛋白和原纤蛋白（fibrillin）组成，后者是一种糖蛋白，甘氨酸含量很少，富含半胱氨酸，不含羟脯氨酸。原纤蛋白分子通过半胱氨酸形成二硫键交联，并聚集形成微原纤维（microfibril）。成纤维细胞和平滑肌细胞均可合成和分泌原纤蛋白和原弹性蛋白。以微原纤维作为铺垫，弹性蛋白铺展在微原纤维上并与其共同形成弹性纤维。微原纤维可将真皮中的弹性纤维锚定在细胞外基质或基膜上。弹性纤维粗细不等，粗长型弹性纤维分布于动脉血管壁，而较细的弹性纤维则以网状形式分散在胶原纤维束之间，分布在肠系膜、筋膜和皮肤组织中。皮肤中的弹性纤维占干重的2%～5%。弹性蛋白通过细胞外基质中的弹性纤维网络使组织具有弹性和回缩能力，以保证组织器官的弹性功能，如脉管壁、肺、皮肤、肌腱和疏松结缔组织不仅有一定的强度，而且具有弹性。弹性纤维与胶原相互交织，可维持皮肤的韧性，防止组织和皮肤撕裂及过度伸展。

四、糖胺聚糖和蛋白聚糖

糖胺聚糖（glycosaminoglycan，GAG）与蛋白聚糖（proteoglycan，PG）是大分子含糖化合物，可形成细胞外基质高度亲水性的无定形胶状物。

（一）糖胺聚糖

糖胺聚糖是由重复的双糖单位构成的无分支长链多糖。双糖单位中，有一个是氨基己糖（N- 乙酰氨基葡糖或 N- 乙酰氨基半乳糖），又称氨基聚糖（原名酸性黏多糖）；另一个常为糖醛酸（葡糖醛酸或艾杜糖醛酸）。但硫酸角质素的双糖单位则为糖醛酸和半乳糖。在大多数糖胺聚糖中，糖基常被硫酸化。根据糖基的组成、连接方式、硫酸化位点及数量，可将糖胺聚糖分为 7 种，即透明质酸（hyaluronic acid，HA）、4- 硫酸软骨素、6- 硫酸软骨素、硫酸皮肤素

（dermatan sulfate，DS）、硫酸乙酰肝素（heparan sulfate，HS）、肝素（heparin）和硫酸角质素（keratan sulfate，KS）。糖胺聚糖的分子结构特性和组织分布见表 9-2。

透明质酸是一种重要的糖胺聚糖，也是不发生硫酸化修饰的糖胺聚糖。一个透明质酸分子通常由多达数千个双糖单位（葡糖醛酸 + N- 乙酰氨基葡糖）重复排列构成，远大于糖胺聚糖的平均糖基数目（300 个），分子量可达 103 ~ 104 kDa。溶液中的透明质酸分子呈无规则卷曲状态。如果没有空间制约因素，透明质酸分子可以占据比自身体积大 1000 倍以上的空间，其分子长度可达 5 ~ 25 μm。透明质酸分子表面的糖醛酸羧基可结合阳离子，使细胞外基质的离子浓度和渗透压增高，导致大量水分子被摄入基质。因此，透明质酸倾向于向外膨胀，产生张力，使结缔组织具有抗压和抗冲击能力。体重为 70 kg 的成年人，体内透明质酸含量约为 15 g，其中 1/3 为每日合成或降解量。软骨、皮肤、血管内皮含有丰富的透明质酸。在体液（尤其是关节液）中，透明质酸起润滑作用，可减少摩擦，保护关节面。皮肤受到紫外线照射损伤后，可刺激透明质酸合成增加，有助于皮肤修复。此外，透明质酸还有助于细胞运动与迁移。在胚胎发育早期和创伤修复时，细胞可分泌大量透明质酸，进而促进细胞迁移和增殖。细胞迁移结束时，多余的透明质酸可立即被透明质酸酶（hyaluronidase，HAase）降解。细胞表面的透明质酸受体为 CD44 及其同源分子，属于透明质酸黏素（hyalherin）家族。借助非共价键，透明质酸可与多种蛋白聚糖的核心蛋白或连接蛋白结合，尤其是在软骨基质中。除透明质酸及肝素外，其他几种糖胺聚糖均不以游离形式存在，而是与核心蛋白共价结合而形成蛋白聚糖。

表 9-2　糖胺聚糖的分子结构特性及组织分布

糖胺聚糖类型	重复双糖单位	平均每分子中硫酸基个数	组织分布
透明质酸（HA）	葡糖醛酸，N- 乙酰葡糖	0	结缔组织、皮肤、软骨、玻璃体、滑液
4- 硫酸软骨素	葡糖醛酸，N- 乙酰半乳糖	0.2 ~ 2.3	软骨、角膜、骨、皮肤、动脉
6- 硫酸软骨素	葡糖醛酸或艾杜糖醛酸，N- 乙酰葡糖	1.0 ~ 2.0	皮肤、角膜、骨、动脉
硫酸皮肤素（DS）	葡糖醛酸或艾杜糖醛酸，N- 乙酰葡糖	0.2 ~ 3.0	皮肤、血管、心脏、心瓣膜
硫酸乙酰肝素（HS）	葡糖醛酸或艾杜糖醛酸，N- 乙酰葡糖		肺、动脉、细胞表面
肝素	葡糖醛酸或艾杜糖醛酸，N- 乙酰葡糖	2.0 ~ 3.0	肺、肝、皮肤、肥大细胞
硫酸角质素（KS）	半乳糖，N- 乙酰葡糖	0.9 ~ 1.8	软骨、角膜、椎间盘

肝素是另一种重要的糖胺聚糖，作为体内的一种天然抗凝血物质，因首先在肝组织内被发现而得名，后来在肺、血管壁、肠黏膜等组织中也发现有肝素存在。肝素是一种由葡糖胺、L-艾杜糖醛酸、N- 乙酰葡糖胺和 D- 葡糖醛酸交替组成的黏多糖硫酸酯，分子量为 15 kDa，呈强酸性。肝素常用作抗凝血药，临床上主要用于血栓栓塞性疾病、心肌梗死的治疗以及心血管手术、心脏导管检查、体外循环和血液透析等。

（二）蛋白聚糖

蛋白聚糖也是一种高分子含糖化合物，存在于所有结缔组织细胞外基质中及许多细胞表面。蛋白聚糖是由各种糖胺聚糖（除透明质酸外）与不同的核心蛋白的丝氨酸残基共价结合而形成的糖复合体，其含糖量可达 9.0% ~ 9.5%。核心蛋白中的丝氨酸残基常为 Ser-Gly-X-Gly（丝氨酸 - 甘氨酸 - 除脯氨酸以外的任意一种氨基酸 - 甘氨酸），可在高尔基复合体中与糖胺聚糖结合。其糖基化过程为：首先，通过糖基转移酶将糖胺聚糖的四糖链（Xyl-Gal-Gal-GlcUA，木糖 - 半乳糖 - 半乳糖 - 葡糖醛酸）连接到丝氨酸位点，然后氨基糖链不断延长，并对所合成的重复二糖单位进行硫酸化及差向异构化修饰。一个核心蛋白分子上可以连接 1 ~ 100 个或更多的糖胺聚糖链。许多蛋白聚糖单体常以非共价键与透明质酸形成蛋白聚糖多聚体。核心蛋白的 N 端序列与 CD44 分子结合的透明质酸的结构域具有同源性，故亦属于透明质酸黏素家族。

　　蛋白聚糖多聚体（图 9-10）的分子量可达 108 kDa 以上，体积可超过细菌。常见的构成软骨的蛋白聚糖多聚体，其糖胺聚糖主要是硫酸软骨素（chondroitin sulfate，CS），其次是硫酸角质素（keratan sulfate，KS）。软骨中的蛋白聚糖多聚体含量不足或代谢障碍可引起长骨发育不良、四肢短小。

　　与一个核心蛋白分子相连的糖胺聚糖链可以是同种或不同种，数目也可以不同，有很大的差异性，所以蛋白聚糖的一个显著特点是呈多态性。可采用 DNA 重组技术，根据核心蛋白的氨基酸顺序对蛋白聚糖进行分类（表 9-3）。

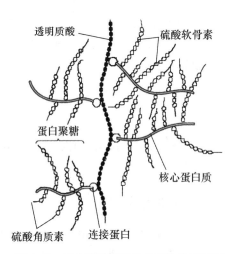

图 9-10　蛋白聚糖多聚体分子结构示意图

表 9-3　一些蛋白聚糖的组成特性与定位及功能

蛋白聚糖类型	核心蛋白的分子量（kDa）	糖胺聚糖类型	糖胺聚糖的糖链数	定位	功能
聚集蛋白聚糖（aggrecan）	210 000	硫酸软骨素和硫酸角质素	130	软骨	与透明质酸形成较大的聚合物，起支持、抗压作用
串珠蛋白聚糖（perlecan）	470 000	硫酸乙酰肝素	2 ~ 15	基膜	支持及过滤作用
饰胶蛋白聚糖（decorin）	40 000	硫酸软骨素 / 硫酸皮肤素	1	结缔组织	与 I 型胶原及 TGF-β 结合
β 蛋白聚糖（beta-glycan）	36 000	硫酸软骨素 / 硫酸皮肤素	1	细胞表面	与 TGF-β 结合，作为辅助受体
黏结蛋白聚糖（syndecan）	32 000	硫酸软骨素和硫酸乙酰肝素	1 ~ 3	上皮细胞表面	与上皮细胞黏附、结合成纤维细胞生长因子等
纤维蛋白聚糖（fibroglycan）		硫酸软骨素和硫酸乙酰肝素	3	成纤维细胞表面	作为纤连蛋白的辅助受体
丝甘蛋白聚糖（含有大量 Ser-Gly 重复序列）（serglycan）	20 000	硫酸软骨素 / 硫酸皮肤素	10 ~ 15	白细胞的分泌囊泡	协助包装及储存、分泌物质

第二节　基膜的结构与功能

　　基膜（basal membrane，BM）又称基底膜，是细胞外基质的一种特化结构形式。基膜是位于上皮细胞基底面与结缔组织之间的膜状结构，具有支持和连接作用。基膜也是一种半透膜，可供物质通过。

　　形成基膜的组织和细胞通常位于：①肌细胞和脂肪细胞的表面；②皮肤鳞状上皮细胞的底面；③血管内皮细胞的底面；④二胚层胚盘的两个胚层之间。此外，在周围神经系统，形成髓鞘和神经膜的施万细胞（Schwann cell）表面也覆盖有基膜。

一、基膜的成分与形态结构

（一）基膜的成分

　　基膜是由不同的蛋白纤维组成的网状结构，每种基膜含有至少一种类型的蛋白聚糖。基膜的主要成分有层粘连蛋白（LN）、Ⅳ型胶原（type Ⅳ collagen）、巢蛋白（nidogen）、串珠蛋白聚糖（perlecan）、内联蛋白（endonexin）、生腱蛋白（tenascin）、钙结合糖蛋白和硫酸肝素糖蛋白等（图 9-11）。

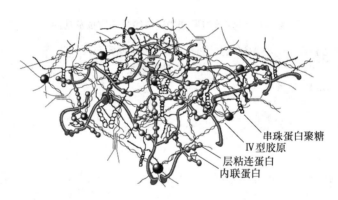

串珠蛋白聚糖
Ⅳ型胶原
层粘连蛋白
内联蛋白

图 9-11　基膜的分子结构模型

　　1. 层粘连蛋白　层粘连蛋白在基膜的形成过程中起重要作用，因为层粘连蛋白分子中含有许多不同的结构域，其中有与其他蛋白复合物结合的特殊位点。此外，层粘连蛋白还可与细胞表面受体结合，也可与其他层粘连蛋白分子（或其他糖蛋白）结合。更重要的是，层粘连蛋白可与Ⅳ型胶原结合形成分隔的交联网状结构。基膜通过层粘连蛋白与细胞表面受体紧密结合，将基膜与其所覆盖的细胞紧密结合。因此，层粘连蛋白不仅是基膜的主要成分，也是基膜的组织者，还是胚胎发育过程中最先合成的基膜成分。

　　2. Ⅳ型胶原　Ⅳ型胶原是构成基膜的主要结构成分之一，是基膜的网状支架。Ⅳ型胶原在细胞内合成后直接以前胶原的形式参与细胞外基质的构成。肝血窦（hepatic sinusoid）是肝内的终末毛细血管，具有特殊的结构组成。通常，肝血窦的管壁仅由单层内皮细胞组成，内皮细胞与肝细胞之间缺乏基膜组织。正常情况下，组成窦壁的内皮细胞富含直径约 0.1 μm 的窗孔，从而使得整个细胞呈筛状。此种窗孔可容许乳糜微粒，甚至某些细胞成分通过，有利于肝血窦内血液与肝细胞之间的物质交换。但在肝硬化患者中，肝血窦内皮细胞可出现毛细血管化改变，即在肝纤维化晚期或肝硬化期，肝窦内皮窗孔逐渐减少或消失，内皮下生成基膜，形成类似于连续性的毛细血管。现已证实，层粘连蛋白形成基膜与肝血窦毛细血管化有关。目前认为，血清IV型胶原含量可反映组织与器官胶原的合成状态。例如，肝损伤时，肝内星形细胞（stellate cell）可活化，并分泌以胶原蛋白为主的细胞外基质。过多的细胞外基质沉积在肝内，即可造成肝纤维化。血清IV型胶原浓度可以反映肝纤维化程度。慢性肝炎、肝硬化和肝癌患者血清中可见IV型胶原浓度增高。

3. 巢蛋白　巢蛋白分子呈哑铃状，具有3个球区，分别称为G1、G2和G3区域。其中，G3区域与层粘连蛋白结合，G2区域与IV型胶原结合，形成IV型胶原纤维网络与层粘连蛋白纤维网络之间的连桥，在基膜的组装过程中起着非常重要的作用。

4. 串珠蛋白聚糖　串珠蛋白聚糖也称渗滤素，是基膜中含量最丰富的蛋白聚糖之一，包含一个巨大的多结构域的核心蛋白（分子量约为470 kDa）和多达2~15条特异性硫酸乙酰肝素侧链。串珠蛋白聚糖可与多种细胞外基质成分（IV型胶原、层粘连蛋白、纤连蛋白等）以及细胞表面分子交联结合，共同构成基膜的网络结构。肾小球基膜中的串珠蛋白聚糖对于原尿的生成具有筛滤作用。

（二）基膜的形态结构

基膜是上皮细胞基底面与深部结缔组织之间一层特化的薄膜状结构，由于过薄，在HE染色切片上一般不易分辨。假复层纤毛柱状上皮和复层扁平上皮的基膜相对较厚。用过碘酸希夫（periodic acid-Schiff，PAS）染色，基膜呈粉红色；用镀银染色，基膜呈黑色。在电镜下观察，可将基膜分为三层（图9-12）：①透明板，靠近上皮基底面的透明板（lamina lucida）是一电子密度低的薄层，厚度为10~50 nm；②基板，透明板下方是电子密度高的均质层，称为基板（basal lamina）或致密板（lamina densa），由上皮细胞分泌产生，厚度为20~300 nm，由细丝状物质和无定形基质组成；③网板，在致密板之下，与结缔组织相邻接的部分称为网板（reticular lamina）。此层较厚，由网状纤维和基质组成，由结缔组织的成纤维细胞分泌产生，有的基膜无此层。

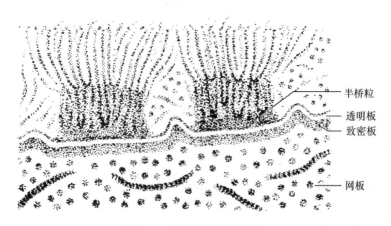

半桥粒
透明板
致密板
网板

图 9-12　基膜超微结构模式图

二、基膜的功能

基膜对上皮组织起结构支撑作用，在上皮组织和结缔组织之间起连接作用。基膜是上皮细胞和内皮细胞的铺垫，也可包绕于肌细胞、神经细胞、神经髓鞘细胞和脂肪细胞周围，以隔离细胞和结缔组织（图 9-13）。在组织结构上，基膜将细胞与其下方的结缔组织隔开，起连接作用。同时，基膜也是一种半透膜，具有选择性屏障作用。上皮组织与结缔组织之间的基膜可阻止上皮细胞接触到成纤维细胞；在肾小球、肺泡等部位，基膜介于两层细胞之间，起分子滤筛作用，如在肾细胞中，基膜可以作为一种过滤器，允许小分子物质进入尿液，却阻止大分子蛋白质进入。如果尿常规检查显示蛋白质呈阳性（即蛋白尿），则提示肾小球结构可能受损。肌肉、神经、上皮组织受损伤后，基膜可以为再生细胞提供支架。此外，基膜还可以调节分子和细胞的运动，决定细胞的极性，影响细胞代谢、存活、迁移、增殖和分化，并能在细胞膜周围组织蛋白质结构，诱导细胞分化和引导细胞迁移。例如，表皮细胞下的基膜一方面可阻止结缔组织中的细胞（如成纤维细胞）进入表皮，另一方面又能允许"防卫战士"白细胞移动。

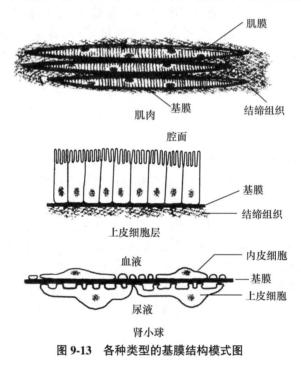

图 9-13　各种类型的基膜结构模式图

第三节　细胞外基质的功能

细胞外基质的成分种类众多、组成复杂、结构迥异，而且同一种细胞外基质成分存在着不同的结构域和功能区，换言之，同一种细胞外基质成分，在不同组织中的结构与功能差异较大。这种结构与功能上的特性，决定了细胞外基质具有复杂的多样性。

由于细胞外基质对细胞的形状、结构、功能以及细胞的存活、增殖、分化、迁移等许多生命活动具有广泛的影响，因而在胚胎发育、器官形成过程中，甚至在维持成体结构与功能完善方面（包括免疫应答及创伤修复等）都发挥着不可或缺的重要作用。

一、细胞外基质的物理作用

在不同组织中，胶原可作为骨架选择性地与非胶原蛋白、糖胺聚糖及弹性蛋白结合，形成具有组织特异性的三维空间网络结构；细胞外基质的不同成分之间可以相互作用，形成立体框架，对细胞起支撑作用。大多数细胞都依赖细胞外基质发挥黏附作用，细胞只有通过细胞外基质的连接才能构成组织。细胞外基质不仅对于形成机体不同组织的结构具有重要作用，还能影响组织细胞的物理性状。

（一）决定组织的抗张强度与弹性

组织抗张强度（tensile strength）是指组织断裂时在单位面积上所承受的最大张力。决定组织抗张强度的主要成分是胶原，具体指的是胶原含量和胶原纤维束直径。核心聚糖在维持胶原纤维的正常结构方面发挥着重要作用，它通过中心功能区与 I 型和 III 型胶原结合，从而控制胶原纤维的形成，使胶原纤维组成高度有序的结构。核心聚糖基因缺陷的胶原结构无序，形态与大小差异很大。正常胶原直径为 40 ~ 80 nm，而核心聚糖基因缺陷的胶原直径可达到 40 ~ 260 nm，可导致胶原纤维结构疏松。核心聚糖在维持皮肤抗张强度方面具有十分重要的作用。研究显示，干扰核心聚糖基因表达，可致小鼠皮肤脆性增加、真皮层变薄且皮下结缔组织松弛，皮肤抗张强度仅为正常动物的 1/3，皮肤延展性降低 35% ~ 40%。

组织弹性是指组织在受到外力（包括牵张力和压力）作用后恢复到原来形状的物理特性，即组织的伸缩性和可逆的变形能力。决定组织弹性的成分是弹性纤维，弹性纤维中的原纤维蛋白异常可导致皮肤弹性改变，使皮肤出现凸条纹等症状。

（二）天然屏障作用

细胞外基质中的蛋白聚糖遍布于结缔组织的细胞间质内，使其具有分子筛（molecular sieve）作用，可允许小分子水溶性物质和气体分子通过，并能调节局部离子代谢，影响组织的通透性和渗透压；而大分子颗粒物质（如病原微生物等）则不能通过细胞外基质。因此，细胞外基质对病原微生物的扩散具有天然屏障作用。

（三）生长因子的贮存库

细胞外基质成分可与生长因子结合，不仅可以调节生长因子的活性，还可以使肽类生长因子不被降解，具有生长因子贮存库的作用。可结合细胞因子的细胞外基质成分主要是蛋白聚糖，与之结合的生长因子包括成纤维细胞生长因子 2（fibroblast growth factor-2，FGF-2）、转化生长因子 -β（transforming growth factor-β，TGF-β）等。串珠蛋白聚糖可通过硫酸乙酰肝素侧链与 FGF-2 结合；核心聚糖对 TGF-β 具有高度亲和力。在一定条件下，这些因子可以被释放出来，与细胞表面的相应受体结合，引起相应的生物学效应。

二、细胞外基质的生物学功能

（一）决定细胞的形态结构

细胞外基质可影响细胞的形状。同一种细胞在不同的细胞外基质上黏附时可表现出完全不同的形状。研究表明，几乎所有细胞在脱离所在组织而处于单个游离状态时均呈球形，此时细胞表面有许多微绒毛及膜皱襞，细胞骨架呈解聚状态（即去组装）。除血液循环中成熟的血细胞外，几乎所有细胞均可在特定的基质上黏着和铺展，呈现一定的形状。成纤维细胞在天然的细胞外基质中呈扁平多突状，细胞表面微绒毛及皱襞较少，肌动蛋白丝组装在靠近基底部的胞质中。如果将成纤维细胞置于无细胞基质涂布的玻片上进行培养，则细胞呈球形。此外，神经细胞及上皮细胞只有黏附在基膜上才能显示出明显的极性。例如，黏附于基膜成分上的上皮细胞，细胞核靠近基底部，而待分泌的酶及黏液则分布在顶部，侧面存在连接复合物，半桥粒位于基底侧，与细胞外基质相连。研究显示，细胞外基质对细胞形态的影响主要是通过与细胞表面受体结合，进而通过信号传递影响细胞骨架的组装和排列来实现的。

（二）影响细胞的存活与凋亡

细胞外基质是细胞赖以生存的物质。除血细胞外，正常真核细胞大多须黏附于特定的细胞外基质才能长期存活，这种特性称为贴壁依赖性（anchorage dependence）。例如，上皮细胞或内皮细胞一旦脱离了细胞外基质，即可发生程序性死亡（凋亡）。细胞外基质成分与相应的整合素结合后，可激活黏着斑激酶（focal adhesion kinase，FAK），使细胞内 Bcl-2 的表达增加，从而抑制细胞凋亡。

不同的细胞赖以生存的细胞外基质成分是不一样的。研究显示，血管内皮细胞在（细胞外基质）层粘连蛋白含量较低时就会死亡，而在高浓度的层粘连蛋白或低浓度的玻连蛋白（vitronectin）、纤连蛋白环境中才能存活。人内皮细胞需要培养基中含有玻连蛋白和纤连蛋白才能生存，而中国仓鼠卵巢（Chinese hamster ovary，CHO）细胞在仅含有纤连蛋白的培养液中就能存活，在仅含玻连蛋白的培养液中则发生凋亡。Ⅳ型胶原可提高角膜成纤维细胞的存活率，抑制整合素 β_1 亚基所引起的细胞凋亡。单独应用纤连蛋白、玻连蛋白、Ⅳ型胶原或Ⅰ型胶原，可以不同程度地抑制人脐静脉内皮细胞凋亡。

（三）调节细胞增殖

体外培养的贴壁细胞（adherent cell）只有黏附在一定基质上才能增殖，称为贴壁依赖性生长（anchorage dependent growth）。细胞黏着于适当的基质上才能保证蛋白质及 RNA 的合成，在铺展状态下才能进行 DNA 复制。多数细胞外基质成分的分子结构中均有表皮生长因子（epidermal growth factor，EGF）样功能区，这个功能区具有促分裂活性，可以促进细胞分裂、增殖。正常情况下，细胞外基质的表皮生长因子样功能区被遮蔽，在创伤等病理情况下则可被暴露，从而促进细胞分裂。

不同的细胞外基质对细胞增殖的影响截然不同。例如，成纤维细胞在纤连蛋白基质上增殖加快，而在层粘连蛋白基质上增殖减慢；上皮细胞对这两种细胞外基质成分的反应则相反。硫酸乙酰肝素蛋白聚糖可促进肿瘤细胞增殖，但对血管平滑肌细胞的增殖具有抑制作用。核心聚糖具有抑制 CHO 细胞增殖的作用，但对成纤维细胞增殖无影响。透明质酸可促进成纤维细胞增殖，抑制其分化，并抑制新生血管的形成。实验证明，细胞外基质成分（如层粘连蛋白）可显著促进肿瘤细胞的黏附、铺展和增殖。

层粘连蛋白 β 链中存在与表皮生长因子同源的重复序列，在某些病理情况下（如炎症、创伤、肿瘤转移），层粘连蛋白可被基质金属蛋白酶（matrix metalloproteinase，MMP）降解（表 9-4），这些 EGF 同源序列可被释放出来，从而促进特定细胞增殖。细胞外基质成分与细胞上的相应受体结合后，可激活膜上的 Rho 和 Rac 分子，从而促使细胞由 G_1 期进入 S 期，促进细胞增殖、分裂。

表 9-4　基质金属蛋白酶家族

酶分型	MMP 编号	主要作用底物
胶原酶		
间质胶原酶	1	胶原（Ⅰ型、Ⅱ型、Ⅲ型、Ⅶ型、Ⅹ型）、明胶、巢蛋白、聚集蛋白聚糖
多形核胶原酶	8	（Ⅰ型、Ⅱ型、Ⅲ型胶原）、聚集蛋白聚糖
胶原酶3	13	胶原（Ⅰ型、Ⅱ型、Ⅲ型）

续表

酶分型	MMP 编号	主要作用底物
明胶酶		
明胶酶 A	2	明胶、胶原（Ⅰ型、Ⅳ型、Ⅴ型、Ⅶ型、Ⅹ型、ⅩⅠ型）、弹性蛋白、聚集蛋白聚糖、纤连蛋白、层粘连蛋白、TN、β- 淀粉样蛋白前体
明胶酶 B	9	明胶、胶原（Ⅳ型、Ⅴ型、ⅩⅠ型）、聚集蛋白聚糖、弹性蛋白、巢蛋白、玻连蛋白
间质溶素		
间质溶素 1	3	聚集蛋白聚糖、明胶、纤连蛋白、胶原（Ⅲ型、Ⅳ型、ⅩⅠ型）、玻连蛋白、层粘连蛋白、生腱蛋白
间质溶素 2	10	聚集蛋白聚糖、纤连蛋白、Ⅳ型胶原
膜型基质金属蛋白酶		
Ⅰ膜型基质金属蛋白酶	14	胶原（Ⅰ型、Ⅱ型、Ⅲ型）、纤连蛋白、层粘连蛋白、硫酸皮肤素、蛋白多糖、玻连蛋白
Ⅱ膜型基质金属蛋白酶	15	未知
Ⅲ膜型基质金属蛋白酶	16	激活 proMMP-2
Ⅳ膜型基质金属蛋白酶	17	未知
其他		
基质溶素	7	聚集蛋白聚糖、纤连蛋白、层粘连蛋白、明胶、Ⅳ型胶原、巢蛋白、玻连蛋白
间质溶素 3	11	纤连蛋白、层粘连蛋白、Ⅳ型胶原、生腱蛋白、玻连蛋白
金属弹性蛋白酶	12	弹性蛋白
釉质溶解素	20	未知
RASI-1	18/19	未知

（四）控制细胞分化

细胞外基质在调控细胞分化、胚胎发育、器官形成等方面发挥着重要的作用。细胞外基质成分与细胞表面受体结合后，可启动细胞内信号传递的某些级联反应，进而影响细胞分化。

血管内皮细胞在基质胶人工基膜（matrigel）上培养时，细胞可分化形成有腔的毛细管样结构；而加入抗层粘连蛋白抗体或抗层粘连蛋白受体（整合素）抗体等可以抑制该结构的形成，说明基质中的成分可通过细胞骨架及信号转导系统控制细胞分化的表型。乳腺上皮细胞及肝细胞只有在适当的基质上才能出现并维持分化的表型：乳腺上皮细胞在专一性人工基膜上培养时，细胞呈管状或球泡状排列，有极性，并可分泌含酪蛋白的乳汁至中央腔；肝细胞在肝专一性人工基膜上培养时，可合成清蛋白、细胞色素 P450 等蛋白质，若脱离基膜成分，编码肝特异性蛋白质的 mRNA 则可停止翻译。成肌细胞在纤连蛋白上可增殖并保持未分化的表型；而在层粘连蛋白上则可停止增殖，并开始分化，融合为肌管。纤连蛋白可抑制软骨细胞的分化，而促进成红细胞的终末分化。β 层粘连蛋白可促进肾间质细胞转变为上皮细胞。有人认为，细胞外基质成分对细胞分化的诱导作用可以决定未分化间质细胞的分化方向。

（五）参与细胞迁移

细胞外基质可以控制细胞迁移的方向与速度，并为细胞的迁移预先"筑巢"，提供"脚手架"。纤连蛋白可以促进成纤维细胞及角膜上皮细胞等的迁移。成纤维细胞可通过黏着斑附着于细胞外基质，成为细胞位移的支点。层粘连蛋白可促进神经膜细胞（neurolemmal cell）及肿瘤细胞的迁移，分别与神经轴突的生长和癌细胞的转移有关。

神经嵴周围的细胞外基质中含有丰富的透明质酸，可影响神经嵴细胞的扩散及迁移。神经嵴背侧在细胞迁移过程中可表达（富集）硫酸软骨素，加速细胞迁移，因而背侧迁移细胞的迁移速度较腹侧细胞快。沿富集纤连蛋白途径迁移的神经嵴细胞最终可分化为肾上腺素能神经元，形成神经节。细胞外基质中若没有纤连蛋白，则神经嵴细胞会停止迁移，在细胞表面出现黏附分子及钙黏着蛋白，使神经节中的细胞发生黏合。

基膜的存在是组织损伤后再生细胞迁移的基础。临床上，当皮肤、角膜损伤后，可在损伤部位添加纤连蛋白，以促进细胞的迁移。细胞的迁移依赖于细胞的黏附与细胞骨架的组装。细胞黏附于一定的细胞外基质时可诱导黏着斑的形成，黏着斑是连接细胞外基质与细胞骨架的"铆钉"。

（六）调节细胞运动

正常组织在新陈代谢过程中以及炎症反应、创伤愈合等病理状态下，细胞需要运动。例如，在创伤愈合过程中，炎症细胞、成纤维细胞及内皮细胞都需要向创面移动。细胞外基质成分调节细胞运动的方式主要包括以下几种。

1. 趋化作用　具有趋化作用（chemotaxis）的细胞外基质主要有纤连蛋白、层粘连蛋白、玻连蛋白和生腱蛋白等。这些细胞外基质对中性粒细胞、单核巨噬细胞、成纤维细胞和淋巴细胞等具有趋化作用，可吸引这些细胞向损伤部位移动。

2. 促进细胞游走　成纤维细胞、内皮细胞及表皮细胞须在特定的细胞外基质成分中，才能在趋化因子的作用下做定向运动。如用血小板衍生生长因子 -BB（platelet derived growth factor-BB，PDGF-BB）作为成纤维细胞的趋化因子，可吸引成纤维细胞由三维胶原基质向纤维蛋白游走，若无纤连蛋白存在，则游走的细胞数量显著减少。

3. 促进细胞铺展　移行到损伤部位的细胞要发挥其生物学功能，就必须铺展在细胞外基质结构中。特定的细胞可黏附在特定的基质上，黏附细胞在适宜的基质上可发生铺展。细胞铺展（cell spreading）是细胞骨架组装状况的综合表现，是细胞外基质各成分与细胞表面各自的特异性受体结合后，通过不同的黏着蛋白质（如黏着斑蛋白、α 辅肌动蛋白等）与细胞骨架成分相连，并影响细胞骨架的组装。各种类型的胶原纤维、糖蛋白及蛋白多糖成分均有促进细胞铺展的作用。例如，细胞外基质与细胞上相应的整合素受体结合后，可使细胞膜上的 Rac 和 Cdc 42 激活，引起细胞骨架蛋白运动，促使细胞在细胞外基质中铺展，然后迅速增殖、分化，并合成分泌细胞因子及细胞外基质成分，加速创面愈合。细胞黏附与铺展的方式和程度在体外可决定细胞的形状。

（七）调节细胞代谢

细胞外基质对细胞代谢的调节主要表现为对蛋白酶及蛋白酶抑制剂合成和分解代谢的调节；对细胞内超氧阴离子、一氧化氮（NO）等自由基产生的调节；对细胞内 pH 的调节以及对细胞骨架形态和结构的调节。例如，纤连蛋白不仅可使与其黏附的细胞表面受体结合 PDGF 的能力显著提高，同时还可引发细胞内 pH 升高，从而引起细胞表型的变化。

三、其他重要的生物学功能

（一）加速血液凝固，促进创伤修复

组织损伤时，组织中的一些细胞外基质成分被暴露，胶原、玻连蛋白等可使血小板激活，纤连蛋白、血浆纤维蛋白原和血小板应答蛋白（thrombospondin，TS）等可与血小板表面受体结合，并包绕在血小板周围，在血小板之间形成连接，使血小板凝集，以促进血液凝固。另外，纤连蛋白还可与纤维蛋白原、纤维蛋白及某些蛋白多糖结合，介导血小板与胶原蛋白间的相互作用，从而加速血液凝固。

细胞外基质的另一个重要作用是促进创伤愈合。创面中纤连蛋白的沉积先于胶原的沉积和伤口的收缩，因此，细胞外基质中的纤连蛋白在伤口愈合过程中提供一个支架和系带作用。同时，纤连蛋白也是细胞与细胞外基质连接系统的重要成分，它可使跨越创面的成纤维细胞具有收缩力。另外，纤连蛋白对胶原蛋白的装配也具有骨架作用，可影响创伤的愈合。软组织损伤时，血浆纤连蛋白与纤维蛋白共同构成血凝块中的纤维结构，成为组织修复的初始基质。纤连蛋白可吸引成纤维细胞、平滑肌细胞及内皮细胞到达创伤部位并修补损伤组织，之后纤维化，形成瘢痕组织。另外，细胞外基质成分还可刺激上皮细胞向血凝块迁移而闭合创面。由上皮组织产生并分泌层粘连蛋白及Ⅳ型胶原等成分，取代纤连蛋白及纤维蛋白成为基膜。基膜在上皮、肌肉及神经损伤后的组织重建过程中均具有重要作用。神经肌肉损伤后神经肌肉接头的重建过程也证明了基膜在损伤修复过程中的重要作用。

（二）免疫学功能

血浆纤连蛋白是血浆中重要的非特异性免疫调理素，组织中的纤连蛋白在病理情况下也具有重要的免疫学功能。纤连蛋白具有包裹伤口的胶原成分、DNA 和某些细菌等物质的作用，通过免疫调理作用，这些成分有利于被组织巨噬细胞吞噬和消化。体外实验表明，包裹明胶的颗粒被纤连蛋白调理之后，能有效地被单核巨噬细胞、成纤维细胞或上皮细胞吞噬。纤连蛋白之所以具有调理功能，是因为其结构上既具有与单核细胞和巨噬细胞结合的位点，又具有与组织中的残留成分胶原及细菌等结合的位点。

此外，细胞外基质成分中的纤连蛋白还具有促进吞噬的作用。纤连蛋白和显著增强单核细胞对颗粒物质的吞噬功能，并和促进单核细胞对 C3b 或 IgG 包裹的颗粒物质的吞噬。目前，有关纤连蛋白的作用机制尚不十分明确。

（三）细胞信号转导作用

1. 与细胞外基质有关的细胞表面特异性受体　很多情况下，细胞发挥其多种生物学功能的前提是要与外界沟通，才能将信号分子传递到细胞内外。细胞表面有一类受体，能特异性地与细胞外基质结合，发挥信号传递作用。目前，以整合素为代表的这类受体包括多种类型，已知一种细胞外基质分子可被一种或几种细胞受体所识别；而同一种受体又能与不同的细胞外基质分子结合。这就形成了细胞受体与细胞外基质相互作用的多样性和复杂性，也正是这些特点才能体现细胞外基质的多种生物学功能。目前已陆续鉴定出多种细胞膜受体，它们和特异性地识别细胞外基质，且大多为跨膜糖蛋白。

（1）整合素家族受体：整合素又称整联蛋白，是识别胶原、纤连蛋白、层粘连蛋白等多种细胞外基质成分的受体，是普遍存在于动物细胞表面的一个庞大的受体家族。整合素是由

α（120～210 kDa）和β（90～130 kDa）两条肽链以非共价键连接组成的异二聚体。迄今发现，哺乳类动物细胞整合素包括18种α亚单位和8种β亚单位，它们按不同的组合方式构成24种整合素。已知至少有8种整合素可与纤连蛋白结合，5种可以与层粘连蛋白结合。以β1亚单位为例，它可与其他9种α亚单位中的任意一种构成异二聚体（表9-5），而β2亚单位可与4种α亚单位结合。此外，β4、β5、β6、β7等也可与特定α亚单位组合成为异二聚体。α亚单位的N端有结合二价阳离子的结构域，胞质区近膜处都有一个非常保守的KXGFFKR序列，与整合素活性的调节有关。整合素大多为特异性细胞黏附分子，其作用依赖于Ca^{2+}。整合素可介导细胞与细胞之间或细胞与细胞外基质之间的相互作用（图9-14）。几乎所有动、植物细胞均可表达整合素。

表 9-5 脊椎动物细胞常见的整合素

亚单位组成	所在的细胞	相应的配体
$\alpha_1\beta_1$	多种细胞	胶原、层粘连蛋白
$\alpha_2\beta_1$	多种细胞	胶原、层粘连蛋白
$\alpha_4\beta_1$	造血细胞	纤连蛋白、VCAM-1
$\alpha_5\beta_1$	成纤维细胞	纤连蛋白
$\alpha L\beta_2$	T淋巴细胞	ICAM-1、ICAM-2
$\alpha M\beta_2$	单核细胞	血清蛋白、ICAM-1
$\alpha Ⅱ b\beta_3$	血小板	血清蛋白、血纤蛋白原
$\alpha_6\beta_4$	上皮细胞	层粘连蛋白

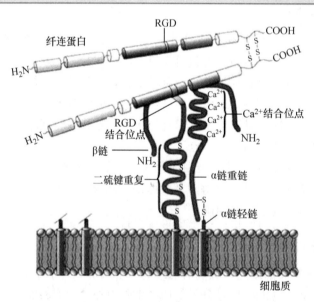

图 9-14　整合素结构模式图

整合素在体内表达广泛，大多数细胞表面均可表达一种以上的整合素，在细胞多种生命活动中发挥关键作用。已知有多条信号通路与整合素有关。其中一条是蛋白激酶与磷酸酶途径，另一条是整合素与生长因子受体通路，其相连可将信号转入细胞核，黏着斑激酶是这两条信号通路的交汇点。通过这些信号转导途径，整合素可参与细胞周期、细胞形态、细胞迁移等的调节。整合素不仅可介导细胞的外向内信号传送，还可介导由内向外信号传送，因此，整合素介导的信号转导的双向性保证了细胞对外界环境变化作出迅速和灵活的反应（图9-15）。

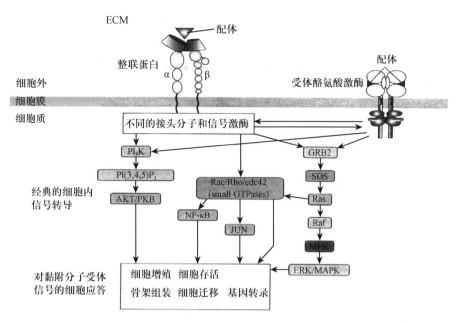

图 9-15　整合素介导的信号转导模式图

　　整合素是细胞黏附分子家族的重要成员之一。含 β_1 亚单位的整合素主要介导细胞与细胞外基质成分之间的黏附。含 β_2 亚单位的整合素存在于各种白细胞表面，主要介导细胞间的相互作用；含 β_3 亚单位的整合素主要存在于血小板表面，可介导血小板聚集，并参与血栓形成；含 β_4 亚单位的整合素可与肌动蛋白及其相关蛋白质结合。$\alpha_6\beta_4$ 整合素以层粘连蛋白为配体，可参与形成半桥粒（图 9-16）。$\alpha_v\beta_3$ 是整合素家族的重要成员之一，它可以表达于多种细胞类型，并与细胞活动过程中的多种配体结合，参与肿瘤血管生成、侵袭转移、炎症、伤口愈合和凝血等生理和病理过程。$\alpha_v\beta_3$ 整合素在多种肿瘤表面和新生血管内皮细胞中有高表达，对肿瘤血管生成起着重要作用。目前，$\alpha_v\beta_3$ 整合素已成为许多抗肿瘤血管生成药物的靶点。

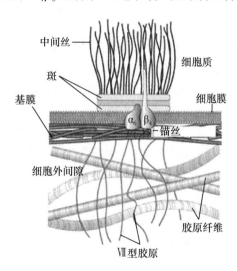

图 9-16　半桥粒部位的 $\alpha_6\beta_4$ 整合素

　　（2）非整合素家族受体：能与细胞外基质结合的细胞膜受体中还有一些不属于整合素家族成员，如胶原受体中的盘状结构域受体（discoidin domain receptor）和VI型糖蛋白受体。仅以层粘连蛋白（LN）为例，可与其结合的非整合素家族受体就多达 10 种。67 kDa 层粘连蛋白受体（67 kDa LN-R）是研究得最早且最重要的一种，可结合层粘连蛋白、弹性蛋白、Ⅳ型和Ⅴ型胶原。总之，与某些可溶性信号分子（如激素、生长因子等）的细胞表面受体相比，非整合素类受体更具复杂性和多样性，也是当前研究非常活跃的领域。

2. 细胞外基质可调节细胞受体的表达　细胞外基质成分与细胞受体相互作用，可以改变细胞的表型，并调节细胞表面受体的表达。①非整合素类受体表达：细胞外基质成分与某些细胞膜表面整合素相互作用，可使细胞其他受体的表达增强，如 bFGF、TGF-β、CSF 和 PDGF。②整合素类受体的表达：Ⅰ型胶原可上调成纤维细胞中整合素的表达，而纤连蛋白则可促进整合素 α_2、α_3 和 α_5 亚单位的表达。

第四节　细胞外基质与医学

细胞外基质的结构和功能异常与许多病理过程相关，如组织创伤的愈合、组织器官纤维化以及肿瘤侵袭转移等。细胞外基质成分及其生物学功能的研究在近些年来备受关注，已成为细胞生物学及医学领域的研究热点。

一、胶原与医学

胶原基因结构异常、胶原基因产物修饰异常、胶原分子组装异常、胶原合成与降解失衡、胶原比例与类型失常，以及胶原降解酶基因缺陷等胶原异常改变等，常可导致相应疾病的发生。因胶原含量、结构或类型异常而导致的疾病统称为胶原病（collagenopathy）。胶原异常累及心血管系统时，可导致动脉瘤、动脉粥样硬化及心瓣膜病；累及骨关节时，可导致骨脆性增加而易造成骨折，还可导致关节活动度过大和关节炎；累及皮肤时，可造成伤口愈合不良与异常膨胀；累及眼时，可造成眼晶状体脱位。正常情况下，人体对自身胶原结构组织具有免疫耐受性，如果机体丧失对自身胶原结构的免疫耐受，即可产生自身免疫性胶原组织损伤，导致类风湿关节炎及慢性肾炎。

常见的胶原病有以下几类。

1. 婴儿维生素 C 缺乏症　在胶原的合成过程中，前 α 链是胶原的重要组成成分。前 α 链在粗面内质网上合成，并在形成三股螺旋之前于脯氨酸及赖氨酸残基上进行羟基化修饰。脯氨酸残基的羟化反应是在与粗面内质网膜结合的脯氨酰 4- 羟化酶及脯氨酰 3- 羟化酶的催化下进行的。维生素 C 是这两种酶执行功能所必需的辅助因子。维生素 C 缺乏可导致胶原的羟化反应不能充分进行，从而不能形成正常的胶原原纤维，结果使非羟化的前 α 链在细胞内被降解。因此，膳食中缺乏维生素 C 可导致血管、肌腱和皮肤变脆、易出血，俗称坏血病。婴儿维生素 C 缺乏症是由于摄入维生素 C 不足而引起的，通常发生于以维生素含量不足的牛奶为主要食物又未补充维生素 C 的 6 ～ 12 月龄婴儿。

2. 遗传性胶原病

（1）成骨不全（osteogenesis imperfecta）：本病是由胶原合成障碍而造成的先天性遗传病，病变不仅可累及骨骼，还常累及其他结缔组织（如眼、耳、皮肤、牙齿等）。临床特征包括骨质脆弱、蓝巩膜、耳聋、关节松弛等。此类疾病可分为先天性及迟发性两种。先天性胶原病患者病情严重，大多可死亡，或产后短期内死亡，属于常染色体隐性遗传。迟发性胶原病患者病情较轻，大多数患者可以长期存活，属于常染色体显性遗传。本病具有遗传性和家族性，但也有少数为单发病例。本病主要是由于组成Ⅰ型胶原的 $\alpha_1\alpha_2$ 前胶原（Pro-α_1 或 Pro-α_2）链的基因（即 *COL1A1* 和 *COL1A2*）突变，导致Ⅰ型胶原合成障碍，造成结缔组织中的胶原量，尤其是Ⅰ型胶原含量明显降低。

（2）皮肤弹性过度综合征：即埃勒斯-当洛斯综合征（Ehlers-Danlos syndrome，是一种由于Ⅴ型胶原基因突变引起的遗传性疾病，可累及多器官，多为常染色体显性遗传，也有隐性遗传或伴性遗传。患者体内由于缺乏一种切除前肽的酶，导致结缔组织出现胶原量和质的异常，以及弹性蛋白异常，导致皮肤弹性过强，皮下血管脆性增高，表现为皮下出血。部分患者还可出现关节活动度过大，关节松弛，特别是以手指过度伸直较为多见，拇指可以向后弯曲，与腕部接触。由于体内结缔组织松弛，患者常并发脐疝、腹股沟疝、膈疝及膈膨升。本病可与其他先天性疾病（如唐氏综合征、先天性肌肉骨骼畸形、蜘蛛样指、先天性成骨不全等）同时发生。患者多于婴幼儿期发病。

3. 胶原与纤维化　肝星状细胞活化后，细胞外基质胶原沉积是肝纤维化病变的重要因素。正常情况下，肝小叶门脉区和小叶内结缔组织更新很慢，但当肝有损伤或病变时，其合成速度加快，特别小叶内胶原。肝纤维化时，Ⅰ型、Ⅲ型、Ⅳ型、Ⅴ型和Ⅵ型胶原均明显增加，但早期以Ⅲ型、Ⅳ型增加为主，后期以Ⅰ型增加为主，常伴有其他某些细胞外基质（如层粘连蛋白、纤连蛋白和蛋白聚糖等）明显增加。此外，胶原与肺纤维化也有密切关系，肺纤维化的中后期，Ⅰ型、Ⅱ型胶原异常高表达，而Ⅳ型胶原含量异常在肺纤维化早期就非常突出。

心肌胶原有5种，以Ⅰ型、Ⅲ型为主。其中，Ⅰ型胶原约占心肌胶原总量的80%，纤维粗，有较大的硬度和很高的抗张强度，可保持心室壁强度；Ⅲ型胶原约占11%，纤维较细，伸展性和弹性大，与心室壁弹性有关。胶原异常增多且比例失调（通常是Ⅰ型/Ⅲ型胶原比例升高）可导致心室壁顺应性下降、僵硬度增加，舒张期心室充盈受限，进而引起心肌收缩能力降低，导致心律失常等。

二、非胶原蛋白与医学

（一）纤连蛋白与医学

肾小球基膜中含有大量纤连蛋白，肾小球肾炎的发生与血浆、组织中的纤连蛋白有关。DNA、金黄色葡萄球菌、链球菌、胶原、纤维蛋白等降解产物可直接或以免疫复合物的形式与纤连蛋白结合而沉积于肾小球内，引起肾小球肾炎。血浆中的纤连蛋白可与上述各种抗原结合而阻止其与肾小球纤连蛋白的结合。同时，血浆纤连蛋白与抗原结合的复合物可被库普弗细胞和脾巨噬细胞表面的纤连蛋白受体识别、结合，引起内吞，加速抗原的清除。因此，血浆纤连蛋白浓度降低，可减弱对肾的保护作用。

在纤维增生的组织中，常伴有纤连蛋白含量升高。在创伤愈合过程中，若局部组织的纤连蛋白含量过高，则可导致瘢痕过度形成。类风湿关节炎患者的关节滑液中，纤连蛋白含量亦升高。患急性淋巴母细胞白血病的儿童，其脑脊液中纤连蛋白含量升高可及时反映中枢神经系统的损害。恶性肿瘤细胞中的纤连蛋白含量虽然变化不大，但其分子结构异常，主要是糖链结构异常。

（二）层粘连蛋白与医学

链球菌感染所致的肾小球肾炎及锥虫病患者血清中可出现抗层粘连蛋白抗体，从而引起自身免疫反应，导致某些器官的基膜损害。在扩张型心肌病与心肌炎患者血清中，也能检测到层粘连蛋白的自身抗体。在酒精中毒性肝病、进行性全身硬化症以及某些恶性肿瘤患者血清中也可检测出层粘连蛋白或其片段的水平升高。

层粘连蛋白在肿瘤细胞转移中的作用已受到广泛关注。早期原位癌尚未突破基膜，因而不发生转移。在癌细胞转移过程中，至少需 3 次突破基膜，血管的长入不仅可以显著加快肿瘤的生长速度，而且可以使肿瘤的血行转移侵袭力增强。当然，血管的新生过程也会伴随内皮细胞下基膜的破坏与重组。

三、弹性蛋白与医学

弹性纤维中的微原纤维蛋白 1 基因突变可导致马方综合征（Marfan syndrome），这是一种先天性遗传性结缔组织病，患者不仅身高异常，而且四肢和手指长度也呈非对称性，皮肤弹性异常，出现凸条纹，心血管系统常见主动脉扩张的表现，严重者有主动脉破裂倾向。而微原纤维蛋白 2 基因异常则可导致一种罕见的先天性挛缩性蜘蛛指（趾）（congenital contractual arachnodactyly）。威廉姆斯综合征（Williams syndrome）是一种先天性心脏病，由于染色体 7q11.23 位点的微缺失（microdeletion），导致弹性蛋白基因表达异常，引起主动脉发育不良、主动脉瓣狭窄是该病的特点。

> **临床应用**
>
> ### 威廉姆斯综合征与弹性蛋白
>
> 威廉姆斯综合征（Williams syndrome，WS）是一种少见的遗传性疾病，为常染色体显性遗传，临床表现包括轻度至中度智力障碍或学习困难、性格独特、特殊面容和心血管畸形。这种疾病涉及染色体 7q11.23 位点的微缺失，该染色体与弹性蛋白的编码有关。96%～98% 的患者有弹性蛋白基因缺陷。弹性蛋白缺陷可导致全身性动脉病，并可能影响身体的任何动脉，但通常影响中型和大型动脉。目前，本病主要通过外科手术来达到治疗目的，但存在相关并发症。患者仍会因弹性蛋白不足而有心脏不良事件加重的风险。另外，组织工程血管正在研发中，并且有望成为外科手术治疗严重动脉狭窄的新途径。

四、糖胺聚糖和蛋白聚糖与医学

（一）糖胺聚糖、蛋白聚糖与肿瘤

间质瘤（mesothelioma）、肾母细胞瘤（nephroblastoma）、乳腺癌及神经胶质瘤等肿瘤细胞合成与分泌的透明质酸增多，患者体液（血液、尿液）中透明质酸的含量也趋于增高，这一特点对于这些肿瘤的诊断有一定的意义。在肝、肺、乳腺、结肠及前列腺等肿瘤组织中，硫酸软骨素的含量增多。研究表明，硫酸软骨素可促进乳腺癌细胞的生长。此外，肿瘤组织中透明质酸与硫酸软骨素的增多，可能与肿瘤细胞的增殖失控有一定的关系。

硫酸乙酰肝素蛋白聚糖可抑制肿瘤细胞的增殖。研究显示，从肝组织或肝细胞膜中分离的硫酸乙酰肝素可抑制肝癌细胞的生长。还有研究发现，在人肝癌、乳腺癌等肿瘤细胞中，硫酸乙酰肝素的硫酸化程度降低。硫酸乙酰肝素与纤连蛋白、层粘连蛋白及胶原的亲和力减弱，可导致肿瘤细胞周围的基质结构松散，为肿瘤细胞从肿瘤组织脱落创造条件，从而引起肿瘤侵袭、转移。

（二）糖胺聚糖、蛋白聚糖与动脉粥样硬化

动脉粥样硬化（atherosclerosis，AS）的形成与含胆固醇高的低密度脂蛋白在动脉壁的沉积有关，造成这种沉积的内在因素是动脉壁中糖胺聚糖和蛋白聚糖的异常。蛋白聚糖与载脂蛋白 B 100（apolipoprotein B 100，ApoB 100）结合可促进动脉壁上的脂质沉积。动脉壁中糖胺聚糖（硫酸软骨素）的含量可随年龄的增长而降低，而硫酸皮肤素的含量则增高。在动脉粥样硬化患者的主动脉病变部位组织、动脉粥样硬化高发区人群或易感动物的胸主动脉内膜中，均可检测出硫酸角质素绝对或相对含量增加的趋势。

（三）糖胺聚糖、蛋白聚糖与神经系统疾病

研究表明，在脑发育过程中，细胞外基质分子可参与调节神经元的延伸及细胞间质连接，而胚胎发育过程中或中枢神经系统损伤后，某些蛋白聚糖的表达可阻止轴突侧生。蛋白聚糖不仅可参与调节中枢神经系统轴突侧生，还可参与细胞的迁移和黏附。硫酸化的蛋白聚糖和糖胺聚糖可影响细胞黏附、轴突侧生、轴突分化和神经细胞的极性。硫酸皮肤素和硫酸角质素可能是轴突游走时所需屏障的组成成分，通过作用于细胞外基质而阻止神经嵴细胞迁移。此外，蛋白聚糖还可维持血脑屏障的完整性。研究显示，糖胺聚糖可延缓 β 淀粉样蛋白（amyloid β-protein，Aβ）沉积、促进 tau 蛋白结构复原，因此，对其分子结构进行改造有望研发出新的抗阿尔茨海默病药物。

思 考 题

1. 简述细胞外基质的组成成分及功能。
2. 简述基膜的结构与功能。
3. 简述细胞外基质的生物学功能。

（易　岚）

第十章

第十章数字资源

细胞信号转导

案例 10-1

患者，男，33岁，主诉肌无力，表现为易疲劳，肌肉连续收缩后可出现严重肌无力甚至瘫痪，晨起或休息后症状减轻，劳累后加重，同时伴有自主神经症状，出现口干、少汗、便秘等症状，遂来院就诊。

血清抗体检测：乙酰胆碱受体（AChR）抗体（＋），且滴度测定显示明显升高。骨骼肌特异性受体酪氨酸激酶（MuSK）抗体（－），LRP-4抗体（＋）、RyR抗体（－）。

神经肌肉电生理检查：重复神经电刺激（＋），且低频（2～5 Hz）刺激递减程度在15%以上，高频刺激（＞10 Hz）递减程度在30%以上。

疲劳试验：患者用力眨眼30次后，眼裂明显变小；双臂持续平举后出现上臂下垂，休息后恢复。

新斯的明试验：注射新斯的明后，患者的症状在短时间内好转。

问题：

1. 此患者应诊断为什么疾病？
2. 该病的发病机制是什么？

多细胞生物体除进行物质和能量代谢外，还需要进行信息的交换，即产生信息流（information flow）。信息流既存在于细胞与细胞之间，也存在于细胞与周围环境之间，从而产生细胞通讯（cell communication），以调控物质和能量代谢的有序进行，并维持个体的生存。细胞通讯是指体内一部分细胞发出信号，另一部分靶细胞（target cell）接收信号，随后细胞产生特定反应的过程。细胞通讯过程包括细胞信号传导和细胞信号转导两个环节，细胞信号传导（cell signaling）是指信号的合成、释放及细胞间的运输过程，而细胞信号转导（cell signal transduction）是指细胞受体对信号发生应答反应的全过程，包括信号的识别、转移、转换与响应的过程。通过细胞通讯在细胞间和细胞内形成的复杂、精细的网络，对生物体细胞间的协调活动及其适应内外环境的变化具有重要意义。

第一节　细胞通讯概述

单细胞生物可直接感受外界环境的变化并做出相应的应答，但对于多细胞生物而言，绝大多数细胞不与外界直接接触，而是通过细胞通讯即细胞相互识别、相互作用和相互反应来协调细胞的活动，从而引起细胞的应答反应。细胞间的通讯方式主要包括化学信号分子介导通讯、细胞膜表面分子接触通讯和细胞缝隙连接通讯三种类型。

一、化学信号分子介导通讯

在细胞间进行信息传递的信号主要为物理信号、化学信号和生物学信号。其中，以化学信号作为介质进行信息传递的方式称为化学信号分子介导通讯（简称化学通讯）。细胞可以分泌一些化学物质（包括蛋白质或小分子有机化合物）至细胞外，这些化学物质称为化学信号分子（chemical signaling molecule）。多细胞生物与邻近细胞或相对距离较远的细胞之间的交流主要是由细胞所分泌的化学信号所介导的。化学通讯是细胞间的一种间接通讯，即细胞间的相互联系不需要通过细胞之间的直接接触。化学通讯是多细胞生物最普遍、最重要和最常见的一种细胞信号转导方式。根据化学信号分子作用的距离范围和特点，可将它们的传递方式分为内分泌信号传送、旁分泌信号传送、自分泌信号传送和突触传递四种（图 10-1）。

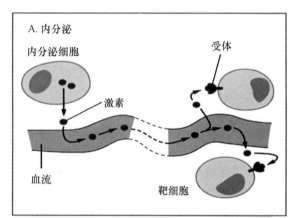
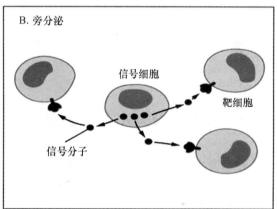
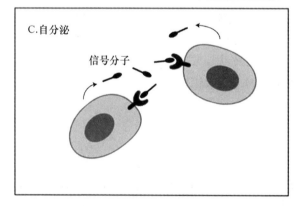
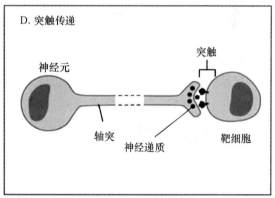

图 10-1　内分泌、旁分泌、自分泌和突触传递四种信号分子传递方式

1. 内分泌信号传送　是指由内分泌细胞分泌信号分子，经血液循环转运至全身各处的靶细胞而发挥作用，是一种远距离的信号传递方式。绝大部分激素通过此方式进行传递。内分泌的特点是：①低浓度，激素在血流中的浓度极低（$10^{-10} \sim 10^{-8}$ mol/L），且激素需要保持低浓度才可以安全地发挥作用，因为细胞内存在高效能的生物扩大系统；②全身性，激素随血流扩散到全身后，与特定靶细胞上的特异性受体结合发挥作用；③长时效，激素产生后，需要经过漫长的运送过程才会起作用，且血流中微量的激素就足以维持持久的效应。

2. 旁分泌信号传送　是指信号分子经细胞外液扩散后，作用于邻近的靶细胞。主要是生长因子、细胞因子、前列腺素等通过此种方式进行传递。

3. 自分泌信号传送　是指由细胞释放的信号分子再作用于细胞自身。许多生长因子以这种方式传递信号。肿瘤细胞也常产生并释放过量的生长因子，导致肿瘤细胞和邻近的非肿瘤细胞无限制地增殖。

4. 突触传递　是指突触前神经元合成并释放的神经递质经过突触间隙作用于突触后膜的相应受体，引起快速而短暂的生物学效应。严格地说，这种传递方式属于一种作用距离最短的旁分泌，作用距离在 100 nm 以内。

根据溶解性，可将化学信号分子可分为亲水性化学信号分子和亲脂性化学信号分子两大类。这两类化学信号分子都必须通过与受体结合方可发挥作用。亲水性化学信号分子包括大多数的激素、生长因子、细胞因子、神经递质和局部化学递质等，这些分子不能穿过靶细胞膜，只能与细胞表面受体结合，通过信号转换在细胞内起作用。这类亲水性化学信号分子介导反应的时间较短，它们分泌出胞后往往在数秒甚至数毫秒内即被清除，或者进入血液中后短时间内即被清除。亲脂性化学信号（如甾体类及甲状腺激素等）不溶于水，但容易穿过靶细胞质膜进入细胞，与细胞内受体或者细胞核内受体结合为复合体，该复合体与 DNA 上的特定序列结合，可以改变基因的表达模式，进而影响细胞的生长、分化与发育，发挥持续较长时间的效应。这类亲脂性化学信号分子在血液中与特殊载体结合而被转运，且常停留较长时间（以小时计）。

二、细胞膜表面分子接触通讯

细胞膜表面分子接触通讯是指细胞借助于细胞表面分子或细胞外的黏附分子，与相邻细胞的表面分子通过特异地相互识别和相互作用，达到功能上相互协调的一种通讯方式。细胞表面分子（如整合素、钙黏着蛋白和免疫球蛋白等）构成细胞的触角，可以与相邻细胞的膜表面分子特异性地相互识别和相互作用，协调细胞行使功能。细胞膜表面分子接触通讯也属于细胞的直接通讯，此种细胞通讯对于细胞的迁移、增殖和分化等过程有重要作用。

最为典型的例子是 T 淋巴细胞与 B 淋巴细胞的相互作用。这两种细胞表面均有多种分子，在细胞接触时，这些分子可以相互结合，使接受调节的细胞发生变化。

三、细胞缝隙连接通讯

细胞缝隙连接（又称间隙连接）通讯是指两个相邻细胞借助于连接子蛋白（connexin）构成的管道状结构——连接子（connexon）进行的一种通讯方式。连接子类似棒状，由镶嵌蛋白质组成，环绕排列，中间形成亲水性管道，称为中央小管。中央小管一端开口于胞质，另一端与相邻细胞的中央小管相接，形成连接两个细胞间的通道（图 10-2）。缝隙连接的直径（1.5 ~ 2.0 nm）取决于连接子蛋白的类型，可允许相对分子量为 2×10^4 Da 的小分子通过，如离子、水、糖类、核酸、多肽、氨

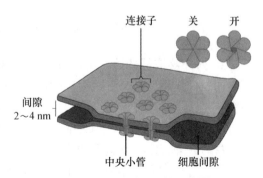

图 10-2　细胞缝隙连接示意图

基酸和药物等可通过缝隙连接在细胞间传递。某些第二信使分子，如钙离子、cAMP 和肌醇 -1,4,5- 三磷酸（inositol-1,4,5-tripho-sphoate，IP$_3$）等，也可通过缝隙连接参与调节细胞代谢和控制细胞生长、繁殖及分化。而蛋白质、多糖和脂质复合体等大分子物质则不能通过缝隙连接。细胞缝隙连接通讯属于细胞间的直接通讯，可以使相邻的细胞共享小分子物质，从而快速、可逆地促进相邻细胞对外界信号产生协同反应，并引起局部迅速、足量的应答。细胞缝隙连接通讯对细胞的生长、分化、发育和定位以及维持细胞形态等有重要作用。

第二节　细胞信号转导及关键分子

细胞信号转导涉及细胞膜、细胞质、细胞器以及细胞核，可影响细胞甚至细胞器的所有生物学功能。细胞信号转导方式多样，转导途径迥异，转导方式和途径间又存在多层次交叉与融合，因此，信号转导调控相当复杂，是细胞间信息传递的主要途径。在信号转导过程中，整个信息传递过程的路径称为信号转导途径（signal transduction pathway）或信号通路（signal pathway）。细胞信号通路通常由信号分子、特异性受体和胞内效应分子等构成。阐明细胞信号转导机制意味着剖析细胞在整个生命过程中的代谢、增殖、分化及死亡等诸多方面的表现和调控方式，进而理解机体生长、发育和代谢的调控机制。

一、信号

多细胞生物体内的细胞利用信号传递信息。细胞社会性的维持依赖细胞间信号的传递。信号分子（signal molecule）也称配体（ligand），分为细胞外信号和细胞内信号。细胞外信号与细胞表面受体或细胞内受体相互识别并结合后，将细胞外信号转变为细胞内信号，通过级联反应影响细胞生物学功能。信号相互作用和细胞信息处理过程中出现错误可能导致疾病（如肿瘤、自身免疫性疾病和糖尿病等）的发生。

（一）细胞外信号

细胞所接受的信号为细胞外信号，包括物理信号和化学信号，主要是化学信号，是由细胞分泌的、能够调节机体功能的一大类生物活性物质，它们是细胞间通讯的信号，又称第一信使。第一信使包括蛋白质、神经递质、激素、氨基酸、多糖、离子和气体分子等。

（二）细胞内信号

细胞内信号又称第二信使（second messenger），是第一信使与细胞表面受体结合后，在细胞内产生或释放到细胞内的小分子活性物质，有助于信号向胞内继续传递，是胞外信号与胞内效应分子之间必不可少的中介分子。作为对第一信使的应答反应，第二信使可发生浓度变化（增加或者减少），以调节胞内蛋白酶或非酶蛋白的活性，使信号得以在细胞内进一步传递。由于第二信使引发的下游反应往往是多向性的，因此，第二信使的另一个功能是将第一信使的刺激作用加以放大。除第二信使外，细胞内还有许多蛋白质和酶也参与信息传递。较为重要的第二信使有环腺苷酸（cyclic adenosine monophosphate，cAMP）、环鸟苷一磷酸（cyclic guanosine monophosphate，cGMP）、IP$_3$、二酰甘油（diacylglycerol，DAG）和 Ca^{2+} 等。

知识拓展

第二信使的发现

　　首次发现第二信使并提出该理论的是美国科学家萨瑟兰（E. W. Sutherland）。已知肾上腺素可以刺激动物细胞糖原分解，使血糖升高。Sutherland 在实验中发现，给犬注射肾上腺素可刺激肝糖原分解为葡萄糖。后来，他又通过离体实验证实，将肾上腺素与肝细胞匀浆液共孵育，同样可以刺激肝糖原分解。但是，如果在制备肝匀浆时去除细胞膜，则肾上腺素不再促进糖原分解。这提示细胞膜中有一种特殊物质，可以介导肾上腺素的促糖原分解作用。如果将肾上腺素比作第一信号分子，则在细胞内介导肾上腺素发挥作用的物质就是第二信使。最终，Sutherland 证实，这种物质正是 ATP 代谢的中间产物——cAMP。由于对信号通讯做出的特殊贡献，Sutherland 获得 1971 年诺贝尔生理学或医学奖。

1. 环核苷酸类　该类第二信使包括 cAMP 和 cGMP。

　　腺苷酸环化酶（adenylyl cyclase，AC）可催化 ATP 生成 cAMP。腺苷酸环化酶由 Gα 亚基激活。磷酸二酯酶（phosphodiesterase，PDE）可催化 cAMP 水解，产生 5′-AMP，使 cAMP 失去信号功能。cAMP 作用的靶分子是蛋白激酶 A（protein kinase A，PKA），又称 cAMP 依赖性蛋白激酶（cAMP-dependent protein kinase）。PKA 属于丝氨酸/苏氨酸蛋白激酶，由 2 个催化亚基（C）和 2 个调节亚基（R）组成无活性的四聚体，每个调节亚基上有 2 个 cAMP 的结合位点。当调节亚基结合 cAMP 后，调节亚基即与催化亚基分离，此时游离出的催化亚基二聚体具有酶活性。活化的 PKA 可催化多种底物蛋白（如磷酸化酶 b 激酶、糖原合酶、钙泵、微管蛋白和微丝蛋白等）的丝氨酸/苏氨酸位点发生磷酸化，改变它们的活性，进而产生多样的生物学效应（如调节血糖浓度、促进 Ca^{2+} 内流、调节细胞分泌等）。

　　鸟苷酸环化酶（guanylate cyclase，GC）可催化 GTP 生成 cGMP，后者同样可被磷酸二酯酶水解生成 5′-GMP。cGMP 作用的靶分子是蛋白激酶 G（protein kinase G，PKG）。鸟苷酸环化酶有两种存在形式——受体型鸟苷酸环化酶（属于酶联受体）和可溶性鸟苷酸环化酶，前者存在于肾、肠和血管平滑肌细胞，后者存在于心脏、脑和血管平滑肌细胞，受 NO 调控。PKG 又称 cGMP 依赖性蛋白激酶（cGMP-dependent protein kinase），属于丝氨酸/苏氨酸蛋白激酶。PKG 是由相同亚基构成的二聚体，其调节结构域和催化结构域都存在于同一亚基，可与 4 分子 cGMP 结合而被激活。蛋白激酶不是 cAMP 和 cGMP 的唯一靶分子，某些离子通道蛋白也可以直接与 cAMP 或 cGMP 结合，使构象和功能发生改变。例如，视杆细胞膜上富含 cGMP-门控阳离子通道，嗅觉细胞上也存在核苷酸门控钙通道，因此，cGMP 在光信号的转导过程中具有重要作用。cGMP 在细胞中的含量极低，仅为 cAMP 的 1/10～1/100，而 cGMP 在浓度与作用上呈现出与 cAMP 相拮抗的特点，如 cAMP 浓度升高，则引起细胞分化加快；而 cGMP 浓度升高，则引起细胞分裂加快。

　　一氧化氮（NO）是第一种被认可的气体信号分子，可作为 cGMP 的激动剂。NO 的生成是由一氧化氮合酶（nitric oxide synthase，NOS）催化的，以 L-精氨酸为底物，以 NADPH 作为电子供体，生成 NO 和 L-瓜氨酸。NO 能快速透过细胞膜，作用于邻近细胞。乙酰胆碱作用于血管内皮细胞后，可引起胞内 Ca^{2+} 浓度升高，激活 NOS，使内皮细胞合成并释放 NO；NO 扩散进入平滑肌细胞后，可与胞内的鸟苷酸环化酶结合，导致酶活性增强，使 cGMP 合成增多。cGMP 可降低血管平滑肌中的 Ca^{2+} 离子浓度，引起血管平滑肌舒张、血管扩张，使血流通畅。硝酸甘油在体内能转变成 NO，可促进心血管扩张、改善心肌供氧，这就是硝酸甘油治疗心绞痛的作用机制。

一氧化碳（CO）是第二种被认可的气体信号分子，主要是在血红素氧化酶（heme oxygenase，HO）催化血红素降解的过程中产生的。CO 在所有细胞中均可生成。CO 与 NO 一样可激活 GC，提高 cGMP 的水平，在神经系统、心血管系统和免疫系统中发挥作用。研究表明，不同的细胞类型在不同因素的作用下，CO 信号通路与 NO 信号通路也可相互调节，其最终效应不同。

硫化氢（H_2S）是第三种被认可的气体信号分子，可通过 cAMP 途径调节神经突触的功能。H_2S 是一种神经调节因子或神经递质，也是一种重要的内源性血管舒张因子，可通过激活血管平滑肌细胞上的 Na^+-K^+ATP 酶，使血管平滑肌膜电位发生去极化，或通过能降低细胞外 Ca^{2+} 内流而实现其血管调节功能。

2. 脂类 具有第二信使特征的脂类衍生物包括二酰甘油（DAG）、花生四烯酸（arachidonic acid，AA）、磷脂酸（phosphatidic acid，PA）、溶血磷脂酸（lysophosphatidic acid，LPA）、磷脂酰肌醇磷酸（phosphatidylinositol phosphate，PIP）、磷脂酰肌醇 -4,5- 双磷酸（phosphatidylinositol-4,5-bisphosphate，PIP_2）、肌醇 -1,4,5- 三磷酸（IP_3）等。催化脂类第二信使生成的酶有两类，包括磷脂酶（phospholipase，PL）和磷脂酰肌醇激酶（phosphatidylinositol kinase，PIK），可分别催化磷脂水解和磷脂酰肌醇（phosphatidylinositol，PI）磷酸化，生成相应的脂类第二信使（图 10-3）。

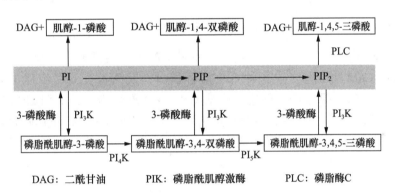

图 10-3 磷脂酶和磷脂酰肌醇激酶催化脂类第二信使的生成

脂类第二信使的种类不同，作用的靶蛋白分子也不同。例如，水溶性的 IP_3 由质膜扩散至细胞质中，与内质网或肌质网膜（也可以与淋巴细胞或嗅觉细胞膜表面）上的 IP_3 受体（Ca^{2+} 通道）结合后，可引起 Ca^{2+} 通道开放，使细胞内 Ca^{2+} 释放，导致细胞内 Ca^{2+} 浓度迅速升高（图 10-4）。DAG 为脂溶性分子，生成后可储存在质膜上，与 Ca^{2+} 在磷脂酰丝氨酸（phosphatidylserine，PS）存在的情况下共同激活蛋白激酶 C（protein kinase C，PKC）。PKC 被激活后可催化底物蛋白发生磷酸化而引起细胞应答。PKC 是 DAG 和 Ca^{2+} 的靶分子，属于丝氨酸/苏氨酸蛋白激酶，由一条肽链组成，有一个催化结构域和一个调节结构域，具有 Ca^{2+}、DAG 和 PS 的结合位点。该酶可以被 DAG、PS、Ca^{2+} 共同激活（图 10-5），其作用底物包括质膜受体、膜蛋白、酶和转录因子等，可广泛参与细胞多种生理功能的调节。目前发现的 PKC 同工酶有 12 种以上，不同的同工酶有不同的酶学特性、特异的组织分布和亚细胞定位，对辅助激活剂的依赖性亦不同。

3. 钙离子 某些离子（如 Ca^{2+}）也可作为第二信使。Ca^{2+} 在细胞中的分布具有明显的区域特征，细胞外 Ca^{2+} 浓度远高于细胞内，且 90% 以上的细胞内 Ca^{2+} 都储存于细胞内钙库中（肌质网、内质网）。引发胞内游离 Ca^{2+} 浓度升高的方式有两种，一种是细胞膜钙通道开

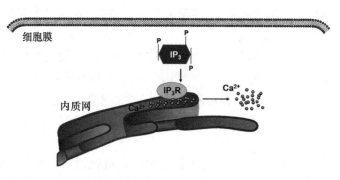

图 10-4　IP₃ 与内质网膜上 IP₃ 受体结合促进细胞内 Ca²⁺ 释放

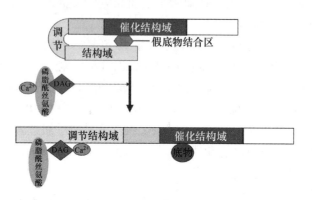

图 10-5　DAG 活化 PKC 的作用机制示意图

放，引起细胞 Ca²⁺ 内流；另一种是细胞内钙库膜上的钙通道开放，引起 Ca²⁺ 释放。钙调蛋白（calmodulin，CaM）是胞内的一种 Ca²⁺ 结合蛋白，其活性受 Ca²⁺ 浓度的调节。当胞内 Ca²⁺ 浓度升高时，CaM 即与 Ca²⁺ 迅速结合成 Ca²⁺-CaM 复合物，进而引起 CaM 构象发生变化。该复合物可激活 Ca²⁺- 钙调蛋白依赖性蛋白激酶（Ca²⁺/calmodulin-dependent protein kinase，CaMK），从而使许多靶蛋白的丝氨酸 / 苏氨酸残基磷酸化，引起这些蛋白质的活性改变。

二、受体

受体（receptor）是细胞膜上或细胞内能特异性识别信号分子并与之结合，从而引起细胞内一系列生物化学反应的一类特异性蛋白质。根据受体在细胞的定位，可将其分为细胞表面受体（cell surface receptor）和细胞内受体（intracellular receptor）。能与受体特异识别并结合的信号分子称为配体。激素、生长因子、神经递质和局部化学递质等是常见的配体。此外，某些药物、毒物和维生素也可作为配体发挥作用。

（一）细胞膜受体

细胞表面受体又称细胞膜受体，接收的是水溶性化学信号分子，如细胞因子、生长因子和水溶性激素，以及邻近细胞表面的分子。水溶性信号分子因难以穿过细胞膜，故需要细胞膜受体转导信号。根据受体的结构和作用方式不同，又可将细胞膜受体分为 G 蛋白偶联受体、酶偶联受体和离子通道型受体。

1. G 蛋白偶联受体（G protein-coupled receptor，GPCR）　是迄今发现的最大的受体超家族。由于此类受体胞内区蛋白发挥作用时与 G 蛋白偶联，故得名。G 蛋白全称 GTP 结合蛋白质（GTP binding protein），又称鸟嘌呤核苷酸结合蛋白质（guanine nucleotide binding protein），属于 G 蛋白家族。G 蛋白可分为两类：一类是由 α、β 和 γ 亚基组成的异三聚体 Gαβγ，在膜受体与效应器之间的信号转导中起中介作用；另一类是小 G 蛋白，亦称为单体 G 蛋白。据推测，与 Gαβγ 偶联的受体有 800 种之多，它们在结构上具有共同特征：均是由单条肽链组成的跨膜糖蛋白，分为胞外区、胞膜区和胞内区。胞外区为氨基端（即 N 端），含有多个糖基化位点；胞膜区肽链主要由疏水性氨基酸组成，呈 α 螺旋结构并经 7 次穿膜；胞内区为羧基端（即 C 端）。因此，G 蛋白偶联受体又称七次跨膜受体（图 10-6）。

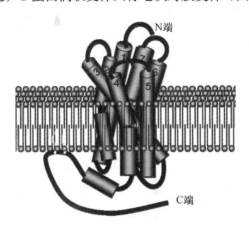

图 10-6　G 蛋白偶联受体的七次跨膜结构模式图

2. 酶偶联受体（enzyme-linked receptor，ELR）　是指自身具有酶活性，或自身无酶活性但具有酶活性结合域的一类受体。此类受体也具有三个结构域：N 端位于胞外区，含有配体特异性结合域；中间为胞膜区，与 G 蛋白偶联受体不同的是，此类受体仅有单次跨膜 α 螺旋区段；C 端位于胞内区，含有蛋白激酶活性域。当配体与受体结合后，可激活胞内区的蛋白激酶活性，后者又可催化受体自身磷酸化或底物蛋白磷酸化，进而触发细胞信号转导途径。酶偶联受体的种类繁多，但以酪氨酸蛋白激酶受体居多，亦称受体酪氨酸激酶（receptor tyrosine kinase，RTK）（图 10-7）。

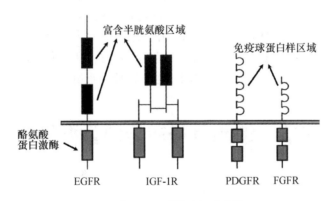

图 10-7　受体酪氨酸激酶

3. 离子通道型受体（ion channel receptor，ICR）　此类受体本身为离子通道，通常是由多个亚基组成的多聚体，亚基在细胞膜上组装成环状，中间是离子通过的孔道。此类受体的开放与关闭直接受化学配体的控制，因此又称配体门控受体（ligand-gated receptor）（图 10-8）。神经递质是这类受体的主要配体。离子通道型受体有阳离子通道型受体（如乙酰胆碱受体、谷氨酰胺受体和 5- 羟色胺受体）和阴离子通道型受体（如甘氨酸和 γ- 氨基丁酸的受体）。离子通道型受体由于在结构上既可与细胞外信号结合，同时其自身又是离子通道，因此具有受体与离子通道偶联的特点。当离子通道型受体与配体（离子）结合后，可在极短的时间内迅速打开，离子可流入或流出细胞，导致细胞膜电位改变，即将化学信号转变成电信号而影响细胞功能。

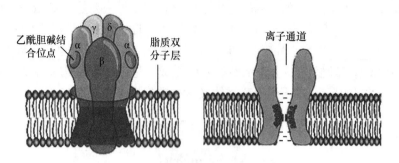

图 10-8   离子通道型受体结构模式图

（二）细胞内受体

细胞内受体（intracellular receptor）分布于细胞质或细胞核内，接收的信号是可以直接通过细胞膜脂质双分子层进入细胞的脂溶性化学信号，如类固醇激素和甲状腺激素等。根据胞内定位不同，可将胞内受体分为胞质受体和核受体。胞质受体，如糖皮质激素和盐皮质激素的受体位于细胞质中；核受体，如维生素 D_3 及视黄酸的受体位于细胞核中。部分受体可同时存在于细胞质及细胞核中，如雌激素受体、雄激素受体等。

（三）受体与配体结合的特点

1. 专一性（specificity）   受体与特定的配体结合，具有严格的选择性。这种专一性结合是由受体和配体的空间构象决定的。

2. 可逆性（reversibility）   受体与信号分子间以非共价键可逆结合。当生物效应发生后，二者即解离，受体可恢复到原来的状态，而信号分子则失活或降解。

3. 可饱和性（saturability）   细胞膜或胞内受体的数目有限，当配体浓度达到一定值后，细胞的受体全部被配体结合，即使配体数目继续增加，也不再表现出生物学效应的增强。

4. 可调节性（adjustability）   受体的数目、活性以及受体与配体的亲和力是可调节的。某种因素可使靶细胞受体数目增加与对配体的亲和力增强，称为受体上调（upregulation），反之称为受体下调（downregulation）。受体活性的调节主要有：磷酸化（phosphorylation）与去磷酸化（dephosphorylation）调节；膜磷脂代谢的影响；酶促水解作用和 G 蛋白的调节。

第三节   细胞信号转导的重要通路

一、细胞膜受体介导的信号转导通路

（一）G 蛋白介导的信号转导通路

这类信号转导途径主要由 G 蛋白偶联受体（G protein-coupled receptor，GPCR）所介导。受体的肽链反复跨膜，在膜外侧和膜内侧形成数个环状结构，分别负责接受外源信号（化学、物理信号）的刺激和细胞内的信号传递，受体的胞内部分可与 G 蛋白三聚体相互作用。此类受体通过 G 蛋白向下游传递信号，因此称为 G 蛋白偶联受体（图 10-9）。

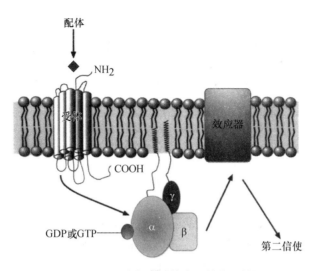

图 10-9　G 蛋白偶联受体介导的信号转导

异三聚体 G 蛋白（G$_{\alpha\beta\gamma}$）激活　当 G 蛋白偶联受体被配体激活后，G$_\alpha$ 亚基上的 GDP 被 GTP 所取代，这是 G 蛋白激活的关键步骤。此时，G 蛋白解离成 GTP-G$_\alpha$ 和 G$_{\beta\gamma}$ 两部分，它们可分别与效应器作用，直接改变其功能，如离子通道的开闭；或通过产生第二信使影响细胞的反应。G$_\alpha$ 亚基具有 GTP 水解酶活性，可将 GTP 水解为 GDP。与 GDP 结合的 G$_\alpha$ 会即刻失去活性并与效应蛋白发生解离，G 蛋白介导的信号转导即终止。此时，G$_\alpha$ 与 G$_{\beta\gamma}$ 又结合成无活性的三聚体。上述过程称为 G 蛋白循环（图 10-10）。活化的 G 蛋白 α 亚基主要作用于腺苷酸环化酶、磷脂酶 C 等效应分子，可以改变它们的活性，这些效应分子生成或水解细胞内第二信使 cAMP 或 cGMP，从而改变细胞内第二信使的浓度。可以激活腺苷酸环化酶的 G 蛋白 α 亚基称为 αs（s 代表 stimulatory），这类 α 亚基属于兴奋型；反之称为 αi（i 代表 inhibitory），这些 α 亚基与下游蛋白结合后可抑制其活性，这类 α 亚基属于抑制型。此外，还有调节磷脂酶 C（phospholipase C，PLC）活性的 αq，以及调节水解 cGMP 的磷酸二酯酸活性的 αt。能够与受体偶联的 G 蛋白有数十种，部分 G 蛋白 α 亚基的种类、所作用的效应分子及其所调节的细胞内信使见表 10-1。以下分别以 cAMP 和磷脂酰肌醇受体通路为例，介绍 G 蛋白介导的信号转导的基本方式。

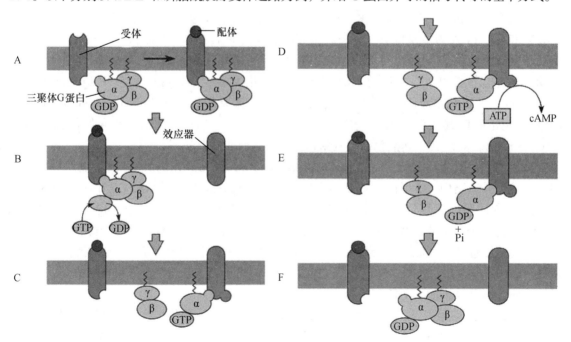

图 10-10　G 蛋白循环

表 10-1 哺乳动物中 G 蛋白 α 亚基的种类和效应

G 蛋白 α 亚基的种类	效应	第二信使	第二信使的靶分子
αs	AC 活性 ↑	cAMP ↑	PKA 活性 ↑
αi	AC 活性 ↓	cAMP ↓	PKA 活性 ↓
αq	PLC 活性 ↑	Ca^{2+}、IP_3、DAG ↑	PKC 活性 ↑
αt	cGMP-PDE ↑	cGMP ↓	Na^+ 通道关闭

低分子量 G 蛋白激活 除上述复合体形式的 G 蛋白外，细胞内还有另外一种单体形式的 G 蛋白，只有 α 亚基，分子量为 20～30 kDa，故亦称为小 G 蛋白（small GTP-binding protein）。Ras 蛋白是第一个被发现的小 G 蛋白，分子量为 21 kDa，故又称 p21 蛋白。低分子量 G 蛋白都属于 Ras 蛋白超家族成员，与异三聚体 G 蛋白一样，具有 GTP 酶活性（称为 Ras 样 GTP 酶），即具有结合 GDP/GTP 的能力以及结合 GTP 时活化而结合 GDP 时失活的特征，在多种细胞信号转导途径中具有开关作用。细胞中存在一些专门控制小 G 蛋白活性的调节因子，如增强其活性的鸟苷酸交换因子（guanine nucleotide exchange factor，GEF）/ 鸟苷酸释放蛋白（guanine nucleotide release factor，GRF）、降低其活性的鸟苷酸解离抑制因子（guanine nucleotide dissociation inhibitor，GDI）、GTP 酶激活蛋白（GTPase-activating protein，GAP）等（图 10-11）。

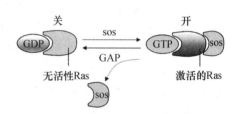

图 10-11 Ras 蛋白的活化及其调控因子

1. G 蛋白 - 腺苷酸环化酶途径（G protein-adenylate cyclase pathway） 即 cAMP 信号通路。在该信号通路中，G 蛋白 α 亚基的主要效应酶是细胞膜上的腺苷酸环化酶（adenylate cyclase，AC），可通过生成 cAMP 第二信使而影响信号通路的下游。这是真核细胞应答激素反应的主要机制之一。例如，胰高血糖素受体介导的信号转导，胰高血糖素（glucagon）受体通过 G 蛋白偶联以及 AC/cAMP/PKA 通路）而产生生物学效应。该通路以靶细胞内 cAMP 浓度改变和激活 PKA 为主要特征，是激素调节物质代谢的主要途径。如图 10-12 所示，胰高血糖素与胰高血糖素受体结合后，通过 G 蛋白激活腺苷酸环化酶（AC），产生第二信使 cAMP，cAMP 再变构激活 PKA；活化的 PKA 一方面可催化无活性的磷酸化酶激酶（phosphorylase kinase，GPK）磷酸化而使其激活，并催化无活性的糖原磷酸化酶（glycogen phosphorylase，GP）磷酸化而使其激活，进而使糖原分解加强；另一方面，活化的 PKA 促使糖原合酶（glycogen synthase，GS）磷酸化，抑制糖原合成，从而使血糖升高。

2. G 蛋白 - 磷脂酶 C 途径（G protein-phospholipase C pathway） 即磷脂酰肌醇信号通路。在该信号通路中，G 蛋白 α 亚基的主要效应酶是细胞膜上的磷脂酶 C（phospholipase C，PLC），可使磷脂酰肌醇 -4,5- 二磷酸（PIP_2）分解为第二信使肌醇三磷酸（IP_3）和二酰甘油（DAG）。这两个信使分别调节两个不同的通路，即 IP_3/Ca^{2+} 通路和 DAG/PKC 通路，因此，磷脂酰肌醇信号通路又称双信使系统。例如，血管紧张素 Ⅱ 受体介导的信号转导途径，血管紧张素 Ⅱ（angiotensin Ⅱ）受体亦属于 G 蛋白偶联受体，可引发 IP_3/Ca^{2+} 通路和 DAG/PKC 通路而发挥效应，从而引起血管收缩（图 10-13）。

（1）IP_3/Ca^{2+} 信号通路：IP_3 与内质网膜上的 IP_3 受体结合，使内质网上的 IP_3 门控 Ca^{2+} 通道开放，引起内质网内 Ca^{2+} 释放进入细胞质；Ca^{2+} 活化 CaM（钙调蛋白），进而活化 Ca^{2+}- 钙

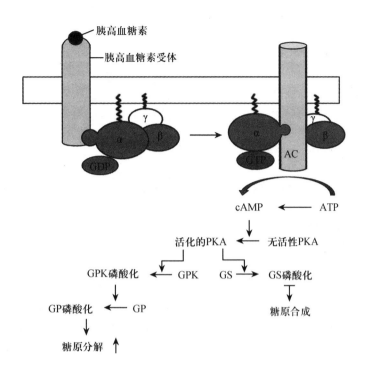

图 10-12　胰高血糖素受体通过 AC/cAMP/PKA 通路转导信号

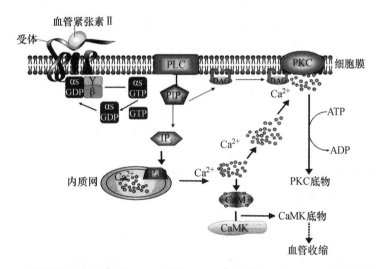

图 10-13　血管紧张素Ⅱ受体通过 PLC 引发 IP₃/Ca²⁺ 通路和 DAG-PKC 通路介导信号转导

调蛋白依赖性蛋白激酶（CaMK），使其作用于相应的底物，从而使细胞产生相应的反应，如细胞分裂、分泌活动、内吞作用、受精、突触传递及细胞运动等。

（2）DAG/PKC 信号通路：当 Ca^{2+} 浓度升高后，Ca^{2+} 与细胞质中非活性的 PKC 结合，使 PKC 转位到细胞膜内侧表面，与细胞膜上增多的 DAG 作用，引起 PKC 发生构象改变而被活化；活化的 PKC 可以使靶蛋白磷酸化，从而使细胞产生不同的反应，如细胞分泌、肌肉收缩、血小板颗粒释放等。

（3）磷脂酰肌醇信号的终止：IP_3 通过去磷酸化形成 IP_2；或经磷酸化形成 IP_4；Ca^{2+} 由细胞膜上的 Ca^{2+} 泵和 Na^+-Ca^{2+} 离子泵排出细胞或由内质网上的 Ca^{2+} 泵回收到内质网；完成信号转导作用的 DAG 可迅速被 DAG 激酶磷酸化为脂肪酸，参与磷脂酰肌醇再循环，或者被 DAG 脂肪酶水解为甘油和花生四烯酸。

案例 10-2

　　患者，男，30岁，因心绞痛入院。体格检查：皮肤肌腱黄色瘤，角膜可见角膜弓；超声心动图检查：主动脉瓣上主动脉后壁处可见斑块状强回声突向主动脉腔，二尖瓣反流。血液检查：血 LDL-C 10 mmol/L，TC 12 mmol/L；基因检测：*LDLR*、*ApoB*、*PCSK9* 基因突变。家族史：患者母亲患有家族性高胆固醇血症。

　　问题：

　　1. 该患者应诊断为什么疾病？

　　2. 该病的发病机制是什么？

（二）酶偶联受体介导的信号转导通路

　　酶偶联受体是指自身具有酶活性，或自身无酶活性但具有酶活性结合域的一类受体。此类受体都是跨膜蛋白，通常为单次跨膜，其胞内部分具有酶的催化活性。受体 - 配体结合后，可以激活胞内受体的酶活性，因此这类信号转导途径的共同特征是需要直接依赖酶的催化作用作为信号传递的第一步反应。酶偶联受体介导的信号转导途径不仅可调节细胞内蛋白质的功能和表达水平，还可影响细胞增殖和分化。酶偶联受体介导的信号转导主要通过蛋白质 - 蛋白质的相互作用完成，这些蛋白质分子通过促进底物蛋白磷酸化或结合 GTP 而开启信号传递。酶偶联受体的种类繁多，根据作用性质，可将其分为酪氨酸激酶受体（TKR）、丝氨酸 / 苏氨酸激酶受体、鸟苷酸环化酶受体和酪氨酸磷酸酯酶受体等。

　　蛋白激酶与蛋白磷酸酶可调控信号转导，在蛋白激酶（protein kinase，PK）的催化下，ATP 分子中的 γ- 磷酸基团可转移至靶蛋白分子中特定的氨基酸残基上。与 PK 反向对应的是蛋白磷酸酶（protein phosphatase），可催化磷酸化的蛋白质分子发生去磷酸化，与蛋白激酶共同构成了蛋白质活性的开关系统。由蛋白激酶和蛋白磷酸酶催化蛋白质的磷酸化与去磷酸化修饰是最重要的信号通路开关，是控制信号转导分子活性最主要的方式。酶被修饰后，其活性可以提高或降低。根据蛋白激酶所作用的氨基酸残基位点，可将其分为蛋白酪氨酸激酶（protein tyrosine kinase，PTK）和丝氨酸 / 苏氨酸激酶（serine/threonine kinase）两大类。一般而言，蛋白激酶作用常是通过磷酸化而激活底物；相反，蛋白磷酸酶是使底物发生去磷酸化，进而使底物失活。

　　1. 受体酪氨酸激酶（receptor tyrosine kinase，RTK）介导的通路　受体酪氨酸激酶又称酪氨酸激酶受体（tyrosine kinase receptor，TKR），可催化蛋白质底物中的酪氨酸位点发生磷酸化。大部分蛋白质的酪氨酸磷酸化后即处于活化状态，对生命活动起正向调节作用。与酪氨酸激酶受体结合的配体是可溶性或膜结合的多肽或蛋白类激素，包括多种生长因子、胰岛素等。生长因子受体和细胞因子受体是酪氨酸激酶受体的代表。受体酪氨酸激酶（RTK）本身兼有受体和激酶的双重功能。在未与配体结合的静息状态下，RTK 活性很低；当配体与受体的胞外结构域结合时，膜上相邻的 RTK 二聚化，形成同源或异源二聚体，可促进 RTK 胞内区相互作用，激活 RTK，引发 RTK 自身磷酸化，一方面可使 RTK 自身磷酸化得到正反馈加强；另一方面，还能为下游的信号转导蛋白提供高亲和力的锚定位点，从而将信号向下游传递，引发多种细胞反应，如细胞增殖、细胞迁移、免疫细胞活化和内分泌细胞分泌等。

　　（1）生长因子介导的信号通路：即 RTK-Ras-MAPK 信号通路。表皮生长因子受体（epidermal growth factor receptor，EGFR）是典型的蛋白酪氨酸激酶（PTK）受体，即受体酪氨酸激酶（RTK）分子量约为 170 kDa。表皮生长因子（epidermal growth factor，EGF）是一种多肽，具有促进表皮创伤后愈合等作用。RTK-Ras-MAPK 信号通路的 EGFR 信号转导的主要步骤：①EGFR 被活化，EGF 与 EGFR 结合，使受体形成二聚体，引起改变构象而使其 PTK 活性增强；胞内区数个酪氨酸残基（Y992、Y1045、Y1069、Y1148、Y1173）在 PTK 作用下发生自身磷酸化（autophosphorylation）。②EGFR 与 SH2 结构域结合，EGFR 胞内区发生磷酸化的酪氨酸位点可被 SH2 结构域所识别，含有 1 个 SH2 结构域和 2 个 SH3 结构域的生长因子结合蛋白（growth factor binding protein，Grb2）可作为衔接分子结合到这些位点上。③Ras 被活化，Grb2 通过募集 SOS 蛋白，SOS 结合 Grb2 后被活化，作用于小 G 蛋白 Ras，使 Ras 激活。SOS 是小 G 蛋白的正调节因子，可促进 Ras 蛋白与 GDP 解离并与 GTP 结合。④MAPK 级联反应，活化的 Ras 可引起丝裂原激活的蛋白激酶（mitogen-activated protein kinase，MAPK）级联反应。具体过程是，活化的 Ras 作用于其下游分子 Raf 并使之活化。Raf 是 MAPK 磷酸化级联反应的第一个分子（属于 MAPKKK），作用于 MEK（属于 MAPKK），可使 MEK 发生磷酸化，后者再作用于胞外信号调节激酶（external signal regulated-kinase，ERK）（属于 MAPK 家族之一），至此即完成了 MAPK 的三级磷酸化及激活过程。⑤活化的 MAPK 核转位，ERK 被活化后，可转位至细胞核内。某些转录调控因子是 ERK 的底物，可被 ERK 磷酸化。活化的转录因子可与靶基因特异性结合，进而影响靶基因的表达水平，以调节细胞生长和分化状态（图 10-14）。

MAPK 级联激活反应是多种信号通路的中心，其激活的级联反应即 Raf（MAPKKK）→ MEK（MAPK/ERK kinase，即 MAPKK）→ ERK（即 MAPK）。MAPKKK → MAPKK → MAPK 三级激酶均通过逐级磷酸化而激活，是高度特异而有序的过程。哺乳动物细胞中重要的 MAPK 家族成员有三种：①胞外信号调节激酶（external signal regulated-kinase，ERK），广泛存在于各种组织中，参与细胞增殖与分化；②c-Jun 氨基端激酶/应激激活的蛋白激酶（c-Jun N-terminal kinase/stress-activated protein kinase，JNK/SAPK），是细胞对各种应激源诱导的信号转导的关键分子，某些细胞因子（如 TGF-β）也通过 JNK 发挥作用；③p38 丝裂原激活的蛋白激酶（p38 mitogen-activated protein kinase，p38 MAPK），主要参与炎症细胞因子、凋亡相关受体（Fas）等的信号转导。

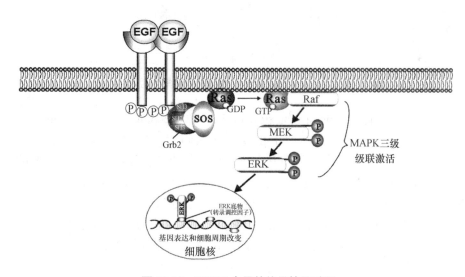

图 10-14　EGFR 介导的信号转导过程

（2）细胞因子介导的信号转导通路：某些受体只有配体结合结构域，而无催化结构域，因此无激酶活性，但是可通过与胞内其他酪氨酸激酶结合来传递信号。其受体属于酶偶联受体，但其自身不具备酶活性，需要通过与 JAK 激酶（Janus kinase，JAK）结合才能活化下游信号分子。细胞因子（cytokine）是一类具有广泛生物学活性的小分子蛋白质（分子量为 5～20 kDa），主要包括趋化因子（chemokines、干扰素（interferon，IFN）、白细胞介素（interleukin，IL）、淋巴因子（lymphokine）和肿瘤坏死因子（tumor necrosis factor，TNF）等。由于细胞因子可以通过内分泌、旁分泌和自分泌等方式作用到靶细胞，因此干扰素（IFN-γ）、白细胞介素（IL-2、IL-3）等细胞因子与各自受体结合后，可以通过受体的胞内区与细胞质非受体型蛋白酪氨酸激酶JAK稳定结合，JAK能磷酸化下游的信号转导及转录活化因子（signal transducer and activator of transcription，STAT）并使之活化，即JAK-STAT信号通路（图10-15）。JAK为非受体型蛋白酪氨酸激酶家族，迄今共发现4个成员（JAK1～JAK3和TYK2）。JAK与细胞因子受体结合，活化后可作用于STAT，使之发生酪氨酸磷酸化。STAT存在于细胞质中，仅在磷酸化激活后形成二聚体进入胞核，作为转录因子与相关基因启动子区域结合，影响基因的表达，进而调节靶细胞的增殖与分化。细胞内存在多种JAK和STAT亚型，激活后的受体可与不同的JAK和不同的STAT相结合，进而引发不同的信号转导。

2. 受体型丝氨酸/苏氨酸激酶（receptor serine/threonine kinase）介导的通路　丝氨酸/苏氨酸激酶是细胞内的主要激酶，负责催化底物蛋白中某些丝氨酸或苏氨酸位点发生磷酸化。细胞内重要的丝氨酸/苏氨酸激酶包括环核苷酸调控的PKA和PKG、DAG/Ca^{2+}调控的PKC、Ca^{2+}/CaM调控的Ca^{2+}/CaMPK、受PIP_3调控的PKB及丝裂原控制的MAPK等。

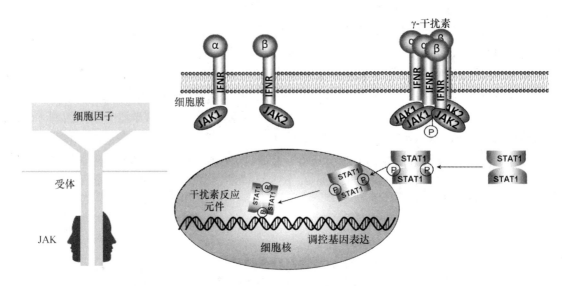

图 10-15　γ 干扰素受体介导的信号转导途径

转化生长因子-β受体（transforming growth factor-β receptor，TGF-β R）的特征是自身具有丝氨酸/苏氨酸激酶催化结构域。TGF-β参与调节细胞增殖、分化、迁移和凋亡等多种细胞反应。当TGF-β与受体结合时，可使其受体活化。活化的受体可催化一类重要的转录因子Smad发生丝氨酸磷酸化，磷酸化的Smad分子形成同源寡聚体或异源寡聚体后进入细胞核，可以调节相应基因的转录速度，最终影响细胞分化。Smad家族是最早被证实的TGF-β受体激酶的底物。Smad的名称取自于果蝇的Mad蛋白和线虫的Sma蛋白。细胞内至少有9种Smad分子存在，各自负责TGF-β家族不同成员的信号转导（图10-16）。由于细胞生理状态和分化情况不同，在不同的细胞中，相同的TGF-β信号可以引起截然相反的调节作用。TGF-β在肿瘤进展过程中具有双重作用，在肿瘤的早期阶段，TGF-β可引起肿瘤细胞生长周期阻滞，进而发挥抑癌作用；但在肿瘤晚期，TGF-β可以通过促进血管生成、免疫逃逸等发挥促癌因子的作用。TGF-β不仅可以激活丝氨酸/苏氨酸激酶，还可以激活MAPK信号通路等其他信号通路，参与调节细胞的生命活动。

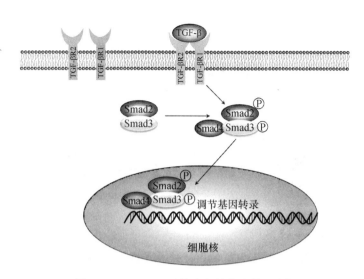

图 10-16　TGF-β 受体介导的信号转导途径

（三）离子通道介导的信号转导通路

离子通道型受体由于在结构上既可与细胞外信号分子结合，同时其自身又是离子通道，所以具有受体与离子通道偶联的特点。离子通道的开放或关闭直接受化学配体与通道受体部位结合的控制，因此又将这类通道称为配体门控受体型离子通道（ligand-gate-receptor channel，LGRC）。此类受体的配体主要为神经递质，最终效应是使细胞膜电位发生改变。可以认为，离子通道型受体是将化学信号转变成为电信号而影响细胞膜功能的典型代表。离子通道型可以分为阳离子通道和阴离子通道。阳离子通道常见的配体有乙酰胆碱、谷氨酸和 5- 羟色胺等；而阴离子通道的配体有甘氨酸和 γ- 氨基丁酸。乙酰胆碱作为配体的离子通道是典型的配体门控离子通道。乙酰胆碱配体门控离子通道由 5 个高度同源的亚基组成，包括 2 个 α 亚基、1 个 β 亚基、1 个 γ 亚基和 1 个 δ 亚基。每个亚基都是一个四次穿膜蛋白，由约 500 个氨基酸残基组成，分子量约为 60 kDa。该受体的跨膜部分为 4 条 α 螺旋，其中一条含较多的极性氨基酸，构成亲水区，使得 5 个亚基共同在膜中形成一个亲水性通道。乙酰胆碱结合在 α 亚基上（图 10-17）。

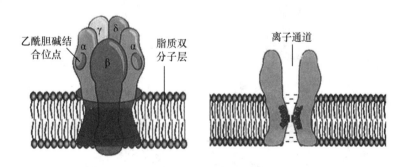

图 10-17　乙酰胆碱配体门控离子通道结构模型

乙酰胆碱配体门控离子通道有 3 种构象。首先，2 分子乙酰胆碱与配体门控离子通道（构象Ⅰ）结合，使之通道开放（构象Ⅱ），但通道开放的时限很短，在数十毫微秒内又回到关闭状态（构象Ⅰ）；然后乙酰胆碱与配体门控离子通道解离，受体恢复到初始关闭状态（构象Ⅲ），做好重新接受配体的准备（图 10-18）。离子通道型受体介导的信号转导是一种速度很快的信号转导过程，为神经系统和其他电刺激细胞（如肌细胞）所特有，主要在神经系统的突触反应中起控制作用。

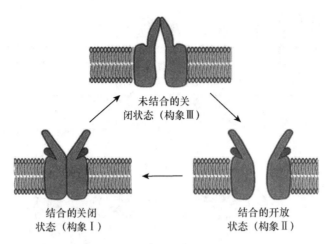

未结合的关
闭状态（构象Ⅲ）

结合的关闭
状态（构象Ⅰ）

结合的开放
状态（构象Ⅱ）

图 10-18 乙酰胆碱配体门控离子通道的三种构象

（四）其他信号通路

细胞表面受体介导的信号通路除了酪氨酸激酶受体及其相关激酶信号转导途径外，还包括非激酶类受体介导的信号通路，如 NF-κB、Wnt、Hedgehog 和 Notch 等受体介导的信号转导途径。这些信号通路完全不通过激酶来传递信号，而是通过引发胞内蛋白复合物的解聚，或通过抑制物，或通过受体自身的蛋白切割作用，释放活化的转录因子，再转运到核内调控基因的表达。

1. TNF-α 受体介导的信号转导通路 肿瘤坏死因子 -α 受体是细胞膜受体，与 TNF-α 信号结合后，可激活核转录因子 -κB（nuclear factor-kappa B，NF-κB）、caspase 和 JNK 等分子，继而诱导相关的下游信号通路（图 10-19）。

NF-κB 广泛存在于几乎所有真核细胞中，多种胞外信号都可引起 NF-κB 信号通路的激活，如 TNF-α、白介素 IL-1、细菌脂多糖（lipopolysaccharide，LPS）和病毒入侵等。NF-κB 是一种转录因子，最初发现于 B 淋巴细胞，是免疫球蛋白 κ 轻链基因转录所需的转录因子。后来证明，在各种细胞中都发现 NF-κB，因此认为它是一种通用型转录因子，广泛参与炎症反应、免疫调节、细胞生长控制、细胞分化、肿瘤发生以及细胞凋亡等过程。

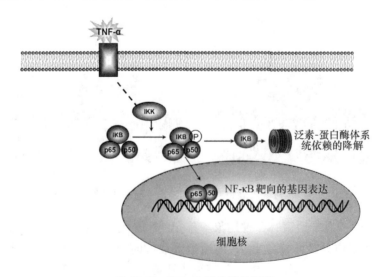

图 10-19 NF-κB 活化信号通路

NF-κB 由五种不同的亚基组成：p65（又称 RelA）、p50、relB、C-Rel 和 p52。p65 和 p50 两个亚基以不同形式组合形成同源或异源二聚体，在细胞内最常见的是 p65 和 p50 组成的异源二聚体。在没有外界刺激的情况下，NF-κB 亚基（通常为异源二聚体）与其抑制性 IκB 蛋白结合形成 p50-p65-IκB 三聚体，以非活化形式存在于细胞质中。IκB 是 NF-κB 的抑制蛋白，可阻止 NF-κB 入核，使其以非活化形式存在于胞质中。一旦细胞受到刺激（如 TNF/LPS 等），IκB 的激酶（IKK）即可磷酸化 IκB，使 IκB 从 p50-p65-IκB 三聚体中解离出来；在泛素 - 蛋白酶体系统的作用下，IκB 快速降解，使得被 IκB 抑制的 NF-κB 二聚体释放出来并被转运到核，继而结合到目的基因启动区域，启动下游基因的表达。同时，活化的 NF-κB 还能诱导抑制基因 IκB 的转录，新合成的 IκB 与核内 NF-κB 结合，并将其带出细胞核，终止 NF-κB 的激活信号，通过负反馈机制防止 NF-κB 过度活化。

2. Wnt 受体介导的信号转导通路　Wnt 受体介导的信号转导通路主要包括 Wnt 蛋白（配体）、Wnt 膜受体（能直接与 Wnt 信号结合）、LDL 受体相关蛋白（以 Wnt 信号依赖的方式与 Wnt 膜受体结合）和 β 联蛋白（β-catenin，β-Cat）（既是转录激活蛋白，又是膜骨架连接蛋白）。Wnt 是一个分泌性糖蛋白家族，广泛存在于各种动物和组织中，参与调控多种发育过程，如发育、细胞分化、癌变、凋亡及机体免疫、应激等病理生理过程。Wnt 膜受体是卷曲蛋白（frizzled protein，Fzd），为七次穿膜蛋白，人类有 10 种 Fzd 成员。Fzd 胞外 N 端具有富含半胱氨酸的结构域，能与 Wnt 信号结合；同时，Wnt 信号还可与另外一个 LDL 受体相关蛋白（LDL receptor-related protein，LRP）的共同受体形成复合物。Wnt 信号通路包括经典通路和非经典通路，经典的 Wnt 信号通路是通过 β- 联蛋白的核易位，激活靶基因的转录活性，又称 Wnt/β-catenin 信号通路。非经典 Wnt 信号通路是以不依赖 β-catenin 的方式激活下游信号分子。

（1）经典 Wnt/β-catenin 信号通路：当没有 Wnt 信号时，酪蛋白激酶 1（casein kinase1，CK1）能将 β-catenin 的第 45 位丝氨酸磷酸化；随后轴蛋白（axin）可使一种丝氨酸 / 苏氨酸蛋白激酶——糖原合成激酶 -3β（glycogen synthase kinase-3β，GSK-3β）靠拢 β-catenin，并将 β-catenin N 端的第 33 位丝氨酸（Ser33）/ 第 37 位丝氨酸（Ser37）/ 第 41 位苏氨酸（Thr41）/ 第 45 位苏氨酸（Thr45）磷酸化；最终，GSK-3β、CK1、β-catenin 和结肠腺瘤（adenomatous polyposis coli，APC）蛋白结合在一起构成一种 β-catenin 降解复合体。β-catenin 经泛素化（ubiquitinylation）修饰被蛋白酶体系统降解，造成胞内 β-catenin 缺乏，无法进入细胞核激活下游基因，使得 Wnt 调控靶基因不能表达。当 Wnt 信号与 Fzd 和 LRP 结合后，可激活下游信号分子蓬乱蛋白（dishevelled protein，Dvl）。Dvl 能破坏 β-catenin 降解复合物，从而使未磷酸化的 β-catenin 在胞质中积累。β-catenin 进入细胞核内，取代转录抑制因子 Groucho，并与具有双向调节作用的 T 细胞转录因子（T cell factor，TCF）结合，激活并诱导靶基因的表达（图 10-20）。

（2）非经典 Wnt 信号通路：主要包括 Wnt 极性细胞极性通路和 Wnt-Ca^{2+} 信号通路。Wnt 极性细胞极性通路是由 Wnt 受体 Fzd 激活 Rho A 和 JNK，引起细胞骨架重排，调控细胞极性。Wnt-Ca^{2+} 信号通路是由 Wnt 信号与 Wnt 受体 Fzd 结合，激活 G 蛋白，引起 Ca^{2+} 浓度增高，激活 PKC 和 Ca^{2+}/ 钙调蛋白依赖性蛋白激酶（CaMK）II，导致核转录因子活化 T 细胞核因子（nuclear factor of activated T cell，NFAT）去磷酸化并在核内积累（图 10-21）。

3. Hedgehog 信号转导通路　Hedgehog（Hh）信号分子有三种膜受体：Smoothened（Smo）、Patched（Ptc）和 iHog。受体 Ptc 是十二次穿膜蛋白，能直接与 Hedgehog 信号结合；受体 Smo 是七次穿膜蛋白，无配体时，Ptc 可抑制 Smo 的活性，激活的 Smo 可以进行信号传递；受体 iHog 是单次穿膜蛋白，作为辅助受体参与 Ptc 与 Smo 的结合。Hedgehog 信号通路中重要的蛋白复合物 Fu/Cos2/Ci（Fused，Fu；Costal-2，Cos2；Cubitis interuptus，Ci）在细胞内主要与微管结合。无 Hedgehog 信号时，Ci 磷酸化水解为 Ci 75 片段，Ci 75 进入细胞核，可抑制下游基因的表达。

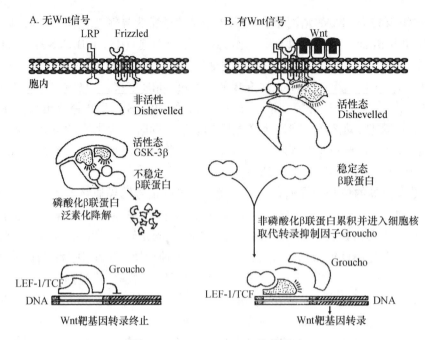

图 10-20　Wnt/β-catenin 信号通路

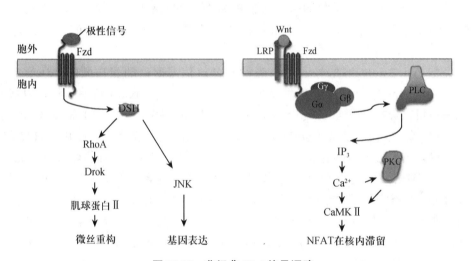

图 10-21　非经典 Wnt 信号通路

　　Hh 为分泌蛋白质，作用范围小，一般为 1～20 个细胞，其作用具有时间、浓度依赖性。不同浓度的 Hh 信号对靶细胞的效应不同，受时间和空间的严格调控，是正常胚胎发育所必需的。当 Hh 信号与 Ptc 受体结合后，Ptc 的活性被抑制，并诱发细胞内吞作用，Ptc 继而被溶酶体消化，从而解除了 Ptc 对 Smo 的抑制作用，使 Smo 被 CK1 和 PKA 两种激酶磷酸化，与 Fu/Cos2 结合，导致 Ci 从 Fu/Cos2/Ci 复合物中解离出来，形成稳定的 Ci 进入核内，启动靶基因的表达（图 10-22）。

　　4. Notch 信号通路　该通路是通过蛋白切割 Notch 受体，从而导致信号向核内传递。Notch 受体为单次穿膜蛋白，是由胞外段和跨膜 - 胞内段聚合形成的异二聚体。其胞外段具有配体结合位点；胞内段含有锚定蛋白重复序列和核定位信号（NLS）等多个功能序列，是受体信号转导的关键区域。配体是 DSL（其名源于果蝇 Notch 配体 Delta、Serrate 和线虫 Lag2 的首字母缩写）膜蛋白，为跨膜蛋白。配体和受体的结合发生在两个相邻细胞间。

　　当相邻细胞的 DSL 膜蛋白与 Notch 受体的胞外段结合位点结合时，Notch 受体的胞外段即被膜上金属蛋白酶中的肿瘤坏死因子 -α 转换酶切割下来，Notch 受体的跨膜区被 γ- 分泌酶催化切割。Notch 受体的胞内段随之被释放，被释放的胞内段是 Notch 受体的活化形式，可被转运到核内与 GSL 蛋白结合形成转录复合物，调控靶基因的表达，从而影响细胞的分化和发育（图 10-23）。

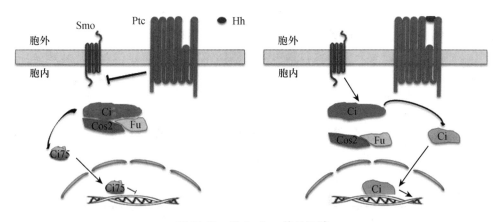

图 10-22　Hedgehog 信号通路

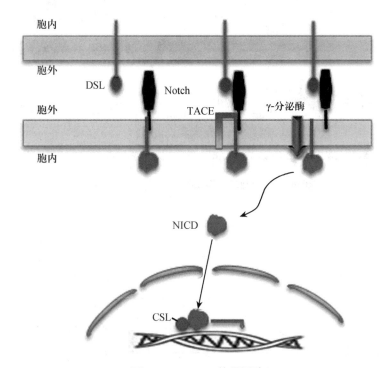

图 10-23　Notch 信号通路

二、细胞内受体介导的信号转导通路

细胞内受体有的位于胞质，称为胞质受体；有的位于细胞核，称为核受体。脂溶性化学信号进入细胞后，与细胞核受体的作用方式有两种：①有的信号与细胞核内受体结合形成配体 - 受体活性复合物；②有的信号先与核受体结合，再以配体 - 核受体复合物的形式穿过核孔进入核内，并与 DNA 分子上的顺式作用元件结合，在转录水平调节基因的表达，这类核受体多为转录因子，如类固醇激素、甲状腺激素、视黄酸和维生素 D 等物质的细胞受体不在细胞膜上，而是在细胞核内。细胞内受体介导的信号转导在发育、分化等方面发挥着重要作用。

核受体介导的信号转导通路　当核受体未与激素结合时，受体往往与具有抑制基因转录和蛋白质合成作用的物质（如热激蛋白）形成复合物，阻止受体进入细胞核及其与DNA的结合。当激素与受体结合后，可使受体构象发生变化，导致热激蛋白（heat shock protein，HSP）解聚，暴露出受体的核内转移部位及DNA结合部位，激素-受体复合物向核内转移，并与靶基因邻近的激素应答元件（hormone response element，HRE）结合，进而改变细胞的基因表达谱（图10-24）。不同的激素-受体复合物可与不同的激素应答元件结合于（表10-2）。结合于激素应答元件的激素-受体复合物再与位于启动子区域的基本转录因子及其他转录调节分子作用，从而开放或关闭其下游基因。

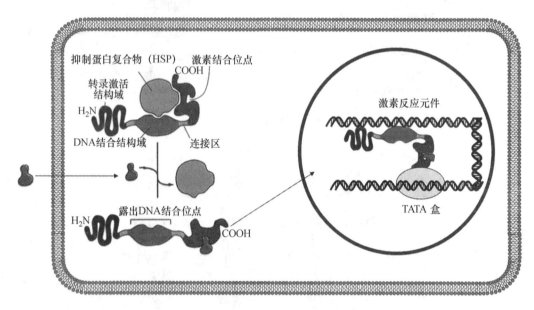

图 10-24　细胞内受体结构及其作用机制示意图

表 10-2　激素应答元件举例

激素	受体所识别的 DNA 特征序列
肾上腺皮质激素	5'AGAACAXXXTGTTCT3'
	3'TCTTGTXXXACAACA5'
雌激素	5'AGGTCAXXXTGACCT3'
	3'TCCAGTXXXACTGGA5'
甲状腺激素	5'AGGTCATGACCT3'
	3'TCCAGTACTGGA5'

第四节　细胞信号转导的特点

前文介绍了细胞信号转导的一些基本通路，图10-25概括了细胞内4条信号通路的相互关联性。激素通过G蛋白偶联受体将信号先传递至腺苷酸环化酶和磷脂酶C；而生长因子通过RTK将信号传递到Ras蛋白和磷脂酶C。两条信号通路的信号转导途径不同，但所产生的效应却大致相同。由此看来，在信号转导过程中，信号分子可能同时汇集到某一点，或在某一环

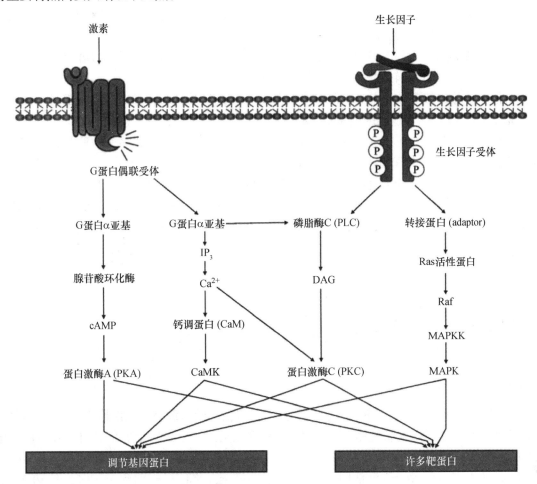

节催化同一种蛋白激酶，以保证不同信号交流通畅。事实上，信号转导远不止这些，它们之间的相互作用更为复杂。之所以未做详细介绍，是因为人们对某些信号通路或一知半解，或全然不知，以现有的认识水平去求解细胞内复杂的信号通路，莫过于"盲人摸象"。可将信号转导的主要特点简要归纳以下几点。

图 10-25 细胞内 4 条信号通路的相互关联

一、信号转导的一般特征

1. 信号转导的一过性和记忆性 连续不断的配体可引发连续多次的信号转导，信号转导途径的每个节点在接收上游一次信号并转导至下游后，该节点的信号会及时终止，并恢复到未接收信号的初始状态，以便接受下一次信号，这一特征称为信号转导的一过性。某些情况下，当上游信号终止后，某些信号转导蛋白仍保持一定时间的持续活化状态，表现出记忆性，但这种持续活化（记忆性）是受到严格调控的。

2. 信号转导的暂时性和可逆性 ①信号分子存在的暂时性：许多信号分子的半衰期都很短，很快产生，很快灭活，这样才能使细胞得以不断接受新的信号刺激。如编码转录因子的原癌基因的诱导只有数分钟到数十分钟。②信号分子活性的可逆性变化：被激活的各种信号分子不会总处在兴奋状态，完成任务后又会回复到静息状态，准备接受下一次的刺激，如底物分子的磷酸化与去磷酸化。③信号分子激活机制的同质性：磷酸化和去磷酸化是绝大多数信号分子激活与失活的共同机制。如 JAK 的激活需要其酪氨酸残基磷酸化，在传递信息后又都需要通过去磷酸化而失活。

3. 信号通路的连贯性 信号通路中的各个反应相互衔接，有序地依次进行，直至完成，形成一个级联反应过程。任何环节中断或出错，都将给细胞甚至机体带来显著的影响。

4. 信号转导的网络化 细胞内的多个信号通路组成一个复杂的网络体系，各条信号通路相互沟通，相互影响，相互制约，相互协调，相互作用，使细胞能对各种刺激做出迅速而准确的反应，并随环境的变化而变化。

5. 信号转导的专一性 信号传递的专一性主要取决于下列几个因素：①配体 - 受体之间的专一性；②细胞内信号转导的专一性；③基因转录的专一性。

6. 信号转导的级联放大效应 细胞在对外源信号进行转换和传递时，通常都具有逐级将信号加以放大的作用。如 G 蛋白偶联受体介导的信号转导过程，一个信号分子可结合多个受体，一个活化受体又可招募多个 G 蛋白，一个（活化）G 蛋白能催化多个效应酶，引发多个第二信使应答，导致多个靶蛋白（酶）磷酸化，产生级联放大效应。因此，一个信号转导途径好比一个信号扩大器，将细胞外微（少）量的信号逐级放大，作用于大量胞内效应分子，产生明显的效应。例如，引起糖原分解的肾上腺素浓度为 10^{-10}mol/L，如此微量的 β 肾上腺素可通过信号转导使细胞产生 10^{-6}mol/L cAMP，信号被放大了 1 万倍；此后经过 3 步酶促反应（PKA →糖原磷酸化酶激酶→糖原磷酸化酶），信号又可放大 1 万倍，进而使糖原在短时间内迅速分解为葡萄糖。

▌二、信号转导通路之间的相互作用

（一）收敛作用

细胞外的多种刺激信号作用于不同的膜受体，将信号转入细胞内，汇聚到同一效应蛋白，并使其活化。以 G 蛋白偶联受体、生长因子受体和整合素为例，虽然它们各自接收不同的细胞外信号刺激，但当信号传至胞内后，都可形成自磷酸化位点供 Grb2/SOS 接头蛋白的 SH2 结构域特异性识别，后者通过激活同一个靶蛋白——Ras，将信号作用到 MAPK（图 10-26）。Ras 蛋白是多种信号转导途径的汇合点，使多条信号通路形成汇合交流，这一特点称为收敛作用（convergence）。Ras 和 Raf 都是具有收敛作用的信号分子。

（二）波散作用

与收敛作用相反，同一个刺激信号穿过细胞膜进入细胞后，可以同时作用于几个效应蛋白。例如，表皮生长因子（EGF）作用于膜受体后产生的信号可经 Ras → Raf → MAPK 通路，也可经 PI → PI₃K → IP₃ 通路，还可经 PLC → DAG → PKC 通路向下传递。这种由单一受体活化而引发不同效应的信号传递现象称为波散作用（divergence）。由于这三条通路的信号分子进入细胞核后活化不同的基因转录系统，因此可使同一细胞对 EGF 刺激产生不同的反应（图10-27）。

再比如，细胞因子与受体结合后可触发信号经 JAK-STAT 信号通路下传，直到磷酸化的 STAT 发生核转位而进入细胞核，以转录因子的身份作用于效应基因，调节其表达。而不可忽视的是，细胞因子与受体结合后还可通过 Ras-MEK-ERK1/2（MAPK）信号通路参与基因的表达调控；也可以经 PI₃K-AKT 通路调节基因的表达（图 10-28）。

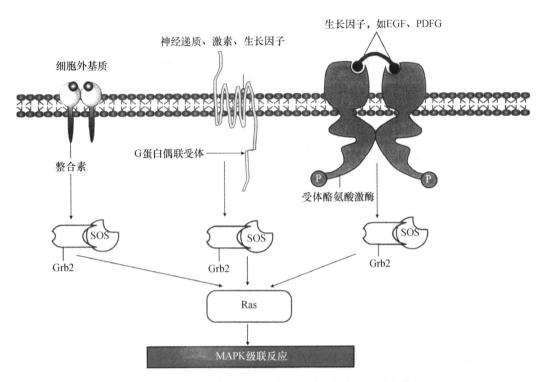

图 10-26　三种细胞受体介导信号通路的收敛（汇聚）作用

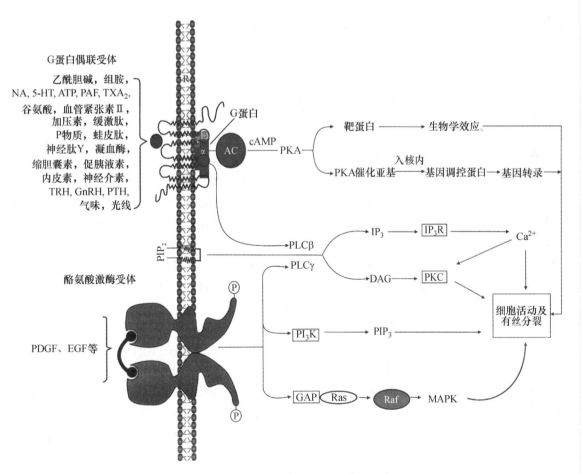

图 10-27　不同信号转导途径的收敛、波散和交互作用

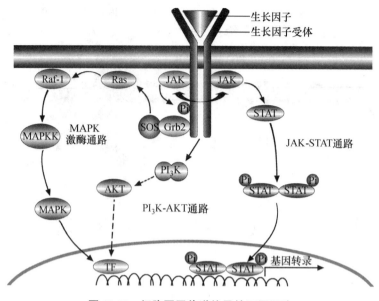

图 10-28　细胞因子传递信号的不同通路

（三）信号通路间的交互作用与信号转导网络

1. 信号通路间的交互作用　很多人都有过这样的经历，在接听电话时会听到对方以外的第三方讲话，在通讯术语中称为串音（crosstalk）。有人将这一种通讯现象引入细胞信号传递，以表示信号在细胞间（内）的传递同样存在交互作用（cross-talk）。交互作用的结果是使细胞同时接受多种刺激，而每一种刺激又可以同时激活多条信号通路，以及一个信号分子可以介导或参与多条信号通路。事实上，任何一条信号通路都不会一成不变地把某一种信号传递到细胞核。相反，信号通路之间有着千丝万缕的联系，它们相互影响，互为补充，又相互依存。这种关系就像互联网世界的每一位访问者一样。随着信息交流量的不断增多，交互作用的机会和途径也就越多。

不同信号之间通过交互作用这一特殊方式最终作用到细胞核，所引发的结果可能是相互促进，也可能是相互抑制。即使是同一种信号，作用于同一种细胞也可能产生互不关联的结果。如前所述，cAMP 作为一种第二信使，可作用于脂肪细胞，通过 PKA 的介导一方面引发糖原分解，使血糖升高；另一方面，PKA 也可抑制脂肪细胞增殖，其机制是与 PKA 阻止 Raf 信号向 Ras 传递，从而阻止 MAPK 的活化有关。同样，在细胞核水平，作为 PKA 和 MAPK 底物的转录因子 cAMP 反应元件结合蛋白（cAMP response element binding protein，CREB），其第 233 位丝氨酸是这两种蛋白激酶的共同靶点。因此，无论是通过 PKA 途径，还是 MAPK 途径，信号转导的最终作用结果都是影响靶基因的转录（图 10-29）。

不同的外界刺激信号作用于细胞，即使沿同一条信号通路转导，产生的细胞反应也可能截然相反。例如，胰岛素和 EGF 均可激活 PI$_3$K，PI$_3$K 作用于肝细胞产生的生物学效应是促进蛋白质合成，而作用于上皮细胞的效应则是刺激细胞增殖。有人认为，对于某些重要信号分子蛋白，细胞都存在着多种异构体（包括 PI$_3$K），相当于收藏着几套"不同版本"，当受到不同信号刺激时，可以相应版本的信号蛋白加以应对。造成细胞同时拥有"不同版本"信号蛋白的原因比较复杂，基因的变位剪切只能说是一种可能性。这种"不同版本"的信号蛋白（如 PI$_3$K、PBK、PLC 等）与不同的上、下游底物结合（图 10-29），从而引发截然不同的效应。据推测，在哺乳动物细胞基因组中，编码蛋白激酶的基因约占 2%，相当于 1 个细胞有可能转录多达 1000 多种蛋白激酶。仅仅是这 1000 多种信号分子就足以引发难以计数的信号通路，况且这些信号分子还具有交互作用，所产生的信号途径可以说是无穷无尽。当然这只是一种解释，最终

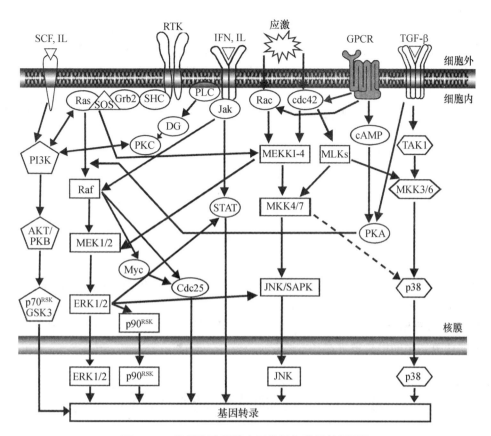

图 10-29　信号通路间的交互作用与信号转导网络

还有待于进一步揭示信号转导这一复杂网络的本质。

　　细胞拥有多种功能，如增殖与分化、生长与分裂、变形与运动、生存与死亡等，都需要上述信号系统相互作用。只有通过信号交互作用这一方式，细胞才能对两种以上的信号进行整合。有人将胞内承担交互作用的某些信号蛋白比喻为整合器（integrating device），这些蛋白分子的结构中存在着几个潜在的磷酸化位点，不同类型的刺激信号可汇聚到该整合器，通过激活不同的磷酸化位点将信号下传到相关效应蛋白，这一过程有可能呈汇聚性，也可呈波散性，但最终都会集中到细胞基因转录这一环节，产生各式各样的细胞效应。因此，细胞信号系统类似于计算机的微处理器。

　　2. 信号转导网络　多条细胞信号转导途径相互作用可形成一个复杂的细胞信号转导网络。不同的信号通路通过交互作用构成的信号转导网络（图 10-29），可对来自多条途径的信号进行整合，最后引发特定的一组基因转录。细胞信号转导网络的形成涉及以下几个层次：①通过不同膜受体间的相互作用：一条信号转导途径不是只能由一种受体激活，如多种受体都可以激活 PI3K 途径；同时，一种受体可以激活几条信号转导途径。②通过不同信号分子间的相互作用：单一信号引起的刺激在传导过程中呈多样化，同一信号可引起多种不同的下游反应，信号分子聚合成复合体是形成信号传递网络的基本机制。③通过不同转录因子与顺式作用元件的相互作用：由于转录因子组分的数量、比例及其相互作用形成复合体等的差别，可在基因转录水平形成交叉作用的局面，从而形成非常复杂的基因表达调控格局。

三、细胞信号的调控

　　机体的正常生命活动，不仅需要信号的刺激和启动，还依赖于信号的及时解除和细胞反应的终止，这两个过程是同等重要的。当信号浓度过高或信号持续刺激时，细胞会启动脱敏过程，使应答灵敏度降低，这种现象称为适应（adaptation），这是一种负反馈调节机制。这是细胞解除和终止信号的重要方式。目前，细胞对信号分子的脱敏机制主要有以下5种方式：

1. 受体隐蔽   细胞可通过配体依赖性的受体介导的内吞作用来减少细胞表面的受体数量（详见第三章），使受体回到膜表面供再利用。这是细胞对肽类和多种激素的受体发生脱敏反应的一种途径。当受体与配体未结合时，有时也可通过批量膜流以低速率将细胞表面受体内化，然后使之再循环回到质膜，从而减少细胞表面可利用受体的数量。

2. 受体下调   细胞通过配体依赖性的受体介导的内吞作用来减少细胞表面的受体数量，且受体不能回到膜表面再利用，从而因细胞表面受体数量的减少和配体的清除导致细胞对信号的灵敏度降低。

3. 受体失活   是指受体结合配体后发生自身磷酸化，再通过与抑制性蛋白的结合而抑制受体的活性，这是一种快速受体脱敏方式。

4. 信号蛋白失活   由于细胞内信号蛋白发生改变，从而使信号级联反应阻断，不能诱导正常细胞的反应，从而导致细胞对信号反应脱敏。

5. 抑制性蛋白的产生   受体与配体结合后，在下游反应中诱导抑制性蛋白的表达，从而形成负反馈调节，阻断信号转导途径。

第五节　细胞信号转导与医学

细胞信号转导系统是调节细胞生物学效应的分子系统，研究表明，该系统任何环节出现异常都可能引发细胞功能的改变，进而引起疾病的发生。信号（通路）过度激活或过度抑制，或兼而有之，均可诱发疾病，如心血管病、糖尿病、肿瘤、遗传病都出现在信号转导调控异常之后。研究表明，所有疾病的发生与转归均能够从信号分子与信号通路异常中找到直接与间接原因。信号转导机制研究在医学发展中的意义主要体现在两个方面，一是对发病机制的深入认识，二是为新的诊断和治疗技术提供靶位。

一、细胞信号转导异常与疾病

（一）受体相关性疾病

这是一类因受体的数量、结构或功能异常引起的疾病。

1. 非胰岛素依赖型糖尿病（noninsulin-dependent diabetes mellitus）   又称2型糖尿病。部分患者体内胰岛素水平并不低，但由于遗传原因，导致出现胰岛素受体数量减少或功能异常，使细胞对胰岛素的敏感性降低，即胰岛素抵抗（insulin resistance）。胰岛素受体及受体介导的细胞内信号转导障碍使得胰岛素不能发挥降低血糖的作用，引发体内血糖持续升高，进而导致糖尿病发生。因此，治疗2型糖尿病的关键是增强胰岛素受体的敏感性，降低胰岛素抵抗。

2. 重症肌无力（myasthenia gravis）   是一种神经肌肉疾病，患者体内产生了抗乙酰胆碱受体的自身抗体，抗体与乙酰胆碱受体结合，阻碍了乙酰胆碱的作用，并促进乙酰胆碱受体的分解，使患者体内受体数量明显减少，导致通过乙酰胆碱受体进行的信号转导过程出现障碍，进而引起重症肌无力。

某些肿瘤是由于膜受体基因突变引起的，如编码促甲状腺激素受体的基因突变，使该受体呈持续激活状态，进而活化 cAMP 信号通路，导致细胞异常增殖。

（二）G 蛋白与疾病

G 蛋白 α 亚基上含有细菌毒素糖基化修饰位点。细菌毒素能使这些位点糖基化，导致 α 亚基的 GTP 酶活性丧失，以致与受体结合的能力降低，从而引发某些疾病。例如，霍乱弧菌所致的腹泻与 G 蛋白活性异常密切相关。霍乱弧菌所产生的霍乱毒素由 A、B 两个亚基组成，其中，A 亚基能穿过细胞膜，催化细胞的 NAD^+ 中的 ADP 核糖基不可逆地结合在 Gαs 亚基蛋白上，使 α 亚基与 β、γ 亚基分离并与 GTP 结合，但此时 α 亚基丧失了 GTP 酶活性，因而不能把 GTP 水解为 GDP，所以 G 蛋白处于持续激活状态；同时，持续活化的 Gαs 亚基与腺苷酸环化酶结合，使后者极度活化，导致细胞内 cAMP 大量增加，可达正常值的 100 倍以上。cAMP 作用于肠上皮细胞离子通道，可促进大量 Cl^- 和 HCO_3^- 从细胞内进入肠腔，结果使细胞内外渗透压失去平衡，引起大量水分进入肠腔，造成剧烈腹泻。G 蛋白基因突变可导致眼白化病、侏儒症、假性甲状旁腺功能减退症、先天性甲状腺功能减退症或甲状腺功能亢进症等遗传性疾病。例如，在甲状腺瘤和垂体瘤患者中，G 蛋白基因突变体可维持其与 GTP 结合的活化型空间构象，持续激活 cAMP 信号途径，从而刺激细胞增殖。

（三）蛋白激酶功能异常与疾病

某些肿瘤的发生与蛋白激酶活性异常有关。研究发现，从植物中提取的一种化合物佛波酯，因其分子结构与 DAG 类似，可在细胞内取代 DAG 而与 PKC 相结合，激活 PKC。由于佛波酯与 PKC 的结合相当稳定，从而使 PKC 产生长时间、不可逆的活化，造成细胞持续增殖，最终导致肿瘤的发生。

在 B 淋巴细胞和 T 淋巴细胞中有许多种类的酪氨酸蛋白激酶，它们在传递淋巴细胞特异性信号、调节机体免疫反应中起着重要的作用。如果这些激酶的组成及数量发生变化，则可使淋巴细胞功能出现异常，导致免疫缺陷的发生。临床上常见的 X 连锁严重联合免疫缺陷病的病因即与 B 淋巴细胞酪氨酸蛋白激酶异常有关。类似的情况也存在于 T 淋巴细胞中。另外，非受体型酪氨酸激酶变异也可造成另外一种免疫缺陷。

（四）信号转导途径异常与疾病

绝大多数癌基因或抑癌基因的编码产物都是信号转导途径中的关键分子，它们可以从多个环节干扰细胞信号转导过程，导致细胞增殖与分化异常，最终导致肿瘤的发生。

1. JAK-STAT 信号转导途径异常活化　与肿瘤、白血病等多种疾病的发生、发展和预后有密切的关系。尤其是在白血病细胞中，JAK 和 STAT 分子呈现持续表达和磷酸化状态，使用 JAK 和 STAT 抑制剂可有效抑制细胞增殖，并诱导细胞凋亡。

2. Wnt 信号转导途径失调　有 10 多种高发性癌变肿瘤源于 Wnt 信号转导途径失调。利用基因芯片检测发现，在原发性胆汁性肝硬化、原发性硬化性胆管炎及肝硬化患者肝组织中，*Wnt5a*、*Wnt13*、*β-catenin*、*frizzled* 基因表达水平上升。Wnt 通路活化的基因（如 *c-myc*、*c-jun* 和 *c-fos* 相关抗原 1 及细胞周期蛋白 D1）在原发性胆汁性肝硬化患者中的表达水平亦明显上升。

3. 其他信号转导途径异常　牵拉刺激和某些局部信号可导致心肌细胞中生长因子和细胞因子合成分泌增多，并通过激活 PLC-PKC 途径、cAMP-PKA 途径、MAPK 级联反应、PI_3K-Akt 通路和 JAK-STAT 通路等，引起心肌细胞增生，导致心肌肥厚。

二、信号转导系统与药物设计

各种病理过程的信号分子结构与功能的改变可以为新药的筛选和研发提供靶点，由此产生了信号转导药物（signal transduction drug）这一概念。近年来，新药研发的关注点已由单分子药物靶点转向以疾病的细胞信号转导动态网络为靶标的多靶点药物设计。随着新药靶点的大量发现，新药研发模式已经从随机筛选向基于发病机制的靶向筛选方式转变。

信号转导药物是否能应用于临床，取决于两个因素：①药物所干扰的信号转导途径在体内是否广泛存在，如果广泛存在于细胞内，则其不良反应就会很难控制；②药物自身的选择性，对信号分子的选择性越高，不良反应就越少。目前，在肿瘤治疗领域，已经多种直接针对信号转导途径的药物应用于临床。例如，伊马替尼（Imatinib）是一种酪氨酸蛋白激酶抑制剂，可抑制多种肿瘤细胞的生长。此外，伊马替尼还可作用于 C-kit（人类 *kit* 基因编码的一种酪氨酸蛋白激酶受体）和血小板源性生长因子受体（platelet-derived growth factor receptor，PDGF-R），具有阻断多种蛋白激酶的作用。我国自主研发的靶向抗癌药——盐酸埃克替尼是以表皮生长因子受体激酶为靶标，适应证为晚期非小细胞肺癌，于 2011 年获国家药品监督管理局药品批准文号。该药的疗效与吉非替尼类似，且在安全性上有明显优势。

应用 Rho 激酶抑制剂在治疗多种心血管疾病方面具有潜在价值，如盐酸法舒地尔已经在日本上市，可作为蛛网膜下腔出血后脑动脉痉挛的治疗用药。

抗抑郁药其作用的信号转导途径主要有 cAMP 途径、钙调蛋白依赖性蛋白激酶（CaMK）途径和 MAPK 途径。例如，抗抑郁药可通过激活小 G 蛋白 Ras → 活化 Raf → MEK → 活化 ERK1/2 → 活化核糖体 S6 激酶（ribosomal S6 kinase，RSK）→ CREB 磷酸化 → 调节基因转录 → 产生生物学效应，从而达到治疗效果。

信号转导药物保证了患者在治疗过程中获得最佳的疗效和最小的不良反应。合理选择药物的定向靶点是信号转导药物设计的主要思路。细胞转导过程中的激动剂、抑制剂，特别是各种蛋白激酶抑制剂的新药研发是药物研发的关键。

临床应用

伊马替尼治疗慢性髓细胞性白血病

伊马替尼（Imatinib）是一种酪氨酸蛋白激酶抑制剂，可抑制多种肿瘤细胞的生长。慢性髓细胞白血病（chronicmyelogenousleukemia，CML）是一种常见的白血病，主要由于 9 号染色体长臂（9q34）上的原癌基因 *ABL* 和 22 号染色体（22q11）上的染色体易断裂区（breakpoint cluster region，BCR）基因重组成融合基因 *BCR-ABL* 后，使酪氨酸激酶活性持续升高而导致。针对 BCR-ABL 激酶的活性结构域研发的特异性抑制剂伊马替尼，可特异性阻断肿瘤细胞酪氨酸激酶底物磷酸化，抑制下游 Ras-Raf-MAPK、JAK-STAT 和 PI$_3$K/Akt 三条信号通路，从而抑制癌细胞增殖、促进癌细胞凋亡和抑制肿瘤血管生成，达到治疗慢性髓细胞白血病的目的，而对正常的造血细胞影响极小。

思 考 题

1. 简述细胞膜表面受体的分类。

2. 简述 G 蛋白异三聚体 Gαβγ 的结构与活化，cAMP 与 cGMP 作用机制的区别。

3. 为什么磷脂酰肌醇信号通路又称双信使系统？

4. 细胞内受体就是核受体吗？为什么？

5. 简述信号转导的特点以及细胞对信号分子的脱敏机制。

6. NO 信号分子属于第二信使吗？硝酸甘油是如何通过信号转导途径引起血管平滑肌舒张和血管扩张的？

（王　玉）

第十一章

细胞增殖

案例 11-1

患者，女性，60岁，经诊断患乳腺癌。基因检测显示患者存在 *CDKN2A* 基因失活突变。医生根据基因检测结果应用 CDK4/6 抑制剂帕博西尼（Palbociclib）作为靶向药。患者用药后，肿瘤负荷显著减小，病情得到部分缓解。

问题：

1. 什么是 *CDKN2A*？

2. 什么是 CDK4/6 抑制剂？为什么帕博西尼能够发挥抗肿瘤作用？

3. 细胞周期调控与肿瘤的发生有什么关系？

德国科学家魏尔肖（R. Virchow）明确提出："一切细胞只能来自原来的细胞"。所有细胞均须通过增殖，才能产生新一代子细胞。细胞增殖（cell proliferation）是细胞通过生长和分裂产生子细胞，不仅使细胞数量增加，而且使子细胞获得与母细胞相同或几乎相同的遗传特性。细胞分裂（cell division）是细胞增殖的方式，是细胞生命活动的重要特征之一，在生物体的繁衍、生长发育、修复等多方面具有重要的作用。通常将细胞从一次分裂结束到下一次分裂结束所经历的过程称为一个细胞周期（cell cycle）。细胞周期进程受到严密而精确的自我调控，表现出严格的时空顺序。如果这些调控机制失去平衡或出现紊乱，有机体就会失去平衡，进而引发相应的疾病。

第一节　细胞分裂

细胞分裂是生物体生长发育的重要基础。有机体的生长主要依靠细胞数量的增多，而不是细胞体积的增大。成年人体约由 2×10^{14} 个细胞组成，这些细胞由一个受精卵细胞经细胞分裂而来。在个体发育的不同阶段，细胞分裂的特点也有所不同。胚胎发育早期的细胞，分裂活动极为活跃；胚胎发育晚期及成体阶段，大多数细胞分裂速度逐渐减慢，有的甚至停滞，而转向执行某些功能，如内分泌细胞、免疫细胞和神经细胞等，这类细胞称为终端分化细胞。但仍有一部分细胞处于不断自我更新的状态，如骨髓中的造血干细胞、皮肤的基底层细胞和某些原始的生殖细胞等，这些细胞不断分裂，以补充生命活动过程中衰老、损伤和死亡的细胞，维持正常的生理活动和功能，这类细胞称为连续分裂细胞。此外，在正常状态下，体内还有多种细胞处于增殖不活跃的状态，当机体受到某些刺激或损伤，导致细胞数量减少后，它们可由静止状态进入增殖状态，这类细胞也可以被认为是潜在增殖细胞，如消化道上皮细胞、肝细胞和肾细胞等。

细胞分裂前的细胞称为母细胞，分裂后形成的新细胞称为子细胞。细胞分裂通常包括核分裂和胞质分裂（cytokinesis）两个过程。细胞分裂大致分为三种类型：无丝分裂（amitosis）、有丝分裂（mitosis）和减数分裂（meiosis）。不同的分裂方式在分裂过程及子细胞遗传特性等方面各具特点。

一、无丝分裂

无丝分裂是最早被发现的细胞分裂方式，是由母细胞直接分裂形成两个子细胞的一种分裂方式，因此又称直接分裂。在无丝分裂过程中，核仁、核膜都不消失，没有染色体出现，在细胞质中也不形成纺锤体，因此也就看不到染色体复制和平均分配到子细胞中的过程。但是，进行无丝分裂的细胞，不仅要进行染色质的复制，而且细胞也会增大。当细胞核体积增大1倍时，细胞即发生分裂。关于核内的遗传物质 DNA 是如何分配到子细胞中的，还有待进一步研究。无丝分裂的典型过程是核仁先伸长，在中间缢缩分开；随后，核也伸长，并在中部从一面或两面向内凹进横缢，使核变成哑铃形；最终，细胞在中部缢断，然后一分为二，形成两个子细胞（图 11-1）。无丝分裂的特点是分裂迅速、能量消耗少，分裂期间细胞仍可继续执行其功能。因此，无丝分裂对于细胞适应外界变化具有特殊的意义。过去认为，无丝分裂主要存在于低等生物和高等生物体内的衰老细胞或病态细胞中，但后来发现在动物和植物的正常组织中也普遍存在无丝分裂。无丝分裂在高等生物中主要发生在高度分化的细胞内，如动物上皮组织、疏松结缔组织、肌肉组织和肝组织细胞内都存在无丝分裂。

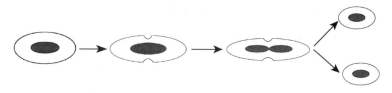

图 11-1　细胞无丝分裂模式图

二、有丝分裂

有丝分裂（mitosis）是高等真核生物体细胞分裂的主要方式，是细胞分裂的一系列事件连续发生和发展的过程。有丝分裂持续时间为 0.5 ~ 2 h，包括核分裂和胞质分裂。之所以称为有丝分裂，是因为细胞分裂过程中，相继出现染色质凝集、姐妹染色体、纺锤丝、纺锤体、赤道板等（统称为有丝分裂器）等典型改变；继而，经历姐妹染色体分离、细胞核分裂、细胞质分裂等过程，所以有丝分裂又称间接分裂（indirect division）。有丝分裂经历的时相称为M 期（mitotic phase）或有丝分裂期，是指从有丝分裂装置形成开始到细胞分裂结束，形成两个子细胞所经历的时期。这期间，有丝分裂装置将染色质 DNA（之后形成染色体）精确地分配到两个子代细胞中，从而保证了遗传性状的继承性和稳定性。与分裂期相对应的是分裂间期（interphase），是指从前一次细胞分裂结束到下一次分裂开始之间的时期。在分裂间期，细胞的主要任务是合成生物大分子，特别是染色质 DNA，为下一次细胞分裂做好物质准备。细胞分裂期与分裂间期的时间总和称为一个细胞周期。需要指出的是，对于绝大多数分裂细胞而言，90% 的时间都处于分裂间期。有丝分裂过程是连续的，但为了便于描述，通常人为地将其划分为五个时期，即前期（prophase）、前中期（prometaphase）、中期（metaphase）、后期（anaphase）和末期（telophase），共五个时期（图 11-2）。胞质分裂（cytokinesis）相对独立，一般开始于有丝分裂后期，完成于有丝分裂末期。在这一过程中发生的主要事件有：核膜崩解与重建、染色质凝集与解凝集、纺锤体（spindle）形成和染色体运动，以及胞质分裂等。

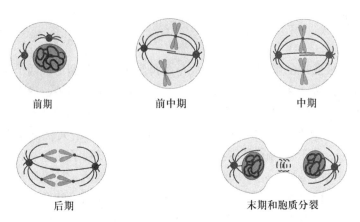

前期　　　　　　　前中期　　　　　　　中期

后期　　　　　　　　末期和胞质分裂

图 11-2　细胞有丝分裂模式图

（一）前期

前期的主要事件有染色质凝集、核仁解体和分裂极确立，以及纺锤体开始形成。

1. 染色质凝集成染色体　染色质凝集是细胞进入有丝分裂前期的标志。每条染色体经过复制，可形成完全相同的两条姐妹染色单体（sister chromatid），中间借着丝粒（centromere）相连。动粒（kinetochore）附着在着丝粒两侧，由多种蛋白质组成，在电镜下呈板状或杯状复合结构，是染色体与纺锤丝相连的部位（图 11-3）。在染色质凝集过程中，与核小体组装相关的组蛋白发生磷酸化，可进一步促进染色质的凝集。

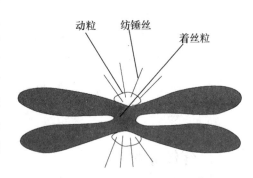

动粒　　纺锤丝　　　　　着丝粒

图 11-3　着丝粒和动粒结构示意图

2. 核仁解体　在染色质凝集过程中，染色质上的核仁组织区组装到所属染色体中，导致 rRNA 的合成停止，核仁逐渐分解，并最终消失。

3. 分裂极确立与纺锤体形成　随着染色质的凝集，原来分布于细胞同一侧并已经完成复制的两个中心体开始沿核膜外围分别向细胞的两极移动，最终到达预定位置，即分裂极。当核膜解体时，两个中心体已到达分裂极，并在分裂极之间形成纺锤体。纺锤体是由两极中心体间发出的微管和微管蛋白组成的纺锤状结构。纺锤体内的微管包括三种类型：①动粒微管（kinetochore microtubule），由中心体发出，其正端与染色体动粒相连，动粒上有马达蛋白质，负责驱动染色体运动。②星体微管（astral microtubule），由中心体发出，末端结合有马达蛋白质，负责驱动两极的分离，同时确定纺锤体纵轴的方向。③极微管（polar microtubule），由中心体发出，在纺锤体中部重叠，重叠部位结合有马达蛋白质，负责将两极分开。

（二）前中期

前中期细胞的主要特征是：核膜崩解、纺锤体装配和染色体列队。

1. 核膜崩解　核膜崩解是一个复杂、多步骤的过程。首先是组成核孔复合体的某些蛋白质发生磷酸化，致使核孔复合体解聚，并与核膜分离；随后，内核膜及其邻近的核纤层部分蛋白质也被磷酸化，核纤层纤维网状结构由此随之解体，核膜崩解并形成许多小膜泡，分散在胞质中。

2. 纺锤体装配　染色体凝集程度增高，变得更粗短。当核膜突然崩解时，纺锤体微管向细胞内部侵入，与染色体的动粒结合。同侧纺锤体微管自由端"捕获"染色体该侧的动粒，与此同时，对侧的纺锤体微管自由端"捕获"该染色体对侧的动粒。纺锤体及与之结合的染色体共同构成有丝分裂器（图11-4）。

3. 染色体列队　在前中期，纺锤体两极间距离较短、赤道面直径较大。染色体在细胞中的分布无规律。随着动粒微管正端不断解聚与聚合的牵引作用，染色体发生剧烈的震荡和摇摆运动，最后逐渐移向细胞中央形成赤道面。

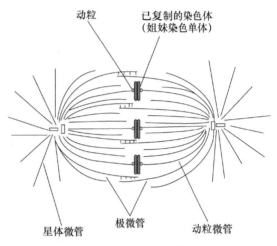

图 11-4　有丝分裂器结构模式图

（三）中期

进入中期，染色体凝集程度达到最大，并显示出该物种所特有的数目和形态。此期特别适于进行染色体数目、结构等细胞遗传学研究，对于临床上肿瘤及遗传性疾病的分析和诊断具有一定的价值。

在中期细胞中，所有染色体的着丝粒均位于同一平面，染色体两侧的动粒均面朝向纺锤体的两极。每个动粒上可结合数十根微管，两个动粒上的微管长度相等。从细胞侧面观察可见，染色体呈辐射状排列；从极面观察，染色体集中排列成菊花状。两侧的动粒微管作用于染色体上的力量持平。在中期细胞中，有丝分裂器可以保证复制和包装后的染色单体能均匀地分配到子细胞中。

（四）后期

进入后期，每条染色体的两条姐妹染色单体分离，并移向细胞的两极。姐妹染色单体分离的原因主要与染色体着丝粒分裂有关。动粒微管拉力的影响并不大，因为使用秋水仙碱抑制微管形成后，两条染色单体仍可分离。分离的染色单体向细胞两极移动需要依靠纺锤体微管的牵引完成。后期可以分为两个阶段：后期A和后期B（图11-5）。①后期A：是指染色体向两极移动的过程。在此过程中，动粒微管在动粒处发生去组装而缩短，在马达蛋白质的作用下牵引染色体向两极移动。在此阶段，染

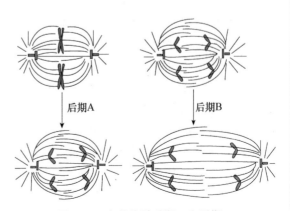

图 11-5　有丝分裂后期 A 和后期 B

色体两臂的移动常滞后于动粒，因此在形态上可呈现"V""J"等形状。②后期 B：是指两极间距离拉大的过程。一方面，极微管延长，结合在极微管重叠部分的马达蛋白质提供动力，推动两极分离；另一方面，星体微管去组装而缩短，结合在星体微管正极的马达蛋白质牵引星体微管，使两极间的距离加大。可见，染色体的分离是在纺锤体微管及马达蛋白质的共同作用下完成的。

（五）末期

末期是从染色体到达两极至形成两个新的细胞核为止的时期。末期的主要特征是子细胞核的形成。子细胞核的形成大体经历了与前期相反的过程，即染色体到达两极后开始解聚。染色体上的组蛋白 H_1 发生去磷酸化，高度凝聚的染色体即解螺旋，染色质纤维重新出现。与此同时，分布在胞质中的核膜小泡在核纤层蛋白聚合过程中开始向染色体表面聚集，在每条染色体的周围形成双层膜。随着染色质纤维的聚集和相互缠绕，原来每条染色体周围的双层膜和小泡重新分布在染色体团的周围而形成核膜。部分内质网膜也参与核膜的形成。同时，在核仁组织区（nucleolus organizing region，NOR）周围形成新的核仁，几个核仁组织区共同组成一个大的核仁。因此，核仁的数量通常比核仁组织区的数量要少。两个子细胞核的形成意味着核分裂的完成。

（六）胞质分裂

胞质分裂是指母细胞胞体一分为二的过程。

1. 收缩环的形成　当细胞分裂进入后期末或末期初，在中部质膜下方，出现大量由肌动蛋白和与其结合的肌球蛋白Ⅱ等其他多种结构蛋白、调节蛋白组装形成的环状结构，称为收缩环（contractile ring）（图 11-6）。

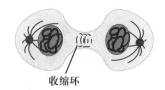

收缩环

图 11-6　胞质分裂收缩环

2. 收缩环缢缩　收缩环中的肌动蛋白、肌球蛋白纤维相互滑动，使收缩环不断缢缩、直径减小，与其相连的细胞膜逐渐内陷，形成分裂沟（cleavage furrow）。

3. 细胞膜内陷　分裂沟不断加深，并向细胞周围扩展，最终把细胞完全分开。此过程需要 ATP 提供能量。用松胞菌素及肌动蛋白和肌球蛋白抗体处理均可抑制收缩环的形成。分裂沟形成的时间及部位与纺锤体的位置密切相关。纺锤体的位置是决定细胞对称分裂和不对称分裂的因素之一。当纺锤体位于细胞中央时，细胞对称分裂，产生的两个子细胞大小均等、成分相同；相反，若纺锤体不在细胞中央，则将导致细胞不均等分裂，所产生的子细胞在大小、成分上均有差异，称为不对称分裂（asymmetrical division）。虽然核分裂与胞质分裂是相继发生的，但属于两个分离的过程。例如，对于大多数昆虫卵，核可进行多次分裂而无胞质分裂。果蝇的早期胚胎细胞，细胞核可以连续分裂 13 次而不进行胞质分裂。

在有丝分裂过程中，细胞通过核分裂和胞质分裂，借助微管、微丝的作用，以实现染色体在子代细胞中的均等分配，核质和胞质在子细胞中的基本均等分配。染色质凝集和纺锤体形成是有丝分裂过程的重要特征。蛋白质的磷酸化等翻译后修饰的动态变化是分裂过程中染色质凝集与去凝集、核膜解体与重建等变化的分子基础。

有丝分裂过程主要集中在细胞核内，尤其是遗传物质 DNA 的平均分配。而在有丝分裂过程中，细胞器也需要平均地分配到两个子细胞中。线粒体在胞质分裂前需要先进行增殖以达到数量倍增，才能被平均地分配到两个子细胞中。内质网在间期与核膜连在一起，并由微管支撑。细胞进入分裂期后，随着微管的重排与核膜的崩解，内质网被释放出来。在大多数细胞中，完整的内质网通过胞质分裂被一分为二，并进入到子细胞中。高尔基复合体在有丝分裂过程中将发生结构重组及断裂，其断片通过与纺锤体的两极相连而被分配到纺锤体的两极，成为每个子细胞中高尔基复合体重新组装的材料来源。

三、减数分裂

减数分裂（meiosis）是真核细胞中一种特殊类型的细胞分裂，出现在能进行有性生殖生物的原始生殖细胞中。在减数分裂过程中，染色体只复制一次，而细胞分裂两次。减数分裂的结果是成熟生殖细胞中的染色体数目比原始生殖细胞减少一半，成为仅具有单倍体遗传物质的配子。由于减数分裂发生在生殖细胞成熟过程中，所以又称成熟分裂（maturation division）。

细胞在减数分裂过程中连续分裂两次，分别称为减数分裂Ⅰ和减数分裂Ⅱ（图11-7）。通常，减数分裂Ⅰ分离的是同源染色体，所以称为异型分裂（heterotypic division）。减数分裂Ⅱ分离的是姐妹染色单体，类似于有丝分裂，所以称为同型分裂（homotypic division）。

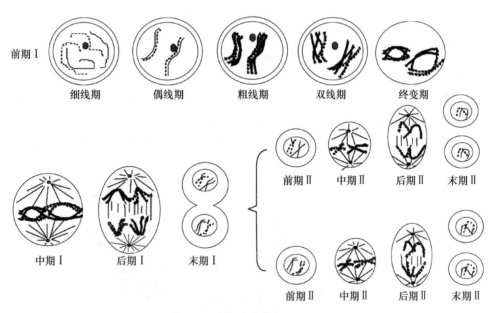

图 11-7　减数分裂模式图

（一）减数分裂Ⅰ

有丝分裂细胞在进入减数分裂之前要经历一个较长的间期，称为前减数分裂间期（premeiotic interphase）或成熟前分裂间期。与有丝分裂不同的是，DNA不仅在间期合成，而且在减数分裂Ⅰ的前期也合成一小部分。减数分裂过程中染色体数目的减半及遗传物质的交换等变化均发生于减数分裂Ⅰ。与有丝分裂的时期划分类似，可将减数分裂Ⅰ过程划分为前期Ⅰ、中期Ⅰ、后期Ⅰ和末期Ⅰ。

1. 前期Ⅰ　此期的持续时间在不同物种间的差异很大，为数周到数十年。同时，细胞变化复杂，包括细胞核显著增大、染色质凝集、染色体配对和片段交换等。减数分裂所特有的过程，如非同源染色体之间自由组合、同源染色体非姐妹染色单体之间的交换和重组等，均发生于此期。根据细胞形态及染色体的行为变化特点，可将前期Ⅰ划分为5个时期：细线期（leptotene）、偶线期（合线期）（zygotene）、粗线期（pachytene）、双线期（diplotene）和终变期（diakinesis）。需要注意的是，这5个阶段本身是连续的，它们之间并没有截然的界限。

（1）细线期：染色体呈细线状，此期虽然染色体已经复制，但光镜下分辨不出两条染色单体。由于染色体细线交织在一起，偏向核的一方，所以此期又称凝线期；在有的物种则表现为染色体端粒在核膜的一侧集中，另一端呈放射状伸出，形似花束，故此期又称花束期（bouquet stage）。此期细胞核体积增大，核仁也较大，推测与 RNA、蛋白质的合成有关。

（2）偶线期：染色质进一步凝集，分别来自父本和母本、形态和大小相同的同源染色体（homologous chromosome）相互靠近、配对，这个过程称为联会（synapsis）。染色体配对从同源染色体上若干不同部位的接触点开始，沿其长轴迅速扩展到整个染色体。偶线期在光镜下可以看到结合在一起的一对染色体，称为二价体（bivalent）。每对同源染色体都经过了复制，含有 4 个染色单体，所以又称四分体（tetrad）或四联体。同源染色体的相互识别是配对的前提，但机制尚不清楚。

在联会的同源染色体之间，沿纵轴方向存在一种特殊的蛋白质复合结构，即联会复合体（synaptonemal complex，SC）（图 11-8）。在电镜下观察，联会复合体两侧是约 40 nm 的侧成分（lateral element），电子密度很高；两侧之间为宽约 100 nm 的中间区（intermediate space），在电镜下观察是明亮区；中间区的中央为中央成分（central element），宽约 30 nm。侧成分与中央成分之间有横向排列的粗 7～10 nm 的联会复合体纤维，其外观呈梯状。在磷钨酸染色的联会复合体中央，还可以看到呈圆形或椭圆形的重组结（recombination nodule，RN）。重组结是同源染色体发生交叉的部位，含有多种基因交换所需要的酶。重组结可将来自父本和母本的同源非姐妹染色单体 DNA 的局部区域结合在一起，进而引起活跃的基因重组。从形态学来看，联会复合体在细线期开始装配，在偶线期形成，在粗线期成熟并存活数天，于双线期消失。联会复合体的形成与偶线期 DNA（Zyg-DNA）合成有关，在细线期或偶线期加入 DNA 合成抑制剂，可抑制联会复合体的形成。联会复合体与染色体的配对、交换和分离密切相关。

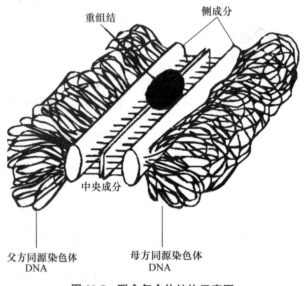

重组结　　侧成分

中央成分

父方同源染色体
DNA

母方同源染色体
DNA

图 11-8　联会复合体结构示意图

（3）粗线期：染色体进一步凝集而缩短、变粗，同源染色体非姐妹染色单体间出现染色体片段的交换和重组，故此期又称重组期。粗线期可持续长达数天、数月甚至更长时间。此期染色体变短、结合紧密，光镜下仅在局部可以区分同源染色体。在粗线期内，不仅能合成减数分裂特有的组蛋白，同时还可进行少量的 DNA 合成，所合成的 DNA 称为粗线期 DNA（P-DNA）。粗线期 DNA 在染色体交换过程中对 DNA 链的修复、连接等具有重要的作用。

（4）双线期：联会的同源染色体相互排斥、开始分离，但在非同源染色单体之间的某些部位，残留一些接触点，称为交叉（chiasma）。交叉被认为是粗线期同源染色体交换的形态学证据。双线期染色体进一步缩短，在电镜下已看不到联会复合体。交叉的数量和位置在每个二价体上并不是固定的。一般每个四分体上至少有 1 个交叉，在人类平均每一对同源染色体有 2 ~ 3 个交叉。随着时间的推移，交叉点向染色体端部移动，这种移动现象称为端化作用（terminalization），可一直持续到中期。

双线期的另一个显著变化是 RNA 合成活跃。在两栖类、爬行类和鸟类动物卵母细胞中，常可见到灯刷染色体的形成，即在电镜下可见染色质袢环从染色体核心中规律地伸出，mRNA 和 rRNA 在袢内形成，核仁明显变大、增多。RNA 的大量合成为卵细胞受精后的卵裂提供了物质储备。

许多动物在双线期停留的时间非常长，人的卵母细胞在 5 月龄胎儿中已达双线期，而一直到排卵都停在双线期，排卵年龄在 12 ~ 50 岁。每个月一般仅有一个卵泡成熟并排放，其中的次级卵母细胞则停留在减数分裂 II 的中期，直到受精后，才迅速完成第二次减数分裂，形成单倍体的卵核。如未受精，次级卵母细胞则不能完成第二次减数分裂。

（5）终变期：同源染色体进一步凝集，交叉端化过程继续进行。二价体显著变短，并向核周边移动，在核内均匀散开。因此，终变期是观察染色体的良好时期。由于交叉端化过程的进一步发展，故交叉数量减少，通常只有 1 ~ 2 个交叉。终变期二价体的形状呈现多样性，如"V"形、"O"形等。此期核仁开始消失，核膜解体，纺锤体形成。

2. 中期 I 核仁消失，核被膜解体，即标志着细胞分裂已进入中期 I。以端化的交叉连接在一起的同源染色体向细胞中部汇集。与有丝分裂相似，中期 I 的主要特点是染色体排列在赤道面上；不同的是，减数分裂中期 I 的染色体为二价体，二价体中的每条同源染色体的姐妹染色单体的动粒融合在一起。这样，每个二价体的两个动粒分别位于赤道面的两侧，各自面对相对的两极，由此决定二价体中的每条同源染色体的去向。此期位于同源染色体端部的交叉仍然结合在一起。

3. 后期 I 受到纺锤体微管的牵拉作用，二价体中的两条同源染色体分离，分别向两极移动。由于相互分离的是同源染色体，所以每个子细胞中的染色体数目减半，但每个子细胞的 DNA 含量仍为二倍体（简称 $2n$）。同源染色体随机分向两极，使母本和父本染色体发生重组，引起基因组变异。例如，人类有 23 对染色体，染色体组合的方式有 2^{23} 种（不包括交换）。因此，除同卵双生外，几乎不可能得到遗传上完全相同的后代。由于同源染色体的交叉互换和重组，此期染色单体上有不同程度的母本和父本混合成分。因此，后期 I 是减数分裂中染色体数目减半的关键时期，有利于生物的变异和进化。

4. 末期 I 染色体到达两极后即去凝集，逐渐成为细丝状的染色质纤维，核仁、核膜重新出现，胞质分裂后形成两个子细胞。某些生物的染色体在此期仍保持凝集状态，直至胞质分裂后形成两个子细胞。

（二）减数分裂 II

在减数分裂 II 之前有一个短暂的间期，此期不进行 DNA 的合成。某些生物没有该期，而是由末期 I 直接转为减数分裂 II。但也有少数种类的细胞，当染色体到达两极后即去凝集，在完全逆转到间期核的状态时，才开始进入减数分裂 II。减数分裂 II 可分为前期 II、中期 II、后期 II 和末期 II。

1. 前期 II 去凝集的染色体发生再次凝集，呈棒状或杆状形态。每条染色体由两条姐妹染色单体组成，纺锤体逐渐形成，不同极的动粒微管分别与每条染色体上的两个动粒相连，并使其逐渐向细胞中央的赤道面移动。核膜、核仁再次消失。

2. 中期 II 染色体的动粒排列在细胞中央赤道面上。两个姐妹染色单体分别通过各自的动粒与动粒微管相连，朝向纺锤体的两极。此时已经不存在同源染色体。

3. 后期 II 每条染色体的动粒分离，两条姐妹染色单体也随之分开，成为两条染色体，在纺锤丝的牵引下移向细胞的两极。

4. 末期Ⅱ 到达两极的染色体，分别进入 2 个子细胞，重建核膜、核仁。胞质分裂完成后，第二次减数分裂结束，形成 4 个子细胞。各子细胞中的染色体数目与分裂前相比均减少一半，子细胞间在染色体组成及组合上也存在着差异。通过减数分裂，1 个精母细胞形成 4 个精子，而 1 个卵母细胞则形成 1 个卵子及 2~3 个极体。

经过减数分裂，有性生殖生物配子中的染色体数目由 2n 变为 n。受精后，配子融合形成受精卵时，染色体数目又恢复为 2n。这样，一方面保证了有性生殖中染色体数目的恒定；另一方面，减数分裂过程中非同源染色体之间自由组合、同源染色体非姐妹染色单体之间的交换和重组，增加了生殖细胞遗传的多样性。因此，减数分裂不仅保证了物种间遗传的稳定性，同时也是生物变异和进化的基础。减数分裂与有丝分裂之间的联系和区别见表 11-1。

表 11-1 减数分裂与有丝分裂的比较

		有丝分裂	减数分裂
发生		体细胞、原始生殖细胞	生殖细胞成熟过程中
分裂次数		1 次	2 次
核分裂	前期	染色质凝集、分裂极确立、纺锤体形成、核仁解体	除具备有丝分裂的特点外，还有同源染色体的配对、重组和交换；分为细线期、偶线期、粗线期、双线期和终变期（前期Ⅰ）
	前中期	核膜崩解、纺锤体装配、染色体列队	—
	中期	染色体凝集程度达到最大化，单价体排列在赤道板面上	染色体凝集程度达到最大化，二价体排列在赤道面上（中期Ⅰ）
	后期	姐妹染色单体分离，分为后期 A 和后期 B	同源染色体分离，非同源染色体自由组合（后期Ⅰ）
	末期	子细胞核形成，染色体数目不变	子细胞核形成，染色体数目减半（末期Ⅰ）
胞质分裂	胞质分裂	收缩环形成、缢缩、细胞膜内陷	收缩环形成、缢缩，细胞膜内陷
分裂结果		形成遗传物质完全相同的 2 个子细胞，与亲代细胞的染色体数目相同	形成遗传物质相似的 4 个子细胞，与亲代细胞相比，染色体数目减半
分裂时间		一般持续 1~2 h	较长，可持续数月或者数年

第二节 细胞周期及其调控

一、细胞周期的概念及时期的划分

细胞周期（cell cycle）又称细胞生命周期或细胞增殖周期，是指连续分裂的细胞从上一次细胞分裂结束到下一次细胞分裂结束所经历的全部过程。细胞周期可分为有丝分裂期（即 M 期）和分裂间期两个基本的部分。1953 年，加拿大科学家霍华德（A. Howard）等在研究细胞分有丝分裂与遗传物质 DNA 合成的关系时，首次提出细胞周期这一概念。他们采用同位素（^{32}P）标记核酸，发现在蚕豆根尖细胞分裂过程中，DNA 复制都发生在有丝分裂后的一个静止时期，这一时期与有丝分裂期在时间上存在前后两个间隙（gap），因此推测两个间隙期

（gap phase）与分裂期之间一定需要转换。随后，他们又发现，细胞进入分裂期（现在称为 M 期）的时间在很大程度上取决于细胞中 DNA 能否被同位素所标记（即 DNA 合成），这意味着细胞能否进入分裂期（或者完成上述两个时期的转换）是受到调控的。后来将这些调控点称为检查点（checkpoint）。将细胞周期划分为 G_1 期、S 期、G_2 期和 M 期四个时期。细胞在细胞周期中依次经过 G_1 期→ S 期→ G_2 期→ M 期而完成增殖。细胞周期可分为四个阶段：G_1 期（G_1 phase）是指从有丝分裂完成到 DNA 复制之前的间隙期。S 期（synthesis phase）是指细胞周期内细胞进行 DNA 复制的时期。实验证明，只有在这一时期 ^{3}H-TdR 才能掺入新合成的 DNA 中。G_2 期是指 DNA 复制完成到有丝分裂开始之前的间隙期。M 期又称分裂期，是指从细胞分裂开始到分裂结束的过程（图 11-9）。

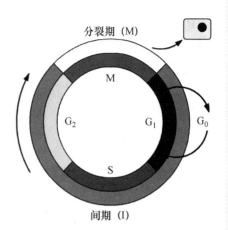

图 11-9　细胞周期示意图

　　依据细胞增殖及细胞周期特性，可将细胞群体分为三类：周期细胞、终末分化细胞和 G_0 期细胞。①周期细胞：这类细胞可持续分裂和增殖，使细胞周期持续循环，如上皮组织的基底层细胞。②终末分化细胞：一般是指分化程度较高的细胞，分化成熟后不再进行分裂，包括神经元细胞等。③ G_0 期细胞：又称静息细胞，这类细胞暂时性脱离细胞周期，停止细胞分裂。一旦需要，G_0 期细胞即可迅速返回正常的细胞周期，进行分裂增殖，如肝实质细胞等，在需要替换损伤细胞或者死亡细胞时，可迅速恢复分裂功能。

二、细胞周期时间的测定

　　细胞周期时间的长短与物种的细胞类型有关，如小鼠十二指肠上皮细胞的周期为 10 h，人类胃上皮细胞为 24 h，骨髓细胞为 18 h，培养的人成纤维细胞为 18 h，CHO 细胞为 14 h，HeLa 细胞为 21 h。不同类型细胞的 G_1 期长短不同，是造成细胞周期时间差异的主要原因。

三、细胞周期各时相的特点

　　细胞周期的中心事件简单来说就是间期遗传物质复制，分裂期遗传物质平均分配到两个子细胞中。为实现这一过程，细胞会发生一系列结构和功能上复杂的变化。因此，细胞周期各时相都有其各自的特点。

（一）G_1 期

　　G_1 期又称 DNA 合成前期，是指分裂期结束到 S 期 DNA 合成开始前的细胞生长发育时期，是细胞为进入 S 期准备必要物质基础的时期。

　　G_1 期细胞体积迅速增大，合成大量 RNA 及蛋白质，RNA 聚合酶活性升高，mRNA、tRNA 和 rRNA 不断生成，蛋白质含量增加。G_1 期合成的 RNA 和蛋白质是进入 S 期的必要条件之一。应用 RNA 和蛋白质合成抑制剂，如低剂量的放线菌素 D 和嘌呤霉素等，均可抑制细胞由 G_1 期向 S 期转化。G_1 期合成的蛋白质中，有的是 S 期 DNA 复制起始和延伸所需的酶，如 DNA 聚合酶；有的则是可在 G_1 期向 S 期转变过程中起重要作用的调控蛋白，如触发蛋白、钙调蛋白、G_1 期细胞周期蛋白、周期蛋白依赖性激酶及 S 期促进因子（S phase promoting factor，SPF）等。触发蛋白是一种由 G_1 期向 S 期转化进程中所必需的专一性蛋白质，是一种不稳定的蛋白质，只有当其含量达到临界值时，细胞周期才能朝 DNA 合成的方向进行。钙调蛋白从 G_1 期开始积累，至 G_1/S 期交界处达到峰值，用抗钙调蛋白药物处理细胞，可延缓细胞从 G_1 期到 S 期的进程。G_1 期的另一个特点是多种蛋白发生磷酸化，如组蛋白、非组蛋白及某些蛋白激酶的磷酸化。此外，在 G_1 期，细胞膜对物质的转运作用加强，以保证 G_1 期生化合成过程中对大量原料的需求。在 G_1 期末，中心粒开始复制。

（二）S 期

S 期（synthesis phase）又称为 DNA 合成期，是指从 DNA 合成开始到 DNA 合成结束的整个时期。

S 期是 DNA 在细胞周期中功能最活跃的时期。DNA 的复制有一定的顺序，一般常染色质和富含 CG 的碱基片段先复制，异染色质和富含 AT 的碱基片段后复制。在这一阶段，DNA 既要完成自我复制，又要进行转录和合成蛋白质的活动。

DNA 的复制需有 SPF 分子才能启动，而且染色质 DNA 必须处于感受态（competent）才能开始复制。用细胞融合方法，将 G_1 期细胞与 S 期细胞融合形成杂合时相细胞，可见 G_1 期细胞核提前进入 S 期，说明 S 期细胞质中含有一种特殊的启动因子，可促进 G_1 期细胞快速进入 S 期。当 G_1 期晚期合成的 DNA 复制所需的酶和蛋白进入 S 期后，其活性增强，并可参与 DNA 的合成。大量新合成的蛋白质，特别是 DNA 聚合酶和组蛋白，可迅速通过核孔复合体进入细胞核，参与 DNA 的合成和核小体的组装。在 DNA 复制过程中，DNA 复制复合体前移，使得复制叉前端的核小体解聚。在复制叉的后端，核小体在完成复制的 DNA 上重新组装。参与组装这些核小体的组蛋白既有新合成的组蛋白，也有从旧链上回收的亲本组蛋白。新合成的组蛋白与回收的组蛋白基本上以 1∶1 的比例共同组装核小体，这一过程称为 DNA 复制偶联的核小体组装。

中心粒的复制于 S 期完成。首先是相互垂直的一对中心粒彼此发生分离，然后其在各自的垂直方向形成一个子中心粒，所形成的两对中心粒将作为微管组织中心，在纺锤体的形成过程中发挥重要的作用。

（三）G_2 期

G_2 期又称 DNA 合成后期，是指从 DNA 合成结束到分裂期开始前的细胞生长发育时期，是为 M 期进行物质准备的阶段。

G_2 期继续大量合成 RNA 和蛋白质，特别是微管蛋白、有丝分裂因子、促成熟因子（maturation promoting factor，MPF）的合成达到高峰。MPF 是一种蛋白激酶，是由细胞周期蛋白及周期蛋白依赖性激酶组成的复合物，能促进 M 期的启动，该激酶活性在分裂中期达到高峰。

在 G_2 期，S 期已复制的中心粒体积逐渐增大，中心粒开始分离并向细胞两极移动。

（四）M 期

M 期又称分裂期，是将复制的遗传物质平均分配到两个子细胞中，并完成细胞分裂的时期。此期在细胞周期中所占的时间最短。

M 期细胞的形态、结构均发生显著改变，染色体凝集及分离，核膜、核仁解体及重建，纺锤体、收缩环在胞质形成，细胞核分裂形成两个子核，细胞质一分为二。除非组蛋白外，细胞中蛋白质的合成量显著降低。另外，细胞膜在此期也会发生变化，体外贴壁培养的细胞变圆，脱离培养瓶底，可用摇落法进行细胞周期 M 期同步化筛选。

四、细胞周期的调控

细胞周期的准确调控对生物的生存、繁殖、发育和遗传至关重要。对简单生物而言，细胞周期调控主要是为了适应自然环境，以便根据环境状况调节繁殖速度。复杂生物的细胞则需对自然环境和其他细胞、组织的信号做出正确的应答，以保证组织、器官和个体的正常发育，确保生长与代谢活动的正常进行。此外，创面愈合、骨折愈合及组织器官再生等活动也与细胞周期调控密不可分。因此，复杂生物的细胞周期调控机制更为精细。

（一）细胞周期蛋白与周期蛋白依赖性激酶是细胞周期调控的核心

细胞周期蛋白（cyclin）为全酶调节亚基，周期蛋白依赖性激酶（cyclin-dependent kinase，Cdk）为催化亚基。不同时期的细胞周期蛋白与特定的周期蛋白依赖性激酶结合，呈现出激酶活性，以实现不同细胞周期进程及转换。

1. 细胞周期蛋白　是指含量随着细胞周期的变化而发生改变的一类蛋白质，由于变化呈周期性，故称为细胞周期蛋白，又称周期素（图 11-10）。迄今从芽殖酵母、裂殖酵母和各类动物中分离出的细胞周期蛋白有 30 余种，根据分类，分别用字母 A ~ L 以及 O、T、Y 共 15 个字母表示。脊椎动物的细胞周期蛋白包括 A1-2、B1-3、C、D1-3、E1-2、F、G、H 等。按细胞周期进程又可将细胞周期蛋白分为 G_1 型（如 cyclin D）、G_1/S 型（如 cyclin E）、S 型（如 cyclin A）和 M 型（如 cyclin B）四类。

细胞周期蛋白的一个显著特点是能与周期蛋白依赖性激酶特异性结合，并使之活化。各类细胞周期蛋白均含有一段约由 100 个氨基酸残基组成的保守序列，称为周期蛋白框，可介导 cyclin 与 Cdk 结合。cyclin 与 Cdk 两组成员间有着高度特异性的对应关系，但目前发现的 cyclin 数量远远多于 Cdk 有人将多余的细胞周期蛋白称为孤儿周期蛋白（orphan cyclin）。研究显示，细胞周期蛋白 F（即 cyclin F）对于细胞周期 G_2/M 期转换至关重要，然而与 cyclin F 特异结合的 Cdk 却始终未被发现，因此，将 cyclin F 归于孤儿周期蛋白。已知的 cyclin 与 Cdk 的对应关系见表 11-2。cyclin 不仅具有激活 Cdk 的作用，还能决定细胞 Cdk 在何时、何处、将何种底物磷酸化。细胞周期之所以有条不紊地依次运行，正是因为二者相互间的精细配合，从而调控细胞周期有序进行。

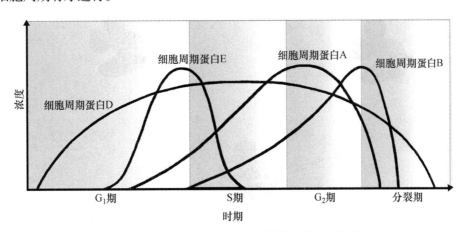

图 11-10　细胞周期蛋白在细胞周期中的含量变化

2. 周期蛋白依赖性激酶（Cdk）　这类激酶常以磷酸化的形式被活化，可直接参与细胞周期调控。由于 Cdk 活化的前提是与细胞周期蛋白结合，故称为周期蛋白依赖性激酶，在细胞周期调控中发挥关键核心作用。Cdk 的作用是催化靶蛋白的丝氨酸/苏氨酸位点磷酸化，如 Cdk 催化核纤层蛋白磷酸化可导致核纤层解体、核膜消失，催化组蛋白 H_1 磷酸化可导致染色体凝集等，这些效应的最终结果是有利于细胞周期有条不紊地运行。因此，Cdk-cyclin 复合体又被称为细胞周期引擎。目前已发现的 Cdk 有 11 种。除 Cdk9 外，其余均与细胞周期的调控有关。处于细胞周期不同时相的细胞由相应的 Cdk 负责调控，如发生在 G_1 期和 S 期，则分别称为 G_1 期 Cdk、G_1/S 期 Cdk 和 S 期 Cdk；作用于细胞分裂期诸多事件的 Cdk 称为 M 期 Cdk（表 11-2）。

表 11-2　脊椎动物和酵母中主要的 cyclin 与相应的 Cdk

细胞周期	脊椎动物		芽殖酵母	
	cyclin	Cdk	cyclin	Cdk
G_1 期	cyclin D*	Cdk4、6	Cln 3	Cdk1（CDC28）
G_1/S 期	cyclin E	Cdk2	Cln 1、2	Cdk1（CDC28）
S 期	cyclin A	Cdk2	Clb 5、6	Cdk1（CDC28）
M 期	cyclin B	Cdk1（cdc2）	Clb 1-4	Cdk1（CDC28）

* 包括 D1-3，各亚型 cyclin D 在不同细胞中的表达量不同，但具有相同的功效

　　细胞周期蛋白水平的周期性变化导致 Cdk-cyclin 复合体周期性的结合和激活，并以此触发细胞周期事件（图 11-11）。例如，细胞在生长因子的刺激下，G_1 期 cyclin D 表达，并与 Cdk4 或 Cdk6 结合，使下游的蛋白质［如成视网膜母细胞瘤蛋白（retinoblastoma protein）简称 Rb 蛋白］磷酸化，磷酸化的 Rb 使 E_2F 得以释放。E_2F 作为转录因子，可促进许多基因（*cyclin E*、*cyclin A* 和 *Cdk1* 基因）的转录。

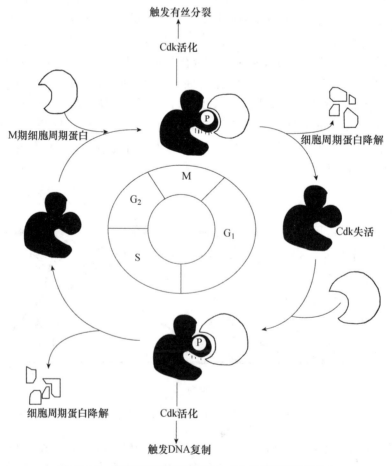

图 11-11　细胞周期调控系统核心成分作用机制示意图

在 G$_1$/S 期，cyclin E 与 Cdk2 结合，可促进细胞通过 G$_1$/S 限制点进入 S 期。向细胞内注射 cyclin E 的抗体可使细胞停滞于 G$_1$ 期，说明细胞进入 S 期需要 cyclin E 的参与。同样，将 cyclin A 的抗体注射到细胞内，可抑制细胞的 DNA 合成，由此推测 cyclin A 是 DNA 复制所必需的。

在 G$_2$/M 期，cyclin A、cyclin B 与 Cdk1 结合后，Cdk1 可使底物蛋白磷酸化，如将组蛋白 H$_1$ 磷酸化，进而导致染色体凝集；将核纤层蛋白磷酸化，可引发核膜解体等下游细胞周期事件。

在细胞周期进程中，细胞周期蛋白需要快速降解。cyclin A、cyclin B 的 N 端有一段序列与其降解有关，称为降解盒或破坏框（destruction box）（图 11-12）。例如，在 S 期及 M 期细胞周期蛋白分子中存在一段降解盒，由 9 个氨基酸组成，可以通过泛素 - 蛋白酶体系统而被快速降解。当 MPF 活性达到最高峰时，通过泛素 - 蛋白质连接酶催化泛素（ubiquitin）与细胞周期蛋白结合，细胞周期蛋白随之被 26S 蛋白酶体水解。G$_1$ 期细胞周期蛋白也通过类似的途径降解，但其 N 端没有降解盒，取而代之的是 C 端有一段与其降解有关的 PEST 序列。

A. 细胞周期蛋白降解盒

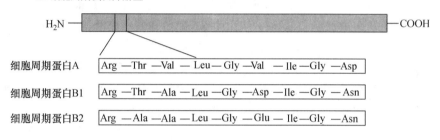

细胞周期蛋白A: Arg —Thr —Val —Leu—Gly—Val —Ile—Gly —Asp
细胞周期蛋白B1: Arg —Thr —Ala —Leu—Gly—Asp —Ile—Gly —Asn
细胞周期蛋白B2: Arg —Ala —Ala —Leu—Gly—Glu —Ile—Gly —Asn

B. 细胞周期蛋白多聚泛素化

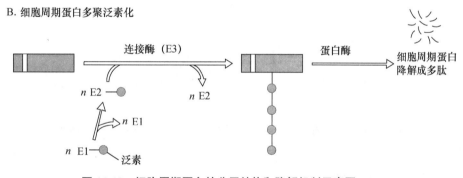

图 11-12 细胞周期蛋白的分子结构和降解机制示意图

泛素由 76 个氨基酸组成，是一个高度保守的蛋白质，普遍存在于真核细胞中，故名泛素。与泛素共价结合的某些蛋白质能被蛋白酶体识别和降解。泛素降解是细胞内短寿命蛋白和某些异常折叠蛋白降解的普遍途径。蛋白质一旦与泛素结合，就相当于被标注了"销毁"的标签。26S 蛋白酶体是一个大分子蛋白酶，可将泛素化的蛋白质分解成短肽。

3. 周期蛋白依赖性激酶抑制因子（cyclin-dependent-kinase inhibitor，CKI） 除上述促进细胞周期运行的 cyclin 和 Cdk 外，细胞中还存在着周期蛋白依赖性激酶抑制因子（CKI）。CKI 可通过直接与 Cdk 或与 Cdk-cyclin 复合物结合，抑制 Cdk 激活激酶的活性，阻断或延迟细胞周期的进行，对细胞周期起负调控作用。目前已发现的 CKI 可分为两大家族：① INK4（inhibitor of Cdk4），如 p16^{INK4a}、p15^{INK4b}、p18^{INK4c}、p19^{INK4d} 等，可以特异性抑制 Cdk4-cyclin D1 和 Cdk6-cyclin D1 复合物。② KIP（kinase inhibition protein），包括 p21^{CIP1}（cyclin inhibition protein 1）、p27^{KIP} 和 p57^{KIP2} 等，可以抑制大多数 Cdk 激活激酶的活性。同时，p21^{CIP1} 还可与 DNA 聚合酶 δ 的辅助因子增殖细胞核抗原（proliferating cell nuclear antigen，PCNA）结合，直接抑制 DNA 的合成。细胞周期的各种调控蛋白组成了一套完整的细胞周期调控系统，为细

胞周期中各种事件的发生提供了严格有序的时间表。当细胞内外环境发生改变时，这些调控蛋白通过相应的细胞周期调控机制，调控细胞周期进程，以适应环境的变化，从而保证遗传物质的准确传递。

（二）细胞周期蛋白 / 周期蛋白依赖性激酶对细胞周期的调控

cyclin-Cdk 复合物周期性的形成与降解，可引发细胞周期进程中诸多事件的出现与停止，使细胞周期有条不紊地进行。

1. G_1 期中 cyclin-Cdk 复合物的作用   处于 M 期末的细胞中，所有类型的 Cdk 活性均急剧下降，甚至丧失活性。细胞分裂后形成两个子细胞，进入下一个细胞周期，即 G_1 期。由于 G_1 期是细胞的生长发育时期，也是细胞执行自身功能的时期，所以在此期间，Cdk 继续保持失活状态，主要原因是 CKI 与 Cdk 或 Cdk-cyclin 复合物结合，抑制 Cdk 的活性；另一个原因是细胞周期蛋白转录活性降低，引起 Cdk 活性降低。Cdk 活性降低可防止细胞在 G_1 期启动 DNA 的复制和细胞分裂等事件，以保证细胞有足够的时间完成 G_1 期。

在促有丝分裂原的刺激下，G_1 期细胞 cyclin D 的表达逐渐增加，与 Cdk4/6 形成的复合物（cyclin D-Cdk4/6）逐渐累积，并激活 Cdk4/6，从而使 Rb 蛋白磷酸化失活，并释放与之结合而被抑制的转录因子 E_2F。E_2F 恢复活性后，可启动 S 期相关基因转录，如 cyclin E 和 cyclin A。随着 G_1 晚期（G_1/S 期）cyclin E 表达的增加；cyclin E-Cdk2 复合体逐渐增多并激活 Cdk2，从而进一步激活 E_2F（正反馈），启动 DNA 复制，促进更多基因的表达，生成 DNA 合成所需的酶与蛋白质，从而使细胞跨过 G_1 期限制点，为细胞进入 S 期做准备（图 11-13）。

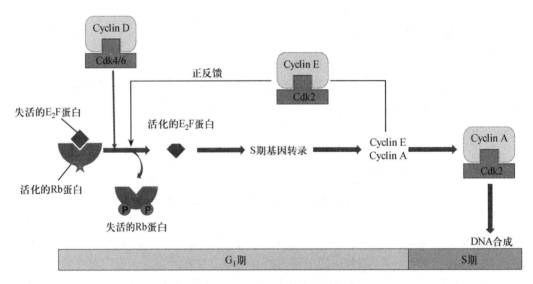

图 11-13 G_1/S 转换过程示意图

2. S 期中 cyclin-Cdk 复合物的作用   S 期内 DNA 的复制不仅要在特定的时间被启动，而且还需要保持高度的准确性，即保证每个基因组中的核苷酸都被复制一次，而且只复制一次，以避免子代细胞发生基因突变。这些过程由 S 期 cyclin-Cdk 复合物控制。当细胞进入 S 期后，cyclin-Cdk 复合物发生的变化主要包括：cyclin D/E 复合物中的 cyclin 发生降解，cyclin A-Cdk2 复合物形成。由于 cyclinD/E 复合物的降解是不可逆的，使得已进入 S 期的细胞无法向 G_1 期逆转。cyclin A-Cdk2 复合物是 S 期中主要的 cyclin-Cdk 复合物，能启动 DNA 复制，并阻止已经复制的 DNA 再次发生复制。

DNA 的复制是从复制起点（origin of replication）开始的，复制起点散布在染色体上。在整个细胞周期中，复制起点上结合有起始点识别复合体（origin recognition complex，ORC），其作用就像一个停泊点，供其他调节因子停靠。Cdc6 是其中的一个调节因子。在 G₁ 期，Cdc6 含量瞬间增高。Cdc6 结合在 ORC 上，在 ATP 供能的前提下，由微小染色体维持蛋白（mini-chromosome maintenance protein，Mcm）6 个亚单位构成的复合体和其他一些蛋白质也结合到 ORC 上，形成前复制复合体（pre-replicative complex，pre-RC）。cyclin A-Cdk2 复合物利用其激酶活性可使 ORC 发生磷酸化，由此激活复制起点，启动 DNA 的合成。此外，cyclin A-Cdk2 复合物还可激活 Mcm 蛋白，活化的 Mcm 蛋白具有 DNA 解旋酶（helicase）功能，可在 DNA 复制点处将 DNA 双链打开。当其他与 DNA 合成相关的酶（如 DNA 聚合酶等）在此汇集后，DNA 的复制即随之发生。

S-Cdk 可以触发 pre-RC 的启动，同时阻止 DNA 再次进行复制。因为 cyclin A-Cdk2 复合物可将 Cdc6 磷酸化，使其脱离 ORC，磷酸化的 Cdc6 随后被泛素 - 蛋白酶体系统降解；另外，cyclin A-Cdk2 复合物还可以将某些 Mcm 蛋白磷酸化，使其被转运出细胞核。同时，其他 Cdk 也参与阻止 pre-RC 的再次形成，从而保证了 DNA 的复制且仅复制一次（图 11-14）。

3. G₂/M 期转换中 cyclin-Cdk 复合物的作用　G₂ 期晚期形成的 cyclin B-Cdk1 复合物在促进 G₂ 期向 M 期转换的过程中起着关键作用。该复合物就是促成熟因子（maturation promoting factor，MPF）。M 期 Cdk1 的激活起始于分裂期 cyclin B 的积累，在胚胎细胞周期中，cyclin B 始终在合成，其浓度取决于其降解的速度。但在大多数细胞的有丝分裂周期中，cyclin B 的积累是因为在 G₂/M 期 *M-cyclin* 基因转录的增强。

随着 cyclin B 的积累，cyclin B-Cdk1 复合物的逐渐形成，但是没有活性，这是因为蛋白激酶 Wee1 将 Cdk1 的 Thr14 和 Tyr15 磷酸化的缘故，这种机制可以在确保 Cdk 含量能够不断积累的同时，不被过早地活化。Wee1 是一种负责调控细胞周期的激酶，通过促进 Cdk1 分子中 Tyr14 和 Tyr15 位点的磷酸化，而抑制 Cdk1 的活性。

进入 M 期后，一方面，Wee1 的活性降低；另一方面，蛋白磷酸酶 Cdc25 介导 Cdk1 去磷酸化，从而避免 Cdk1 活化。上调 Cdk1 活化的 Cdc25 分子可被 Polo 样激酶（Polo-like kinase）和 M-Cdk 两种激酶激活，而且激活的 M-Cdk 还可以反过来抑制其抑制因子 Wee1 的活性，形成一个反馈环。因此，只要有少量的 Cdk1 被 Cdc25 激活，通过 Cdk1 与 Cdc25 之间的相互刺激，立即就会有大量的 Cdk1 随之被活化。Cdk1 的激活还需要其分子内第 161 位的 Thr 发生磷酸化，这一位点磷酸化需要 Cdk 激活激酶（Cdk activating kinase，CAK）的作用（图 11-15）。

4. M 期中 cyclinB-Cdk1 复合物的作用　有丝分裂早期，MPF 产生的效应复杂且多样，如纺锤体的组装、染色体的凝集、核膜的崩解、肌动蛋白骨架的重排、高尔基复合体和内质网等细胞器的再组装等。这些效应都是由 M-Cdk 直接磷酸化并与相关的结构蛋白和调节蛋白结合而引起的。

M-Cdk 的活性在进入 M 期后迅速上升，到 M 期中期达到高峰，从而启动下一个开关，即后期促进复合物（anaphase-promoting complex，APC）。中期姐妹染色单体依靠黏连蛋白（cohesin）相连；在有丝分裂后期，随着负责姐妹染色单体相连的黏连蛋白复合物（cohesin complex）的解聚，两个姐妹染色单体间开始分离，彼此向两极移动，该过程是从 APC 的活化开始的。后期促进复合物（APC）可在 M-Cdk 的作用下发生磷酸化，进而与 CDC20 结合而被激活，随后介导分离酶（separase）抑制蛋白（securin）发生多聚泛素化降解，从而导致分离酶被释放和激活。激活的分离酶对黏连蛋白复合物进行剪切和降解，使姐妹染色单体之间的凝聚力丧失，着丝粒分离。在纺锤体微管的牵引下，姐妹染色单体分别移向两极（图 11-16）。

5. M 期的退出　细胞进入 M 期后，M-Cdk 活性降低，到 M 期末达到最低点。M-Cdk 的失活主要是通过泛素依赖性 cyclin B 的水解。随着 M-Cdk 的活性降低，之前磷酸化的结构蛋白和调节蛋白逐渐失去 M-Cdk 的作用而发生去磷酸化。继而，细胞发生与 M 期相反的事件，即纺锤体去组装而解体、染色体去凝集而恢复成染色质，磷酸化的可溶性核纤层蛋白去磷酸

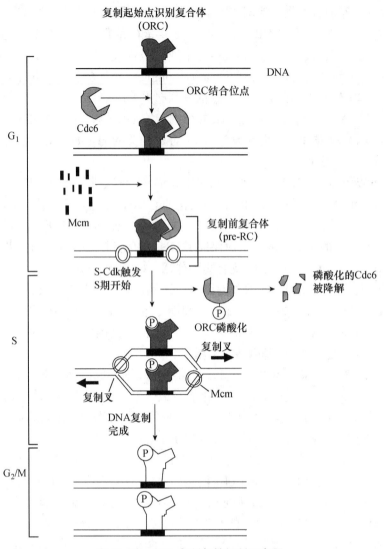

图 11-14 DNA 复制起始机制示意图

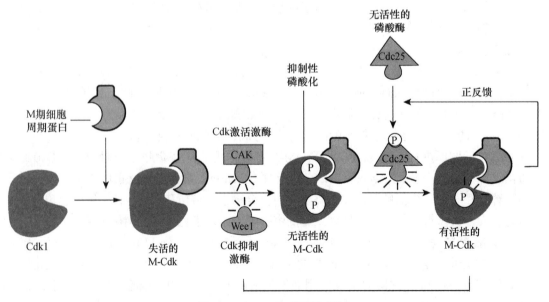

图 11-15 M-Cdk 的活化机制

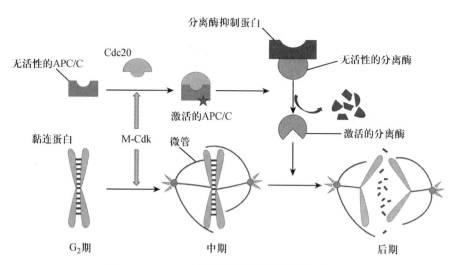

图 11-16　APC 介导的姐妹染色单体的分离机制

化，重新聚合成核纤维，并将分散在胞质中的核膜小泡重聚于染色体周围形成核膜和核纤层，在细胞的两端形成新的子细胞核。胞质中肌球蛋白链去磷酸化可以启动收缩机制，形成分裂沟，胞质分裂即完成。

（三）检查点在细胞周期调控中的作用

通过研究酵母细胞对放射线的应答反应发现，每当细胞周期进入下一个时相前，都要经过一个节点，类似一个"关卡"，负责检查本时相内所执行"任务"的情况。只有所有的"任务"都完成后，才能进入到下一个时相，这样才能保证细胞精确无误地分裂（图 11-17）。美国科学家哈特韦尔（Hartwell）将这些"关卡"称为细胞周期检查点（cell cycle checkpoint），如果由于某些环境因素（如物理、化学、生物等因子）的作用出现故障和差错，前一个时相应该完成的"任务"未被完成，这些故障可作为反馈信号使细胞周期暂时停止在其某个检查点上，以留出必要的时间排除故障或进行修复。一旦修复完成，细胞周期即进入下一个时相，这是细胞增殖在长期进化过程中形成的一种保护机制。大量的实验证明，在细胞周期的 G_1、S、G_2 和 M 期中均有这样的检查点。

细胞周期检查点本质是由多种蛋白质分子构成的复杂信号转导网络。由感知因子（sensor）、传导因子（transducer）和效应因子（effector）执行的细胞周期负调控系统。例如基因组 DNA 损伤后会激活体内的 DNA 损伤应答系统（DNA damage response，DDR），DNA 损伤检查点被激活而将细胞周期进程阻滞，当机体完成对 DNA 损伤的修复后，细胞周期恢复并开启下一阶段。

1. G_1/S 检查点（G_1/S checkpoint） G_1/S 检查点在哺乳动物中也称限制点（restriction point）或 R 点。R 点是 G_1 期特有的检查点，越过该点的细胞将进入 S 期，开始 DNA 合成。因此，R 点是控制细胞由静止状态的 G_1 期进入 DNA 合成期的关键点，需要检验的内容包括：DNA 复制所需要的材料是否准备好？DNA 是否受损？细胞外环境是否适宜？细胞体积是否足够大？若在 G_1/S 交界处检查发现 DNA 受损，则细胞被阻滞在 G_1 期。在哺乳动物细胞中，p53 和 Rb 是 G_1 期主要的调控蛋白，可以通过共济失调毛细血管扩张突变（ataxia telangiectasia-mutated, ATM）基因编码的 DDR 核心激酶 ATM［另一个核心激酶为 ATR（ATM- and Rad3-related）］- 检查点激酶 CHK2（CHK1）-p53/MDM2-p21 通路诱导持续的、有时甚至是永久性的 G_1 期阻滞。G_1/S 检查点的持续激活依于 p53-p21 通路的作用。被磷酸化的 p53 能够在核内积累并增强其转录活性，激活下游 p21 的转录及表达。p21 作为 CKI 结合 CKD4/cyclinD 复合物并抑制其激酶活性，从而抑制了其对 Rb 的磷酸化，进而稳定 Rb 与 E_2F 的结合，抑制转录因子 E_2F 下游多种基因的表达，导致细胞持续阻滞在 G_1/S 的交界处。

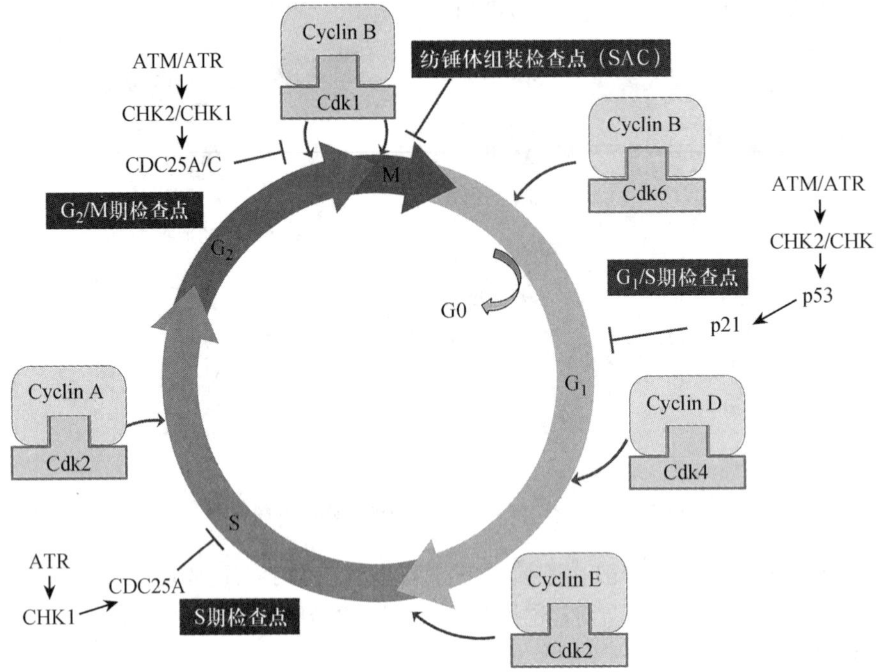

图 11-17   细胞周期检查点示意图

2. S 期检查点（S phase checkpoint） 在 S/G_2 交界处，负责检查 DNA 复制完成情况。如果细胞在未完成 DNA 复制或 DNA 损伤的情况下提前进入 M 期，将对细胞本身及其后代细胞遗传物质的稳定性产生严重后果。S 期检查点的作用是保证在细胞基因组 DNA 全部复制后方可进入 G_2/M 期。当细胞在 S 期内发生 DNA 损伤时，S 期检查点被激活，暂时地、可逆地抑制晚期复制起点的启动，使 DNA 复制速度减慢。当 S 期内检查点基因存在缺陷时，DNA 损伤后 DNA 复制速度不被减慢，容易引入 DNA 复制错误或失败。许多抗癌药物的设计靶向这一 S 期检查点来干扰 DNA 复制，从而杀死快速增殖的肿瘤细胞。

3. G_2/M 检查点（G_2/M checkpoint） DNA 复制结束，细胞周期由 S 期进入 G_2 期，并准备进行细胞分裂。当 DNA 复制尚未完成或 DNA 损伤时，M 期激酶的活性就不能表现出来。G_2 检查点的功能是阻止带有 DNA 损伤的细胞进入 M 期，以确保细胞基因组的完整性和稳定性。这些被检查的内容一旦不符合细胞周期的进程要求，细胞周期就会被阻滞在该期，直至相关事件完整无误地执行完毕。

电离辐射或紫外线损伤等可引起 ATM-CHK2 或 ATR-CHK1 信号通路的激活，通过磷酸化下游的 CDC25 A/C 而抑制其对 Cdk1 的去磷酸化，并通过上调 Wee1 的活性进一步抑制 Cdk1-cyclinB 复合物的活性，从而将细胞阻滞在 G_2/M 期的交界处。

4. 中 / 后期检查点 又称纺锤体组装检查点（spindle assembly checkpoint，SAC）。在细胞分裂过程中，染色体的正确分离需要细胞内的监控机制来保证。其中，纺锤体组装检查点是保证染色体正确分离的重要机制之一。该检查点可监控纺锤体微管与染色体动粒之间的连接，并且促使有丝分裂中姐妹染色单体或减数分裂中同源染色体间张力的形成。任何一个动粒如果没有正确连接到纺锤体上或该连接处的张力不合适，都会抑制 APC 的活性，导致被分离酶抑制蛋白结合而抑制的分离酶不能使姐妹染色单体分离，从而将细胞阻滞在有丝分裂中期（图 11-16）。

（四）癌基因和抑癌基因对细胞周期的调控

1. 癌基因对细胞周期的调控作用 癌基因（oncogene）常被认为是诱导肿瘤发生的基因。实际上，癌基因广泛存在于正常细胞内，是一类调控细胞生长、增殖和分化所必需的基因。癌基因突变或过度表达则可导致细胞异常增殖，从而引起细胞癌变。在逆转录病毒基因组中，有的基因能促进细胞无限增殖进而发生癌变，这些基因称为病毒癌基因（viral oncogene，v-onc）。存在于脊椎动物中与 v-onc 相似的基因则称为细胞癌基因（cellular oncogene，c-onc）或原癌基因（proto-oncogene）。目前已发现多种原癌基因及其产物，可分为 src、erb、ras、myc、fos 等基因家族。

大多数原癌基因编码的蛋白质都是复杂的细胞信号转导网络中的成分，在信号转导途径中具有重要的作用。原癌基因编码的蛋白质主要包括：①生长因子类（胞质），如 sis（PDGF-β）、fgf 家族（int-2，csf-1 等）；②生长因子受体（质膜），具有酪氨酸激酶活性，如 neu、ht、met、erbB、trk、fms、ros-1 等；③非受体酪氨酸蛋白激酶（质膜/胞质），如 src 家族的 src、syn、fyn、abl、lck、ros、yes、es、ret 等；④丝氨酸/苏氨酸蛋白激酶（胞质），如 raf、raf-1、mos、pim-1；⑤G 蛋白（质膜内侧），具 GTP 结合作用和 GTP 酶活性，如 ras 家族中的 H-ras、K-ras、N-ras，以及 mel 和 ral 等；⑥核内 DNA 结合蛋白（转录因子），如 myc 家族、fos 家族、Jun 家族和 ets 家族等。

2. 抑癌基因对细胞周期的调控作用　存在于正常细胞中、能抑制细胞恶性增殖的基因，称为抑癌基因（antioncogene）或肿瘤抑制基因（tumor suppressor gene）。这些基因编码的产物可以在多个检查点阻滞细胞周期的进程，抑癌基因失活或缺失可引起细胞癌变。p53 基因是抑癌基因的代表之一，其主要功能是阻止 DNA 突变的细胞通过 G_1 期的限制点。p53 基因突变常可引发肿瘤。

迄今已分离和鉴定出十多种抑癌基因，其中对 p53 基因和 Rb 基因的作用机制研究得较为深入。

（1）p53 基因：因其编码的蛋白质分子量为 53 kDa 而得名。p53 基因是一种肿瘤抑制基因，主要分布于细胞核。p53 基因是一种重要的转录因子，以四聚体形式与特异的 DNA 序列结合后，对靶基因的表达进行调控。p53 蛋白是一种细胞生长抑制性蛋白，因其半衰期短，所以在细胞中的稳定性较差。因此，一般情况下，细胞中很少有 p53 蛋白。DNA 损伤后，p53 被 ATM-CHK2 或 ATR-CHK1 通路介导而发生磷酸化，继而激活下游特定基因的转录，如激活 p21 基因转录，使细胞停滞在 G_1 期的调控点处不能进入 S 期。这样即可有足够的时间修复 DNA。

p53 蛋白可促进 GADD45 基因（growth arrest and DNA damage inducible gene）表达 GADD45 蛋白，后者可与 Cdk 及 PCNA 形成复合物而参与 DNA 损伤的修复。当 DNA 损伤不能修复时，p53 基因的过量表达可导致 p34 cdc2 过早激活，进而引发细胞凋亡。若 p53 基因发生突变，则可丧失对细胞周期的调控作用，使细胞发生转化或恶性变。

◎ 临床应用

p53 与利 - 弗劳梅尼综合征

利 - 弗劳梅尼综合征（Li-Fraumeni syndrome，LFS）于 1969 年首次报道，是一种典型的遗传易感肿瘤综合征。利 - 弗劳梅尼综合征是一种常染色体显性遗传病，表现为较小的年龄却出现多种恶性肿瘤，如骨肉瘤、脑瘤和乳腺癌等。利 - 弗劳梅尼综合征与抑癌基因 p53 的异常有关，患者遗传了 p53 基因的一份异常拷贝，这类患者 p53 的另一个等位基因发生体细胞突变或缺失，从而导致细胞无法编码出有活性的 p53。p53 蛋白在 DNA 损伤后被激活，促进下游 p21 的表达和累积，活化周期检查点，从而延缓细胞周期的进程。而遭遇不可逆的损伤时，p53 则会启动细胞凋亡，以避免细胞发生恶性转化。

（2）视网膜母细胞瘤基因（retinoblastoma gene，*Rb* gene）：*Rb* 基因编码的蛋白质分子量为 105 kDa，由 928 个氨基酸残基构成，定位于细胞核内，是多种 cyclin-Cdk 的底物，具有多个磷酸化的位点。*Rb* 基因的缺失可导致视网膜母细胞瘤的发生，因而也被称为抑癌基因。在细胞周期中，Rb 蛋白可通过改变其磷酸化状态，控制与其结合的转录因子的活性，进而影响细胞周期相关蛋白基因的表达。当 Rb 蛋白去磷酸化时，与其结合的转录因子不能与靶基因结合，活性被抑制，不能促进基因的表达。当 Rb 蛋白发生磷酸化后，转录因子与其分离、活性恢复，与靶基因结合后，可促进基因的表达。

（五）生长因子和激素对细胞周期的调节

生长因子是一大类与细胞增殖有关的信号分子，目前发现的生长因子多达数十种，多数有促进细胞增殖的功能，如表皮生长因子（epidermal growth factor，EGF）、神经生长因子（nerve growth factor，NGF）等；少数生长因子可抑制细胞周期，如抑素（chalone）、肿瘤坏死因子（tumor necrosis factor，TNF）；个别生长因子具有双重调节作用，能促进某一类细胞的增殖，也能抑制另一类细胞的增殖，如转化生长因子 -β（transforming growth factor-β，TGF-β）。

生长因子的信号通路主要有 Ras 途径、cAMP 途径和磷脂酰肌醇途径。若通过 Ras 途径激活 MAPK，则活化的 MAPK 进入细胞核内，可促进细胞增殖相关基因的表达。关于生长因子介导的信号转导机制详见第十章。

激素也是一类调节细胞增殖的信号分子。哺乳动物细胞分泌的激素可分为两种，即蛋白质激素和类固醇激素。它们在细胞内均有相应的受体，蛋白质激素的受体位于靶细胞膜上，类固醇激素的受体则位于靶细胞内。生长因子、激素作为细胞增殖的信号分子，首先与靶细胞的相应受体结合，生长因子和蛋白质激素与靶细胞膜上的相应受体结合后，可产生第二信使物质。然后，第二信使沿细胞内信号传递系统，引起一系列级联反应，最终引起细胞周期调控蛋白表达的改变。类固醇激素透过靶细胞的细胞膜，与靶细胞质内的相应受体结合，并转移到细胞核内，直接作为转录因子对细胞周期调控蛋白的表达产生影响。在细胞核内也发现有激素受体的存在，它们的功能非常复杂，可引发许多细胞生物学效应。细胞信号转导系统中的受体、G 蛋白、胞内第二信使及蛋白激酶等活性的改变均可影响细胞周期的进程。

第三节　细胞周期紊乱与疾病

细胞增殖是人体的基本生命活动之一。人体内任何一种细胞出现增殖异常，都会引起该细胞功能障碍，进而对机体造成影响。因此，细胞增殖与医学有着极为密切的关系。

一、细胞周期紊乱与肿瘤

众所周知，肿瘤是由细胞增殖、分化和凋亡异常引起的以细胞失控性增殖为主要特征的疾病。大量研究表明，细胞周期调控异常是肿瘤发生的主要机制，所以细胞增殖的相关理论对肿瘤的预防、诊断及治疗具有重要的指导意义。

（一）细胞周期紊乱与肿瘤的发生

肿瘤细胞可以通过自分泌产生大量生长因子，摆脱对细胞外生长因子的依赖，从而在很大程度上自我刺激生长和增殖。肿瘤细胞周期中某些重要调节因子发生异常是导致肿瘤异常增殖的重要原因，如原癌基因的激活和抑癌基因的失活。原癌基因是细胞内增殖相关的基因，是维持机体正常生命活动所必需的，包括 *src*、*ras* 和 *myc* 等。与原癌基因作用相反，抑癌基因是正常细胞所具有、能抑制细胞恶性增殖的重要负调控因子，包括 *p53*、*Rb* 和 *p21* 等。原癌基因可发生点突变、基因扩增、重排等改变而转化为癌基因。例如，*ras* 基因突变后表达的产物 RAS 蛋白可发生构型改变，与 GTP 的解离减少而持续活化，导致磷脂酶 C（PLC）不断产生第二信使，进而刺激细胞持续增殖。另外，抑癌基因功能的丧失也是促进肿瘤细胞增殖失控的重要因素。例如，在约 50% 的肿瘤患者中都发现 *p53* 基因突变，导致 p53 蛋白失活而不能转录产生 p21。而 p21 作为重要的周期蛋白依赖性激酶抑制因子（CKI），由于其抑制 Cdk 活性的功能受阻，故而促使细胞持续增殖。肿瘤细胞具有永生化（immortalization）的特性。

染色体末端存在一种结构，称为端粒（telomere），由 DNA 重复序列组成，其长度随细胞的每一次分裂而逐渐缩短。细胞分裂一定次数后，端粒缩短到一定程度，细胞就会死亡。端粒酶可以保护端粒不被缩短。研究发现，许多恶性肿瘤细胞的端粒酶活性升高，使其端粒不会缩短，这与肿瘤细胞的永生化有关。肿瘤细胞永生化的结局是细胞周期发生紊乱，肿瘤细胞的增殖不再受细胞周期的控制。

R 点被认为是 G_1 期晚期的一个基本事件，细胞只有在内外因素的共同作用下才能完成这一基本事件，任何影响这一基本事件完成的因素都会严重影响细胞从 G_1 期向 S 期的转换。R 点容易受到内在或外在因素的影响，使细胞周期时相发生改变。肿瘤细胞的发生往往与 R 点的改变有关。已知的致肿瘤因素包括物理因素、化学因素和生物因素。物理因素中的射线、化学因素中的烷化剂和酰化剂都有可能影响 R 点的功能，使细胞发生癌变。正常细胞进入 G_1 期之后，通常有三个去向：分化、持续增殖和暂时休眠。细胞发生癌变后将持续增殖。

细胞周期调控系统对于调节机体组织细胞的数量具有重要作用，细胞周期调控系统的任何一个环节异常都可能是导致细胞癌变的主要因素。

（二）DNA 损伤修复与肿瘤发生

1. 细胞周期检查点与肿瘤的发生　肿瘤的发生是基因改变长期累积和选择的过程。然而，人类基因组 DNA 时刻都在遭受各种内外因素的攻击而被损伤。据统计，人体每个细胞每天要遭受超过 6.8 万次的 DNA 损伤事件。内源性因素包括代谢过程中的氧自由基、活性氮、脂质过氧化物、DNA 加合物、碱基脱氨等，外源性因素包括各类射线（如紫外线等）。庆幸的是，人类机体已经进化出一套强大的能高效识别、修复 DNA 损伤的 DNA 损伤修复系统。这套防御系统可以激活以下几个过程：识别和及时修复 DNA 损伤；激活细胞周期检查点，阻滞细胞周期的进程，给予细胞时间进行 DNA 修复；对过于严重的 DNA 损伤，机体无法修复时，即诱导细胞凋亡。

当 DNA 损伤修复系统缺陷或者细胞检查点失活时，可导致细胞增殖失控和细胞凋亡障碍，从而容易引入基因的缺失和突变等，显著增加基因组的不稳定性，而基因组不稳定性是癌症的核心特征之一。许多细胞周期检查点基因陆续被证实是抑癌基因，如 *p53* 和 *Rb*，其表达下调或者发生功能缺失突变可导致肿瘤的发生，而这些基因的缺失和突变在肿瘤细胞中也很常见。多数肿瘤细胞中的染色体数量缺失或者增加，为非整倍体，其原因尚不明确。研究发现，某些纺锤体组装检查点基因（如 *BubR1*）突变可能使染色体产生非整倍体，原因可能是由于该基因的缺陷导致染色体不均等地分配给子细胞。

2. DNA 修复基因的缺陷与肿瘤的发生密切相关　例如，乳腺癌易感基因 *BRCA1*、*BRCA2* 编码的是同源重组介导的 DNA 修复关键蛋白；共济失调 - 毛细管扩张症（ataxia-telangiectasia）的致病基因 *ATM* 编码 DNA 修复核心激酶，*ATM* 基因缺陷的个体更容易罹患淋巴瘤和乳腺癌。

（三）靶向细胞周期的肿瘤治疗

目前，癌症的治疗方法包括外科手术、放射治疗、化学治疗和免疫治疗等。其中，放疗、化疗与细胞周期密切相关，部分小分子药物也是以细胞周期作为靶向治疗的靶点。这些治疗手段都是基于肿瘤细胞的一个共同特征，即不受控制地进行复制和分裂，其原因可能是细胞周期检查点基因的缺失或突变、DNA 修复关键基因的缺陷或功能丧失。因此，选择细胞周期作为肿瘤靶向治疗的靶点越来越受到重视。

1. 靶向基因组 DNA　放射治疗的射线可以直接损伤肿瘤细胞的 DNA，许多化疗药物可以直接或间接造成 DNA 单链或者双链断裂，放疗过程中所产生的氧自由基也可以损伤肿瘤细胞的 DNA。快速增殖的肿瘤细胞对 DNA 损伤较为敏感，且肿瘤细胞通常存在 DNA 修复基因突变或者检查点的缺陷，导致 DNA 损伤后不能有效地进行修复，最终诱导细胞凋亡。羟基脲、阿糖胞苷和甲氨蝶呤等抗代谢药物主要造成 DNA 复制阻断而杀伤 S 期细胞。卡铂、顺铂等铂类药物是目前临床上广泛应用的化疗药物。铂类药物可与 DNA 碱基的某个位点发生配位，造成铂与 DNA 单链内两个位点或双链发生交叉联结，抑制癌细胞的 DNA 复制过程，使之发生细胞凋亡。

2. 靶向细胞周期关键蛋白　纺锤体组装检查点（SAC）是阻滞癌细胞增殖的良好靶标。针对 SAC 的经典靶向药物主要是微管靶向剂，如紫杉醇和长春花生物碱，可通过促进微管聚合而激活 SAC，从而导致有丝分裂延长、延迟和最终的细胞死亡。紫杉醇是临床上广泛应用的一种天然抗癌药物，广泛应用于卵巢癌、肺癌和乳腺癌等的治疗。然而，过敏、耐药性、神经毒性和 SAC 滑脱等不良反应限制了该药的有效性。因此，以 SAC 为靶标的新药仍有待进一步研发。

二、细胞周期与组织再生

人体内的某些组织和细胞（如血液中的血细胞、皮肤表皮细胞、消化道黏膜等）始终处于不断更新和持续代谢的状态，通过细胞分裂而形成的新生细胞可以不断地产生，以补充那些因分化而衰老和死亡的细胞，这一过程称为生理性再生。某些原因造成器官损伤（如肝损伤）后，原本处于 G_0 期的细胞重新进入细胞周期，不断分裂、增殖，以修复损伤的组织，称为病理性再生。某些细胞周期调控因子的生物试剂（如红细胞生成素、表皮生长因子等）已在组织修复中得到广泛的应用。

三、细胞周期与衰老

细胞衰老时，其增殖周期也会表现出某些异常的特征，包括细胞分裂速度明显降低；cyclin A 和 cyclin B 表达下降，cyclin E 不稳定增加且容易降解；Rb 蛋白不能被磷酸化，与 Rb 结合的转录因子失活等。与正常细胞相比，衰老细胞的 G_1 期可持续更长时间。

临床应用

基于 PARP 抑制剂的抗肿瘤联合疗法

靶向 DNA 修复关键蛋白是目前抗癌药物研发的明星靶点。在 *BRCA1/2* 缺陷的乳腺癌、卵巢癌患者中联合应用多腺苷二磷酸核糖聚合酶［poly（ADP-ribose）polymerase, PARP］抑制剂奥拉帕尼处理，可造成"合成致死"效应，从而杀灭肿瘤细胞。2018 年，奥拉帕尼成为美国 FDA 获准的首个用于治疗 *BRCA* 突变所致卵巢癌的一线药物。PARP 能对 DNA 单链断裂（single-strand breakage，SSB）进行识别和修复。奥拉帕尼本身对正常乳腺或卵巢细胞没有显著的细胞毒性，但可累积较多的 SSB。在下一个 DNA 复制周期，这些 SSB 会转变为 DNA 双链断裂（double-strand breakage，DSB）。DSB 是最严重的一种 DNA 损伤方式，依赖于 BRCA1/2 介导的同源重组进行修复。因此，在 *BRCA1/2* 突变的乳腺癌、卵巢癌患者中，过多的 DSB 得不到有效修复，可导致基因组的不稳定性和肿瘤细胞凋亡。

临床应用

共济失调 – 毛细管扩张症与肿瘤的发生

共济失调 - 毛细血管扩张症（ataxia-telangiectasia）是一种罕见的常染色体隐性遗传病，患者具有复杂的表型，包括小脑退行性共济失调（运动功能障碍）、免疫缺陷、胸腺和性腺萎缩、辐射敏感性和肿瘤易感性。本病是由于 *ATM* 基因发生无义或错义突变，导致 ATM 蛋白激酶失去活性引起的。ATM 是 DNA 双链断裂（DSB）识别的核心蛋白激酶，可介导 DNA 损伤应答，即促进细胞周期检查点的激活和 DNA 修复，以维持基因组的稳定性。ATM 可将数百个底物磷酸化，磷酸化修饰通常发生在底物的丝氨酸或苏氨酸残基。由于患者对放射线十分敏感，从而增加了其罹患癌症的风险。流行病学研究显示，本病患者罹患乳腺癌的风险是正常人群的 2～4 倍。

思 考 题

1. 请归纳 MPF 的功能。
2. 细胞周期检查点的主要功能是什么？
3. 肿瘤的放疗和紫杉醇化疗分别利用的是哪些细胞周期检查点？
4. 简述 cyclin-Cdk 复合物对细胞周期的核心调控作用。
5. 肿瘤靶向治疗的方案有哪些？未来肿瘤靶向治疗的新方向有哪些？

（许兴智）

第十二章

细胞分化

第十二章数字资源

案例 12-1

　　三氧化二砷（arsenic trioxide）俗称砒霜；视黄酸（retinoic acid）是维生素 A 的中间代谢产物。三氧化二砷联合全反式视黄酸是治疗急性早幼粒细胞白血病（acute promyelocytic leukemia，APL）的标准用药方案。

　　APL 曾是病情极为凶险、致死率极高的恶性血液系统疾病。20 世纪 70 年代，我国科学家发现，三氧化二砷对 APL 有良好的治疗效果。20 世纪 80 年代，我国科学家将全反式视黄酸用于治疗 APL，显著延长了患者生存期。经过大量基础研究和临床实践，我国于 2000 年提出联合应用三氧化二砷及全反式视黄酸治疗 APL 的方案，使患者 5 年无病生存率超过 90%，实现了白血病从高死亡率向高治愈率的转变。

　　问题：

　　三氧化二砷与全反式视黄酸治疗 APL 的分子机制是什么？

　　多细胞生物是由多种组织和器官构成的复杂有机体，每种组织和器官是由多种形态、功能各异的细胞（如传导神经冲动的神经细胞、行使运动功能的肌细胞、执行吞噬功能的免疫细胞等）构成的，而这些细胞又均来自共同的祖先——受精卵。来自同一个细胞的后代为什么会在形态和功能上千差万别呢？产生这些差异的根本原因是细胞分化。细胞分化不仅贯穿哺乳动物胚胎发育全过程，还存在于个体出生直至生命终结的整个过程，是多细胞生物维持正常组织器官功能、进行创伤修复、调控炎症反应等多种生理活动的基础。正因如此，细胞分化与许多病理过程，如出生缺陷、各种退行性病变和肿瘤密切相关。因此，深入研究细胞分化机制有助于人类对健康和疾病的认识，进而找到治疗相关疾病的有效方法。

第一节　细胞分化概述

一、细胞分化的概念

　　多细胞生物是由形态不同、功能迥异的各种细胞和组织构成的有机统一体，而这些功能不同的细胞都来源于受精卵。从受精卵发育为正常的成体，是以细胞增殖和细胞分化为基础的。

由同一受精卵产生的细胞经过分裂后，在形态结构、生化组成和功能等方面均会逐渐产生明显的差异。细胞在个体发育中形成稳定差异的过程称为细胞分化（cell differentiation）。这些差异的产生是基因差异表达的结果。从根本上讲，多细胞生物的个体发育以细胞分化为前提，也以细胞分化为结果。

二、细胞分化的特点

（一）细胞分化具有高度稳定性

细胞分化具有高度稳定性，即在正常生理条件下，已经分化为某种特定类型的细胞不会逆转为未分化状态或再分化成为其他类型的细胞。例如，神经元、骨骼肌细胞在整个生命过程中都保持稳定的分化状态。在多细胞生物个体中，终末分化细胞占大多数，这些细胞保持其形态结构与功能的稳定是个体生命活动的基础。另外，细胞分化的稳定性还表现为其离体培养的后代仍能保持该细胞的分化特征。例如，一个离体培养的皮肤上皮细胞仍保持为上皮细胞，而不转变为其他类型的细胞；黑色素细胞在体外培养 30 代后仍能合成黑色素；离体培养的原代心肌细胞仍保持心肌细胞的收缩特性。细胞分化的稳定性也是利用离体培养细胞进行科学研究的基础。

（二）细胞分化具有不稳定性

1. 去分化　原则上，细胞分化具有稳定性。但在某些特殊条件下，已分化的细胞可能失去现有的分化特征，返回未分化状态，表现出分化前的结构或功能特点，这一变化过程称为去分化（dedifferentiation）。如高度分化的植物细胞在实验室培养条件下可失去分化特性，重新进入未分化状态，成为全能性细胞，重新进行分裂、分化，发育成完整植株。在低等生物（如蝾螈、扁形虫和斑马鱼）中，已经分化成熟的细胞能逆转形成干细胞（stem cell）。

去分化与病理状态有关。例如，糖尿病模型小鼠的胰岛 β 细胞发生去分化，失去了 β 细胞的标志，不产生胰岛素，却表达高水平的胚胎细胞（未分化细胞）标志蛋白。肿瘤细胞在不同程度上缺乏分化成熟细胞的形态和功能，丧失了终末分化细胞的行为特征，并对正常的分化调节缺乏反应。然而，肿瘤细胞不仅与去分化有关，还与转分化有关。

2. 转分化　已分化成熟的细胞从一种分化状态转变为另一种分化状态的现象称为转分化（transdifferentiation）。例如，体外培养的人皮肤基底细胞在缺乏维生素 A 的环境下可转变为角化细胞，而此时若更换为富含维生素 A 培养基，则角化细胞又有可能重新分化为黏膜上皮细胞。另外，转分化还可见于正常胚胎发育过程中的器官发生，通常发生在上皮细胞，表现为丧失细胞连接与极性，并获得间质细胞的表型特征，这种细胞表型的变化称为上皮 - 间质转化（epithelial to mesenchymal transition，EMT）。上皮 - 间质转化是发育过程中细胞的生理性重编程（reprogramming）现象，但近年研究表明上皮 - 间质转化与肿瘤的发生和发展密切相关。发生上皮 - 间质转化的细胞表现为极性丧失、黏附性降低和迁移能力增强，而这些正是肿瘤细胞的特征。

必须指出的是，无论是动物还是植物，细胞分化的稳定性是普遍存在的，去分化与转分化是有条件的。

（三）细胞分化具有时空性

在多细胞生物的胚胎发育过程中，细胞的分化命运与其所在位置以及该位置所处的特定环境有关，即表现为空间上的分化。同时，多细胞生物的细胞分化还表现在时间上。在个体发育的不同阶段，一个细胞可以有不同的形态和功能。这种现象称为分化的时空性。鸡胚移植实验可以说明细胞在胚胎中所处的位置对其分化命运的影响（图 12-1）。在发育过程中，腿芽和翅芽几乎同时出现在胚胎两侧，此时，两个肢芽中的细胞在表型上没有任何区别。然而，如果将一小块未分化的组织从腿芽的基部（应该发育成肢体组织）移植到翅芽的顶部，则会产生这样的结果：这一小块移植物既没有发育成翅尖，也没有发育成错位的肢体组织，而是发育成为翅趾。这个实验表明，早期的肢芽细胞已经做出了发育成肢体的决定，但并没有决定发育成肢体的哪一个特定部位。因此，这些细胞仍然能对翅芽所在位置的分化信号产生反应，之所以发育成翅趾（而不是肢体的基部），与它们处于翅芽顶部的位置有关。

　　细胞分化的时空性体现了多细胞生物个体发育的复杂性。在发育过程中，随着细胞数量的不断增加，细胞分化机制更加复杂，同一个体的细胞由于所处的空间位置不同，所以呈现出不同细胞的分化命运，出现头、尾、背与腹等不同部位，这些时空差异性为形成功能各异的多种组织和器官提供了基础。

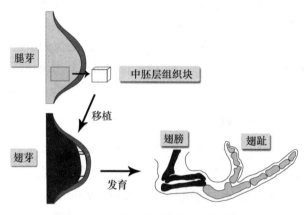

图 12-1　空间位置对细胞分化的影响

三、细胞的分化潜能

（一）细胞分化潜能在个体发育中的变化

　　细胞的分化潜能是指未分化细胞分化为功能细胞的潜在能力。受精卵及哺乳动物桑葚胚在四细胞期之前，每个细胞均有分化成个体所有类型细胞的潜能，并能发育成完整的个体。细胞的这种分化潜能称为全能性（totipotency），拥有全能性的细胞称为全能细胞（totipotent cell）。

　　动物的早期胚胎发育经过卵裂期、桑葚胚期、囊胚期后进入原肠胚期。在这一阶段，形成了内胚层（endoderm）、中胚层（mesoderm）和外胚层（ectoderm）三个胚层。能够分化产生胚胎内、中、外三个胚层的细胞称为多能细胞（pluripotent cell）或多能干细胞（pluripotent stem cell）。与全能细胞相比，多能细胞的分化潜能受到一定的限制，能进行三胚层分化，但不能分化形成胚外细胞，如构成胎盘、脐带的细胞。因此，多能细胞不能发育成完整的个体。

　　专能细胞（unipotent cell）又称专能干细胞（unipotent stem cell），主要是指个体出生后存在于组织中的、具有自我更新和多向分化潜能的细胞，也包括一部分功能已经明确（即有明确的分化方向）的胚胎干细胞；这些细胞能分化成同一胚层内多种特定类型的组织细胞，但不能进行三胚层分化。单能细胞（monopotent cell）又称单能干细胞（unipotent stem cell），也有自我更新能力，但只能朝单一方向分化，如肌肉组织的中成肌细胞只能分化为成熟的肌细胞，不能分化为其他类型的细胞。

可见，随着个体的发育进程，细胞的分化潜能逐渐受限。从受精卵到个体出生，细胞的分化潜能经历了全能细胞、多能细胞、单能细胞（详见第十三章第一节）（图 12-2），直到成为完成失去分化能力的终末分化细胞。

在个体发育过程中，细胞分化潜能逐渐"缩窄"是细胞分化的一般规律。对于高等动物和人类而言，个体出生后绝大多数细胞成为终末分化细胞，只有极少数有分化潜能的组织干细胞"隐藏"下来。这些干细胞对于维持组织与器官的稳态和损伤修复具有重要的作用。

（二）细胞全能性及体细胞重编程

在胚胎发育过程中，细胞的分化潜能逐渐受限，即由全能细胞（受精卵及早期胚胎细胞）转化为多能细胞、单能细胞，最终成为终末分化细胞。然而，即使是终末分化细胞，也具有全能性。

细胞全能性概念的提出具有划时代意义，对生命科学产生了巨大的影响。早在 20 世纪 60 年代，我国生物学家童第周就通过鱼类的异种核移植实验证明了细胞全能性，他将鲤鱼的囊胚细胞核移入鲫鱼的去核卵细胞内，同时将鲫鱼的囊胚细胞核移入鲤鱼的去核卵细胞内，均培育出了杂种鱼。细胞全能性最典型的证据是 20 世纪 90 年代用体细胞核移植（somatic cell nuclear transfer）（图 12-3）实验培育出的克隆羊"多莉"（Dolly）。此后，体细胞核移植及动物克隆实验广泛开展，对生物学和生物医学的研究与实践应用产生了巨大的影响。

然而，对一个分化成熟的细胞而言，其细胞全能性的实现需要建立在与卵细胞质融合的基础上。或者说，卵细胞质含有使终末分化的体细胞转变为全能细胞所需的条件。这种由体细胞向全能细胞的转变称为体细胞重编程（somatic cell reprogramming）。要实现这一目的，体细胞核移植并不是唯一的手段，还可以通过向体细胞内导入特定的转录因子，甚至导入某些特定的化学分子，来帮助细胞实现重编程。理论上，通过体细胞重编程，可以获得所有类型的体细胞，这对医学研究特别是再生医学的影响是深远的。

四、细胞决定与细胞分化

细胞决定（cell determination）是早期研究个体发育时提出的概念，是指在个体发育过程中，细胞预先做出的发育选择，表现为细胞在发生可识别的分化特征（即形态、功能的特化）之前就已确定了未来的发育命运，并向特定方向分化。

在胚胎发育过程中，一个外胚层细胞的发育命运可能是分化为神经元或成为皮肤细胞。而实际上，早在细胞呈现出神经细胞或皮肤细胞的形态或生化特征之前，细胞分化的程序就已经编制完成。目前认为，细胞决定的形成取决于细胞所接收的信号分子。这些信号分子一方面可以激活特定的转录因子；另一方面还可以改变染色质的结构，从而为细胞向特定方向分化做准备。虽然细胞尚未产生可识别的差异，但分化方向已经确定。

细胞决定早于细胞分化。这一现象可通过胚胎移植实验予以证明（图 12-4）。例如，在两栖类胚胎发育的某一时间，如果将原肠胚预定发育为表皮的细胞（供体）移植到另一个胚胎（受体）预定发育为脑组织的区域，供体表皮细胞在受体胚胎中仍会发育成为表皮。这表明，

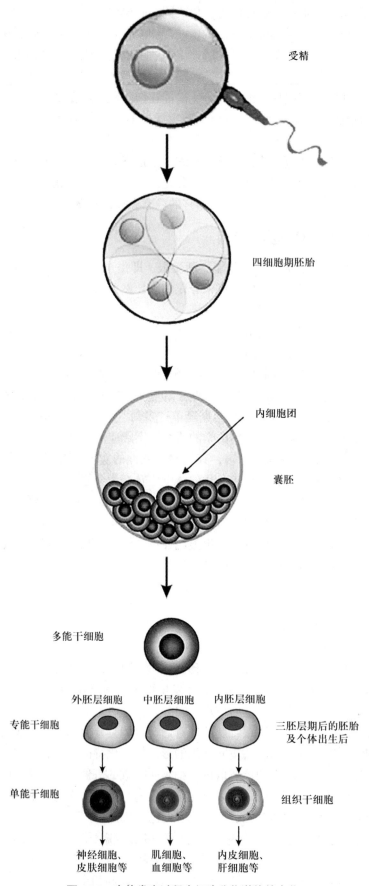

图 12-2   个体发育过程中细胞分化潜能的变化

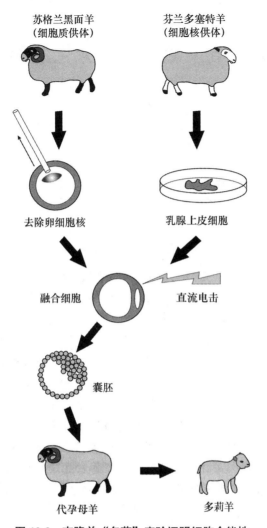

图 12-3　克隆羊"多莉"实验证明细胞全能性

在移植之前，供体细胞的分化命运就已经确定了，虽然从表面上看不出有任何改变，但细胞已经决定了其未来的命运。一旦做出决定，即使外界因素不复存在，细胞仍然会按照已经决定的方向进行分化。

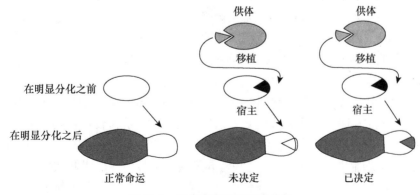

图 12-4　细胞决定早于细胞分化

第二节　影响细胞分化的因素

一、影响细胞分化的内在机制

知识拓展

克隆先驱童第周

童第周（1902—1979 年）是我国著名生物学家、中国实验胚胎学创始人，在细胞生物学、发育生物学等领域都有突出的贡献，被誉为"克隆先驱"。

20 世纪 30 年代，童第周在研究蛙卵细胞时发现，未受精的卵子中存在影响器官形成的物质（现称为母体效应基因）。这些物质在卵子中呈不对称分布，精子的进入对此没有决定性影响。这些发现证明了卵细胞质对个体发育的重要性，为之后的核移植实验提供了依据。

20 世纪 60 年代初，童第周开创了异种核移植的先河。他将鲤鱼的囊胚细胞核植入鲫鱼的去核卵细胞内，同时将鲫鱼的囊胚细胞核植入鲤鱼的去核卵细胞内，均培育出了属间杂种鱼，其性状介于鲤鱼与鲫鱼之间。这一研究的重要意义是发现了不同物种间细胞核与细胞质的可配合性，并首次用鱼类证实了异种克隆的可能性，为我国高等动物克隆技术的蓬勃发展做出了不可或缺的理论和技术准备。

（一）卵细胞胞质中的细胞分化决定因子及传递方式

在早期胚胎发育过程中，影响细胞分化的决定因素是母体效应基因（maternal effect gene）产物的极性分布与胚胎细胞分裂时胞质的不均等分配。

成熟的卵细胞中储存有大量 RNA 分子，其中大部分是 mRNA。这些 mRNA 在未受精的卵子细胞质中分布不均一，有的主要分布在动物极，有的分布在植物极；这些 mRNA 在受精后被翻译，生成的蛋白质通常是影响胚胎发育的转录因子或翻译调节蛋白。将这些在卵细胞中分布不均一并影响胚胎发育的卵细胞预先合成的 mRNA 称为母体效应因子。编码母体效应因子的基因为母体效应基因。

早在 20 世纪 30 年代，童第周在研究胚胎发育时就发现，未受精的卵子中存在决定器官形成的物质，这些物质在卵子中呈区域性分布，受精对此没有决定性的影响。也就是说，决定细胞向某一特定方向分化的初始信息存在于卵细胞中，随着受精后的卵裂，这些 mRNA 分子被不均等地分配到子细胞中（图 12-5），这些差异又通过信号转导的级联效应影响其他细胞。与此同时，最初储存的信息不断地被修饰和改变，成为更复杂、更精细的细胞指令，最终形成结构和功能各异的细胞。

（二）细胞分化过程中基因的表达及调控

1. 基因的选择性表达是细胞分化的普遍规律　细胞分化的本质是细胞的特化。分化细

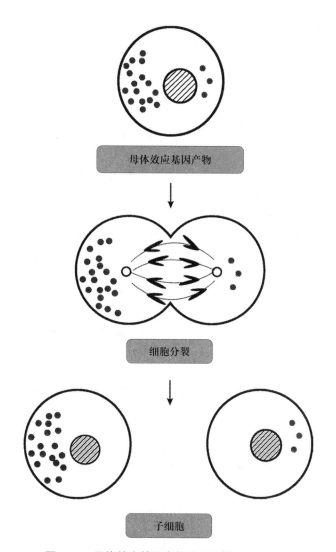

图 12-5　母体效应基因产物的不均等分布及分配

胞表达的特定蛋白质赋予了细胞特定的结构与功能。在多细胞生物个体发育过程中，基因组 DNA 并非全部表达，而是按一定的时空顺序，在不同组织、不同类型的细胞中表达特定的基因，即基因差异表达（gene differential expression）。通过基因差异表达，使分化的细胞产生特殊的蛋白质，如红细胞的血红蛋白、皮肤细胞的角蛋白等，编码这些蛋白质的基因称为组织特异性基因（tissue-specific gene），即奢侈基因（luxury gene）。

　　分化细胞不仅表达组织特异性蛋白，同时也表达维持细胞生命活动所必需的蛋白质，如各种代谢活动所需的酶类、核糖体蛋白、膜转运蛋白和细胞周期蛋白等。编码这些蛋白质的基因为管家基因（house-keeping gene）。随着基因测序技术的发展，目前发现真正意义上的管家基因数量很少，可能不超过基因总数的 3%。换言之，调控细胞分化、组织与器官构建的基因绝大多数均为组织特异性基因。

　　2. 细胞分化的基因表达调控主要发生在转录水平

　　（1）基因的时序性表达：在多细胞生物的个体发育过程中，特定基因的表达严格按照一定的时间顺序发生，称为基因表达的时序特异性（temporal specificity），即从受精卵到组织、器官形成的各个不同发育阶段，不同基因的表达严格按特定的时间顺序开启或关闭。有关基因表达时序性的机制尚未阐明，目前了解得较多的是发育过程中血红蛋白的表达过程。

　　红细胞分化的主要特征是产生能携带氧气的血红蛋白。脊椎动物的血红蛋白由 4 条肽链构成：2 条 α 珠蛋白链和 2 条 β 珠蛋白链。α 珠蛋白和 β 珠蛋白基因属于同一个基因簇（或基因家族），但位于不同的染色体上。哺乳动物在发育的不同阶段表达不同的珠蛋白家族成员，因此，在胚胎、胎儿及成体中分别生成不同的血红蛋白。人 β 珠蛋白基因簇包括 5 个基因，即 ε、$^G\gamma$、$^A\gamma$、δ 和 β。这些基因分别在发育的不同时期表达：ε 在早期胚胎的卵黄囊中表达；$^G\gamma$ 和 $^A\gamma$ 在胎儿肝细胞中表达；δ 和 β 基因在成人骨髓红细胞前体细胞中表达。所有这些基因产物均与 α 珠蛋白基因编码的 α 珠蛋白结合，从而在发育的不同时期形成具有不同生理特征的血红蛋白（图 12-6）。

在个体发育过程中，β 珠蛋白基因的时序性表达与基因簇上游的基因座控制区（locus control region，LCR）有关。LCR 位于 β 珠蛋白基因上游，能结合特定的转录因子，如转录因子 NF-E2 和 GATA-1，后者在红细胞中的表达水平高。LCR 与珠蛋白基因启动子之间的 DNA 呈袢环状，使得结合了 LCR 的转录因子与结合在启动子上的蛋白质间可以相互作用，从而调控相应的珠蛋白基因的转录。

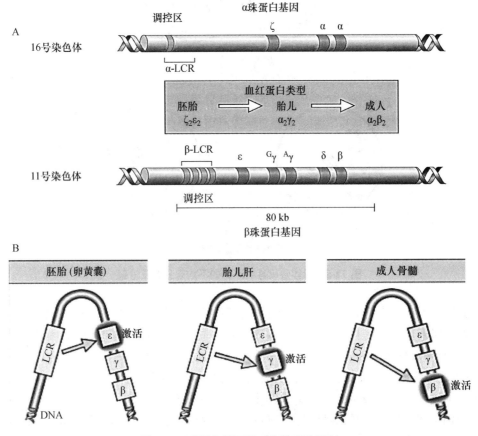

图 12-6　珠蛋白基因的时序性表达机制
A. 人珠蛋白基因结构示意图；B. LCR 控制的珠蛋白基因的活化：在发育的不同阶段，LCR 可激活不同珠蛋白基因的启动子，从而控制珠蛋白基因的时序性表达；

（2）基因的组织特异性表达：在个体发育过程中，同一基因产物在不同的组织或器官中是否表达以及表达水平的高低，差异较大。习惯上将这种同一基因在不同组织中的差异性表达称为组织特异性表达（tissue-specific expression），也可以认为是基因表达的空间特异性（spatial specificity）。不同组织的细胞，不仅表现为基因表达的种类不同，还体现在基因表达的强度不同。

基因的选择性表达是个体发育的基础。基因的转录需要转录因子（transcription factor）与基因调控区结合，从而调控目的基因的表达。转录因子可分为通用转录因子和序列特异性转录因子（tissue-specific transcriptional factor）等。通用转录因子存在于多种类型细胞中，为多种基因表达所需；序列特异性转录因子则为组织特异性基因的表达所需要，只存在于特定类型的细胞中。序列特异性转录因子与基因调控区的相互作用决定了组织特异性基因的表达。

DNA重组实验可以证明序列特异性转录因子的作用。小鼠弹性蛋白酶仅在胰腺组织中表达，而生长激素仅在垂体组织中表达，但利用DNA重组技术可使转基因小鼠的胰腺组织表达人生长激素。将人生长激素基因编码区连接至小鼠弹性蛋白酶基因的调控区下游，然后再将此重组的DNA注射到小鼠受精卵中，使其整合到基因组中，并发育成转基因小鼠。分析该转基因小鼠的胰腺组织，可检测出人生长激素，表明基因的调控区决定了基因表达的组织特异性。确切地说，是由于胰腺组织中特异性转录因子作用于弹性蛋白酶基因调控区，启动了人生长激素基因在胰腺组织细胞中的表达（图12-7）。

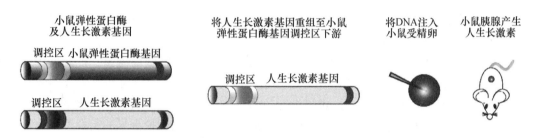

图12-7 基因的组织特异性表达：序列特异性转录因子的作用

迄今已鉴定出一系列序列特异性转录因子，如红细胞中表达的翻译延伸因子1（elongation factor 1，EF1）因子、胰岛细胞表达的胰岛素增强子结合蛋白-1（insulin enhancer binding protein-1，Is1-1）、骨骼肌细胞中表达肌球蛋白的成肌分化抗原1（myogenic differentiation antigen 1，MyoD 1）因子等。

（3）细胞分化过程中基因表达调控的复杂性：个体发育就是在细胞不断分裂的同时，细胞逐渐特化并形成组织和器官的过程。许多生物的卵裂过程均按照严格的模式进行，且每个分化细胞均来源于未分化的前体细胞，这一前体细胞则来源于更早的祖细胞。这种亲代细胞与子代细胞之间的关系类似于人类家族的谱系，故称为细胞谱系（cell lineage）。

细胞为什么能向特定的方向分化而形成某一谱系，并最终形成特定的组织、器官，而不形成其他谱系？这与转录因子的作用有关。换言之，在个体发育过程中，影响细胞分化并形成组织、器官的重要环节是，来自同一谱系或相关谱系的细胞受到特定转录因子的作用。

1）关键基因调节蛋白的作用：在个体发育过程中，特定谱系细胞的分化及组织、器官的形成通常需要一个关键基因调节蛋白，这一基因调节蛋白的表达能引发一连串下游基因的表达，从而形成向特定方向分化的细胞谱系，并最终发育成组织和器官。通常将关键基因调节蛋白的编码基因称为细胞分化主导基因（master control gene）。关键基因调节蛋白本身作为转录因子，其调控基因表达的方式是使某些基因永久性关闭，而使另外一些基因持续性激活。同时，关键基因调节蛋白可以通过正反馈促进其自身的表达，即该基因一旦活化，则可以持续保持活化状态。这样，细胞分化的基因活动只需要激活基因表达的起始事件，即关键基因调节蛋白的表达，之后，这一主导分化的关键因子就可能通过对其下游基因的影响，诱导细胞向特定方向分化。

例如，在哺乳动物的肌原细胞向肌细胞分化的过程中，*myoD*基因起关键作用，可以将其称为肌细胞的分化主导基因。*myoD*在肌原细胞和肌细胞中均可表达，处于持续活化状态。*myoD*的表达可引起与肌细胞分化相关的级联反应，包括转录因子*MRF4*和*myogenin*基因的依次活化，使肌原细胞最终分化为肌细胞（图12-8）。如果使成纤维细胞（或其他类型的细胞）表达*myoD*（用表达*myoD*的载体转染成纤维细胞），则成纤维细胞可分化为肌细胞。由此可见，*myoD*基因在肌细胞分化过程中具有关键作用。

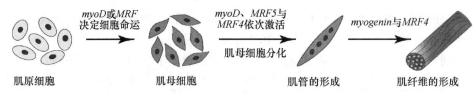

图 12-8　关键基因调节蛋白在骨骼肌细胞分化过程中的作用

中胚层形成后，在外部信号（如旁分泌因子 Wnt）的作用下，体节（somite）中的前体细胞表达 *myoD* 和 *MYF5* 基因，由此决定了细胞的分化方向；*myoD* 和 *MYF5* 基因的编码产物（均为转录因子）可进一步激活 *myogenin* 和 *MRF4* 基因，最终使细胞分化为成熟的肌纤维。

关键基因调节蛋白不仅可以引导特定谱系细胞的分化，还能触发整个器官的发育。例如，在眼的发育过程中，有一种关键基因调节蛋白 Ey（在果蝇中称为 Ey，在脊椎动物中称为 Pax-6）。Ey 的表达能触发细胞形成不止一种类型的细胞，而是由不同类型细胞组成的、具有三维空间结构的整个器官，即整只眼。

2）组合调控：人体有 200 多种不同类型的细胞。如果每种细胞都需要一种调控蛋白，则需要 200 多种调控蛋白。然而，个体发育过程是通过有限的调控蛋白启动数量众多的细胞类型的分化。其机制就是组合调控（combinatory control），即每种类型的细胞分化是由多种基因调控蛋白共同参与完成的。这样，如果调控蛋白种类为 n，那么理论上 n 的组合可以启动的分化细胞类型为 2^n。例如，如果有 3 种调控蛋白，即可调控分化形成 8 种不同类型的细胞（图 12-9）。

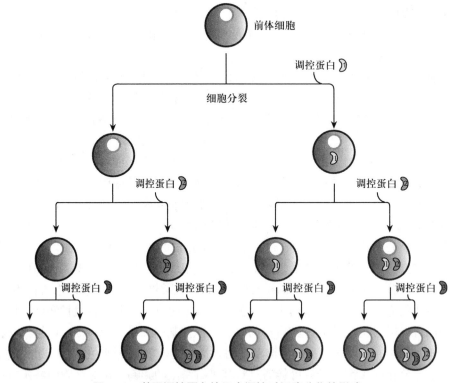

图 12-9　基因调控蛋白的组合调控对细胞分化的影响

3）染色质成分的化学修饰：染色质的结构及其动态变化可以影响转录因子与 DNA 的结合，因此，影响染色质结构的因素也可影响基因的表达，这些因素主要包括染色质组分（DNA 和组蛋白）的化学修饰，如 DNA 甲基化、组蛋白乙酰化等。细胞分裂时，子代细胞能继承亲代细胞中染色质组分的修饰性标记。

DNA 甲基化（DNA methylation）是指在甲基转移酶的作用下，DNA 分子中的胞嘧啶转变为 5-甲基胞嘧啶。甲基化常见于富含 CG 核苷酸的 CpG 岛。哺乳动物基因组中约 80% 的 CpG 位点是甲基化的，主要集中在异染色质区，其余则分散在基因组中。甲基化是哺乳动物基因组的重要特征之一，甲基化位点在细胞分裂时通过 DNA 复制直接遗传给子代细胞。

基因启动子区域的甲基化可影响该基因的表达。甲基化程度越高，DNA 转录活性越低，而持续表达的管家基因均无甲基化修饰。例如，在人类红细胞的发育中，与珠蛋白合成有关的 DNA 几乎无甲基化，而在无珠蛋白合成的细胞中，相应的 DNA 部位则高度甲基化。雌性哺乳动物和人类女性含有 2 条 X 染色体，在每个细胞（受精后的早期胚胎细胞除外）中，总是有 1 条 X 染色体随机失去转录活性，成为巴氏小体（Barr body）。去甲基化可使 X 染色体重新活化。

关于甲基化导致基因失活（或沉默）的机制，有以下几个观点：①甲基化的 DNA 可直接干扰转录因子与启动子的结合；②甲基化的 DNA 可与转录抑制因子结合；③DNA 的甲基化有利于染色质形成致密结构，从而抑制基因转录。

组蛋白的化学修饰也在转录水平上调节基因的表达。组成核小体的组蛋白八聚体的 N 端都暴露在核小体之外，其中某些特殊的氨基酸残基可发生乙酰化、甲基化、磷酸化、ADP 核糖基化等修饰。这些修饰影响转录的机制是：①改变染色质的结构（如由致密到疏松），直接影响转录活性；②改变核小体表面（如改变核小体表面所带电荷），使转录调控蛋白易于结合染色质，从而间接影响转录。

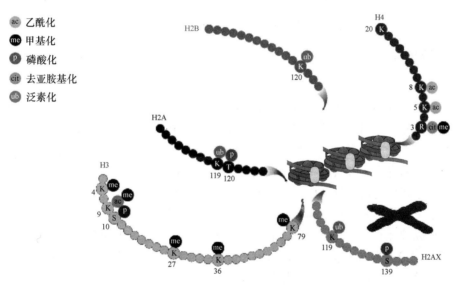

图 12-10　组蛋白的化学修饰

染色质成分的化学修饰是在不改变基因核苷酸序列的前提下改变基因的表达，进而引起细胞表型的改变，并且这种改变可被子代细胞继承。这方面的研究称为表观遗传学（epigenetics）。从分子机制的角度，可将表观遗传定义为：在同一基因组上建立的、能将不同基因转录和基因沉默模式传递下去的染色质模板变化的总和。在个体发育过程中，"表观遗传密码"使经典密码子的遗传信息得以充分扩展，使个体发育呈现出复杂性和精确性。

4）基因组印记（genomic imprinting）：是指二倍体细胞中的亲代特异性（parental-specific）基因表达。基因组印记的分子基础是生殖细胞所含的印记基因（imprinting gene）的表观遗传学标志（即"印记"），使这些基因的表达具有（与性别无关的）亲源特异性。DNA 甲基化是印记基因的主要表观遗传学标志，这些印记是在配子（卵细胞和精细胞）生成的过程中形成的，并在受精和个体发育全过程中始终保持不变。印记基因编码产物的主要功能是调控细胞增殖与细胞分化，因此，基因组印记对胚胎发育、机体代谢和成人的行为都有重要的影响。

> ### ⚘ 临床应用
>
> #### 拉塞尔－西尔弗综合征与印记基因
>
> 拉塞尔-西尔弗综合征（Russell-Silver syndrome）是一种常染色体显性遗传病，属于出生缺陷，是由于印记基因表达异常导致的一种先天性疾病。临床表现为生长发育迟缓、智力障碍，三角形小脸，两侧肢体不对称，小指为斜指，第2、3足趾并趾等。
>
> 研究表明，拉塞尔-西尔弗综合征患者中约40%有11号染色体印记基因调控区的过度甲基化。

二、影响细胞分化的外在因素

在多细胞生物的发育过程中，通常会同时发生以下事件：①细胞增殖，产生更多细胞；②细胞分化，形成结构和功能上特化的细胞；③细胞间相互作用，表现为细胞间的相互影响及行为的相互协调；④细胞迁移，形成胚层以及构成组织和器官。这意味着，每个发育中的细胞，其行为在受到自身遗传信息支配的同时，也受到周围环境信息的影响。在发育的特定时期，细胞所处的环境对细胞命运的影响甚至是决定性的。

（一）细胞间相互作用

1. 胚胎诱导 多细胞生物的细胞分化是在细胞间的相互影响下进行的。胚胎细胞间的相互作用主要表现为胚胎诱导（embryonic induction），即一部分细胞对邻近的另一部分细胞产生影响，并决定其分化方向。在诱导过程中，产生诱导作用的细胞或组织称为诱导者（inducer）；接受诱导而分化的细胞或组织称为反应者（responder）。

胚胎诱导普遍存在于脊椎动物的胚胎组织分化和器官形成过程中。在3个胚层中，中胚层首先独立分化，并促进内、外胚层向相应的组织、器官分化。因此，胚胎诱导通常发生在中胚层与内胚层或中胚层与外胚层之间。例如，脊索中胚层诱导可覆盖在其表面的外胚层形成神经板；神经板形成神经管后，其前端膨大发育成原脑，原脑两侧长出视杯，而视杯则可诱导其表面的外胚层分化成晶状体；晶状体又可诱导覆盖其表面的外胚层形成角膜（图12-11）。由此可见，胚胎发育是一系列多级诱导的结果。人体许多器官（如肾、皮肤、甲状腺、胸腺等）的形成都需要相应的中胚层间质细胞的诱导作用。

两栖类动物背唇移植实验直接证明了脊索中胚层对外胚层分化为神经组织的诱导作用（图12-12）。从一种灰色蝾螈胚体（供体胚胎）取下一小块尚未迁移到内部的背唇细胞（来源于脊索中胚层），将其移植到另一种黑色蝾螈正处于原肠胚（受体胚胎）时期的胚胎腹部，这块移植物之后发育成为第二条脊索。于是，在移植物腹部脊索上方，受体的外胚层又发育成为第二条神经板。受体胚胎最终发育成为具有两个神经系统的个体，形成具有双头的畸胎，有的甚至可以发育成由两个完整个体组成的联体（图12-12）。

（1）旁分泌因子与胚胎诱导：除了细胞间的直接接触外，胚胎诱导的另一种重要方式是通过信号分子介导的细胞间的信息传递。这些信号分子主要是在个体发育过程中起重要作用的生长因子或分化因子。信号分子被分泌到细胞外，以产生信号分子的细胞为中心，由近至远形成浓度梯度。其他细胞可以通过受体接收信号分子的信息，改变基因的表达，从而向特定的方向分化。

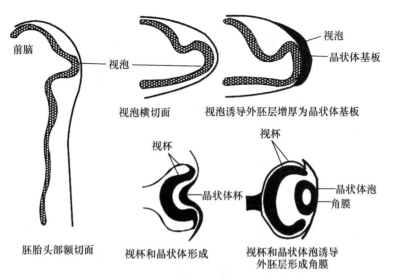

图 12-11 眼球发育过程的多级诱导作用

（2）位置信息与胚胎诱导：在胚胎发育过程中，细胞需要"知道"自己所处的位置，并将这些环境信息与细胞自身的情况加以整合，从而启动分化过程。

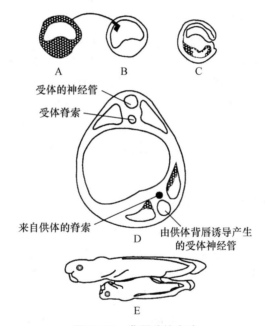

图 12-12 背唇移植实验

A、B、C. 将移植背唇到另外的原肠胚；D. 移植背唇的自体分化与诱导；E. 形成联体的两个蝾螈。

细胞所处的位置对细胞分化的方向有决定性影响。在发育的特定阶段，改变细胞所处的位置可以改变细胞的分化方向，这是由于位置信息（positional information）对细胞分化产生的诱导作用。在胚胎发育过程中，位置信息通常是指由特定的蛋白质（主要是某些转录调节因子）形成的浓度梯度，如果蝇的 *gap* 基因产物。位置信息在胚胎诱导中的作用，可通过鸡胚肢体的形态发生实验来证明（图 12-1）。

位置信息也可影响哺乳动物的发育过程。例如，小鼠胚胎前后轴的确定主要受脏壁内胚层（anterior visceral endoderm）和神经原节（neuromere）调控。神经原节合成身体后部结构所需的 Nodal、Wnt、BMP 信号分子；脏壁内胚层则合成这些蛋白质的抑制因子，以阻止身体后部结构的形成。Nodal、Wnt、BMP 在胚胎后部呈高浓度分布，可以协同调节 *Cdx* 和 *Hox* 基因的表达，从而控制前后轴发育。

2. 胚胎抑制　在胚胎发育过程中，除存在诱导作用外，还存在细胞间的抑制作用，即已完成分化的细胞可以产生化学信号，抑制邻近细胞进行同样的分化。例如，将成体蟾蜍心脏匀浆提取液加入处于发育状态的蟾蜍胚胎培养体系中，则蟾蜍不能发育出正常的心脏。同样，将成体蟾蜍脑匀浆提取液加入正在发育的蟾蜍胚胎培养体系中，蟾蜍也同样不能发育出正常大脑。这表明，已分化的组织细胞可以产生一种物质，抑制邻近细胞向相同的方向分化，以避免器官的重复发生。

此外，在个体发育过程中，当器官发育到一定大小时，细胞就会停止增殖。这种对组织与器官大小的控制也可能与细胞间的抑制作用有关。1965 年，有研究者提出，可能存在抑制细胞增殖、控制组织器官大小的组织特异性生长抑制因子，并将其称为抑素（chalone）。由于抑素一直没有被分离纯化，其是否存在长期受到质疑。近年研究发现，TGF-β 超家族中的生长分化因子 8（growth differentiation factor 8，GDF8）（又称 myostatin）和 GDF11 分别在骨骼肌和神经系统的发育中起抑素作用。GDF8 由正在分化的成肌细胞（myoblast）分泌，是肌肉组织发育的负反馈调节因子。

（二）激素对细胞分化的调节作用

在个体发育过程中，不仅邻近细胞间的存在诱导或抑制作用，而且相距较远的细胞之间也会发生相互作用。在胚胎发育晚期，随着胚胎体积的增大，远距离调控就逐渐成为影响细胞分化的主要方式。这种调控方式是由经血液循环运输的激素完成的。在脊椎动物中存在两大类激素——脂溶性的甾体类激素和蛋白质类多肽激素，前者可直接穿过细胞膜进入细胞内起作用，后者需要先与细胞膜受体结合，然后通过第二信使发挥作用。

激素影响细胞分化的典型例子是动物发育过程中的变态（metamorphosis）或蜕变。变态普遍存在于昆虫、鱼类和两栖类动物，是这些动物从幼体向成熟个体的转变。研究表明，昆虫的变态受蜕皮激素的影响，而两栖类动物的变态则与甲状腺激素有关。哺乳动物乳腺则在雌激素的作用下可迅速发育。

（三）环境因素对细胞分化的影响

环境因素可以影响细胞分化与个体发育。这些因素包括物理、化学和生物因素，对个体发育可能至关重要，也可能干扰正常发育，导致出生缺陷或先天性疾病。对于某些爬行动物而言，环境温度可以决定孵化出的动物性别。例如，某种蜥蜴在 24℃ 环境中孵化时可产生雌性后代，而在 32℃ 环境中孵化时则产生雄性后代。同时，环境因素也会影响哺乳动物发育过程中的细胞分化。例如，碘缺乏可引起甲状腺肿、生长发育迟缓；妊娠早期感染风疹病毒易导致发育畸形。研究环境因素调控细胞分化与发育的机制，有望为出生缺陷及发育畸形的干预提供新的思路。

第三节　细胞分化与肿瘤

细胞分化是多细胞生物个体发育的核心事件。如果细胞分化出现障碍或异常，则可引起多种出生缺陷。多种疾病（如肿瘤）也与细胞分化密切相关。肿瘤细胞是从正常细胞转化来的，而且具有无限增殖和广泛侵袭及转移能力。与正常细胞相比，肿瘤细胞在形态、功能、生物学行为方面都发生了本质的变化。可以认为，肿瘤是细胞异常分化的结果。研究肿瘤细胞的分化特征不仅有助于为治疗肿瘤提供合理的对策，还有助于认识正常细胞的分化机制。

一、细胞分化异常与肿瘤的发生

肿瘤细胞来源于生物体内的正常细胞。从正常细胞向肿瘤细胞的转变称为细胞的癌变或恶性变。正常细胞一旦发生恶性变，其形态结构、化学组成和生物学性状等都会发生显著的变化。肿瘤细胞虽然保持其来源的组织细胞的部分分化特点，但更多的是缺乏相应的分化特征，主要表现为低分化和高增殖。例如，恶性程度高的肿瘤细胞的共同特点是细胞核增大、核仁数目多、核膜和核仁轮廓清楚、微丝排列紊乱、细胞表面微绒毛增多变细、细胞间连接减少。

体外培养的人正常二倍体细胞传代一般不会超过50代，但体外培养的肿瘤细胞则可以无限传代，成为永生化细胞系（immortalized cell line）。需要指出的是，并非所有的永生化细胞都是肿瘤细胞。

体外培养的正常细胞需要黏附在固定的表面，当细胞增殖达到一定密度，汇合成单层以后即停止分裂，此过程称为接触抑制（contact inhibition）或密度依赖的细胞生长抑制（density-dependent cell growth inhibition）。体外培养的肿瘤细胞则失去接触抑制，即不需要依附于固定表面，不受密度限制，可持续分裂增殖，形成多层堆积。

肿瘤细胞不仅表现为低分化和增殖失控，而且可浸润其他组织，侵入血管和淋巴管中，甚至转移到身体其他部位。肿瘤细胞的这些生物学行为与胚胎细胞相似。某些早期胚胎细胞除了分化程度低、增殖能力强以外，还具有很强的迁移能力。例如，原始生殖细胞从卵黄囊迁移至胚胎生殖腺形成的位置，而神经嵴（neural crest）细胞则由神经板（neural plate）迁移至胚胎的多个部位，并在这些部位进一步分化成为皮肤色素细胞、交感神经节细胞、肾上腺髓质细胞、胚胎颅骨中的软骨细胞等。因此，在一定程度上，肿瘤细胞与胚胎细胞具有许多相似的生物学特性。

从细胞分化的角度分析，可以认为分化障碍或分化异常是肿瘤细胞的重要生物学特性。肿瘤细胞虽然来源于正常细胞，但缺乏分化成熟细胞的形态和功能，如胰岛细胞瘤不能合成胰岛素，结肠肿瘤细胞不合成黏蛋白，肝癌细胞不合成血浆白蛋白等。但并非所有的肿瘤细胞均不分泌相应的成熟细胞所表达的蛋白质，如嗜铬细胞瘤（多数为良性）可分泌过量的儿茶酚胺，造成高血压危象。肿瘤细胞分化特征的消失并不表示其分化能力的永久丧失，也不是去分化，而是发生了分化异常或分化障碍。因此，有人提出肿瘤本身是一种分化疾病，是由于正常基因功能受控于错误的表达程序所致。

二、诱导分化与肿瘤的治疗

是否可以诱导肿瘤细胞，使其成为分化正常的细胞，这是备受关注的医学问题。研究表明，使用特定的干预因素，可以抑制肿瘤细胞增殖，同时促进其分化，最终使其走向正常的终末分化。例如，将畸胎瘤细胞移植到适宜的环境中，可诱导其进行正常分化，甚至可以使其在接受移植的小鼠子宫中发育成"正常的小鼠"。某些药物（如维A酸）可以诱导某些肿瘤细胞分化，使其失去恶性表型特征。20世纪80年代，研究发现维生素A的代谢产物全反式视黄酸对早幼粒细胞白血病有良好的治疗效果，其作用机制是诱导白血病细胞进行成熟分化。目前，通过诱导分化治疗肿瘤的相关研究涉及人多种类类型肿瘤，如结肠癌、胃癌、肝癌和膀胱癌等。诱导分化的目的不是消灭肿瘤细胞，而是诱导其分化，从而避免放疗和化疗杀伤正常分裂细胞的不良反应。在治疗疾病的同时，又不干扰正常细胞，是治疗的最终目的。

思 考 题

1. 什么是细胞分化？如何理解细胞分化贯穿个体发育全过程？
2. 如何证明细胞分化是基因选择性表达的结果？
3. 什么是体细胞重编程？实现体细胞重编程的方式有哪些？
4. 举例说明个体发育过程中基因表达的时序性。基因时序性表达的机制是什么？

（赵文然）

第十三章

干 细 胞

案例 **13-1**

　　1963 年底，北京大学人民医院收治了一名重型再生障碍性贫血患者。得知患者有一位孪生姐姐后，医生取用其姐姐的骨髓，为她实施了骨髓移植。手术非常成功，患者的造血功能和免疫系统得以恢复正常，并在此后 32 年随访中依然健在。当时骨髓供者处于妊娠期。术后，供者与婴儿均健康。这是由我国实施的亚洲第一例骨髓移植手术，也是世界上唯一一次以孕妇作为供者的骨髓移植。

　　问题：

　　1. 骨髓移植的本质是利用了哪种细胞？

　　2. 这种细胞是否只存在于骨髓中？

　　3. 这一治疗方式体现了这种细胞什么样的生物学特性？

　　1868 年，德国生物学家海克尔（E. Haeckel）首次描绘了系统发生树（phylogenetic trees），并提出了起源细胞为干细胞（stem cell）的概念，用以描述多细胞生物的单个祖细胞 / 受精卵。干细胞可以通过细胞分裂维持自身细胞群的数量，也可以分化成为各种不同的组织细胞，从而参与构成机体各种复杂的组织和器官。

　　干细胞研究几乎涵盖了基础医学与临床医学的各个领域。一方面，干细胞研究有助于认识细胞生长、分化和器官形成等基本生命规律，阐明疾病的发病机制，并且可以作为药物和功能基因筛选的理想研究平台；另一方面，干细胞研究的兴起为各种难治性疾病的治愈带来了新的希望，标志着医学将走出组织 / 器官匮乏的困境和以牺牲健康组织为代价的 "以伤治伤" 的组织修复模式，步入再生医学的新时代。

第一节　干细胞概述

一、干细胞的定义及其基本特性

　　1896 年，美国科学家威尔逊（E. Wilson）在其关于蠕虫发育的研究论文中提出了 "干细胞" 一词。干细胞（stem cell）是指一类具有自我更新能力和多向分化潜能这两种基本特性的细胞，它们拥有自我增殖能力，并且能在一定条件下分化成多种特定功能的体细胞（somatic cell）。自我更新（self-renewal）是指细胞在分裂之后，新细胞维持其原有特性的能力。具有自我更新能力的细胞经过细胞分裂之后，所产生的子细胞中应至少有一个与母细胞是完全一样的。例如，体外培养的全能干细胞（totipotent stem cell）经过完全对称的自我更新分裂，可以产生两个完全一样且保持全能性的子细胞；或者该全能干细胞通过不对称分裂的方式，可以产生一个保持全能性的子细胞和另一个分化细胞或干细胞/祖细胞（progenitor cell）。对于干细胞而言，自我更新也意味着永生化（immortalization），即理论上能够在体外无限传代而仍然保持其基本特性。在合适的培养条件下，干细胞自我更新的能力使其能够在短时间内产生大量的干细胞，因此具有广阔的临床应用前景。

多向分化潜能（multi-directional differentiation potential）是指细胞能够分化形成不同类型组织细胞的能力。同时，这一概念从广义上讲，也包括单能干细胞（unipotent stem cell），即具有分化成机体某种特定细胞能力的细胞。

干细胞的这两种特性，即自我更新和多向分化潜能，可以通过长期重建实验加以证实。以造血干细胞为例，将其回输给受致死剂量射线照射的小鼠，可重建小鼠造血功能；再次分离造血功能重建后小鼠的造血干细胞，并将其移植给新的、造血功能被破坏的小鼠，仍可重建新受体小鼠的造血功能。以上实验表明，干细胞具有长期增殖更新及分化为特定组织细胞的能力。干细胞作为基础研究中一个很独特的细胞模型，尤其是在胚胎早期发育、动物个体发育和细胞分化、维持全能性的基因调控网络等研究领域具有重要的作用。同时，干细胞在再生医学中也有广阔的应用前景，可用于细胞替代疗法、胚胎干细胞治疗性克隆、新药研发和细胞癌变机制研究，甚至再生组织器官的移植治疗等。

二、干细胞的分类

干细胞通常可以根据其分化潜能或原代细胞的来源这两种方式来分类。

（一）按分化潜能分类

1. 全能干细胞　全能干细胞（totipotent stem cell）是指具有发育成为各种组织、器官或完整个体潜能的细胞。全能干细胞主要是指受精卵［或称合子（zygote）］。受精卵不仅可以发育成胚胎本身所有的细胞，还可以形成胚外组织，如滋养外胚层（trophectoderm）。胚外组织能进一步形成胎盘、脐带等。目前较为明确的是，全能干细胞还包括受精卵发育至4细胞期的细胞，这一阶段产生的每一个细胞仍具有全能性，即每个单独的细胞均具有发育为一个完整个体的潜能。全能干细胞的发育阶段早于多能干细胞，是胚胎和胚外组织的祖细胞。全能干细胞虽然具有比多能干细胞更高的分化潜能，但不能像多能干细胞那样持续自我更新，只能够在体内短暂存在；受精卵的自我更新通常发生在受精之后，可立刻进行有限次数的细胞分裂，随即形成胚胎本身和胚外组织。全能干细胞这种有限自我更新的特性，限制了其应用范围。

近来在提高全能干细胞的自我更新能力方面取得了突破性进展，如利用小分子培养获得扩展潜能多能干细胞以及通过8细胞期卵裂球培养获得扩展潜能干细胞，这些细胞均显示出了全能干细胞的分化能力，不仅可形成胚胎本身和胚外组织，同时还具有无限的自我更新能力。此类技术极大地拓展了对干细胞的认识及应用。

2. 多能干细胞　多能干细胞（pluripotent stem cell）是指能够分化产生胚胎本身内、中、外三个胚层多种细胞（包括生殖细胞）的一类干细胞，主要包括胚胎干细胞（embryonic stem cell，ESC）、生殖干细胞（germ stem cell，GSC）及诱导性多能干细胞（induced pluripotent stem cell，iPSC）。鉴定细胞多能性一般有以下几个标准：具有体外无限增殖和自我更新能力；

可以表达多能性细胞特有的分子标志物；在体外能够发生三胚层分化（如形成类胚体，不包含胚外组织）；在体内能够形成畸胎瘤（teratoma）和嵌合体（chimera）；具有正常的核型；端粒酶活性较高等。

3. 专能干细胞　专能干细胞主要包括成体干细胞，同时也包括一部分功能明确的胎儿干细胞。它们通常具有分化成同一种胚层来源的特定类型组织细胞的潜能，即有限的多向分化潜能。虽然专能干细胞的分化潜能远低于多能干细胞，而且不能在体外无限增殖，但在临床应用方面却有着多能干细胞所不具备的优势，如更易于分化成为成熟的功能细胞，易于取自患者自身，可以避免免疫排斥和伦理问题等。

4. 单能干细胞　有的细胞虽然具有自我更新的能力，但只能向单一方向分化、产生一种类型的细胞，这种细胞称为单能干细胞（unipotent stem cell）。如肌肉中的成肌细胞只能分化为成熟的肌细胞，而不能分化为其他类型的细胞。此外，其他组织（如皮肤）中也存在某些专一形成鳞状上皮细胞的单能干细胞。

（二）按来源分类

1. 胚胎干细胞　胚胎干细胞（embryonic stem cell，ESC）来源于早期胚胎囊胚的内细胞团（inner cell mass，ICM）。从囊胚中分离出来后，胚胎干细胞可以在体外特定的培养条件下长期维持稳定的生长状态。小鼠胚胎干细胞是于 1981 年首次分离得到的，现已成为研究得最清楚的多能干细胞类型。人类胚胎干细胞则是在 1998 年由美国科学家汤姆森（J. Thomson）首先分离获得。目前已建系的其他物种的胚胎干细胞系包括鸡、恒河猴、食蟹猴和大鼠等胚胎干细胞。胚胎干细胞能够分化成胚胎本身内、中、外 3 个胚层的细胞，是生物体内多种组织的祖细胞。胚胎干细胞拥有的自我更新和三胚层细胞分化的独特性质，尤其适用于再生医学、组织修复和基因治疗。

2. 胎儿干细胞　胎儿干细胞（fetal stem cell）是一种介于胚胎干细胞和成体干细胞之间的细胞类型。胎儿干细胞来源于胚胎本身或胚外的支持性组织，可以从多种组织（如羊水、脐血、羊膜和胎盘等）中分离得到。这是一种很有希望应用于再生医学的干细胞，因为它们容易获得，增殖速度快，也不会形成畸胎瘤。胎儿干细胞又可进一步分为羊水干细胞（amniotic fluid stem cell）、脐带血干细胞（umbilical cord blood stem cell）、脐带干细胞（umbilical cord stem cell）、羊膜干细胞（amniotic membrane stem cell）、胎盘干细胞（placenta stem cell）。它们具有分化成为造血细胞、心肌细胞、神经细胞和肝细胞等的潜能。

3. 成体干细胞　这类细胞来源于成体的各种组织、器官，在发育过程中能够分化形成机体各种各样的功能性组织，同时也能形成组织特异性的前体细胞，称为成体干细胞（somatic stem cell），又称组织干细胞。成体干细胞具有自我更新能力和多向分化潜能，能够分化为成体特定组织类型的细胞，分化方向比较明确，但是其分化潜能远低于胚胎干细胞。已在多种组织中鉴定出成体干细胞，如造血干细胞、神经干细胞和表皮干细胞等。成体干细胞主要通过不对称分裂（asymmetrical division）方式来维持干细胞数量的稳定性，并保证有足够的功能细胞产生。在体内，成体干细胞长期处于静止状态或缓慢分裂状态，仅在组织损伤或疾病等情况下才被激活，以进一步取代丧失生理功能的细胞，或通过修复损伤来维持组织内环境的稳定，维持生理条件下的组织更新，以及病理条件下的组织再生/修复。目前对成体干细胞的研究还有很多尚未解决的问题。例如，某些由多种细胞类型组成的复杂器官，如肺和肾，可能是通过多种干细胞共同维持的，这些干细胞类型还有待进一步通过甄别特异性表型标志物的表达来加以区分。研究表明，从骨髓中可分别获得表达 *LepR* 基因和 *Acan* 基因的骨骼干细胞；这两类细胞具有不同的功能，分别可以促进骨骼的增长和增粗。借助单细胞测序技术以及大数据分析技术等，有望更好地鉴别这些成体干细胞，同时也需要发展更多技术和手段对各种成体干细胞加以纯化。

第二节　胚胎干细胞与诱导性多能干细胞

一、胚胎干细胞

1981 年，英国科学家埃文斯（M. J. Evans）首次从小鼠囊胚的内细胞团中成功获得胚胎干细胞（ESC）。胚胎干细胞是一种具有多向分化潜能的干细胞，其体积小，核质比大，呈克隆性生长，在体外长期培养时能保持核型稳定，为正常的二倍体核型，并且可以特异性表达多能干细胞标志物。悬浮培养时，胚胎干细胞易形成类似早期胚胎组织的类胚体（embryoid body），在适当条件下可被诱导分化为机体不同种类的成熟终末细胞，也可以与宿主胚胎进行嵌合。到目前为止，国内外已经建立多种哺乳类动物的胚胎干细胞/胚胎干细胞样细胞株，包括小鼠、大鼠、仓鼠、兔、牛、羊、猪、马、水貂、猕猴、食蟹猴、狨猴和人等。胚胎干细胞在细胞生物学、发育生物学、遗传学、药物开发研究和临床治疗等领域发挥着日益重要的作用。

（一）胚胎干细胞的获得

胚胎干细胞最早从小鼠囊胚的内细胞团中分离得到。ESC 建系的方法通常包括两大类：一是将发育到囊胚期的受精卵细胞取出，直接接种在饲养层（feeder layer）细胞上；二是通过物理切割或免疫学方法去除滋养层细胞，分离出内细胞团进行体外培养（图 13-1）。除了从囊胚内细胞团分离得到 ESC 外，还可以采用以下几种方法：①将桑葚胚期的受精卵直接接种到饲养层细胞上，可成功分离并培养 ESC。②将 8 细胞阶段的卵裂球消化成单个细胞，接种在饲养层细胞上，可见 ESC 克隆的形成。在临床上，经过伦理审批后，利用显微活检的方法从8 ~ 10 细胞阶段的人受精卵分离出单个卵裂球细胞，不仅可以建立人 ESC 系，而且原胚胎的发育不会受到影响。③在体外，通过物理或化学因素等刺激，卵母细胞被激活并发生分裂，可以形成囊胚（即孤雌生殖），利用这些囊胚进行常规 ESC 建系即可获得孤雌 ESC 系。④将精子的头部（含细胞核）注入去核的卵母细胞内，或者将受精卵的雌性原核去除，在体外激活培养后，可以建立孤雄 ESC 系。孤雌或孤雄 ESC 系存在二倍体（23 对，46 条染色体）和单倍体（23 条染色体）两种核型，孤雌或孤雄单倍体 ESC 的建立为获取遗传操作的动物模型提供了一种新的手段，有望应用于大规模的遗传筛选研究。⑤利用核转移的方法建立 ESC 系，将个体的体细胞核转移至去核的卵母细胞内，在体外激活培养后，可以得到成熟的囊胚，即可用于 ESC 的建系。这种技术有助于获得患者特异的 ESC 系，以避免移植免疫排斥反应的发生。

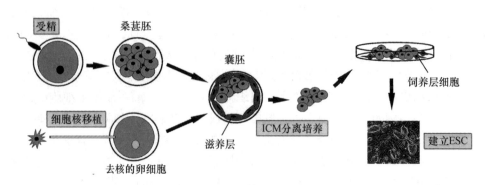

图 13-1　胚胎干细胞（ESC）的建系

（二）胚胎干细胞的生物学特性

胚胎干细胞通常需要依赖成纤维饲养层细胞或细胞因子维持其未分化状态。体外培养时，可见 ESC 呈克隆样生长（图 13-2）。

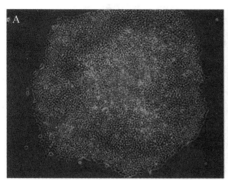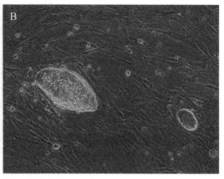

图 13-2　胚胎干细胞
A. 人胚胎干细胞；B. 小鼠胚胎干细胞

人和小鼠 ESC 均来自内细胞团，但两种细胞的形态以及自我更新的信号通路、表观遗传学和多向分化能力等方面存在差异。小鼠 ESC 在培养体系中通常表现为体积小、呈圆形、隆起的三维克隆结构，而人 ESC 则表现为体积大、扁平的二维克隆结构；小鼠 ESC 可以用胰蛋白酶消化成单细胞传代，而人 ESC 只能用胶原酶或机械方法等进行小团块状的传代培养，若将其消化成单细胞，则可导致细胞大量凋亡；小鼠雌性 ESC 的两条 X 染色体均为活化状态，而人雌性 ESC 的两条 X 染色体只有一条为活化状态，另一条为失活状态。目前研究认为，小鼠 ESC 是处于基态（ground state）的多能干细胞，而人 ESC 则为胚胎着床后来源于上胚层（epiblast）的始发态（primed stage）多能干细胞。小鼠和大鼠胚胎着床期间分离培养而形成的上胚层来源的干细胞系，其细胞和克隆形态、多能基因的表达模式、维持自我更新的信号通路等与人 ESC 一致。利用小分子化合物处理等方式，目前已获得了人的基态 ESC，并具有与小鼠 ESC 非常相似的生物学特性。饲养层细胞的引入不利于 ESC 的临床转化应用。目前开发出多种培养基，可在无饲养层细胞的条件下仍能维持 ESC 的长期培养。

ESC 的基本生物学特性通常包括以下几方面（图 13-3）：①碱性磷酸酶（alkaline phosphatase，AP）染色呈强阳性。②高表达多能性相关基因，包括 *Oct4*、*Nanog*、*Sox2* 和 *Rex1* 等转录因子基因，小鼠 ESC 还可表达细胞表面分子 *SSEA*，人 ESC 则表达 *SSEA3* 和 *SSEA4*，但不表达 *SSEA1*。③体外多向分化能力，ESC 在体外培养过程中，去除维持自我更新的细胞因子且在悬浮培养的条件下，ESC 可形成球状的类胚体三维结构，最终可以分化为体内不同胚层来源的细胞类型。④畸胎瘤形成能力，将一定量的 ESC 注入免疫缺陷小鼠的皮下、肌肉或睾丸组织细胞后，可以形成包膜完整的畸胎瘤组织，组织内含有 ESC 分化形成的三胚层细胞类型，常见的有神经管（外胚层）、软骨和肌肉组织（中胚层），以及呼吸道或肠道腺体组织（内胚层）等。⑤嵌合体形成能力，嵌合体是指同一个体内含有两种以上基因型组织的机体。通过显微注射或聚合（aggregation）的方式将 ESC 注射到同一品系或不同品系的胚胎（囊胚或桑葚胚）内，再将胚胎移植回代孕母鼠内，可以得到生殖系嵌合体，而利用 ESC 的这种特性结合基因打靶（gene targeting）技术，将基因敲除的 ESC 嵌合到正常胚胎中，便可制备基因敲除小鼠。⑥四倍体补偿（tetraploid complementation）能力，正常小鼠的胚胎均为二倍体细胞，在胚胎发育到 2 细胞阶段时，用电融合或化学融合的方法使两个细胞融合为一个细胞，所得到的细胞为四倍体胚胎。四倍体胚胎不能发育形成正常的个体，仅能形成胎盘。此时如果将一种多能干细胞注入四倍体囊胚，则可以获得一个完整的动物个体，因为该个体仅来源于多能干细胞，所以能证明移植入的干细胞是具有三胚层分化能力的干细胞。已证实小鼠 ESC 具有四倍体补偿能力。

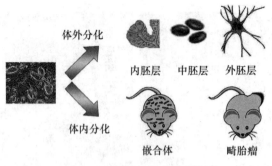

图 13-3　胚胎干细胞的分化

二、诱导性多能干细胞

（一）诱导性多能干细胞的来源

2006 年，日本科学家山中伸弥（Shinya Yamanaka）首先在 Cell 杂志报道，利用病毒载体将 4 个转录因子基因（*Oct4*、*Sox2*、*Klf4* 和 *c-Myc*，又称山中因子）的组合转入终末分化的体细胞中，可使其重编程而得到类似胚胎干细胞的一种细胞类型，并将这种细胞命名为诱导性多能干细胞（induced pluripotent stem cell，iPSC），这一过程称为体细胞重编程（somatic reprogramming）。与其他科学发现类似，iPSC 技术也建立在相关领域研究发现的基础上。①体细胞核移植的重编程研究：体细胞重编程这一概念可以追溯到 1962 年，英国人戈登（J. Gordon）报道，将成年蛙的小肠细胞核注入未受精的卵子中，可以发育成蝌蚪。30 多年后，威尔穆特（I. Wilmut）等通过哺乳类上皮细胞的体细胞克隆获得首个哺乳类动物——克隆羊 "多莉"。这些体细胞克隆的成功实践证明：即使是已经分化的细胞，也含有整个生物体发育所需要的遗传信息，卵母细胞含有可以重编程体细胞核的因子。后来研究发现，ESC 也含有重编程体细胞的因子。② "主控的" 转录因子的发现：研究发现，如果改变果蝇体内一种控制触角发育的编码触角足复合物的（antennapedia）*Antp* 基因的调控序列，则可导致该基因功能丧失（loss-of-function），使果蝇头部触角（antenna）部位生长出两条腿（图 13-4）。另外，将肌细胞发育相关基因 *MyoD* 的调节序列导入 C3H10T1/2 小鼠胚胎成纤维细胞（embryonic fibroblast）内，可使其转变为肌细胞。这些结果提示，细胞中的某些转录因子能决定并诱导细胞谱系的分化。③维持 ESC 全能性的培养体系的确立：在体外培养条件下，小鼠及人 ESC 全能性的维持依赖于白血病抑制因子（leukemia inhibitory factor，LIF）及碱性成纤维细胞生长因子（basic fibroblast growth factor，bFGF），对相关细胞因子及其信号通路的进一步研究也促进了多能干细胞培养技术的发展。因此，科学家们假设：卵母细胞或 ESC 中可能存在一种多个因子的组合，这种组合可以将体细胞重编程而使其回到胚胎状态。2006 年，山中伸弥等的实验证实，山中因子可将小鼠皮肤成纤维细胞重编程为胚胎干细胞表型的细胞，该细胞系在细胞形态、生长特性及表面标志物等方面与小鼠胚胎干细胞系相似，因此将其命名为诱导性多能干细胞（图 13-5）。戈登和山中伸弥由于在体细胞重编程领域做出的杰出贡献而获得 2012 年诺贝尔生理学或医学奖。

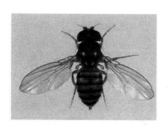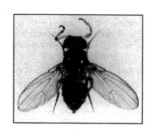

图 13-4 *Antennapedia* 基因突变导致果蝇头部生长出腿部结构

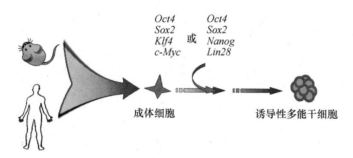

成体细胞 诱导性多能干细胞

图 13-5 诱导性多能干细胞的形成

知识拓展

iPSC 来源的克隆小鼠"小小"

诱导性多能干细胞由体细胞诱导发育而成，具有与胚胎干细胞类似的发育潜能，即能够分化发育为个体 3 个胚层来源的细胞。四倍体补偿是验证细胞多能性的"黄金标准"，但早期研究利用该技术将获得的 iPSC 注射到四倍体囊胚内，却没能得到活体小鼠，所以无法证实其多向分化潜能。中国科学院周琪院士带领的科研团队凭借专业的技术和不懈的努力，通过制备 37 株 iPSC，将其中 6 株细胞系注射至 1500 多个四倍体胚胎内，最终证实其中 3 株细胞系可获得活体小鼠，并且具备繁殖能力。这项研究成果于 2009 年发表在 *Nature* 杂志上，第一次有力地证实了 iPSC 具备真正的多能性，可以形成完整个体的所有细胞类型并具有正常的功能。这项研究将 iPSC 研究推到了新的高度，被誉为 iPSC 研究领域的一次重大飞跃，为相关的基础及临床转化研究做出了重要的贡献，同时也展现了我国科学研究的实力，具有重要意义。

（二）诱导性多能干细胞的生物学特性及分化潜能

诱导性多能干细胞一经问世，科学家首先就以胚胎干细胞作为标杆来衡量及评价其多能性和分化能力，并证实 iPSC 具有与 ESC 类似的生物学特性。例如，iPSC 呈克隆样生长，碱性磷酸酶染色强阳性，并表达与 ESC 相同的表面标志物（图 13-6）；在体外培养时，去除维持自我更新的细胞因子也可形成类胚体，贴壁后可分化为三胚层的细胞类型；将 iPSC 注入裸鼠（免疫缺陷鼠）皮下组织可形成畸胎瘤（图 13-7）；将 iPSC 注射入小鼠囊胚可以形成嵌合体小鼠胚胎，并参与嵌合体小鼠的生殖系遗传；通过四倍体囊胚注射小鼠 iPSC 可得到存活并具有繁殖能力的小鼠。这些特性进一步证明 iPSC 具有形成除胚外组织以外的所有细胞的分化潜能。

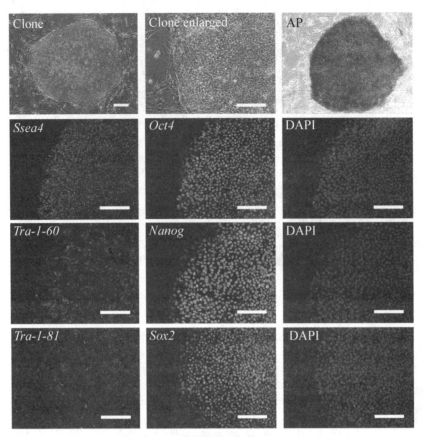

图 13-6　人诱导性多能干细胞表达多种多能性标志物（ bar = 200 μm ）

AP，碱性磷酸酶染色；人诱导性多能干细胞表达 *Ssea4*、*Oct4*、*Tra-1-60*、*Nanog*、
Tra-1-81、*Sox2*；DAPI：4′,6- 二脒基 -2- 苯基吲哚，4′,6-diamidino-2-phenylindole

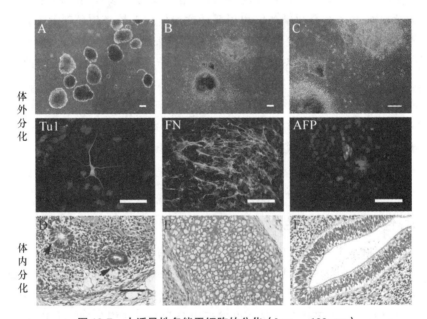

图 13-7　人诱导性多能干细胞的分化（ bar = 100 μm ）

A. 类胚体；B、C. 类胚体贴壁后多向分化。类胚体贴壁后进行免疫荧光染色：Tu1，微管蛋白（β-tubulin），
外胚层标志物；FN，纤连蛋白（ fibronectin ），中胚层标志物；AFP，甲胎蛋白（ alpha fetoprotein ），内胚层标
志物。D ~ F. 分别为畸胎瘤中观察到外胚层来源的神经管（箭头所示）、中胚层来源的软骨、内胚层来源的腺
体（苏木精 - 伊红染色）

虽然 iPSC 具有与 ESC 类似的生物学特性，但也通过基因测序、表观遗传学及分化能力等方面的比较，找到了某些这两种细胞系之间的差异。例如，通过基因芯片技术比较 ESC 和 iPSC，发现有数百个基因的表达存在着较明显的差异；针对 DNA 甲基化程度进行比对的研究发现，这两种类型的多能干细胞 DNA 甲基化程度存在差异。此外，这两种类型细胞的差异还体现在它们定向分化为某种细胞的能力有所不同。对人 ESC 和 iPSC 进行的体外神经细胞定向分化研究发现，这两类细胞分化为神经前体细胞的能力存在差异。由于获得 iPSC 的操作过程中存在对细胞基因水平的随机改变，因此，iPSC 细胞系之间也可能存在较大的差异。对这些细胞进行基因甚至表观遗传学水平的深入研究，将为更好地评价 iPSC 的生物学特性与功能奠定基础，并推动其临床转化应用。

三、多能干细胞的体外分化

ESC 和 iPSC 均为多能干细胞，理论上具有形成成熟个体所有细胞类型的多向分化潜能，在体外特定条件下可以分化为神经细胞、心肌细胞、胰腺细胞、肝细胞、造血细胞、皮肤细胞、骨细胞和肌肉细胞等全身各种组织细胞类型。

多能干细胞体外分化体系的建立是该领域研究的重要研究方向，目前常用的诱导分化方法有以下几种。

1. 类胚体法　是诱导多能干细胞向神经细胞分化最成熟、高效的方法。去除培养体系中维持多能干细胞自我更新的因子，将多能干细胞进行悬浮培养，细胞可以自发聚集形成三维球状结构，即类胚体。在这种分化体系中，细胞大多倾向于分化为神经细胞，可见类胚体中形成数量众多的神经管样结构（rosette structure），又称"神经花环"。因此，这种方法通常用于进一步诱导分化获得各种成熟神经元（如运动神经元、多巴胺能神经元等）、星形胶质细胞和少突胶质细胞。

2. 共培养法　诱导多能干细胞向造血干细胞分化时多采用共培养法。OP9 细胞株是获取造血干细胞时最常用的基质细胞，是一种成纤维细胞，来源于缺乏巨噬细胞集落刺激因子（macrophage colony stimulating factor，M-CSF）的小鼠，能特异性地支持多能干细胞向造血干细胞分化。将 OP9 细胞与多能干细胞共培养一段时间后，即可通过磁珠或流式细胞术分选的方法分离 CD34$^+$ 造血干细胞。这些细胞高表达造血干细胞的标志基因，包括 *GATA-1*、*GATA-2*、*SCL* 和 *Flk-1* 等，在特定条件下还能进一步分化为成熟红细胞、淋巴细胞、巨核细胞等各种类型的血细胞。

3. 单层诱导法　诱导多能干细胞向内胚层细胞分化多采用这种方法。应用化学成分明确的培养基，在不同的时间点加入不同的生长因子或调节信号通路的小分子，可诱导多能干细胞高效分化为肝细胞。例如，应用活化素 A（activin A）可以高效定向诱导 ESC 限定性内胚层分化，再将其分化为肝干/祖细胞，最后加入含有地塞米松、肝细胞生长因子（hepatocyte growth factor，HGF）、抑瘤素 M（oncostatin-M，OSM）的肝细胞培养液，促进肝细胞成熟。通过这种方法可以高效诱导人 ESC 分化为成熟肝细胞，这些肝细胞在体外培养状态下具有储存糖原和摄入低密度脂蛋白（low-density lipoprotein，LDL）等功能，在小鼠体内可以长期增殖和存活。

随着体外分化技术的成熟，通过干细胞体外分化不仅能获得单一类型的分化细胞，结合材料科学的三维培养方式，还可以使干细胞在体外分化成多种细胞类型并形成具有一定组织、器官形态的类器官（organoid）。结合 iPSC 技术，通过获取遗传性疾病患者的 iPSC 进行三维培养，可以为深入了解疾病的发生、发展提供重要的模型。例如，2013 年，克诺布里奇

（J. Knoblich）研究团队利用 *CDK5RAP2* 基因突变小头畸形患者来源的 iPSC 培育出一个类似大脑的组织结构，通过模拟患者大脑皮质的发育情况，观察到神经前体细胞数量减少及皮质变薄的现象。此类研究不仅提供了更接近于在体研究的技术体系，有助于阐明疾病的发病机制、研发相关治疗药物，同时还为发展体外再生组织、器官技术提供了可能，如通过将多种干细胞接种到三维培养体系中，在体外形成类似的肝组织、肺泡组织等，实现对肝、肺等器官的修复。

第三节　成体干细胞

一、造血干细胞

造血干细胞（hematopoietic stem cell，HSC）是来源于血液或骨髓的具有自我更新和多向分化潜能的细胞。造血干细胞是一群异质性的细胞，很难通过细胞大小及形态特征来区分造血干细胞与白细胞，主要是通过某些细胞表面标记物来判断，小鼠造血干细胞通常表达 $CD34^{low/-}$、$SCA-1^+$、$Thy1^{+/low}$、$CD38^+$、$C-kit^+$、lin^-，而人造血干细胞则表达 $CD34^+$、$CD59^+$、$Thy1^+$、$CD38^{low/-}$、$C-kit^{-/low}$、lin^-。尽管如此，仍然很难完全区分 HSC 本身。对于小鼠 HSC 而言，最经典的方式就是将 HSC 输注到经过射线处理清髓的受体小鼠体内，观察输注的细胞是否具有重建整个造血系统的能力。

HSC 最早是从骨髓中分离获得的，从外周血、脐带血和胚胎期造血系统中也可以获得造血干细胞。造血干细胞在体内的数量极少，在骨髓中每 10 000～15 000 个细胞中仅有 1 个，而在外周血中，其含量更低至 1/10 万。研究发现，利用某些细胞因子，如粒细胞集落刺激因子（granulocyte colony stimulating factor，G-CSF），可以将干细胞从骨髓动员至外周血中，从而在外周血中分离到更多的造血干细胞。目前在临床应用中，可以从外周血中分离得到 $CD34^+$ 细胞，然后将多余的血细胞回输到供者体内，以减少不必要的损耗。

关于造血干细胞的起源，对小鼠胚胎发育的研究表明，最早具有造血活性的细胞定居在小鼠胚胎期第 7 天卵黄囊的血岛处。目前普遍认为，造血干细胞可能起源于主动脉 - 性腺 - 中肾（aorta-gonad-mesonephros，AGM）。在小鼠胚胎第 10～11 天（人 4～6 周胎龄），这些细胞进行分裂并迁移到肝，肝内的造血干细胞继续分裂，随后迁移到脾、胸腺，并在出生前到达骨髓。之后，骨髓成为造血干细胞的主要来源。

造血干细胞在体内通常采用不对称分裂的方式，获得一个与自身类似的子代干细胞，用于维持群体数目的恒定，而另一个相对成熟的子代细胞则作为血液系统中各种细胞的前体细胞，最终可形成包括红细胞、淋巴细胞、粒细胞、单核细胞、巨噬细胞和血小板在内的细胞群体，从而维持造血及免疫系统的功能。目前已能在体外实现造血干细胞扩增，通过某些刺激因子的作用还能实现造血干细胞向各系血细胞的定向分化，如红细胞生成素（erythropoietin，EPO）可促使造血干细胞向红系细胞分化；粒细胞集落刺激因子（G-CSF）、巨噬细胞集落刺激因子（M-CSF）、粒细胞 - 巨噬细胞集落刺激因子（granulocyte-macrophage colony stimulating factor，GM-CSF）可促使造血干细胞向粒系细胞分化；血小板生成素（thrombopoietin，TPO）能促使造血干细胞向巨核系细胞分化等。

20 世纪 50—70 年代，人自体及异体骨髓移植手术相继获得成功。目前，造血干细胞已成为唯一一种在临床常规应用的干细胞类型，骨髓、外周血及脐带血来源的造血干细胞被广泛应用于白血病、再生障碍性贫血及免疫系统失调等疾病的治疗。与此同时，供体的匮乏、造血干细胞体外扩增效率有限以及免疫排斥等因素也制约着造血干细胞的临床应用。近年来，研究者从改善造血干细胞增殖微环境的角度研发出一些有利于细胞增殖的新培养体系；利用多能干细胞分化获得造血干细胞，以增加造血干细胞的来源；在临床上联合应用间充质干细胞共同移植，以减少免疫排斥等。这些开拓性的研究有望进一步推动造血干细胞临床应用的拓展。

二、间充质干细胞

间充质干细胞（mesenchymal stem cell，MSC）是来源于中胚层的具有高度自我更新能力和多向分化潜能的一类多能干细胞，最早由弗里登施泰因（A. Friedenstein）等在骨髓中发现并分离得到，后来将其命名为间充质干细胞。该细胞是骨髓中的非造血类干细胞，参与构成骨髓造血微环境，对造血干细胞的增殖与分化具有支持作用。自发现骨髓间充质干细胞后，从脂肪组织、脐带、脐带血、胎盘、羊水、肌肉以及牙龈等组织中也相继分离获得了间充质干细胞。关于间充质干细胞的起源，目前主要认为是由中胚层发育而来，并认为大多数组织器官的间充质干细胞可能来源于血管周细胞（pericyte）；有研究者认为，骨髓间充质干细胞的发生伴随着造血干细胞的发育，因此其可能来源于骨髓中巢蛋白（nidogen）阳性的干细胞或间质前体干细胞；也有研究者认为，间充质干细胞来源于神经外胚层中的 Sox1 阳性神经上皮细胞和神经嵴干细胞。

间充质干细胞是一群异质性的干细胞，可通过密度梯度离心法、全骨髓培养法或表型分离法等方法获得。该细胞体外培养时可黏附在塑料培养板上生长。未分化状态的间充质干细胞呈纺锤形，与成纤维细胞类似，容易扩增且性质稳定，能保持稳定的表型和多向分化潜能。间充质干细胞在体内或体外特定的诱导条件下，可以分化为成骨细胞、脂肪细胞和软骨细胞等，连续传代培养和冷冻保存后仍具有多向分化潜能。间充质干细胞缺乏特异的表面标志物，目前的基本共识是该细胞可表达 CD73、CD90、CD105，但不表达造血干细胞标志物 CD11b、CD14、CD19、CD34、CD45 等。此外，间充质干细胞还低表达 HLA-Ⅰ类分子，但不表达 HLA-Ⅱ类分子，因此具有较低的免疫原性，在疾病治疗研究中几乎不需要考虑免疫排斥的问题。进行间充质干细胞表面标志物的相关研究，有助于鉴别组织中不同的间充质干细胞亚类，对分析间充质干细胞功能的差异和临床应用具有重要的作用。

近年研究发现，骨髓间充质干细胞除可通过分化为功能细胞而发挥修复组织损伤和治疗疾病的作用外，还具有良好的营养支持与免疫调节功能。间充质干细胞可通过旁分泌营养介质（trophic mediator）抑制缺血所致的细胞凋亡、抑制瘢痕形成、刺激血管新生和维持血管稳定性、刺激组织内源性干细胞分裂。在免疫调节方面，间充质干细胞可通过细胞间接触和（或）分泌可溶性因子（如 IDO、PGE2、NO、IL-6、IL-10、TSG-6 等）影响免疫细胞；可抑制 T 细胞增殖、活化及炎症因子分泌，诱导调节性 T 细胞的形成；抑制 B 细胞增殖、活化及 IgG 的分泌，影响调节性 B 细胞；显著抑制 IL-2 诱导的静止 NK 细胞的增殖，部分影响活化的 NK 细胞；对 DC 细胞的诱导、发育、成熟及其分泌的细胞因子和呈递功能等都有抑制作用。由于间充质干细胞易于分离、扩增，不易诱发免疫排斥，同时还具有旁分泌和免疫调节功能，所以在细胞治疗和组织工程等方面具有广阔的应用前景。

三、神经干细胞

1992 年，科学家首次从成年鼠的纹状体和海马中分离得到能自我更新的多潜能细胞群落，并由此提出了神经干细胞的概念。神经干细胞（neural stem cell，NSC）是一类可以分化为神经元、星形胶质细胞及少突胶质细胞，具有自我更新能力并能产生大量脑组织细胞的干细胞。神经上皮干细胞蛋白（nestin）曾称巢蛋白，作为早期原始神经细胞的标志物，已被广泛应用于神经干细胞的鉴定。

　　神经干细胞的生物学特性包括以下几方面：①自我更新能力，神经干细胞具有较强的增殖和自我更新能力，可以维持其自身数目的恒定。神经干细胞可互相聚集成神经球，在体外可持续传代达 3 年以上。根据成球大小和培养时间，神经球可能含有神经干细胞、正在分化的神经前体细胞、凋亡细胞，甚至已分化的神经元和胶质细胞等。②高度未分化状态及多向分化潜能，神经干细胞的增殖能力强，细胞处于较原始的未分化状态，无成熟细胞相应的特异性标志物，分化后可形成神经元、星形胶质细胞和少突胶质细胞，神经干细胞的分化与其局部的微环境密切相关。神经干细胞的诱导分化可通过生长因子、基因调控及信号转导通路等途径进行调控。③低免疫原性，神经干细胞缺乏已分化细胞的抗原，不表达成熟细胞的抗原，具有低免疫原性，在移植后较少发生异体排斥反应，有利于其存活。④具有迁移功能和良好的组织融合性，在人类和哺乳动物神经系统发育过程中，神经干细胞会沿着发育索的方向迁移。移植后的神经干细胞在病变部位神经源性信号的影响下同样具有迁移能力，并能分化成特异性细胞，参与组织、器官的损伤修复。

　　成年个体中枢神经系统中存在着内源性神经干细胞（endogenous neural stem cell），它们主要分布于侧脑室下区（subventricular zone，SVZ）、海马和齿状回颗粒下层（subgranular zone，SGZ）、室管膜下区（subependymal zone，SEZ）、大脑皮质、第四脑室和脊髓中央管等部位，是神经干细胞的主要来源区域。当个体患病时，这些内源性神经干细胞可以少量增殖、迁移，并分化成相应的组织细胞，以修复病变组织及改善机体功能。

四、神经嵴干细胞

　　神经嵴干细胞（neural crest stem cell，NCSC）是一种具有多能性和迁移功能的干细胞，最终可发育成为外周神经系统、肠神经系统、交感 / 副交感神经系统、头面部骨骼及黑色素细胞等，由于其在发育中具有重要作用，故又称为"第四胚层"。神经嵴干细胞起源神经嵴，在脊椎动物胚胎发育过程的原肠胚形成晚期，外胚层的神经板闭合形成神经管后，在神经管背侧与皮肤交界处形成了具有迁移性的神经嵴组织。神经嵴干细胞的形成和迁移是由一系列信号通路调控的多步骤复杂过程。首先，在非神经外胚层和轴旁中胚层之间的 BMP、Wnt 和 FGF 信号通路的共同作用，一系列神经板侧缘特化因子（属于转录因子）被激活，包括 Pax3/7、Mxs1/2、Tfap2α 等；然后，这些转录因子可激活下游的神经嵴干细胞特异基因，其中包括 *Snail*、*Sox* 和 *Fox* 家族转录因子基因，它们进一步参与调控神经嵴干细胞的迁移和分化基因的表达；随后，神经嵴干细胞可发生上皮 - 间质转化（epithelial to mesenchymal transition，EMT），细胞之间的连接从片状的紧密黏附变得松散，并具有间质细胞的特性，从而具备细胞迁移的能力。继而，神经嵴干细胞从神经管往外迁出，沿着神经管从头侧到尾侧分为 5 个类群，即颅、心脏、迷走、躯干和骶骨神经嵴。每个类群的神经嵴干细胞可发育成特定的细胞和组织类型。颅神经嵴可形成头部结缔组织和骨骼结构、12 对脑神经及色素细胞，并参与牙髓、牙周韧带的形成。心脏神经嵴细胞形成主动脉肺动脉隔和主动脉弓的内皮，从而促进心脏发育。躯干神经嵴细胞沿着背外侧迁移的细胞发育成黑色素细胞；沿腹外侧迁移的细胞可形成感觉神经元、交感神经节和肾上腺嗜铬细胞等。肠道神经系统和副交感神经系统主要由迷走神经嵴和骶骨神经嵴产生。人神经嵴在胚胎形成后 1 ~ 2 个月内完成体内的迁移，在出生后早期阶段，大多数神经嵴干细胞已分化为各种组织细胞。

在成年生物体中，只有一些神经嵴干细胞可持续发挥功能并补充相关的组织结构。神经系统在发育（特化、迁移、增殖、存活和分化）过程中，由于神经嵴发育异常导致的疾病统称为神经嵴病，如唇腭裂、先天性巨结肠和神经母细胞瘤等。唇腭裂是口腔颌面部最常见的先天性畸形，平均每出生 700 个婴儿就有 1 个患唇腭裂。先天性巨结肠是小儿外科最常见的消化道畸形之一，以便秘为临床特征，病变肠段神经节细胞缺失，发生率较高（1：5000）。而神经母细胞瘤是儿童最常见的颅外肿瘤，是婴幼儿最常见的肿瘤。统计数据表明，约有 30% 的先天畸形都由神经嵴发育障碍引起的。因此，研究神经嵴发育的机制对了解这些神经嵴病的发生及治疗至关重要。

目前科学家可以在体外分离培养神经嵴干细胞，具体方法是：通过显微解剖技术获得鸡或小鼠胚胎神经管，经体外培养可见神经嵴干细胞从神经管组织块中分离并迁移出来。在适宜条件下，这些细胞持续培养 3 周后，仍能保持神经嵴干细胞的特性。这些神经嵴干细胞可在体外诱导分化为神经元、神经胶质细胞、成肌纤维细胞、软骨细胞、成骨细胞和色素细胞等。此外，通过模拟胚胎发育过程，利用上述调控因子的逐级诱导，研究人员还可通过人多能干细胞定向分化获得神经嵴干细胞，从而探索神经嵴干细胞在胚胎发育过程中的作用，研究相关疾病的发生、发展及治疗策略。随着研究的深入，人类有望利用神经嵴干细胞治疗多种外周神经疾病。

此外，在成体中还有来源于皮肤表皮、真皮及附属器官（如毛囊、皮脂腺以及汗腺）等处的皮肤干细胞（skin stem cell）、小肠隐窝部位的肠道干细胞（intestinal stem cell），以及具有分化为肝细胞和肝内胆管上皮细胞潜能的肝干细胞（hepatic stem cell）等。

第四节　干细胞在医学领域中的应用

一、多能干细胞的应用

体细胞来源的诱导性多能干细胞（iPSC）克服了胚胎干细胞（ESC）涉及的伦理学、免疫排斥及资源不足等难题，为干细胞生物学的基础研究和临床应用开拓了广阔的前景。以往，研究者在利用人体细胞开展疾病发病机制的研究时，主要是用患者死亡后取得的大脑组织进行病理学或分子生物学研究。一方面，这些样本的保存技术不够完善；另一方面，由于受到取材时间的限制，这些样本只能代表疾病发展的最后阶段，不能真正全面地反映疾病过程中的分子和细胞水平的变化，从而限制了直接对疾病发生过程的病理与分子生物学分析。以啮齿动物为代表的转基因动物（transgenic animal）或基因敲除动物模型（gene knockout animal model）一直是这类研究的有力补充。然而，啮齿动物与人类还存在着种属差异，特别是神经退行性疾病相关的转基因小鼠及大鼠或基因敲除模型，不能很好地重现疾病的所有临床表现。多能干细胞特别是 iPSC 的出现意味着对人体疾病的深入研究有了遗传背景与人类相似的模型，且通过体外各种诱导分化体系还可重现疾病的发生与发展过程。因此，人多能干细胞模型的构建为研究胚胎发育的内在机制、人体疾病的发病机制、筛选临床药物和以自体细胞移植为基础的遗传病治疗提供了重要的模型（图 13-8）。以下主要介绍其在疾病研究、药物筛选及细胞治疗方面的进展。

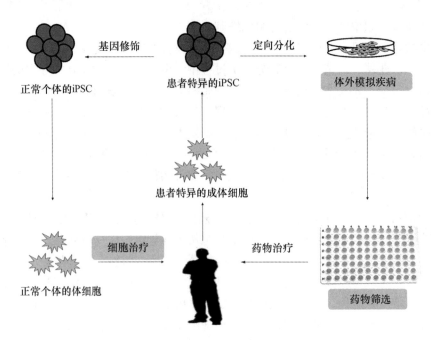

图 13-8　诱导性多能干细胞的应用示意图

（一）探索疾病的发病机制

目前利用 iPSC 主要进行以下三类疾病的发病机制研究：①遗传性疾病，由于 iPSC 可以来源于患者自身，因此其在遗传相关疾病的研究中具有显著的优势，报道较多的主要包括：神经系统疾病，如帕金森病（Parkinson disease，PD）、肌萎缩侧索硬化（amyotrophic lateral sclerosis，ALS）等；造血系统疾病，如范科尼综合征（Fanconi syndrome，FS）、β 地中海贫血（β-thalassemia）等；心血管疾病，如长 QT 间期综合征（long QT syndrome）、心脏皮肤综合征等；代谢性疾病，如家族性高胆固醇血症（familial hypercholesterolemia，FH）、α_1- 抗胰蛋白酶缺乏症（α_1 antitrypsin deficiency）等。②无法利用啮齿动物模型模拟疾病病理和表型的疾病，包括神经行为学和神经生理学相关疾病，如孤独症（autism）、小头畸形（microcephaly）等。③感染性疾病，利用人 iPSC 建立人源化小鼠模型（humanized mouse model）（即带有功能性的人类基因、细胞或组织的小鼠模型），可以研究人类细胞对感染性疾病的易感或抵抗的相关机制。

以帕金森病为例，该病在临床上表现为静止性震颤、肌强直、运动缓慢及步态不稳，并伴有其他精神症状。目前认为，本病的根本原因是中脑多巴胺（dopamine，DA）神经元凋亡，由此引起纹状体内多巴胺含量显著降低而致病。本病以散发为主，家族性病例占 10% ~ 20%。通过分子遗传学研究已经鉴定出多个与 PD 发病相关的易感基因和遗传位点，如 *α-synuclein*、*Parkin*、*PINK1*、*LRRK-2*、*UCH-L1* 等。目前，通过建立具有 *α-synuclein*、*Parkin* 和 *PINK1* 基因突变 PD 患者 iPSC 系的研究发现，*PINK1* 基因突变的 iPSC 向多巴胺神经元的分化效率可正常，并且形成的多巴胺神经元可以正常存活。然而，在线粒体膜电位去极化剂的作用下，*PINK1* 突变可使 Parkin 蛋白（泛素连接酶，介导体内异常蛋白质或细胞器的降解和清除）对受损或异常线粒体募集的能力明显下降，从而导致异常线粒体无法及时被清除。用正常 *PINK1* 基因转染具有 *PINK1* 基因突变的神经元则可以明显改善这一现象。另外，利用 *LRRK2* 与 *SCNA* 基因突变的 iPSC 研究发现，多巴胺能神经元的轴突数量和分支减少，易于受到氧化损伤等环境因素的影响而凋亡。这些研究结果均为帕金森病的发病机制研究及疾病诊治提供了新的线索和思路。

随着全球人口老龄化进程的加快，利用多能干细胞模型来研究衰老的机制，以便找到抗衰老的方法和途径，已受到广泛的关注。研究者利用沃纳综合征（Werner syndrome）患者的细胞获得多能干细胞并使之进一步分化为间充质干细胞，首次揭示了异染色质的高级结构异常是人类干细胞衰老的驱动力之一，为研究衰老的机制和寻找延缓衰老的潜在靶点提供了新的思路。

（二）筛选靶向药物

药物研发是一个漫长和耗资巨大的过程，而先导化合物的毒理学评价是创新药物研发的关键步骤。在新药研发过程中，毒性反应和副作用占药物所有被淘汰原因的 30%。传统的动物体内急性与长期毒性实验价格昂贵、周期长、相关性不确定、难以实现高通量，而体外原代细胞、永生化细胞或遗传修饰细胞的毒理学分析方法也存在着相关性、稳定性、可重复性和来源等问题，多能干细胞的出现填补了药物筛选研究高通量和相关性等技术短板，已展现出明显的优势。

1. 为高通量药物筛选提供充足的人体组织细胞 研究显示，利用人体胚胎干细胞能够筛选出促进人体胚胎干细胞自我增殖、存活或分化的小分子化合物。在筛选出 1040 种小分子化合物后，已发现其中有 17 种化合物能促进人 ESC 分化，5 种能促使人 ESC 存活。随着显微荧光成像（microscopic fluorescence imaging）技术及各种微量化技术的发展，利用多能干细胞可实现多指标、多靶点以及多通道检测，从而提高筛选效率和可靠性，同时也能显著降低药物筛选的成本。

2. 利用疾病特异性 iPSC 系进行靶向药物筛选 家族性自主神经功能障碍（familial dysautonomia，FD）是由 *IKBKAP* 8 基因点突变引起剪接缺陷而导致的遗传性神经疾病。*IKBKAP* 8 负责编码 IKAP，后者是 IκB 激酶蛋白复合体的组成成员，主要负责转录延伸（transcription elongation）。研究发现，本病患者特异的 iPSC 向外周神经元分化的能力和细胞迁移能力均明显降低。利用三种治疗本病的候选药物进行研究发现，其中一种药物——激动素可以几乎完全逆转 *IKBKAP* 8 基因的剪接缺陷，而且在分化早期应用这种药物可以明显提高外周神经元的分化效率。这一研究首次证实了激动素可以改善家族性自主神经功能障碍患者神经细胞的病理表型，为使用激动素进行本病的治疗奠定了坚实的基础。

（三）细胞替代治疗和遗传性疾病的基因修复治疗

多能干细胞可以在体外长期稳定扩增并具有多向分化潜能，能为细胞的替代治疗提供充足的细胞来源，而部分细胞替代治疗的研究成果也逐步在临床前研究中得到验证。目前，多能干细胞来源的细胞治疗注册临床试验涉及 1 型糖尿病、黄斑变性、帕金森病、脊髓损伤等多种适应证。2017 年，美国一家生物技术公司宣布其开发的新型干细胞疗法不仅能够修复脊髓损伤动物模型的脊髓受损部位，还能有效改善动物四肢的运动功能。将这些人 ESC 分化而来的少突胶质前体细胞注射至因脊髓损伤而瘫痪的患者脊髓内，在细胞移植 1 年后，6 名患者中有 4 人的病情得到显著改善，包括手臂移动能力和基本行为能力有显著改善。2021 年，美国 FDA 批准了一项利用人 iPSC 来源的胰岛细胞开展的新药临床试验，第一位患者在接受单次细胞输注和免疫抑制治疗 90 天后表现出胰岛素生成能力的恢复，每日使用胰岛素剂量也减少了 91%，此项研究显示了该细胞药物的显著疗效。

iPSC 具有与 ESC 类似的生物学特性及分化能力，其最终目标就是应用 iPSC 技术进行疾病的治疗。一方面，iPSC 来自成体细胞，避免了胚胎干细胞的伦理学问题，且克服了资源不足的缺点；另一方面，也避免了异体移植的免疫排斥反应，从而实现个体化治疗，使 iPSC 具有广阔的临床应用前景。

目前的研究主要集中在患者带有基因突变的 iPSC，可利用分子生物学方法去除已有的基因突变，使其恢复到正常野生型基因状态。一旦使 iPSC 的基因突变得到纠正，即可进行 iPSC 的分化和移植，最终达到修复和治疗的目的。最常用的基因打靶以去除突变的方法包括：同源重组（homologous recombination）、锌指核酸酶（zinc finger nuclease，ZFN）、转录激活因子样效应物核酸酶（transcription activator-like effector nuclease，TALEN）和规律性重复短回文序列簇（clustered regularly interspaced short palindromic repeats，CRISPR）及 CRISPR 相关蛋白系统（CRISPR associated protein system，Cas）等技术。

🔵 临床应用

iPSC 来源的多巴胺神经元治疗帕金森病

2020 年，*The New England Journal of Medicine* 报道了世界首例 FDA 批准的、利用患者自体 iPSC 分化的多巴胺神经元治疗帕金森病的移植手术，证实了应用 iPSC 开展该疾病个体化细胞疗法的可行性。研究人员通过活检取得患者的皮肤细胞，并通过 Yamanaka 四因子及筛选的 miRNA 安全、有效地将这些皮肤细胞重编辑为 iPSC。随后，他们利用优化的方法将该 iPSC 分化为能产生多巴胺的中脑多巴胺神经元，并将这些细胞分 2 次先后间隔 6 个月植入该帕金森患者左脑和右脑的壳核部位。在不需要免疫抑制剂的情况下，首次移植 24 个月后，在患者体内仍能检测到移植物；同时，该患者的帕金森临床症状也趋于稳定或得到改善。

研究显示，采用同源重组法将正常 β 球蛋白基因代替小鼠镰状细胞贫血模型中缺陷的基因，结果发现基因突变纠正后的镰状细胞 iPSC 分化为造血前体干细胞后，能够有效地减轻甚至消除动物模型的贫血症状。其他研究显示，在获得具有 *α-synuclein* 基因突变的帕金森病患者的 iPSC 后，利用锌指核酸酶可以纠正突变的 *α-synuclein* 基因。体外实验发现，*α-synuclein* 基因突变的修复并不影响 iPSC 分化为多巴胺能神经元的能力，且多巴胺能神经元的生物学特性可以恢复正常。利用锌指核酸酶和转录激活因子样效应物核酸酶改造 T 细胞后将其输入体内，其治疗效果已在艾滋病患者和白血病患者的临床前研究中得到验证，并已生产出相应的细胞产品。CRISPR/Cas 技术近年来得到了迅速发展。该技术在细胞、胚胎及成体基因编辑及修复中的效果都得到了验证。2020 年，研究人员首次报道，通过 CRISPR-Cas9 技术编辑自体 CD34⁺ 细胞可增加胎儿血红蛋白表达量，从而使镰状细胞贫血和 β- 地中海贫血这两种疾病获得临床治愈，2 名接受治疗的患者不再需要输血。目前，国内外均有类似的治疗产品进入临床试验阶段，这些研究工作的进展将有助于疾病发病机制的研究和干细胞移植治疗的开展，并进一步推动干细胞的临床转化应用。

二、成体干细胞的应用

近年来，成体干细胞因具有较强的可塑性而成为研究热点。研究发现，成体干细胞具有比想象中更强大的分化潜能，某些成体干细胞经转分化还可形成其他胚层来源的细胞类型。成体干细胞来源广泛，取材相对容易，可取自患者自体而避免免疫排斥的问题，实现个体化治疗，同时可避免伦理学方面的问题，具有更广阔的应用前景。其中，间充质干细胞及神经干细胞都是备受关注的细胞类型。

（一）间充质干细胞

随着间充质干细胞及其相关技术的日益成熟，其临床研究已经在多个国家开展。美国国立卫生研究院临床试验数据库（http：//clinical trials.gov）的数据显示，目前已有将近 1500 项间充质干细胞相关的临床研究，其中大部分为Ⅰ期临床安全性评价研究阶段、Ⅱ期临床有效性评价研究阶段，或是两者相结合的研究阶段。间充质干细胞在治疗机体无法自行修复的组织细胞和器官损伤所致的多种难治性疾病、免疫排斥和自身免疫性疾病方面具有显著的优势：①骨组织损伤修复，将间充质干细胞与支架材料结合后移植于受损部位，可以修复骨骼缺损。②血液病，作为最早开展的临床试验，间充质干细胞治疗儿童急性移植物抗宿主病（acute graft-versus-host disease，aGVHD）以及难治性慢性移植物抗宿主病（chronic graft-versus-host disease，cGVHD）的疗效显著；此外，间充质干细胞与造血干细胞联合移植还可预防 GVHD 的发生。③实体器官移植排斥，在肾移植过程中和肾移植后应用间充质干细胞治疗，可以降低急性排斥反应的发生率，减少感染的发生，还能改善肾移植后抗体介导的排斥反应。④自身免疫性疾病，间充质干细胞对强直性脊柱炎（ankylosing spondylitis，AS）、系统性红斑狼疮（systemic lupus erythematosus，SLE）、类风湿关节炎（rheumatoid arthritis，RA）和系统性硬化病（systemic sclerosis，SS）等疾病也具有较好的治疗效果。此外，近年研究还证实，间充质干细胞在治疗肝衰竭方面是安全、有效的（图 13-9）。

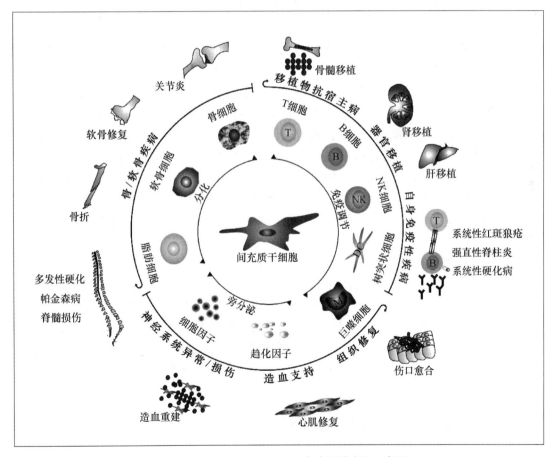

图 13-9　间充质干细胞的作用方式及其应用示意图

目前在加拿大、美国、澳大利亚、韩国及日本等国家相继批准了各种自体或异体来源的间充质干细胞产品或细胞治疗方式，用于治疗儿童急性移植物抗宿主病、急性心肌梗死、软骨损伤和骨关节炎等疾病。我国目前暂未批准任何干细胞产品，但是干细胞相关政策正在不断更新和完善，有望进一步规范国内干细胞相关行业发展、促进干细胞转化研究。至 2022 年，已通过国家卫生健康委员会备案的干细胞临床研究机构共计 133 家，备案的干细胞临床研究项目达 100 个。

（二）神经干细胞

随着对于神经发生认识的深入，人们已发现个体出现疾病时，内源性的神经干细胞可以少量增殖、迁移，并分化成相应组织细胞，以修复病变组织及改善机体功能，这为帕金森病、亨廷顿病、脑卒中、阿尔茨海默病、多发性硬化、脊髓损伤和肿瘤等疾病提供了新的治疗手段。目前应用神经干细胞进行的临床研究涉及的范围十分广泛，几乎包含所有神经系统疾病。

1. 神经退行性变性疾病　帕金森病的主要发病部位是中脑 - 黑质致密区，患者该区域可出现多巴胺能神经元的大量丢失。因此，利用神经干细胞的多向分化潜能进行治疗是一个重要的思路。2002 年 4 月，国外首次报道了 1 例帕金森病患者接受神经干细胞分化的多巴胺能神经元自体移植治疗的病例，术后 1 年发现，患者的神经干细胞数量明显扩增，临床症状得到显著改善；2017 年 11 月，美国一家公司正式公布了应用干细胞移植疗法治疗帕金森病的 I 期临床试验中期研究结果，表明入组患者在情绪、认知能力和活动能力等方面均出现好转，同时也未出现与治疗相关的不良反应。与此同时，研究发现，神经干细胞能提供分子或神经保护和支持作用，并具有交叉校正免疫调节、营养因子分泌和酶活性丧失的能力，在挽救功能障碍性神经元方面具有重要的作用。针对肌萎缩侧索硬化、阿尔茨海默症等疾病的干细胞移植治疗临床试验也显示出了良好的效果。

2. 中枢神经系统创伤性疾病　在神经系统的创伤性疾病中，脑细胞大面积死亡和功能丧失是引起相关症状的主要原因，而研究发现，神经干细胞在损伤修复中发挥着重要的作用。21 世纪初，神经干细胞便首次用于治疗创伤性脑外伤。该研究通过体外培养的方式将多例脑外伤患者的损伤组织经体外培养获得神经干细胞后，将其重新移植至受损区域。连续 2 年的随访结果显示，神经干细胞移植后，受损部位的代谢有明显改善。2013 年 1 月，FDA 也通过了一项利用脊髓神经干细胞治疗慢性脊髓损伤的为期 5 年的 I 期临床试验项目，以期获得干细胞治疗此类疾病的安全性评价数据。2016 年发表的一项针对 11 例慢性缺血性脑卒中患者的 I 期临床试验结果显示，通过立体定位向病变部位同侧豆状核单次注射异体神经干细胞后，随访过程中未发现免疫或细胞相关的不良事件，且 2 年后的疗效评价结果显示，患者的神经功能得到了显著改善。

3. 神经系统肿瘤　由于神经干细胞具有内在的肿瘤趋向性，以及能够穿过血脑屏障并优先与肿瘤细胞接触，所以近年来利用神经干细胞作为载体携带药物、病毒、酶以及自杀基因（suicide gene）（一类表达催化无毒化合物转变为有毒代谢产物并导致细胞死亡的酶基因）进行靶向治疗胶质瘤已成为研究热点。2014 年，一项利用神经干细胞靶向治疗复发性恶性胶质瘤患者的项目已经进入 I 期临床试验，该项目计划将大肠埃希菌胞嘧啶脱氨酶自杀基因转染神经干细胞，并利用后者定向杀伤肿瘤细胞，从而达到治疗复发性恶性胶质瘤的目的。

三、干细胞治疗亟待解决的问题

目前，干细胞治疗已成为干细胞研究领域的一个热点，并逐步向临床转化。尽管干细胞的体外诱导分化研究已取得很大的进展，但是目前仍然存在很多亟待解决的问题。

1. 不均一性　如何进一步优化诱导分化条件，使干细胞实现定向精准分化，并保持批次间的均一性？由于体外分化条件不能完全模拟体内微环境，因此可产生诸多问题，如诱导分化的细胞种类有限、细胞分化方向不可控、细胞数量偏少等。这些问题制约着诱导干细胞的发展与应用。进一步寻找高效的诱导分化方法，发挥其最大效益仍是干细胞应用的关键环节。

2. 安全性　体外分化得到的细胞内可能还残存未分化的多能干细胞。如果将残留的多能干细胞与分化的细胞一起移植到动物体内，则有可能形成畸胎瘤。随着基因编辑技术的应用，其安全性问题也逐渐受到重视。如何在保证有效性的同时降低或消除脱靶效应是这一技术最终应用于临床需要克服的难题。

3. 纯化问题　采用目前的诱导分化方案得到的分化细胞往往是混合的细胞群，同时体内来源的所谓成体干细胞实际上可能混杂着不同组织间或同组织的其他细胞，即细胞来源存在异质性。毋庸置疑，这些细胞也可能会经历诱导分化，产生各自的成熟子细胞。如何对这些干细胞加以纯化或富集，是后续研究亟待解决的关键科学问题。

4. 功能评价　需要评估分化细胞的功能，即体外分化的细胞在功能上能否与体内的相应细胞一致。

5. 免疫排斥问题　虽然 ESC 来源的分化细胞可表达较低水平的 MHC 抗原，但是仍可能诱导免疫排斥反应而导致细胞移植失败。对于此类问题，理想的解决方法是建立 ESC 库，以便为患者提供 HLA 匹配的可移植细胞。

6. 治疗时机及递送途径　干细胞的输注时间、次数以及细胞数量和输注途径等仍有待进一步研究及明确。随着国家对干细胞治疗应用的日益重视，近年在规范化管理、相关法律法规的建立方面也取得了一系列进展，但还需要在下一步的实践中发现及解决新的问题。

思 考 题

1. 根据原代细胞的来源，可将干细胞分为哪几类？
2. 胚胎干细胞的生物学特性有哪些？
3. 简述间充质干细胞的来源和生物学特性。
4. 简述诱导性多能干细胞的应用。
5. 什么是干细胞？如何理解干细胞的自我更新及多向分化潜能？

（柯　琼）

第十四章

细胞衰老与死亡

案例 14-1

患者王某，男性，32岁，幼年身体及智力发育正常，10岁后发育速度较快，20岁后出现特殊表现，如白发、脱发、视力减退和白内障等。近2年，患者体内重要器官出现病变，如动脉粥样硬化、糖尿病和骨质疏松。采集患者细胞进行体外培养，发现病变细胞分裂次数明显少于正常人细胞；同时发现患者 WRN 基因出现异常。

问题：

1. 患者可能患了什么病？
2. WRN 基因异常与衰老有关吗？ WRN 基因异常为什么可导致衰老？
3. 细胞衰老与机体衰老有什么关系？

人体是由细胞构成的。生命活动中细胞会不断地受到内、外环境的影响而发生损伤和破坏，致使机体内某些细胞不断地衰老与死亡。生长、发育、衰老与死亡是每一个生物体生命过程的必然规律，也是细胞生命过程的必然规律。细胞衰老是不可抗拒的生理现象，细胞死亡是细胞生命活动的终结。细胞衰老与细胞死亡机制的研究对揭示生命的奥秘和延缓个体衰老具有重要意义。

第一节　细胞衰老

人出生后，都要经过发育、生长、成熟、衰老直至死亡这几个阶段，这是生命发展的必然规律。与衰老相关的因素有很多，不仅包括生理与病理过程，还包括社会、环境、心理和精神因素的影响。通常将机体形态、结构和生理功能衰退的现象称为衰老（senescence）。细胞衰老（cell senescence）是指细胞在正常环境条件下发生的生理功能减退或丧失、增殖能力减弱以及形态变化，并趋向于死亡的现象。细胞总体的衰老反映了机体的衰老，而机体衰老并不等同于所有细胞的衰老，但机体衰老是以全体细胞的衰老为基础的。

一、哺乳类动物的细胞寿命

与生物体一样，细胞也有一定的寿命。机体内绝大部分细胞的寿命并不与机体的寿命一样长。当这些细胞受到损伤时，往往能自行修复或更新。具有持续分裂能力的细胞通常不容易衰老；分化程度高且不分裂的细胞寿命是有限的，最终可导致衰老与消亡。根据细胞的增殖能力，可将细胞分为三类：第一类细胞在机体出生后即不再分裂增殖，并不可逆地脱离细胞周期，但仍保持生理功能活动；第二类细胞具有缓慢更新的特点，此类细胞暂时脱离细胞周期不进行增殖，但在适当刺激下，又可重新进入细胞周期；第三类细胞更新速度快，并在细胞周期中持续运转。这三类细胞在体内的寿命不同，但它们分工合作，组成统一的整体。根据细胞寿命进行分类的各类人体细胞见表 14-1。

表 14-1　根据细胞寿命进行分类的各类人体细胞

根据细胞寿命进行的分类	细胞类型
接近人类寿命的细胞	神经元、心肌细胞、脂肪细胞、骨骼肌细胞、骨细胞、肾上腺髓质细胞、肾髓质细胞
缓慢更新的细胞	肾上腺皮质细胞、肾皮质细胞、呼吸道上皮细胞、肝细胞、胰腺腺泡细胞及胰岛细胞、胃壁细胞、皮肤结缔组织细胞
快速更新的细胞	皮肤表皮细胞、角膜上皮细胞、口腔和小肠上皮细胞、白细胞、子宫内膜细胞、味细胞、红细胞、精细胞

二、Hayflick 极限

1961 年，海弗利克（L. Hayflick）首次报道了体外培养的人成纤维细胞具有增殖分裂的极限。他利用来自胚胎和成体的成纤维细胞进行体外培养，发现胚胎成纤维细胞分裂传代 50 次后开始进入生长停滞状态。相反，来自成年组织的成纤维细胞只培养 15～30 代就开始进入生长停滞状态。结果提示，细胞的分裂能力与个体年龄有关，体外培养细胞的寿命是有一定界限的，这就是 Hayflick 极限（Hayflick limit）。Hayflick 界限是对卡雷尔（Carrel）等有关细胞"不死性"学说的彻底否定。Hayflick 及后续研究者的工作有力地证明了体外培养的二倍体细胞的增殖能力反映了它们在体内的衰老状况。此外，Hayflick 还比较了多种动物成纤维细胞在体外培养条件下的传代次数与细胞寿命的关系，发现物种的寿命与体内细胞的寿命呈正相关，即物种寿命越长，细胞传代的次数越多。加拉帕戈斯龟的寿命最长，平均为 175 岁，其体外培养细胞的传代次数也最多，达 90～125 次；小鼠的平均寿命约为 3 年，其体外培养细胞的传代次数相对较少，仅为 14～28 次。

三、衰老细胞的表现

衰老的细胞长期处于细胞周期停滞状态，但它们不同于静止期细胞和终末分化细胞。细胞衰老主要表现为细胞对环境变化的适应能力和维持细胞内环境稳定的能力降低。这些表现是以形态结构和生化改变为基础的。

（一）细胞衰老的形态变化

1. 细胞体积　细胞内水分减少可使细胞收缩、体积变小，进而失去正常形态。体外培养的人成纤维细胞衰老时，从胞壁的形状看，细胞体积似乎有所增大，但胞体变薄，体积变小（图 14-1）。有学者认为，这是由于构成蛋白质亲水胶体系统的胶体颗粒逐渐失去电荷而相互合并，使胶体失水，胶体颗粒分散度降低，不溶性蛋白质增多所致，同时细胞硬度亦增加。

2. 致密体形成 致密体（dense body）又称脂褐素（lipofuscin）。致密体是衰老细胞中最常见的一种结构，由溶酶体或线粒体转化而来。多数致密体为单层膜，且具有阳性的碱性磷酸酶反应，少数致密体有双层膜，有时也依稀可见嵴结构。脂褐素通常可产生自发荧光，它是自由基诱发脂质过氧化反应的产物。研究表明，脂褐素是在次级溶酶体内由一些寿命较长的蛋白质和DNA、脂质共价缩合形成的巨交联物。由于其结构致密，既不能被彻底水解，又不能排出细胞，故可在细胞内沉积，进而阻碍细胞的物质交流和信号传递，最终导致细胞衰老。研究还发现，阿尔茨海默病（Alzheimer disease，AD）动物脑内有较多脂褐素，脑血管沉积物中有β-淀粉样蛋白（amyloid β-protein，Aβ）。因此，可将Aβ作为鉴别阿尔茨海默病的指标。

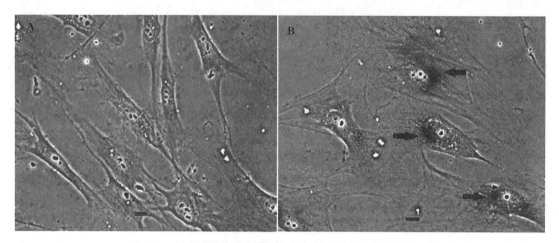

图 14-1　正常人成纤维细胞（A）和衰老的成纤维细胞（B）

3. 细胞核 核变化是衰老细胞最明显的特征，表现为核膜内陷（invagination），且细胞衰老程度越高，核膜内陷越明显。观察体外培养的二倍体细胞可发现，细胞核体积呈倍增次数的函数，随着细胞分裂次数的增多，细胞核体积也不断增大。同时，细胞核可出现染色质固缩、核结构不清、常染色质减少、核破碎，甚至可出现异常多倍体等现象。

4. 细胞膜 年轻且功能健全的细胞膜相呈典型的液晶态，膜脂双层比较柔韧，脂肪酸链能自由移动。每个脂质分子与其相邻分子之间发生的位置交换极其频繁，镶嵌在其中的蛋白质分子表现出最强的生物活性。在细胞老化过程中，由于膜蛋白、脂质和糖类的组成及功能发生变化，造成膜结构改变。衰老细胞的细胞膜由于磷脂含量降低、脂质过氧化等原因，使膜流动性减弱，磷脂的脂肪酸链被"冻结"，不能完全自由移动，膜变为刚性，膜镶嵌蛋白也不能再进行运动。

5. 细胞器 研究者通过观察大鼠海马细胞的内质网发现，年轻细胞的粗面内质网发育良好，排列有序；而衰老细胞的这种有序排列结构消失，内质网散在分布于核周胞质中。同时，内质网的数量减少，细胞蛋白质的合成能力下降。多数研究表明，细胞内线粒体的数量随年龄增长而减少，而线粒体的体积则随年龄增长而增大，线粒体DNA含量则急剧减少。膨大的线粒体结构也会发生变化，如线粒体嵴排列紊乱。高尔基复合体囊泡肿胀并出现扁平膜囊泡断裂、崩解，导致高尔基复合体的分泌功能及囊泡转运功能减退。

6. 细胞连接 离体培养细胞的传代次数增多，细胞连接明显减少、细胞通信减少，细胞间的代谢协作也明显减少。例如，内皮细胞衰老时，可观察到缝隙连接蛋白43（connexin 43）减少。

（二）细胞衰老的生物化学改变

在细胞衰老过程中，细胞内大分子的生物学功能均会发生一系列变化。

1. 核酸　细胞衰老过程中，DNA 复制、转录和修复能力逐渐降低并停止，染色体端粒 DNA 逐渐丢失，DNA 甲基化程度逐渐降低。自由基和其他有害物质的作用可导致 DNA 链断裂、染色体缺失等，还可导致 mRNA 合成能力下降，mRNA 与核糖体的结合能力降低。

2. 蛋白质　细胞衰老时，蛋白质的含量减少。实验表明，衰老细胞的蛋白质合成速率降低；蛋白质的某些氨基酸可发生糖基化、脱氨基反应等，导致蛋白质的稳定性降低、抗原特异性变差；自由基对蛋白质具有损伤作用，可使之形成多肽链交联或断裂，导致蛋白质变性、功能降低或丧失。衰老细胞内酶的活性与含量也有改变，如大鼠肝细胞内依赖辅酶 NAD 的异柠檬酸脱氢酶（isocitrate dehydrogenase）含量在 5 ~ 13 周龄时较高，33 ~ 85 周龄期间则呈进行性下降。体外培养的人成纤维细胞衰老时，在细胞核周围可发现衰老相关 β- 半乳糖苷酶（senescence-associated β-galactosidase，SA-β-Gal）活性增强（图 14-1）。

3. 糖类和脂质　用大鼠小肠上皮细胞进行糖吸收实验证明，与老年大鼠相比，年轻大鼠肠上皮细胞吸收葡萄糖的能力及胞内糖含量均较高；随年龄增长，其肠上皮细胞内的糖含量也会减少。此外，细胞衰老还可导致不饱和脂肪酸被氧化，引起膜脂之间或膜脂与脂蛋白之间交联增加，使膜流动性降低。

四、细胞衰老的机制

随着生物技术、细胞生物学与分子生物学的飞速发展，揭示衰老的机制、探索抗衰老方法已成为衰老生物学和老年医学研究的重要领域。人们开始从更深的分子层次探讨衰老的原因和本质，使细胞衰老机制研究取得了突破性进展。目前，对衰老机制的认识各不相同，有的学说甚至有明显缺陷或不足，但对衰老发生机制的认识有重要的启发作用。

（一）细胞内程序衰老学说

发育生物学家认为，衰老本身就是一个遗传过程，衰老的程序在生命诞生那一刻就已经编制完成。衰老与发育、生长、分化等生命过程类似，都是由某种遗传程序规定并按时表达出来的生命现象，像生物钟一样支配着生命现象依次展开。实验证明，这个所谓的生物钟存在于细胞核内，由核内 DNA 控制着个体的衰老程序。控制生长发育的基因在发育的各个时期有序地开启与关闭。而衰老是由于某些控制机体衰老的基因在生命后期开启导致的，这些基因被称为衰老基因（senescence gene）。

在此基础上，有学者提出了衰老的新机制，认为即使是年轻细胞，也含有衰老基因，只是由于它们不表达或者表达水平很低，所以才未导致细胞衰老。另外，还有观点认为，年轻细胞内存在一种能阻止衰老基因活性的基因——阻遏基因（repressor gene）。阻遏基因功能衰退可直接影响细胞的衰老。编码阻遏物的基因有许多拷贝，细胞每分裂一次，阻遏基因就丧失一份或几份拷贝。随着细胞分裂次数的增加，阻遏基因的拷贝数越来越少，产生的阻遏物浓度也会递减，使阻遏效率下降。当阻遏物的浓度不足以阻遏衰老基因的表达时，衰老基因的表达就会瞬间升高，最终导致细胞分裂停止，继而走向衰老、死亡。

人们在芽殖酵母中发现一种 *sgs1* 基因，它与人类沃纳综合征（Werner syndrome，WS）*WRN* 基因具有同源序列。在野生型 *sgs1* 酵母中，年轻 sgs1 细胞的无性繁殖代数高于老年 sgs1 细胞的繁殖代数。当 *sgs1* 基因突变时，酵母的无性繁殖期由正常的 25 代下降为 9 代，细胞可出现早衰现象。应用免疫荧光技术对 SGS1 蛋白进行细胞定位发现，绝大多数 SGS1 蛋白集中在核仁。由于 *sgs1* 基因突变使细胞缺少 SGS1 蛋白，所以核仁会发生裂解。沃纳综合征患者在儿童期一般发育正常，10 ~ 20 岁时发育速度超常，20 岁后即开始出现老年人的衰老症状，如白发、脱发、视力减退、白内障等。到 30 岁左右，患者体内一些重要器官开始出现病变，常见的有动脉粥样硬化、糖尿病和骨质疏松。正常人成纤维细胞中，WRN 蛋白位于核仁内，而在沃纳患者成纤维细胞中则未检测到典型的 WRN 蛋白。这些研究表明，编码 DNA 解旋酶的 *WRN* 基因和酵母 *sgs1* 基因是保证正常生命周期所必需的，如果这些基因发生突变，就会引起衰老的提前发生和寿命缩短，所以 WRN 与维持细胞寿命有关。婴幼儿早老症（progeria）又称哈 - 吉二氏综合征（Hutchinson-Gilford Progeria syndrome，HGPS），是一种罕见的遗传性疾病，患者童年就开始迅速老化，身体衰老速度比正常人快 5 ~ 10 倍，貌如老人（图 14-2）。本病是由于编码核纤层的基因突变所致，为常染色体隐性遗传病。

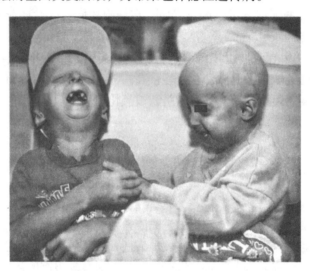

图 14-2   早老症儿童（不足 8 岁就表现出衰老特征）

知识拓展

细胞衰老影响机体衰老

自从海弗利克（Hayflick）发现连续传代人类二倍体细胞株会出现生长停滞现象后，"衰老"就开始受到广泛关注。海弗利克发现的生长停滞现象被称为复制性衰老。2008 年，坎皮西（Campisi）等发现衰老细胞可分泌大量细胞因子（如 IL-6、IL-8 等）、蛋白酶（如 MMP 等）、生长因子（如 GRO、HGF 和 IGFBP 等）等，称为衰老相关分泌表型（senescence-associated secretory phenotypes，SASP）。2016 年，德乌森（Deursen）等在 *Nature* 上报道，清除衰老细胞能阻止鼠早衰，并能延长鼠的寿命；抗肿瘤药物达沙替尼联合槲皮素可清除鼠体内的衰老细胞，阻碍肿瘤细胞的形成，保持组织和器官功能，延长鼠的寿命。

（二）自由基与生物膜学说

1956 年，由英国学者哈曼（Harman）首次提出了自由基学说。该学说后来逐渐成为衰老理论中的核心理论之一。自由基（free radical）是指在外层轨道上有不成对电子的分子或原子。该学说认为，机体在正常代谢过程中会产生自由基，自由基可参与机体的正常生理过程，体内的抗氧化系统维持着体内自由基的动态平衡。随着年龄的增长，体内抗氧化系统功能逐渐衰退，抗氧化酶活性不断降低，造成自由基过量积聚，并发生清除障碍，引发体内氧化性不可逆损伤的积累效应，最终导致一系列细胞与分子损伤。自由基学说认为，代谢过程中产生的一类不稳定含氧自由基分子——活性氧（reactive oxygen species，ROS）能引发细胞质膜、细胞器膜和核膜等的氧化损伤，最终导致细胞衰老。细胞从外界吸收的氧分子中有 2%～3% 可形成 ROS，它们高度活跃，极易造成脂质、蛋白质和核酸等分子的氧化性损伤，从而导致细胞结构甚至功能的破坏。生物膜含有多种脂质，脂质中含有各种不饱和脂肪酸，后者在自由基攻击下可发生脂质过氧化作用，导致膜内酶活性降低、膜蛋白变性、膜脆性增加、膜结构发生改变，最终引起膜的运输功能紊乱甚至丧失。因此，根据衰老的自由基学说，清除过多的 ROS 可延缓衰老。

（三）端粒与端粒酶学说

端粒（telomere）是染色体末端的一种特殊结构，由简单的串联重复 DNA 序列组成，依靠端粒酶（telomerase）催化合成。端粒酶是一种核糖核蛋白复合体，是一种专一的逆转录酶，能以自身的 RNA 组分为模板从头合成端粒，以补偿细胞分裂时染色体末端的缩短，从而有效地维持细胞分裂和增殖。端粒的长度与端粒酶的活性呈正相关。由于大多数体细胞内的端粒酶活性被抑制，端粒在细胞分裂过程中不能完全复制，因而随着细胞分裂的不断进行，端粒可逐渐缩短。1990 年，哈雷（Harley）等用人工合成的（TTAGGG）$_3$ 作为探针，对胎儿、新生儿、年轻人及老年人成纤维细胞的端粒长度进行了测量。结果发现，端粒的长度随着年龄的增长而变短，故提出细胞衰老的"有丝分裂钟"学说或端粒学说，即细胞的每次分裂都会造成端粒长度的缩短。当端粒缩短达到一个阈值时，即可能触发某种信号，使细胞不再分裂并进入衰老状态。1996 年，威尔穆特（I. Wilmut）等利用克隆技术培育出的克隆羊"多莉"提前出现了早衰现象，经证实是由于"多莉"体细胞内的端粒长度比同龄的非克隆羊短了近 20%。这提示，端粒缩短是导致细胞衰老的重要机制。有研究证实，若向衰老的细胞内导入端粒酶基因，则可使其持续稳定地表达，从而细胞使永生化（immortalization），好比将时钟再一次归零。上述研究不仅表明端粒可调控细胞衰老的生物钟，决定细胞的寿命，还提示端粒酶有可能是拨动"衰老时钟"的"扳手"。

（四）DNA 损伤学说

DNA 分子在内、外环境因素（如氧自由基、紫外线和某些化学物质等）的作用下容易受到损伤，发生氧化、甲基化、脱氨基、脱嘌呤等反应，导致 DNA 链断裂、碱基修饰、DNA 蛋白交联。DNA 损伤后，遗传信息不能准确无误地进行转录、翻译，可产生持续的 DNA 损伤应答（DNA damage response，DDR），抑制细胞周期进展的基因转录，严重妨碍细胞生命活动，最终导致细胞衰老、死亡。细胞在进化过程中获得了某些 DNA 修复机制，建立了较为完善的 DNA 损伤监测系统及修复相关酶体系。例如，多腺苷二磷酸核糖聚合酶（poly ADP-ribose polymerase，PARP）与 DNA 依赖的蛋白激酶（DNA-dependent protein kinase，DNA-PK）是 DNA 损伤所致细胞早期应激反应的重要分子，DNA-PK 与 PARP 均能识别并结合断裂的 DNA，通过酶活性的激活引发损伤信号传递的级联反应。当细胞 DNA 出现损伤时，PARP 可通过其 N 端的锌指识别并结合损伤的 DNA，激活 C 端的多 ADP 核糖基化（poly ADP-ribosylation）活性，修饰受体蛋白，从而通过蛋白质的糖基化修饰感受与传递 DNA 损伤信息。如果 PARP 和 DNA-PK 等酶活性降低，则可造成细胞损伤识别及修复功能下调，进而使细胞中的 DNA 损伤积累，引起基因转录及其表达的异常，使该基因调控的许多生命活动过程受到破坏，最终导致细胞衰老。线粒体 DNA（mitochondrial DNA，mtDNA）是独立于细胞核染色体之外的遗传信息，裸露于线粒体基质中，缺乏组蛋白和 DNA 结合蛋白的保护，很容易受到自由基攻击而损伤，损伤后也缺乏完整的 DNA 修复系统。目前认为 mtDNA 突变在细胞衰老过程中起核心作用。

（五）生物大分子合成的"差错灾难"学说

随着年龄的增长，机体细胞内不仅出现 DNA 复制率下降，而且常会发生核酸、蛋白质、酶等大分子的合成差错。这种差错不同于变异，只是多掺入或少掺入一个核苷酸，或者以另一种核苷酸替代了该位点原有的核苷酸。正常情况下，这种差错可由修复机制（核酸外切酶）进行修复，但这种差错也可能发生在参与这种修复机制的酶类，而使该修复机制受损、修复能力降低或丧失。这种差错在体内与日俱增，可导致细胞功能减退，并逐渐导致细胞衰老、死亡。

（六）神经内分泌 - 免疫调节学说

免疫系统和神经内分泌系统与衰老有着密切的关系。下丘脑是人体的"衰老生物钟"，下丘脑衰老是导致神经内分泌器官衰老的中心环节。由于下丘脑 - 垂体 - 内分泌腺轴功能衰退，使机体发生一系列内分泌功能减退的表现。例如，随着年龄的增长，机体靶组织对某些激素或活性物质的反应性发生改变或明显降低（如受体表达的降低）。内分泌系统合成功能以及分泌、调节功能等均可发生某些衰老性改变，这些因素引起机体整个内分泌系统功能的紊乱和减退、下丘脑的衰老，进而导致免疫功能降低，从而加速了机体的衰老过程。研究证实，儿童平均 T 细胞数量为 1890 个 /mm^3，老年人只有 780 个 /mm^3。

（七）干细胞调控衰老学说

2007 年，山下幸子（Y. Yamashita）等以果蝇为实验对象，通过研究发现，果蝇成体干细胞内有一种分子信使，就像城堡的岗哨一样，对细胞分裂行为的正确与否进行监控。细胞分裂部分由中心体控制，它可提供有助于引导染色体分散到子细胞中的框架。而当中心体定位出现错误时，就会破坏有丝分裂器，使干细胞朝过度增殖和形成肿瘤的方向发展。为了阻止后一种情况的发生，干细胞逐渐发展形成一种自我检查系统，一旦收到中心体的偏差信息，就会启动警报机制，终止细胞分裂，防止其向肿瘤细胞分化。Yamashita 认为，衰老是分裂细胞过少，而癌症是细胞分裂过多。长期以来，人们一直推测干细胞内或许存在某种程序，可以控制分裂的平衡。干细胞自我检查机制的提出可能为解析肿瘤细胞过度增殖与正常细胞衰老之间的相互关系提供一个新的研究方向。

第二节   细胞死亡

细胞死亡（cell death）是生物界普遍存在的现象，是细胞生命现象不可逆的停止，即细胞生命的结束。细胞死亡不同于机体死亡，个别细胞的死亡，甚至机体局部多细胞的死亡并不影响机体的寿命。在正常人体组织中，每天都有大量细胞死亡。细胞死亡的原因很多，根据死亡的特点，可将细胞死亡分为两种类型：非程序性细胞死亡和程序性细胞死亡。非程序性死亡即坏死（necrosis），是细胞受到意外损伤而发生的一种消亡方式，是指细胞在受到环境中的物理或化学因素刺激时所发生的细胞被动死亡，不能被细胞信号转导抑制剂阻断。坏死即临床上常见的病理性死亡。本节主要介绍另一种死亡方式——程序性细胞死亡（programmed cell death，PCD），即在一定时间内，细胞按照特定的程序发生死亡，这种死亡具有严格的基因时空性和选择性。PCD 是细胞主动结束生命活动的过程，往往受细胞内遗传基因编码的"死亡程序"控制。最新观点认为，PCD 包括细胞凋亡（apoptosis）、细胞自噬（autophagy）、细胞焦亡（pyroptosis）和有丝分裂细胞死亡（mitotic cell death，MCD）等。

案例 14-2

　　患者王某，女性，67岁，3年前开始出现记忆减退症状。起初表现为记不住他人的姓名，烧水时忘记关火而把水壶烧干，之后发展到遗失贵重物品（包括钱包和存折）。近1年，患者开始出现找不到回家的路，以致家人四处寻找。患者发病前非常注重个人仪表妆容，但发病后却懒于洗澡、更衣，甚至连进餐也需要家人督促。近3个月来，患者经常为一些莫名其妙的事和家人发生矛盾，在家里乱扔物品，甚至和邻居发生争吵。另外，患者还总是说些家人听不懂的话，觉得家人要害自己。因家人无法照料，遂将患者送到医院治疗。CT检查提示：大脑皮质性脑萎缩和脑室扩大。

　　问题：
　　1. 患者可能患了什么病？
　　2. 什么是阿尔茨海默病？
　　3. 阿尔茨海默病的病理生理基础是什么？

一、细胞凋亡与细胞坏死

　　细胞凋亡是多细胞生物在发生、发展过程中，为调控机体发育、维护内环境稳定而出现的主动死亡过程。为了保持正常的生理功能，一部分细胞可发生自发性死亡，这种细胞死亡实际上是由细胞内一系列相关的分子所调控，并伴随典型的形态学改变，称为细胞凋亡。现已明确，细胞凋亡是由死亡信号诱发的受基因调控的一种细胞死亡方式。细胞凋亡是生物体在漫长进化过程中逐步建立起来的"自杀"（suicide）机制，即细胞在一定的生理或病理条件下，为适应生存环境，按照特定的程序，主动结束生命的过程。

　　细胞坏死是细胞死亡的另一种方式，是细胞对外来伤害的一种被动反应，是在某些外界因素（如局部缺血、缺氧、高热、物理、化学损伤和生物因子等）的作用下产生急性损伤所导致的细胞死亡。由于细胞膜的直接破坏可引起大量细胞外的水、电解质进入细胞内，致使细胞稳态失衡，造成细胞器特别是线粒体肿胀，进而导致细胞破裂、死亡，并引起周围组织的炎症反应，是细胞突发性的病理性死亡。细胞坏死可能在细胞免疫过程中发挥重要作用，如细胞感染病毒等病原体后，可能通过"自杀"的方式消灭病原体，但如果这种方式失效，细胞则可能发生坏死，胞内病原体信号分子（如病毒核酸等）被释放出来，能够被免疫细胞识别，促发固有免疫反应。凋亡的结局虽然也是细胞死亡，但与细胞坏死截然不同（图14-3，表14-2）。

表14-2　细胞凋亡与细胞坏死的区别

区别点	细胞凋亡	细胞坏死
诱导因素	体内生理信号	强烈刺激
细胞死亡数量	多呈单细胞丢失	成群细胞死亡
完整性	完整	破碎
细胞质	由质膜包围形成凋亡小体	溢出，细胞破裂成碎片
细胞核	固缩	断裂，核被膜破裂
染色质	沿核膜凝缩成半月形团块	稀疏，呈网状

续表

区别点	细胞凋亡	细胞坏死
基因组 DNA	有规律地降解，呈梯状电泳带	随机降解，呈弥散电泳带
基因活动	由基因调控	非基因调控
信号分子介导	需要	不需要
代谢反应	有蛋白酶参与的级联反应	无序的代谢反应
结局	不引起炎症反应，是个体存活的需要	引起炎症反应，有破坏作用
意义	生理性死亡方式	病理性死亡方式

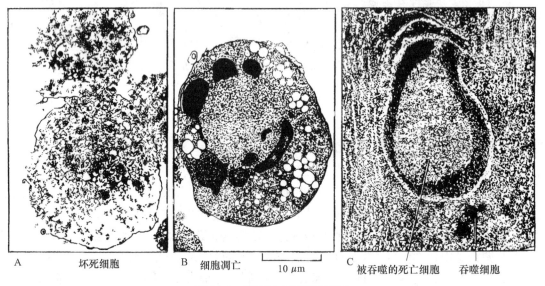

A   坏死细胞   B   细胞凋亡   10 μm   C   被吞噬的死亡细胞   吞噬细胞

图 14-3   细胞凋亡与细胞坏死

二、细胞凋亡的生物学意义

（一）参与发育过程的调节

在哺乳动物的胚胎发生、发育以及成熟过程中，细胞实际上呈现出生存与死亡交替存在的现象。细胞凋亡是保证个体发育成熟所必需的。通过细胞凋亡，可及时清除无用、多余的细胞。一般无用的细胞大多在发育早期阶段即发生凋亡。如果发育过程中某些细胞产生过多，也会发生凋亡。例如，人胚胎肢芽发育过程中的指（趾）间组织，通过细胞凋亡机制被清除而形成指（趾）间隙。另外，一些发育不正常的细胞也可通过凋亡被清除，如大脑中没有形成正确连接的神经元可通过凋亡被清除。在成年机体中，通过细胞凋亡可以清除衰老细胞，从而维持组织器官内细胞数量的稳定。

（二）参与免疫细胞活化过程的调节

人类免疫系统淋巴细胞发育及分化成熟过程中的正 / 负选择（positive/negative selection）是细胞凋亡最有代表性的例子。在淋巴细胞发育成熟的过程中，约有 95% 的细胞发生凋亡。胸腺细胞在发育过程中涉及一系列的正 / 负选择过程，以形成 CD4+ 辅助性 T 淋巴细胞亚群和

CD8$^+$ 抑制性 T 淋巴细胞亚群,同时对识别自身抗原的 T 淋巴细胞克隆进行选择性地消除。其细胞克隆死亡的机制主要是细胞凋亡。正常 T 淋巴细胞受到入侵的抗原刺激后被激活,并诱导产生一系列免疫应答反应。机体为了防止出现过度强烈的免疫应答,或防止这种应答无限制地发展,便以活化诱导的细胞死亡(activationinduced cell death,AICD)来清除过度活化的 T 细胞。

(三)参与衰老、受损细胞的清除

清除受损或衰老的细胞对维持多细胞生物的生命活动至关重要。通常,通过细胞凋亡可清除以下三种细胞类型,一是清除受损或功能丧失的细胞,如成纤维细胞、肝细胞等,被清除的细胞由新生细胞取代,以维持组织内环境的稳定;二是清除分裂后期排列与分布异常的细胞,如神经元、心肌细胞等,以预防疾病的发生;三是清除受损突变的细胞以及受损后不能修复的细胞。被病毒感染的细胞通过凋亡可使 DNA 发生降解,整合于其中的病毒 DNA 也随之被破坏,从而阻止病毒复制;突变的细胞发生凋亡,有利于防止癌症的发生。因此,细胞凋亡是机体维持细胞群体数量和内环境稳定的重要手段。

知识拓展

程序性细胞死亡的发现

2002 年诺贝尔生理学或医学奖分别授予了英国科学家布伦纳(S. Brenner)、苏尔斯顿(J. E. Sulston)和美国科学家霍维茨(H. R. Horvitz),以表彰他们在器官发育和程序性细胞死亡研究方面做出的贡献。程序性细胞死亡是细胞的一种生理性、主动性"自杀行为"。这些细胞的死亡具有规律性,似乎是按照编好的"程序"进行的,犹如秋天片片树叶的凋落,所以又称细胞凋亡。人体内每天有上万亿个细胞形成,同时也有上万亿个细胞发生程序性死亡,两者处于一种动态平衡。

三、细胞凋亡的特征性改变

(一)凋亡细胞的形态改变

在细胞凋亡发展过程中最明显的实验证据是在光学显微镜和电子显微镜下观察到的一系列细胞形态学变化。与细胞坏死时染色质破碎溶解、细胞器肿胀、胞膜破裂和胞质溶酶体释放等引起炎症反应的表现不同,凋亡的形态学特征是细胞体积缩小,以细胞核的形态改变最为突出(图 14-4)。凋亡的细胞碎片或凋亡小体散在分布于组织中,但不引起炎症。

1. 细胞核的变化 核 DNA 在核小体连接处断裂成核小体片段,并向核膜下或中央部异染色质区聚集形成浓缩的染色质块,在电镜下呈高电子密度区。在凋亡细胞中,聚集在核膜下的染色质呈新月形、马蹄形、"8"字形、花瓣形、镰刀状、柳叶刀状或舟状等多种形态,称为染色质边集(chromatin margination)。聚集在中央的异染色质则常呈球状。凋亡细胞的核内含异染色质丰富,常染色质较少。在凋亡早期,染色质呈高度浓缩的致密核(称为黑洞样核)。随后,染色质在核周边聚集,形成低电子密度透亮区。随着核孔变大,通透性也增高,细胞质中的水分不断渗入细胞核。此后,透明区不断扩大,染色质进一步聚集,核纤层纤维断裂甚至

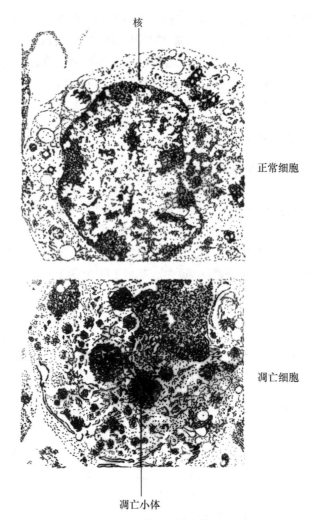

图 14-4　凋亡细胞中凋亡小体的电镜图

消失。最终，核膜在核孔处断裂，断裂的核膜向内包裹，将聚集的染色质切块分割，形成若干个核碎裂（karyorrhexis）的透明区。而个别致密核则更均匀、致密，仍保持原状，不被分割。

2. 细胞器的变化　在凋亡早期，细胞出现浓缩现象，但大多数细胞器结构仍保持完整。随着凋亡的不断加重，线粒体首先发生改变，如线粒体体积增大、嵴增多，形同增殖；然后出现线粒体空泡化，线粒体内的细胞色素 c 漏出。有人认为线粒体内细胞色素 c 漏出是启动线粒体凋亡途径的关键步骤。内质网腔膨胀，不断扩张，可与胞膜融合，形成膜表面的芽状突起，称为出芽（budding）。细胞骨架也发生改变，原来疏松、排列有序的结构变得致密而紊乱。骨架的主要成分表达受到显著的抑制，含量明显减少。细胞骨架的改变不仅是细胞凋亡的结果，而且会影响细胞凋亡的过程。溶酶体则相对完整。

3. 细胞膜的变化　凋亡细胞失去原有的特定形状，由于细胞脱水，导致胞质浓缩，细胞体积缩小（约为原细胞体积的 70%）。细胞膜表面微绒毛、细胞突起及皱褶消失，胞膜皱缩、内陷，分割并包裹胞质。细胞膜上出现某些生物大分子沉积，如磷脂酰丝氨酸（phosphatidylserine，PS）和血小板应答蛋白（thrombospondin）等，提示细胞的清除功能发生障碍。用激光扫描共聚焦显微镜观察可发现，细胞膜电位下降，膜流动性降低。细胞凋亡早期，位于细胞膜内侧的 PS 翻转至细胞膜外侧，此时，可以用荧光标记的 PS 特异探针——膜联蛋白 V（annexin V）对凋亡细胞进行染色，并对凋亡进行定量分析。这种方法比 TUNEL 检测更敏感。

4. 凋亡小体的形成与清除　凋亡小体的出现是细胞凋亡最明显的特征。凋亡小体可通过下列方式形成：①细胞脱落，凋亡细胞内聚集的染色质块，经核碎裂形成大小不等的染色质块（核碎片）。然后，整个细胞通过出芽、起泡（zeiosis）等方式形成球状突起，并在其根部缢断而脱落形成一些大小不等，内含胞质、细胞器以及核碎片的膜性小泡，即凋亡小体（apoptotic body）。②胞质分隔，内质网将凋亡细胞的细胞质重新分隔成大小不等的腔室，靠近细胞膜端的腔室与细胞膜融合、脱落，形成凋亡小体。③自噬体形成，凋亡细胞的线粒体、内质网等细胞器和其他胞质成分一起被内质网膜包裹形成自噬体，并与凋亡细胞膜融合后排出细胞外，成为凋亡小体。有的细胞在凋亡过程中并不通过上述方式形成若干个凋亡小体，而仅发生核固缩和胞质浓缩，由内陷的细胞膜包裹形成单个致密结构，也称凋亡小体（图 14-5）。

凋亡小体可被单核巨噬细胞吞噬，亦可被邻近的同类细胞吞噬及消化，如被邻近的肿瘤细胞等所谓的"非职业性"或"业余性"吞噬细胞清除。由于凋亡小体具有完整的膜结构，其内容物也无外漏，故凋亡过程不发生局部炎症反应。

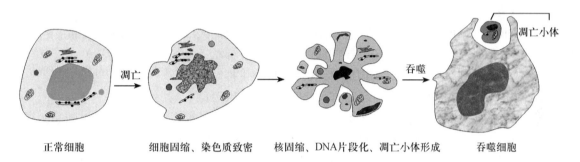

正常细胞　　　细胞固缩、染色质致密　　核固缩、DNA片段化、凋亡小体形成　　吞噬细胞

图 14-5　凋亡小体的形成与清除过程示意图

（二）凋亡细胞的生化改变

细胞凋亡时发生的生化改变比较复杂。其中，染色质 DNA 的特征性片段化断裂和 Caspase 的降解尤为重要。

1. 染色质 DNA 的特征性片段化断裂（DNA ladder）　典型的细胞凋亡以细胞核固缩、染色质 DNA 的特征性片段化断裂为主要特征。1980 年，Wyllie 等建立了细胞凋亡的体外实验模型，用糖皮质激素诱导新生大鼠胸腺细胞凋亡。研究发现，细胞凋亡过程中普遍存在着染色质 DNA 的降解，而且这种降解的特征非常明显，可产生长短不一的 DNA 片段。经电泳证实，这些 DNA 片段长度均为 180 ~ 200 bp 的整倍数，而 180 ~ 200 bp 正好是一个核小体 DNA 的长度，提示染色质 DNA 恰好是在核小体的连接部位被切断，使染色体 DNA 产生 180 ~ 200 bp 的整倍数片段，称为 DNA 片段化（fragmentation）。后来研究证实，凋亡过程中 DNA 的降解实际上是内源性内切核酸酶（endonuclease）作用的结果。内切核酸酶催化的染色质 DNA 的裂解是细胞凋亡过程中的关键环节。正常情况下，内源性内切核酸酶以无活性的形式存在于细胞核内，在细胞内、外凋亡诱导因素（如 Ca^{2+}、Mg^{2+} 和糖皮质激素等）刺激下，内切核酸酶经过一系列胞内信号转导途径被激活，而核小体连接部位易受内源性内切核酸酶的攻击，最终引发 DNA 链非随机性的降解、断裂，从而导致细胞凋亡。内源性内切核酸酶有很多种，常见的有内切核酸酶Ⅰ（DNase Ⅰ）、内切核酸酶Ⅱ（Dnase Ⅱ）和 Nuc-18 等。

细胞发生凋亡时，可以通过琼脂糖凝胶电泳观察 DNA 的降解过程，DNA 电泳图像呈梯状（ladder）条带，所以习惯上称为 DNA 梯状条带（DNA ladder）。DNA 梯状条带是鉴别细胞凋亡与否的重要标志之一。细胞坏死时，DNA 也可发生降解，但它是一种 DNA 的随机断裂，生成的片段大小不等，琼脂糖凝胶电泳表现为弥散的连续条带，与凋亡细胞呈现的梯状条带明显不同。图 14-6 是地塞米松诱导小鼠胸腺细胞凋亡的电泳结果，图中所示 DNA 梯状条带是判定细胞凋亡最客观的生化指标。

核小体间 DNA 链断裂是细胞凋亡时最常见的一种断裂方式。此外，还有大分子 DNA 片段的形成和 DNA 的单链断裂。大分子 DNA 片段是指 50 ~ 300 bp 的 DNA 片段，可单独出现在凋亡细胞中，也可与上述 DNA 梯状条带同时出现。研究者认为，这种大分子 DNA 片段可能是核小体间 DNA 链断裂的早期事件，因为在检测到大分子 DNA 片段后 4 h 才出现 DNA 梯状条带。但是，这种大分子片段与核骨架染色质环区的分子大小一致。因此，这两种方式的 DNA 链断裂，可能仅仅是内切核酸酶对 DNA 链的切割部位不同所生成的产物。如果凋亡细胞中只有大分子片段，则提示 DNA 的切割只发生在核骨架部位。

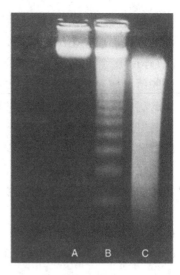

图 14-6　正常细胞细胞凋亡和坏死细胞的 DNA 电泳条带
A. 正常细胞 DNA；B. 凋亡细胞 DNA；C. 坏死细胞 DNA

DNA 拓扑异构酶（topoisomerase）是一种在生物体内广泛存在、能够调节核酸空间结构动态变化和核酸生理功能的关键酶。近来的研究表明，DNA 拓扑异构酶可能在 DNA 梯状条带的形成过程中具有极为重要的作用。以拓扑异构酶 I 抑制剂喜树碱作用于 HL-60 细胞，可引起凋亡，此时 DNA 发生单链断裂。如果立即去除药物，则断裂点可很快对接，但 4 h 后又出现核小体间 DNA 断裂，提示 DNA 单链断裂可能是细胞凋亡过程中 DNA 片段化形成的早期信号。

2. Caspase 降解　细胞凋亡过程受到不同蛋白酶的控制，因此，可将细胞凋亡视为蛋白酶级联反应的连续过程。抑制蛋白酶活性在某种程度上意味着阻止细胞凋亡的发生。调控细胞凋亡的蛋白酶有很多种，如胱天蛋白酶、颗粒酶（granzyme）和细胞分裂素等。半胱氨酸 - 天冬氨酸特异性蛋白酶（即胱天蛋白酶）（cysteine aspartic acid specific protease，caspase）家族，又称 ICE/CED3 蛋白家族，是一组存在于胞质溶胶中的半胱氨酸蛋白酶，其活性位点均包含半胱氨酸残基，能特异性识别并切割靶蛋白肽链中天冬氨酸残基之后的羧基端，故得名。

Caspase 的发现源于科学家对线虫的研究。线虫是一种食菌类线性动物，体长仅约 1 mm，平均寿命约为 10 天，因此，线虫是研究细胞凋亡良好的模式生物。在线虫体内已陆续发现一系列与凋亡相关的基因，称为线虫致死基因（*Caenorhabditis* elegans death gene，ced gene）。1993 年，三浦真幸（Miura）等首先发现哺乳动物的白细胞介素 1β 转化酶（interleukin-1β converting enzyme，ICE）与 Ced 同源，并证实 ICE 在哺乳动物的细胞凋亡过程中发挥作用。之后，在动物体内陆续发现了十余种 Ced 同源基因，它们都与凋亡的发生密切相关。1996 年，在凋亡国际会议上将哺乳动物体内与 Ced 同源的蛋白家族命名为胱天蛋白酶（caspase）家族。Caspase 能选择性地切割某些蛋白质中的天冬氨酸相关位点。该酶对靶蛋白位点的识别非常精确。在哺乳动物体内已发现的 Caspase 家族成员至少有 15 种。所有的 Caspase 都是以无活性的前体（pro-caspase）形式（即酶原形式）存在。Pro-caspase 都含有原结构域（pro-domain）、大亚基（P20）和小亚基（P10）（图 14-7）。原结构域序列长短不一，其存在对 Caspase 的活性有抑制作用。Pro-caspase 经一系列水解后，使大、小亚基解离，并去除原结构域。大、小亚基可结合形成异二聚体（P20/P10），两个异二聚体再进一步聚合形成具有催化活性的四聚体。Caspase 区别于其他蛋白酶的最显著特点是其对底物的切割位点严格地定位在天冬氨酸之后。不同的 Caspase 对天冬氨酸之前的 3 个氨基酸有不同的选择性，构成 Caspase 对底物切割的特异性。Caspase 可以根据其激活方式以及作用方式分为起始酶和效应酶。起始酶的原结构域较长，而且具有介导蛋白质相互作用的两个结构域，即死亡效应结构域（death effector domain，DED）（如 Caspase-8 和 Caspase-10）和 Caspase 激活 / 募集结构域（Caspase activation and recruitment domain，CARD）（如 Caspase-1、2、4、5、9、11、12）。Caspase 家族成员在细胞凋亡过程中的作用见表 14-3。起始酶可以通过 DED 或 CARD 与其他蛋白质作用后被激活。而效应酶需要起始酶的活化，才能切割细胞内的蛋白质底物。Caspase-3 就是典型的效应酶之一，被形象地比喻为细胞凋亡的"刽子手"。凋亡可以通过不同的因素介导而启动，但大多通过 Caspase 级联反应进行信号转导，使凋亡最终得以发生。

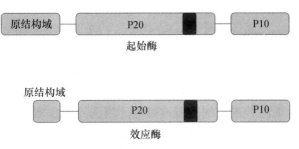

图 14-7　Caspase 家族成员结构模式图

　　颗粒酶（granzyme）是另一类参与细胞凋亡的酶。颗粒酶为丝氨酸蛋白家族成员，常见于免疫细胞（如细胞毒性 T 淋巴细胞和自然杀伤细胞）介导的细胞凋亡。这些细胞可释放颗粒酶和穿孔素（perforin），引发靶细胞凋亡。钙蛋白酶（calpain）是一种 Ca^{2+} 依赖性中性蛋白酶，与细胞凋亡时细胞膜和细胞骨架的变化相关。研究表明，地塞米松诱导胸腺细胞凋亡时，细胞内的钙蛋白酶活性升高出现在细胞形态学改变和 DNA 梯状条带之前。使用钙蛋白酶抑制剂可阻止电离辐射和地塞米松诱导的细胞凋亡。P35 蛋白可以通过抑制效应性 Caspase 的活性而抑制凋亡过程，它不仅参与死亡受体介导的细胞凋亡，还参与离子照射、糖皮质激素引起的凋亡。

表 14-3　Caspase 家族成员及其在细胞凋亡过程中的作用

名称（别名）	在细胞凋亡过程中的作用
Caspase-1（ICE）	参与白介素前体的切割；参与死亡受体介导的凋亡
Caspase-2（Nedd-2/ICH1）	Caspase 起始酶或 Caspase 效应酶
Caspase-3（apopain/CPP32/Yama）	Caspase 效应酶
Caspase-4（Tx/ICH2/ICErel-Ⅱ）	参与白介素前体的切割
Caspase-5（ICErel-Ⅲ/TY）	参与白介素前体的切割
Caspase-6（Mch2）	Caspase 效应酶
Caspase-7（ICE-LAP3/Mch3/CMH1）	Caspase 效应酶
Caspase-8（FLICE//MACH/Mch5）	死亡受体途径的起始 Caspase
Caspase-9（ICE-LAP6/Mch6）	Caspase 起始酶
Caspase-10（Mch4/FLICE2）	死亡受体途径的起始 Caspase
Caspase-11（ICH3/JCEB）	参与白介素前体的切割；死亡受体途径的起始 Caspase
Caspase-12	内质网凋亡途径的起始 Caspase
Caspase-14	Caspase 效应酶
Caspase-16（CASP14L/Gm5146）	Caspase 效应酶
Caspase-18	未知

　　3. 以胞质 Ca^{2+} 为代表的离子改变　胞质 Ca^{2+} 与细胞凋亡有密切关系。有研究认为，Ca^{2+} 可通过两条途径诱导细胞凋亡：① Ca^{2+} 升高作为凋亡信号启动凋亡，胞质内质网 Ca^{2+} 库释放、

胞外 Ca^{2+} 内流增加及其他因素，可使胞质内 Ca^{2+} 浓度持续升高，诱发细胞凋亡。②通过破坏细胞内 Ca^{2+} 的稳态而引发细胞凋亡，Ca^{2+} 的释放可以打破细胞内结构的稳定，使细胞凋亡系统的关键成分与正常时不能接触到的基质发生反应，从而启动凋亡。胞质 Ca^{2+} 浓度升高或重新分布（redistribution）诱发细胞凋亡变化的作用方式主要包括以下几种：刺激信号转导通路，活化蛋白酶、内切核酸酶和转谷氨酰胺酶（transglutaminase）等。在多种细胞凋亡转导信号途径中，可能存在一种中心信号，既是凋亡的传递分子，又是凋亡的效应分子。

（三）凋亡细胞的线粒体改变

线粒体是细胞的"动力工厂"，为真核细胞的各种生理活动提供能量。越来越多的研究证据表明，线粒体在介导细胞凋亡方面发挥重要作用。目前已证实，细胞凋亡激活途径有细胞膜死亡受体通路、线粒体通路和内质网应激通路等。当诱导凋亡的信号分子与细胞膜受体结合时，通过特异的信号通路可将死亡信号传递到胞内。而线粒体也可通过线粒体信号途径引发细胞凋亡。此外，其他通路产生的效应蛋白还可与线粒体通路蛋白发生联系，这表明线粒体在细胞死亡过程中具有重要作用。

细胞凋亡中线粒体变化的主要表现包括：①线粒体跨膜电位（$\Delta\Psi_m$）降低，在凋亡发生过程中，多种促细胞凋亡蛋白转移至线粒体，从而使线粒体膜通透性和完整性受到破坏。由于内膜对氢离子的通透性增加，故可引起线粒体膜电位降低甚至消失，导致细胞凋亡。实验发现，大多数诱导剂引起各种细胞凋亡时，都伴有 $\Delta\Psi_m$ 降低，而且发生在凋亡细胞的形态学和生物化学改变之前。②线粒体膜通透性转换孔（mitochondrial permeability transition pore，MPTP）开放，抗凋亡基因家族蛋白（Bcl-2、Bcl-xL）主要通过调节 MPTP 开放来调控细胞的凋亡。Bcl-2 多位于膜孔道处，具有抑制 MPTP 开放、降低线粒体通透性的作用，从而抑制细胞凋亡；相反，线粒体内膜上也有一类基因蛋白，如 Bax，具有促进 MPTP 开放的作用。Bcl-2 与 Bax 形同把守 MPTP 的一对"门神"，如果它们之间发生稳态失衡，则可导致细胞凋亡。③线粒体内某些凋亡诱导物释放，线粒体膜电位消失可导致 MPTP 开放，使线粒体内某些凋亡诱导物得以释放，从而启动细胞凋亡过程。例如，凋亡诱导因子细胞色素 c，在细胞凋亡过程中从线粒体膜间隙被释放到细胞质，可激活 Caspase 级联反应，进而启动细胞凋亡。凋亡发生的初始阶段，也可出现钙离子通道的门控功能丧失，造成线粒体膜两侧的电化学梯度丧失，使线粒体跨膜电位迅速下降以及电子传递与呼吸链解偶联，从而进一步引发细胞凋亡。④线粒体产生活性氧增多，ROS 是细胞凋亡的信使分子和效应分子，线粒体产生 ROS 增多可促进细胞凋亡。

四、细胞凋亡的调控

（一）细胞凋亡的基因调控

细胞凋亡是基因调控下的自我死亡过程。正常细胞接受凋亡信号的刺激后，经过一系列的信号传递，作为凋亡相关基因，可通过影响细胞内外离子和蛋白酶等化学物质及其结构的改变，最终导致细胞凋亡。根据功能不同，可将调控细胞凋亡的基因分为两大类：一类是能促进细胞凋亡的基因，如动物细胞的 *p53*、*Bax* 基因和线虫细胞的 *ced-3*、*ced-4* 基因等；另一类是能抑制细胞凋亡的基因，如动物细胞的 *Bcl-2* 基因和线虫的 *ced-9* 基因等。研究证实，来源于线虫的促凋亡基因与来源于人类细胞的促凋亡基因高度同源。抑制凋亡基因亦是如此。这提示细胞凋亡过程具有高度保守性。

1. 促进凋亡的基因

（1）*ced-3/ced-4*：*ced-3/ced-4* 基因最早是在线虫体内发现的，可促进细胞凋亡，其活化是启动凋亡甚至维持细胞凋亡所必需的。利用基因工程方法是这对基因发生突变，则突变体细胞不再发生凋亡，而且可以分化存活。

（2）*p53*：野生型 *p53*（wild-type *p53*）作为一种重要的抑癌基因，其生物学功能是在 G_1 期监视细胞基因组 DNA 的完整性。如果发生 DNA 损伤，P53 蛋白就会将细胞停留在 G_1 期，待 DNA 修复后再进入 S 期。如果损伤不能修复，则可诱导细胞凋亡，从而避免细胞发生癌变。

（3）*fas*：又称 APO-1/CD95，属 TNF 受体家族。*Fas* 基因编码产物是分子量为 45 kDa 的跨膜蛋白，分布于胸腺细胞、活化的 T 淋巴细胞和 B 淋巴细胞、巨噬细胞以及肝、脾、肺、心、脑、肠、睾丸和卵巢细胞等。Fas 蛋白与 Fas 配体结合后，可激活 Caspase，从而导致靶细胞走向凋亡。

2. 抑制凋亡的基因

（1）*Bcl-2*：现已发现至少 19 个同源物，它们在线粒体参与的凋亡过程中起调控作用，能控制线粒体内细胞色素 c 等凋亡因子的释放。Bcl-2 家族成员均含有 1～4 个 Bcl-2 同源结构域（BH1～4），并且通常有一个羧基端跨膜结构域（C-terminal transmembrane region，CTM）。根据结构和功能可将 *Bcl-2* 基因家族分为两类（图 14-8），一类可抑制凋亡，如 *Bcl-2*、*Bcl-xL*、*Bcl-w*、*Mcl-1*；另一类可促进凋亡，如 *Bax*、*Bak*、*Bim*。另外，在促凋亡蛋白中还有一类仅含 BH3 结构，如 *Bid*、*Bad*。

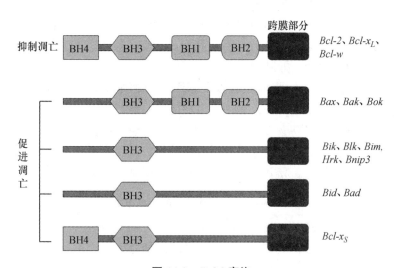

图 14-8　*Bcl-2* 家族

虽然 Bcl-2 蛋白存在于线粒体膜、内质网膜以及外核膜上，但主要定位于线粒体外膜，可拮抗促凋亡蛋白的功能。而大多数促凋亡蛋白则主要定位于细胞质，一旦细胞受到凋亡因子的诱导，即可以向线粒体转位，通过寡聚化在线粒体外膜形成跨膜通道，或者开启 MPTP，从而导致线粒体内的凋亡因子释放，激活 Caspase，最终导致细胞凋亡。

（2）存活蛋白：存活蛋白（survivin）属于凋亡抑制蛋白（inhibitor of apoptosis protein，IAP）家族中的新成员，由定位于第 10 号染色体的 Survivin 基因所编码，含有 8 个外显子，142 个氨基酸，分子量为 16.3 kDa。存活蛋白在胚胎及胎儿期的表达非常丰富，而在成人正常细胞中，除胎盘和胸腺微弱表达外，其他组织基本很难检测到存活蛋白的表达。转基因技术证实，存活蛋白与 Caspase 特异性结合，可抑制 Caspase-3、Caspase-7 的活性，从而阻断各种刺激诱导的细胞凋亡过程。存活蛋白的结构具有以下特点：①N 端只有一个较为保守的杆状病毒属凋亡抑制蛋白重复序列（baculovirus IAP repeat，BIR），该结构域是发挥凋亡抑制作用的主要元件；② BIR 分子被 Cys46-Pro47-Thr48 三个氨基酸构成的插入序列分成两半；③ C 端缺乏锌指结构，而含有 1 个由 42 个氨基酸构成的 α 螺旋结构，其晶体结构呈广泛二聚体化排列，体外实验显示这种结构特征可显著增强其凋亡抑制功能（图 14-9）。

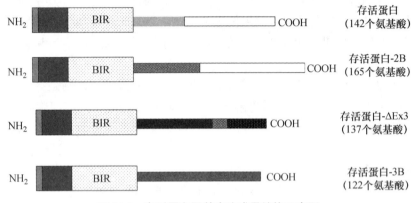

图 14-9　存活蛋白及其家族成员结构示意图

（3）生存蛋白：生存蛋白（livin）与存活蛋白类似，由 *livin* 基因所编码，也是凋亡抑制蛋白家族的新成员。生存蛋白的 N 端含有一个 BIR 结构域，C 端含有一个 RING 结构域，BIR 功能区是其发挥抗凋亡活性的必需结构。根据该基因转录产物剪切方式不同，可分别编码生存蛋白 α 与生存蛋白 β。生存蛋白在大多数正常组织中不表达，仅发现在妊娠的胎盘滋养细胞和间质细胞中有表达，而在大多肿瘤细胞中呈高表达。生存蛋白对细胞凋亡的抑制作用主要依靠 BIR 结构域，其可以与 Caspase 家族结合，尤其是 Caspase-3，并抑制其活性，从而阻断凋亡受体和线粒体相关的凋亡途径，抑制细胞凋亡。

（4）其他基因：实际上，细胞内还有很多基因参与细胞凋亡的调控，如 *myc* 基因。*Myc* 家族与人类多种恶性疾病的发生有关，是一个多功能的原癌基因，可促进细胞分裂，并参与细胞分化及细胞凋亡。细胞在 *C-myc* 的作用下是发生增殖还是发生凋亡，完全取决于细胞接受的外来信号。如果细胞接受的外来信号是存活刺激信号，则可激活其功能结构域，引起细胞增殖；反之，则可导致细胞凋亡。*Myc* 家族成员的基本作用见表 14-4。

表 14-4　*Myc* 家族成员的基本作用

成员	功能
C-myc	参与细胞转化、凋亡；延续细胞周期进程
L-myc	参与细胞转化；延续细胞周期进程
N-myc	与 *L-myc* 相同
S-myc	参与生长抑制和凋亡
B-myc	抑制肿瘤转化

转化生长因子 β1（transforming growth factor -β1，TGF-β1）是与细胞凋亡密切相关的细胞内源性生长因子，属于表皮生长因子抑制因子，是参与各种器官的分化和退化的蛋白家族成员之一。TGF-β1 对细胞的生长具有双重作用，其效应取决于细胞的类型，依赖于其他生长因子的存在。TGF-β1 对不同的细胞可发生不同的效应。例如，对于成纤维细胞等类型的细胞，TGF-β1 的作用主要是刺激细胞分裂，而对大多数上皮细胞，则可抑制其生长。上述基因表达可促进或抑制细胞凋亡的发生。但是，单一基因表达往往不足以引发细胞凋亡，常需要几种基因协调一致，共同调节凋亡过程。

（二）细胞凋亡信号转导及其调控机制

细胞凋亡是受基因调控的细胞程序化死亡过程，在正常情况下并不随意启动。除少数情况下细胞凋亡可自发产生外，多数情况下只有在细胞受到凋亡诱导因素作用后才能启动细胞凋亡。参与细胞凋亡调控的因素很多，可分为诱导凋亡因素和抑制凋亡因素两大类。诱导凋亡因素包括：①理化因素，如电离辐射、高温、强酸、强碱、乙醇、细胞毒性抗肿瘤药物等，均可导致细胞凋亡。②激素和生长因子失衡，激素和生长因子是细胞生长不可缺少的因素，激素和生长因子过多或缺乏均可导致细胞凋亡。③病原体，细菌、病毒等病原微生物及其毒素可诱导细胞凋亡。抑制凋亡因素主要包括：①部分细胞生长因子，有的细胞生长因子（如 IL-2、神经生长因子等）具有抑制凋亡的作用，当从细胞培养液中去除这些因子后，依赖它们的细胞就会发生凋亡；反之，在培养液中加入相应的生长因子，可促进细胞内存活基因的表达，细胞凋亡则受到抑制。②部分激素，某些激素（如促肾上腺皮质激素、睾酮和雌激素等）可抑制靶细胞凋亡。③其他因素，某些二价金属阳离子（如 Zn^{2+}）、药物（如苯巴比妥、半胱氨酸蛋白酶抑制剂）、病毒（如 EB 病毒、牛痘病毒等）和中性氨基酸也具有抑制细胞凋亡的作用。

不同的凋亡信号在细胞内可引发不同的凋亡信号转导途径。根据信号的来源，可以将细胞凋亡信号转导途径分成两条：外源性凋亡途径和内源性凋亡途径。这两条通路最后都可汇聚到一点，即 Caspase 的激活。

1. 外源性凋亡途径　又称死亡受体（death receptor）通路，是由胞外肿瘤坏死因子（tumor necrosis factor，TNF）超家族成员（如 TNFα、FasL/CD95L、TRAIL 等）与死亡配体结合引发的。例如，配体 FasL 与死亡受体 Fas 结合后，可诱导 Fas 胞质区内的死亡结构域（death domain，DD）结合 Fas 衔接蛋白 FADD，FADD 可募集 Caspase-8 酶原形成死亡诱导信号复合物；Caspase-8 酶原通过自身剪切被激活，进而启动 Caspase 的级联反应，一方面使 Caspase-3、Caspase-6、Caspase-7 等效应酶激活，降解胞内的结构蛋白和功能蛋白，导致细胞凋亡（图 14-10A）；另一方面活化后的 Caspase-8 能切割 Bid 的 C 端，脱去 C 端的 Bid 很快被转运到线粒体，可诱导细胞色素 c 从线粒体释放至胞质中。细胞色素 c 通过与凋亡蛋白酶激活因子 1（apoptosis protease activating factor，Apaf1）相互作用，将 Caspase-9 酶原激活。Caspase-9 可直接激活 Caspase-3，导致核膜崩解及核 DNA 断裂等结果（图 14-10B）。Apaf1 两侧区域具有与 Caspase-9 酶原结合的位点，因此，Apaf1 实际上是 Caspase-9 的上游活化物，Caspase-9 的激活表明凋亡已进入结局阶段。如果将 Caspase-3 比作细胞凋亡的"刽子手"，Caspase-9 则是凋亡的"发起者"（initiator）。由此可知，死亡受体通路和线粒体通路在凋亡发生过程中并不是绝对孤立的，线粒体通路有效地放大了凋亡信号，使细胞凋亡级联反应能够迅速进行。

2. 内源性凋亡途径　又称线粒体途径，是线粒体释放细胞色素 c 后所介导的凋亡通路。线粒体是细胞生命活动的控制中心，它不仅是细胞呼吸链和氧化磷酸化的中心，而且是细胞凋亡的调控中心。细胞色素 c 从线粒体释放是细胞凋亡的关键步骤。释放到胞质中的细胞色素 c 在脱氧腺苷三磷酸（dATP）存在的条件下能与 Apaf1 结合，使其形成多聚体，并促使 Caspase-9 酶原与其结合形成凋亡体（apoptosome），引发 Caspase 的级联效应，导致细胞凋亡（图 14-10B）。Caspase 效应酶在细胞内能够切割 400 多种底物，如核纤层蛋白、蛋白激酶、骨架蛋白、DNA 修复酶以及包括调控 mRNA 剪切、DNA 复制在内的功能蛋白质等。在细胞凋亡的内源性途径中，细胞色素 c 的释放是关键，源于线粒体外膜通透性的改变。线粒体外膜通透性主要受到 Bcl-2 家族的调控。

受体介导的信号并不一定都可导致细胞凋亡，也有可能抑制细胞凋亡。在研究神经生长因子保护脑细胞的实验中，科学家们发现，阿尔茨海默病的病因可能与细胞凋亡有关。利用神经

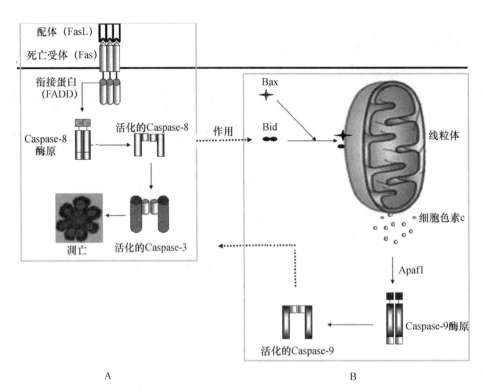

图 14-10 FasL 死亡受体信号通路

生长因子（nerve growth factor，NGF）可以延缓实验动物阿尔茨海默病的发生，提示缺乏生长因子的信号刺激同样可以导致细胞凋亡。图 14-11 显示了神经生长因子在细胞凋亡过程中的作用。在这条途径中涉及一种凋亡蛋白 Bad，它是胞质中的一种可溶性凋亡前体蛋白，以磷酸化（活化）和非磷酸化（失活）两种形式存在。非磷酸化的 Bad 与线粒体膜的 Bcl-2/Bcl-xL 结合后，可阻止 Bcl-2 作为抗凋亡蛋白发挥作用，因而使细胞朝凋亡的方向发展。但当有 NGF 等生长因子作用时，NGF 等信号经磷脂酰肌醇 3- 激酶（phosphoinositide 3-kinase，PI₃K）和 Akt 激活 Bad 并使其磷酸化。磷酸化的 Bad 由于与 14-3-3 蛋白（一种参与 Raf 活化的中间体）具有高度亲和力，因而被紧紧固定住，不再具有与 Bcl-2/Bcl-xL 结合的能力，此时，Bcl-2/Bcl-xL 的抗凋亡作用得以显现。此外，Bcl-2/Bcl-xL 的抗凋亡作用还与抑制 Bax 有关。Bax 是跨线粒体膜的蛋白二聚体，常聚集在一起（寡聚体），形成类似于离子通道样的蛋白孔道。Bcl-2/Bcl-xL 可阻止 Bax 孔道开放，限制胞质离子向线粒体内流和线粒体内细胞色素 c 的"外漏"（leak out）。如果细胞未受到 NGF 等生长因子的刺激，Bad 就会紧紧地结合在 Bcl-2/Bcl-xL 上，从而限制其抗凋亡作用。

细胞凋亡的信号转导过程如图 14-12 所示。在细胞凋亡通路中共有 3 组蛋白质，分别发挥调节、衔接和效应三种功能。作为调节因子，线虫体内的 Ced-9 和哺乳动物细胞中的 Bcl-2 在线粒体内源性凋亡途径中发挥作用；衔接因子 ced-4 和 Apaf1 的作用则具有双重性，它们一方面受控于 ced-9 和 Bcl-2，具有传导凋亡抑制信号的作用，阻止凋亡的发生；另一方面又可以促进细胞凋亡，这在非生长因子刺激的凋亡中尤为突出。Caspase 家族蛋白作为效应分子，激活 Caspase 可直接导致细胞内各种物质降解，最终导致细胞死亡。

3. 内质网介导的凋亡通路 这一信号通路是近年来发现的促进细胞凋亡的信号途径。内质网（endoplasmic reticulum，ER）是真核细胞中重要的细胞器，它是由封闭的膜系统及其围成的腔形成的互相沟通的三维网状结构。内质网是细胞内蛋白质合成的主要场所，同时也是胞内钙离子的主要储存库。当钙离子稳态发生改变及未折叠或错误折叠蛋白质在内质网内蓄积时，可以引发内质网应激（endoplasmic reticulum stress，ERS），从而介导细胞凋亡。内质网应激引起凋亡也是通过激活 Caspase 来实现的。Caspase-12 的前体位于内质网，可以被钙离子激活。同时，钙蛋白酶以及胞质中的 Caspase-7 也能激活内质网上的 Caspase-12 前体；活化的 Caspase-12 被转运到胞质中后，可与 Caspase-9 介导的凋亡途径相结合，最终导致细胞凋亡。内质网应激发生后，可激活 IRE1、PERK 和 ATF6 三条通路。目前已证实，CHOP（C/EBP homologous protein）是后两条通路中的汇聚分子，具有抑制生长（growth arrest）和诱导 DNA 损伤的作用，其编码基因为 *GADD153*（growth arrest and DNA damage-inducible gene 153）。从许多疾病患者的机体组织中，均可发现 *GADD153* 基因表达上调。内质网介导的凋亡是细胞的一种自我保护机制，以维持生存为目的。

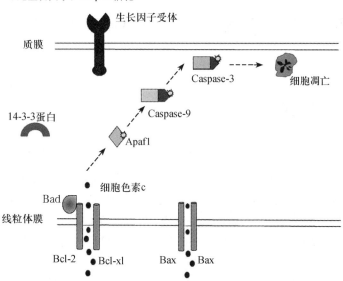

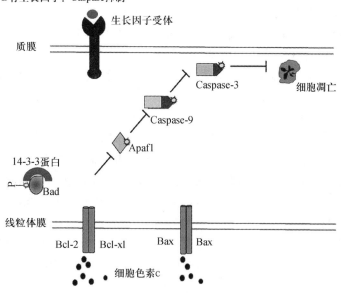

图 14-11　NGF 受体介导的凋亡信号通路示意图

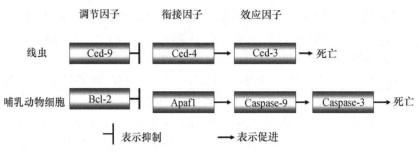

图 14-12   线虫和哺乳动物细胞凋亡的信号转导示意图

第三节   其他类型的程序性细胞死亡

一、自噬性细胞死亡

　　细胞自噬（autophagy）是细胞在进化过程中高度保守的物质降解过程，溶酶体与生物大分子、受损的细胞器甚至细胞本身相融合，均可通过自噬加以降解。自噬体不断消化细胞质中的组分，如果细胞器损坏程度过于严重，超出自噬作用的控制范围，细胞就将走向死亡，这种死亡方式称为自噬性细胞死亡（autophagic cell death，ACD）。目前已发现自噬参与了蛋白质、脂质、受损细胞器和蛋白聚集体的降解。大量研究表明，细胞自噬在细胞存活、细胞死亡、抗原呈递、病原体感染过程中发挥着重要作用。

　　正常动物细胞为了维持细胞内环境的动态平衡，需要不断降解功能失常或不需要的细胞结构，如各种蛋白质、细胞器以及各种胞质组分。通常，寿命较短的蛋白质（如调控蛋白等）可通过泛素 - 蛋白酶体系统（ubiquitinproteasome system，UPS）进行降解；而寿命较长的蛋白质及细胞结构则通过细胞自噬途径，由溶酶体进行降解。在自噬的过程中，部分或整个细胞质、细胞器被包裹进双层膜形成的囊泡，这种结构称为自噬泡（autophagic vacuole）或自噬体（autophagosome）。自噬体形成后很快变成单层膜，然后与溶酶体结合形成自噬溶酶体（autophagolysosome，autolysosome）。在自噬溶酶体中，待降解的物质在多种酶的作用下分解成氨基酸和核苷酸等，进入三羧酸循环，产生小分子和能量，再被细胞所利用，以实现细胞自身的代谢需要和细胞器的更新。因此，自噬作用在消化物质的同时，也为细胞内新细胞器的构建提供原料，即实现细胞结构的再循环。电镜下观察到的细胞自噬的形态特征是细胞内出现大的双层膜包裹的泡状结构，其中常包裹着整个细胞器，如线粒体、过氧化物酶体等，即自噬体。自噬体双层膜来自内质网或细胞质中的膜泡。膜泡又称吞噬泡，膜前体物受到饥饿等刺激时，可逐渐融合并形成杯状吞噬泡；同时，膜泡扩展并包裹一部分胞质、待分解的蛋白质、细胞器等物质，然后吞噬泡逐渐闭合，形成双层膜的自噬体。细胞自噬的过程包括膜泡的形成、扩展和自噬体形成三个阶段，自噬体与溶酶体融合后形成自噬溶酶体，继而其内含物被溶酶体中的水解酶消化（图 14-13）。

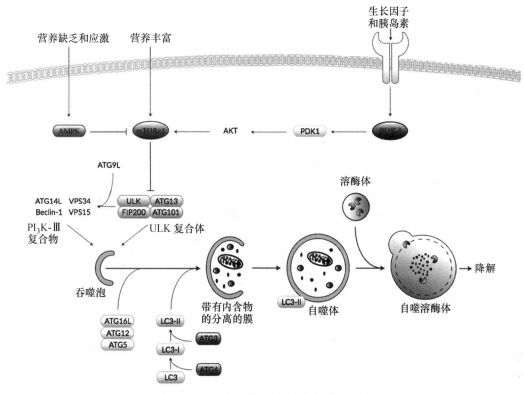

图 14-13　细胞自噬过程及参与调节的因素

　　在正常细胞中，细胞自噬持续地以较低速率进行。当细胞遇到特殊情况（如动物发育的特殊阶段）或细胞出现代谢异常（如营养缺乏或生长因子缺乏）时，可出现大量细胞自噬。分子和细胞器通过自噬被降解，为蛋白质合成提供能量和必需氨基酸，因此，自噬是促进细胞存活的自我保护机制。同时，细胞自噬具有自我"清理门户"的功能，与泛素介导的蛋白质降解途径不同，细胞自噬不仅能够降解错误折叠的蛋白多聚物，还能够降解功能失常的细胞器，甚至可以清除细胞内的病原体。与其他生物学活动一样，细胞自噬也是在基因调控下进行的。目前已克隆出若干与细胞自噬作用相关的基因。自噬基因（autophagy-related gene，Atg）作为细胞自噬过程中的关键基因，首先从酵母中被发现。目前已发现该家族成员超过 30 个，其中大部分在线虫、果蝇等模式生物中发现的 Atg 基因在哺乳动物细胞内均有同源蛋白。Atg 蛋白家族彼此形成复合物，在细胞自噬的各个阶段发挥作用。例如，Atg1、13、17 负责接收细胞营养状态的信号；Atg6 可介导分离膜泡的形成；Atg5、8 和 12 负责介导膜泡的扩展。在细胞正常的状态下，生长因子（如胰岛素）浓度正常，与细胞表面受体结合后，可激活磷脂酰肌醇 3- 激酶（phosphoinositide 3-kinase，PI₃K），进而活化激酶 Akt/PKB，再通过结节性硬化症相关蛋白 TSC1/2 和 G 蛋白 Rhe b 活化蛋白激酶哺乳动物雷帕霉素靶蛋白（mammalian target of rapamycin，mTOR），后者能够抑制 Atg1 的激酶活性，从而抑制细胞自噬的发生；当细胞处于营养缺乏等应激状态时，生长因子浓度降低，mTOR 的活性被抑制，导致 Atg1 活化，促进自噬体的形成。

　　研究发现，在生长因子缺乏的情况下，糖原合酶激酶 3（glycogen synthase kinase-3，GSK3）活性增高并发生磷酸化，继而激活乙酰转移酶 TIP 60；在葡萄糖缺乏的情况下，AMP 依赖性蛋白激酶（adenosine monophosphate dependent protein kinase，AMPK）通过磷酸化被激活，使自噬体中的蛋白激酶 ULK1（即 Atg1）的乙酰化水平增强而启动细胞自噬（图 14-14）。另外还有研究发现，乙酰化酶 Esa1 和去乙酰化酶 Rpd3 可通过乙酰化作用调节 Atg3 和 Atg8 的相互作用而影响自噬。

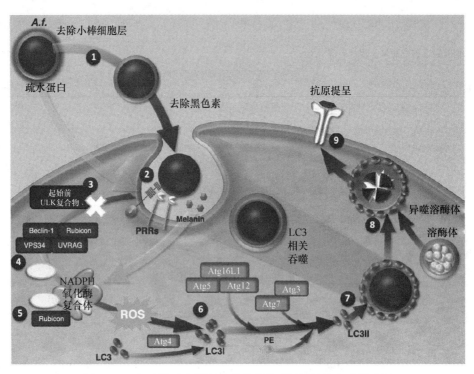

图 14-14　细胞缺乏生长因子或葡萄糖时诱导细胞自噬模式图

除 *Atg* 基因外，微管相关蛋白 1 轻链 3（microtubule associated protein 1 light chain 3，*LC3*）- Ⅰ/Ⅱ基因在调节自噬方面也具有重要作用（图 14-15）。LC3 是一种胞质可溶性蛋白，分子量为 17 kDa，广泛存在于哺乳类动物细胞以及培养细胞中。自噬发生后，胞质蛋白或细胞器等需要降解的成分被自噬体吞噬；同时，在多种 Atg 作用下，胞质中的 LC3- Ⅰ可与磷脂酰乙醇胺（PE）共价结合，形成 LC3- Ⅰ/PE，即 LC3- Ⅱ，后者即可被招募到自噬体膜表面。当自噬体与溶酶体融合并形成自噬溶酶体后，自噬底物即开始在自噬溶酶体中降解。与此同时，LC3- Ⅱ也在自噬体腔内发生降解，因此，溶酶体中出现 LC3- Ⅱ在某种程度上可以反映自噬的活化程度。鉴于 LAP（LC3-associated phagocytosis）信号通路存在于绝大多数细胞自噬过程中，因此被认为是最重要的自噬调节系统之一。采用蛋白质印迹法和免疫荧光检测 LC3- Ⅱ已成为评价自噬进程的可靠方法。

知识拓展

细胞自噬的发现

科学家大隅良典（Yoshinori Ohsumi）由于在细胞自噬研究中做出的突出贡献而获得 2016 年诺贝尔生理学或医学奖。大隅良典克隆了第一个酵母自噬基因 *Atg1* 和 *LC3*，并阐明了细胞自噬的分子机制和生理功能。比利时科学家迪夫（C. Duve）于 20 世纪 50 年代通过电镜观察到了自噬体的结构，并于 1963 年首先提出了"自噬"这一说法。细胞自噬是细胞应对恶劣环境的一种主动反应，即通过自体吞噬的方式获得能量物质，以应对各种不利因素；细胞凋亡则是细胞整体的主动死亡方式。

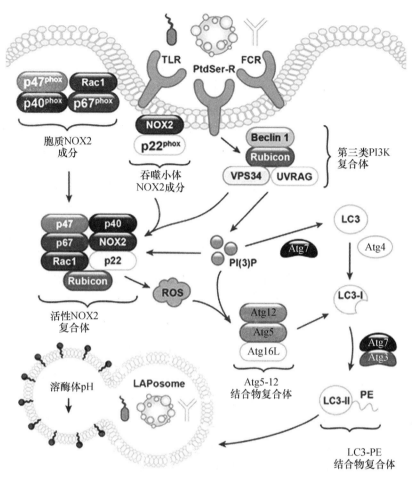

图 14-15　LC3 介导的细胞自噬作用

二、细胞焦亡

细胞焦亡（pyroptosis）是近年发现的一种伴有炎症反应的程序性细胞死亡方式。"焦亡"一词源自古希腊语，是"pyro"（发热）与"ptosis"（意为炎症引发的程序性细胞死亡）的组合。2005 年，芬克（S. L. Fink）和库克森（B. T. Cookson）观察到感染沙门氏菌和志贺菌的细胞因炎症而死亡的现象，这种死亡有别于坏死和凋亡，称为焦亡。与凋亡相比，焦亡发生的速度更快。细胞焦亡在形态学上同时具有坏死和凋亡的特征。与细胞凋亡相似的是，发生焦亡的细胞同样可出现细胞核浓缩、染色质 DNA 断裂以及 TUNEL 检测呈阳性、膜联蛋白 V 染色呈阳性。但与凋亡不同的是，细胞发生焦亡时，细胞膜上可形成众多 1 ~ 2 nm 的孔隙，使细胞膜失去完整性，导致细胞膜失去调控物质进出的能力，最终导致细胞膜溶解，并释放出细胞内容物，从而诱发炎症反应。

细胞焦亡是机体受到病原微生物入侵刺激后启动的免疫防御反应，对拮抗和清除病原体感染以及内源性危险信号具有重要作用。细胞发生焦亡时，可释放白细胞介素 -1β（interleukin-1β，IL-1β）和白细胞介素 -18（IL-18），能够募集更多的炎症细胞，加重炎症反应。过度的细胞焦亡可诱发多种自身炎症性疾病和自身免疫性疾病。目前认为细胞焦亡由两种 Caspase 介导，即 Caspase-1 和 Caspase-4/5/11。存在于小鼠体内的炎性半胱氨酸蛋白酶包括 Caspase-1 和 Caspase-11；存在于人体内的炎性半胱氨酸蛋白酶包括 Caspase-1、Caspase-4 和 Caspase-5。研究发现，Gasdermin 蛋白家族可诱发细胞焦亡，所以细胞焦亡又称 Gasdermin 家族介导的细胞程序性坏死。人类 Gasdermin 家族由 Gasdermin A（GSDMA）、Gasdermin B（GSDMB）、Gasdermin C（GSDMC）、Gasdermin D（GSDMD）、Gasdermin E（GSDME，又称 DFNA5）和 Pejvakin（PJVK，又称 DFNB59）组成。除 PJVK 外，所有 Gasdermin 均有保守的双结构域：C 末端结构域（GSDM-C）和 N 末端结构域（GSDM-N），N 末端具有成孔活性，具有诱导细胞发生焦亡的特征。例如，GSDMD 可被炎性 Caspase-1、4、5、11 特异性激活，切割成 GSDMD-N（p30 片段）和 GSDMD-C（p20 片段）。GSDMD-C 存在于胞质中，GSDMD-N 具有亲脂特性，可与细胞膜内侧的磷脂酰肌醇、细菌质膜外侧的心磷脂特异性结合，在膜中寡聚化形成直径为 10～16 nm 的孔，并通过该孔分泌较小直径的底物，最终导致膜破裂，释放出整个细胞内容物。

研究人员相继证实，在人体和小鼠体内存在着经典焦亡途径和非经典焦亡途径两种焦亡方式，即由炎症小体激活 Caspase-1 介导的经典细胞焦亡途径以及由胞质脂多糖（lipopolysaccharide，LPS）激活 Caspase-4/5 /11 介导的非经典细胞焦亡途径。当细胞受到不同的刺激时，可通过不同的通路启动焦亡进程，从而参与疾病的发生与发展。

三、细胞铁死亡

铁死亡（ferroptosis）是一种铁依赖性的，区别于细胞凋亡、细胞坏死和细胞自噬的新型细胞程序性死亡方式。2012 年，迪克森（Dixon）等发现致死的小分子化合物 erastin 能够引发铁离子依赖的细胞死亡，并将其命名为铁死亡。铁死亡激活剂 Erastin 对表达癌基因 ras 的细胞有选择性渗透作用，用 10 μmol/L 的 erastin 处理人纤维肉瘤细胞 HT1080 后，细胞内 ROS 增加，随之细胞死亡；如果加入铁离子螯合剂，细胞内 ROS 和细胞死亡则会被抑制。铁死亡的主要机制是：在二价铁或脂氧合酶的催化作用下，细胞膜上高表达的不饱和脂肪酸发生脂质过氧化，从而诱导细胞死亡。此外，细胞内抗氧化体系（谷胱甘肽和谷胱甘肽过氧化物酶 4）的表达量降低，不能将有毒性的磷脂过氧化物转化为无毒的磷脂醇和氧化型谷胱甘肽（图 14-16）。研究发现，RSL3、六甲蜜胺等药物或能干扰谷胱甘肽过氧化物酶 4（glutathione peroxidase 4，GPx4）表达的因素均可诱导铁死亡的发生。发生铁死亡的细胞表现为脂质过氧化增高，ROS 升高，线粒体变小，膜密度增高，嵴减少。通过消耗 GSH 可间接使 GPx4 无法发挥功能也可导致铁死亡的发生。铁死亡的发生需要以下几个重要环节：

1. Fe^{2+}/Fe^{3+} 参与活性氧（reactive oxygen species，ROS）形成 食物中的铁元素通过十二指肠黏膜的肠上皮细胞被人体吸收，肠上皮细胞内的铁离子还原酶将 Fe^{3+} 还原成 Fe^{2+}，并由转运蛋白转运至细胞中，通过酶促反应或者非酶促反应参与活性氧（ROS）形成，进而启动脂质过氧化。

2. GSH 和 GPx4 的合成 GSH 的合成需要细胞外胱氨酸通过特定转运蛋白——胱氨酸 /谷氨酸逆向转运体（system Xc⁻）进入细胞。细胞依靠 system Xc⁻ 介导细胞外胱氨酸和细胞内谷氨酸的交换。胱氨酸进入细胞后被还原为半胱氨酸，随后合成 GSH，以调节下游脂质过氧化的过程。还原性谷胱甘肽（glutathione，GSH）作为底物合成 GPx4，GPx4 可使脂质过氧化的过氧键转变为羟基，从而失去其过氧化物的活性。半胱氨酸可直接限制谷胱甘肽的生物合成。

3. 铁和多不饱和脂肪酸（polyunsaturated fatty acid，PUFA）共同推动铁死亡的发生 当细胞无法通过抗氧化机制将胞内多余的活性氧有效清除时，积累的氧化性脂类物质则可诱发铁死亡。若还原型谷胱甘肽（GSH）作为底物合成 GPx4，则可反向调控铁死亡。

4. 脂质过氧化物是铁死亡的最终执行者　脂质过氧化的反应底物是脂肪酸。与饱和脂肪酸、单一不饱和脂肪酸相比，多不饱和脂肪酸更容易发生氧化，氧化后即可诱导铁死亡。脂质过氧化物的积累是铁死亡的标志性事件。

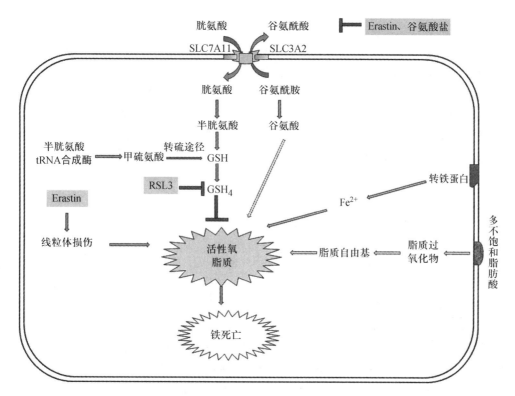

图 14-16　细胞铁死亡的机制

四、有丝分裂细胞死亡

有丝分裂细胞死亡（mitotic cell death，MCD）又称有丝分裂灾变（mitotic catastrophe），是指细胞在有丝分裂过程中死亡的现象。有丝分裂细胞死亡现象最初是在研究 X 线杀伤肿瘤细胞机制时发现的。用 1.4 Gy 吸收剂量的 X 线照射叙利亚仓鼠细胞时发现，79% 的细胞克隆停止生长，21% 的细胞克隆缓慢生长，停止生长的细胞形成多个微核而死亡。有丝分裂细胞死亡表现为细胞多核化、细胞体积变大、DNA 多倍体、DNA 电泳条带弥散等特点。与细胞凋亡时相比，其微核均染、不出现亚 G_1 期峰。胞内或胞外很多因素的刺激都可导致有丝分裂细胞死亡，裂亡的细胞将越过细胞周期关卡的调控，往往是一个细胞周期还未结束就开始进入下一个细胞周期，如 DNA 复制前就开始子细胞的形成过程。这些细胞在形态上表现出正常分裂的特点，如细胞外基质降解、细胞变圆、细胞体积减小、染色质凝集、核纤层解聚、核膜崩解等，在此情况下，也可形成纺锤体，但染色体不能正确定向进入细胞两极。在某些特定条件下，发生有丝分裂死亡的细胞可以恢复有丝分裂而成为间期多倍体细胞。

细胞分裂与细胞死亡是生命运动在微观水平上表现出的对立统一，对细胞死亡的研究迟于细胞分裂将近 1 个世纪。细胞面对死亡有多种选择，可以是坏死、凋亡、自噬、焦亡、有丝分裂细胞死亡，也可能是某种未知的死亡方式。对于细胞死亡方式的全面探索以及不同死亡方式之间相互关系的揭示，不但能够丰富人类对生命现象的认识，而且可以为癌症和老年性疾病的防治提供理论依据。

第四节   细胞衰老、死亡与疾病

预计到 2050 年，全球 60 岁以上老年人将达到 20 亿，即每 5 个人中将有 1 个老年人，发达地区老年人的比例将更高。中国也将进入老龄化社会，确保老年人享有健康和较高的生活质量已成为生命科学和社会科学共同关注的重大问题，加快衰老生物学与延缓衰老的研究有重要的科学意义和社会价值。20 世纪 90 年代以来，细胞凋亡研究成为生命科学领域的重要课题。细胞凋亡与细胞增殖在正常人体保持动态平衡，一旦出现紊乱，即可导致疾病的发生。新的程序性细胞死亡方式不断被发现，其与疾病的关系受到广泛关注。细胞衰老和细胞死亡的研究更是治疗众多老年性疾病的基础。

一、细胞衰老与疾病

沃纳综合征患者 *WRN* 基因可出现异常。WRN 蛋白位于核仁内，参与 DNA 解旋，是正常细胞生命周期所必需的。当 *WRN* 基因发生突变后，就会引起衰老的提前发生和寿命的缩短。早老症（progeria）患儿在童年时期就开始迅速老化，其身体衰老速度比正常衰老过程快 5～10 倍，貌如老人。研究发现，其编码核纤层的 *LAMIN* 基因突变，使核纤层蛋白出现异常，可导致细胞核内遗传物质不稳定性增加，导致机体提前发生衰老。

细胞衰老与老年性疾病（如神经退行性疾病、动脉粥样硬化性心血管疾病、糖尿病及肿瘤等）密切相关。神经细胞发生衰老、丢失及死亡与阿尔茨海默病（Alzheimer's disease，AD）、帕金森病（Parkinson's disease，PD）和肌萎缩侧索硬化（amyotrophic lateral sclerosis，ALS）等疾病有关，受累的神经细胞可出现慢性进展性退行性病变，患者表现为行为异常和功能障碍。随着全球人口老年化进程的加快，神经退行性病变日益严重。因此，延缓神经细胞衰老进程已成为研究重点。

> ⊙ **临床应用**
>
> ### 神经干细胞治疗神经细胞衰老性疾病
>
> 神经干细胞（neural stem cell，NSC）具有自我更新能力和多向分化潜能，可以分化成神经元、少突胶质细胞和星形胶质细胞等，对中枢神经系统的发育、维持和修复有重要作用。目前，利用神经干细胞进行细胞的替代治疗和基因治疗已经成为治疗多种神经系统疾病的新策略，如利用神经干细胞可延缓神经系统疾病的进展。来源于诱导性多能干细胞（iPSC）的多巴胺能神经元移植相关人类临床试验于 2019 年已在一些国家开始（ID：UMIN000033564）。

二、细胞凋亡与疾病

细胞凋亡不足可导致病变细胞增多、受累器官体积增大、功能异常，进而引起疾病的发生。而有的疾病在发生、发展过程中，很多致病因素可诱发细胞凋亡，细胞凋亡过度是某些疾病发生与演变的细胞学基础。

（一）细胞凋亡不足

1. 肿瘤　过去，人们一直认为肿瘤的发生主要与细胞增殖和分化异常有关，认为肿瘤是一种增殖紊乱或分化异常性疾病。随着细胞凋亡研究的深入，人们逐渐认识到肿瘤的发生与细胞凋亡不足也有密切的关系，认为肿瘤是由于"凋亡障碍"导致的。大量实验结果证明，生物体内每一个器官的细胞数量都有严格的界限，该器官一旦受到损伤，即可通过残留细胞的再生（一种细胞增殖方式）来恢复原有的细胞数量。另外，还有一些增殖活跃的组织（如骨髓、小肠上皮和子宫内膜），其细胞在正常状态下也会发生蜕变和死亡，但这些组织的自我更新能力都很强，一般不会引起机体的病理改变。但凋亡不足时，有的细胞会进入无序、失控的生长状态，本应通过细胞凋亡方式而自行死亡的细胞会意外地存活下来。研究表明，肿瘤的发生和发展与肿瘤细胞的凋亡相关且共存，与细胞凋亡的速度密切相关。研究证实，癌前病灶中细胞凋亡率比周围正常组织高约 8 倍，提示细胞凋亡可能参与肿瘤的起始过程，而正常细胞癌变前对细胞凋亡作用异常敏感，很容易经凋亡途径被清除，提示癌变前细胞可通过凋亡作用，对机体清除"异常"而进行自我保护。同时，肿瘤细胞作为幼稚分化细胞，其自身的遗传具有不稳定性，可逃避机体免疫系统的监控而免于凋亡，进而导致肿瘤的发生。因此，肿瘤不仅是细胞增殖和细胞分化异常导致的疾病，同时也是凋亡异常导致的疾病。

2. 自身免疫性疾病　自身免疫性疾病是指机体对自身抗原发生免疫应答而导致自身组织损伤和功能障碍的一类疾病。正常情况下，免疫系统在发育过程中已将针对自身抗原的免疫细胞进行了清除，其中一种清除方式就是细胞凋亡。如果凋亡不足，则不能有效地清除自身免疫性细胞而导致自身免疫性疾病。Fas 是存在于多种细胞（包括肿瘤细胞）表面的受体。在免疫系统中，FasL 主要存在于免疫反应活跃的 T 淋巴细胞表面。T 细胞上表达的 FasL 与 Fas 相互作用，可诱导细胞凋亡。这种凋亡对自身反应性淋巴细胞及免疫反应后过剩细胞的清除非常有必要。系统性红斑狼疮（systemic lupus erythematosus，SLE）患者的外周血单核细胞存在 *Fas* 基因缺失突变，不能有效地清除自身免疫性 T 细胞克隆，从而使大量自身免疫性淋巴细胞进入外周淋巴组织，并产生抗自身组织的抗体，导致多器官损害。非胰岛素依赖型糖尿病（non-insulin-dependent diabetes mellitus）患者由于 T 细胞和 B 细胞中的 Fas 表达减少，使 T 细胞和 B 细胞凋亡受阻。大量 T 细胞和 B 细胞浸润在胰岛 β 细胞中，对胰岛 β 细胞实施攻击，最终可引起胰岛 β 细胞凋亡。类风湿关节炎（rheumatoid arthritis，RA）和慢性甲状腺炎等均是由于针对自身抗原的淋巴细胞凋亡不足所导致的。临床上治疗自身免疫性疾病常用的糖皮质激素，其主要机制之一就是诱导自身免疫性 T 细胞发生凋亡。

（二）细胞凋亡过度

1. 心血管疾病　以往认为急性心肌梗死和缺血 - 再灌注损伤引起的心肌细胞死亡属于坏死，但近年研究证实，急性心肌梗死的梗死灶及其周边区细胞不仅有坏死，也有凋亡。一般来说，缺血早期、轻度缺血或慢性缺血时，以细胞凋亡为主，反之，则以细胞坏死为主；梗死灶中央以细胞坏死为主，周边区以细胞凋亡为主。细胞凋亡常先于细胞坏死发生，细胞凋亡与细胞坏死可共同促使梗死面积向四周扩展。另外，陈旧性心肌梗死的病灶与正常心肌的交界处同样也存在细胞凋亡。发生心力衰竭时，心肌细胞凋亡可能与多种因素有关，如氧化应激、压力或容量负荷过重、缺血、缺氧及细胞因子（如 TNF）等均可诱导心肌细胞凋亡。阻断诱导心肌细胞凋亡的信号或阻断这些信号与死亡程序的有关连接通道，将有助于抑制或阻遏凋亡，为临床预防和控制心力衰竭提供新的策略。细胞凋亡与增殖的平衡是血管结构正常的保障，动脉粥样硬化（atherosclerosis，AS）是由于细胞凋亡过度导致血管内皮细胞结构和功能异常所致。

细胞凋亡往往在粥样斑块处较为活跃，造成斑块的不稳定性，易引发斑块脱落，进而导致冠心病等急性事件的发生。

2. 神经退行性疾病　神经细胞在出生后即不再发生分裂和增殖，因此，神经细胞一旦损伤，即很难修复，容易发生细胞凋亡。许多神经退行性疾病（如阿尔茨海默病、帕金森病、肌萎缩侧索硬化等）是以特定神经元的慢性进行性丧失为特征的，这些神经细胞死亡均属于凋亡，如阿尔茨海默病（Alzheimer's disease，AD）、帕金森病（Parkinson's disease，PD）、肌萎缩侧索硬化（Amyotrophic lateral sclerosis，ALS）等。通过对阿尔茨海默病患者进行尸检发现，海马及基底神经核的胆碱能神经元丧失达 30% 以上，大脑皮质也有不同程度的神经元丧失。动物实验及尸检均表明，阿尔茨海默病患者神经元丧失的主要机制是细胞凋亡。由于大量神经元凋亡，致使大脑皮质广泛萎缩，脑回变窄，脑沟变宽，脑室扩大，从而使患者出现痴呆的临床表现。在肌萎缩侧索硬化患者体内可发现神经元凋亡抑制蛋白有关的基因突变，神经元凋亡抑制蛋白缺乏，可导致脊髓前角运动神经元大量凋亡，肌内出现神经性萎缩，以致严重影响人体的运动功能。

3. 感染性疾病　细胞凋亡对防御病原微生物感染具有重要意义，这是因为宿主细胞可通过凋亡来清除病原微生物，以防止其扩散。但感染所致的细胞凋亡也是某些疾病（如艾滋病）的主要发病机制。例如，由 HIV 引起的 AIDS 的发病机制主要是宿主 CD4$^+$T 细胞被选择性破坏，导致 CD4$^+$ T 细胞显著减少。HIV 感染不仅能够使成熟 CD4$^+$ T 细胞凋亡，还可以使造血干细胞和未成熟 T 细胞凋亡，进而影响细胞分化和再生。此外，HIV 也可诱导其他免疫细胞（如 B 细胞、CD8$^+$ T 细胞、巨噬细胞）凋亡，进而造成机体免疫功能严重缺陷。患者容易因继发各种感染及恶性肿瘤而死亡。在病毒性肝炎患者的活动性炎症区域可观察到有大量 Fas 表达，细胞内出现凋亡小体、嗜酸性小体等。

（三）细胞凋亡不足与凋亡过度并存

人体组织器官由不同种类的细胞构成，由于细胞类型的差异，对致病因素的反应也有所不同。因此，在同一组织或器官，有的细胞表现为凋亡不足，有的细胞则表现为凋亡过度，使同一组织或器官出现细胞凋亡不足与凋亡过度并存的现象。例如，动脉粥样硬化时，其血管内皮细胞凋亡过度，而血管平滑肌细胞凋亡不足。内皮细胞凋亡使血管内皮防止脂质沉积的屏障作用减弱，进而加速粥样斑块的形成。由于凋亡在斑块处比较活跃，易于造成斑块脱落而导致严重后果。内皮细胞凋亡后，可以启动凝血机制，使病变局部形成血栓，进而加重血管腔狭窄。在动脉粥样硬化过程中，血管平滑肌细胞增殖比例明显升高。为了维持平滑肌细胞数量的动态平衡，细胞凋亡的比例也会升高，但细胞增殖始终占主导地位，增殖数量大于凋亡数量，加之病变处非细胞成分增多，故可导致血管壁增厚、变硬。此外，心律失常也与细胞凋亡不足或凋亡过度有关。

三、自噬性细胞死亡与疾病

细胞自噬是当前生命科学中最热门的研究领域之一。细胞自噬功能异常与许多疾病（如癌症、神经退行性疾病、免疫病、肥胖症、糖尿病等）的发生有关。HIV 病毒则可利用自噬体，消灭人体免疫细胞。健康免疫细胞（主要是 CD4$^+$ T 细胞）也可能被 HIV 病毒间接杀灭。HIV 病毒进入细胞前可脱去外壳，而构成外壳的蛋白质则可诱发邻近细胞进行过度自噬，直至细胞死亡。HIV 病毒可快速杀灭人体内的正常 CD4$^+$ T 细胞，最终使免疫细胞大量死亡，导致艾滋病。

虽然自噬被认为可促进肿瘤细胞存活，但是它也可以参与自噬性细胞死亡（autophagic cell death，ACD），抑制肿瘤细胞的生长。某些抗肿瘤药物能够诱导 ACD 的发生，这表明自噬具有潜在的抗肿瘤作用。目前研究发现，有许多抑癌基因和调控自噬功能的相关分子参与了这一过程，如 Beclin1、PTEN、DAPK、P53 和 Bcl-2 等。研究显示，在细胞凋亡受阻的情况下，自噬可导致细胞死亡。

四、细胞焦亡与疾病

细胞焦亡是由炎性胱天蛋白酶（caspase-1/4/5/11）介导的炎症性细胞坏死。细胞焦亡过程中，细胞膜可产生孔隙，使细胞逐渐膨胀、破裂，导致内容物释出，进而引发强烈的炎症反应。伤寒沙门菌、肺炎链球菌、白念珠菌、耐药性金黄色葡萄球菌等均可诱导细胞焦亡。细胞焦亡有利于机体清除病原微生物，以防御伤害，但同时大量炎症因子的募集和释放可导致炎症反应加重，可能引起内毒素性休克等更严重的症状。痛风、类风湿关节炎、炎性肠病等疾病与 NLRP1 炎症小体介导的细胞焦亡有关。

五、铁死亡与疾病

以铁依赖性、脂质过氧化物蓄积为特征的铁死亡与某些疾病的发生有关。在正常生理浓度下，ROS 可参与调节细胞周期、吞噬作用、酶活化等活动，但是过量的 ROS 也可导致包括 DNA、脂质和蛋白质等损伤，而这些损害是引起疾病发生、发展的重要原因。比健康人群相比，阿尔茨海默病（AD）、帕金森病（PD）、亨廷顿病（Huntington's disease，HD）等患者体内的氧化物指标均明显偏高。因此，铁死亡可能通过氧化应激过程参与了 AD、PD、HD 等疾病的发生与发展。

临床应用

Erastin 通过诱发铁死亡治疗肿瘤

喜树碱（camptothecin，CPT）和新合成化合物 erastin 能选择性杀灭表达 RasV12 蛋白的肿瘤细胞，但二者的机制不同。喜树碱诱导的细胞死亡表现为细胞核形态改变、DNA 片段化、胱天蛋白酶 -3（caspase-3）激活，且此过程可被 caspase 抑制剂抑制；然而，erastin 诱导的细胞死亡则不能检测到上述改变，也不能被 caspase 抑制剂逆转，而可被铁螯合剂所抑制，故将其命名为铁死亡。Erastin 对 ras 基因突变的肿瘤细胞具有选择性杀灭活性，可诱导铁死亡的发生。

思 考 题

1. 简述机体衰老与细胞衰老的关系。

2. 举例说明细胞凋亡异常与临床疾病的关系。

3. 肿瘤发生、发展过程中的细胞凋亡活动有无变化？有什么变化？

4. 举例说明自噬性细胞死亡参与何种疾病的病理过程。

5. 细胞衰老与细胞死亡有什么关系？

（杨宏新）

中英文专业词汇索引

参考文献

1. 安威，周天华 . 医学细胞生物学 . 北京：人民卫生出版社，2021.

2. 丁明孝，王喜忠，张传茂，等 . 细胞生物学 . 北京：高等教育出版社，2020.

3. 胡以平 . 医学细胞生物学 . 4 版 . 北京：高等教育出版社，2018.

4. 陈晓光，张传茂，陈栓 . 分子细胞生物学 . 3 版 . 北京：高等教育出版社，2019.

5. 陈誉华，陈志南 . 医学细胞生物学 . 6 版 . 北京：人民卫生出版社，2018.

6. 杜晓娟 . 医学细胞生物学 . 3 版 . 北京：北京大学医学出版社，2016.

7. 左伋，刘艳平 . 细胞生物学 . 3 版 . 北京：人民卫生出版社，2015.

8. Alberts B. Molecular Biology of Cell. 7th ed. New York：W. W. Norton & Company，2022.

9. Alberts B. Essential Cell Biology. 5th ed. New York：W. W. Norton & Company，2019.

10. Goodman. S.R. Medical Cell Biology. 3rd ed. New York：Academic Press，2008.